JN236287

ストレス診療
ハンドブック 第2版

[編集] 河野 友信　東洋英和女学院大学人間科学部人間福祉学科教授
　　　 吾郷 晋浩　文京学院大学大学院人間学研究科教授
　　　 石川 俊男　国立精神・神経センター国府台病院心療内科部長
　　　 永田 頌史　産業医科大学産業生態科学研究所精神保健学教授

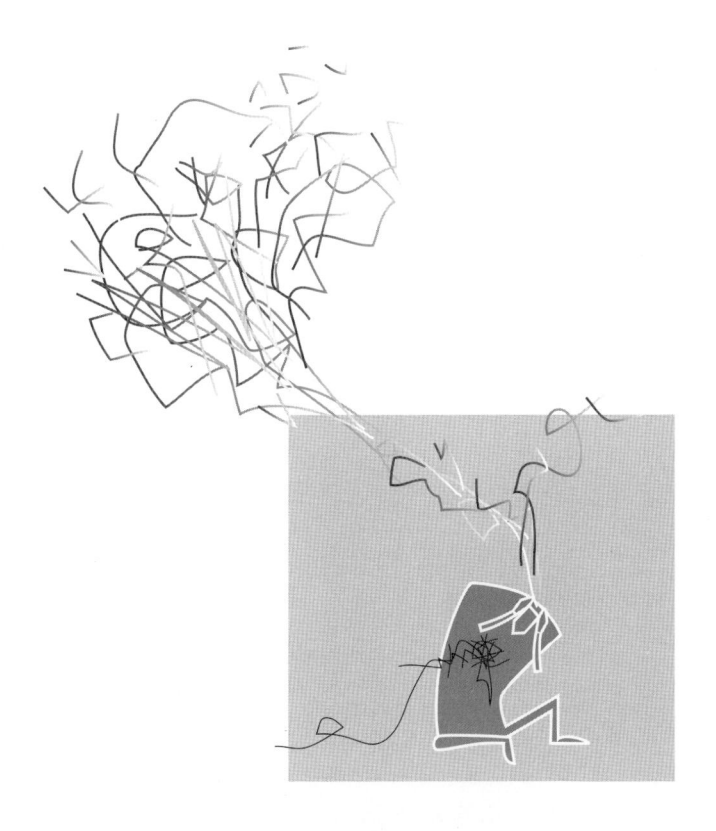

メディカル・サイエンス・インターナショナル

執筆者一覧 (執筆順)

石川	俊男	国立精神・神経センター国府台病院心療内科部長
永田	頌史	産業医科大学産業生態科学研究所精神保健学教授
則岡	孝子	横浜創英短期大学教授　管理栄養士
山本	晴義	横浜労災病院　勤労者メンタルヘルスセンター長
河野	友信	東洋英和女学院大学人間科学部人間福祉学科教授
夏目	誠	大阪樟蔭女子大学人間科学部心理学科教授
松岡	洋一	岡山大学大学院教育学研究科教授
宗像	恒次	筑波大学大学院人間総合科学研究科教授
吾郷	晋浩	文京学院大学大学院人間学研究科教授
黒丸	尊治	彦根市立病院緩和ケア科部長
坪井	康次	東邦大学医学部心療内科教授
菊池	長徳	榊原記念病院顧問
土田	治	済生会福岡総合病院心療内科部長
林	晴男	九州大学医学部心療内科
武谷	慎司	済生会福岡総合病院心療内科
美根	和典	九州大学大学院薬学研究院臨床薬学教授
玉井	一	特別医療法人栄光会栄光病院副院長
久保	千春	九州大学大学院医学研究院心身医学教授
保坂	隆	東海大学医学部精神科教授
生野	照子	神戸女学院大学人間科学部教授
木村	和正	東葛クリニック病院心療内科
川上	憲人	岡山大学大学院医歯学総合研究科衛生学・予防医学分野教授
長谷川	浩	前東海大学教授

Handbook of Stress Diagnosis and Therapy
Second Edition
edited by Tomonobu Kawano, M.D., Yukihiro Ago, M.D.,
Toshio Ishikawa, M.D., and Shoji Nagata, M.D.

© 2003 by Medical Sciences International, Ltd., Tokyo

ISBN 4-89592-342-8

Printed and Bound in Japan

序　文

　『ストレス診療ハンドブック』の初版が刊行されてから 10 年以上が経過した．初版は多くの方々に受け入れられて，予想を越す部数が販売された．この 10 年間の社会の変動や疾病像の変化，医療技術の進展を受けて，ストレス構造にも変化が起きている．"ストレス社会"という言葉が多くの人の間に広がっているほどで，この社会に生きている人々すべてのストレス負荷は多大なものである．従来の知識や技術では，ストレスの理解や対応に支障が起きている．

　今回，思い切って改訂新版を出すことにした．初版の方針は引き継ぎつつも，新しい知見や情報を取り込み，特にストレス学の進歩を取り入れて，新たな項目を加えた．ストレス構造を分析し，ストレスケア，ストレス要因への対応，ストレス管理，ストレスの反応者である人間への治療教育的な対応，ストレス下での健康創造と健康保持・増進などに絞って編集した．

　医療職のストレス管理や生命活動の場である環境管理，がんや不治致死疾患のストレス対応，育児のストレス対応，更年期や高齢期のストレス対応，"死の臨床"のストレス対応，先端医療ストレスの対応を今回新たに取り上げた．

　ストレス医療の危機管理やストレス医療の質の確保についても項目を設けた．総花的な編集になったが，要点は網羅したつもりである．"ストレス・ハンドブック"として臨床にご活用いただければ幸いである．

2003 年 4 月

編集者記

目次

第Ⅰ部 基礎編

1. ストレスの概念 …………………………………………………………… *2*
2. ストレスと生理 …………………………………………………………… *6*
3. ストレスと心理・行動 …………………………………………………… *14*
4. ストレスと栄養 …………………………………………………………… *21*
5. ストレスと運動 …………………………………………………………… *26*
6. ストレスの病理 …………………………………………………………… *29*
7. ライフサイクルとストレス ……………………………………………… *35*
8. ライフスタイルとストレス ……………………………………………… *41*
9. 社会生活とストレス ……………………………………………………… *44*
   Ⅰ．家族とストレス *44*　Ⅱ．学校ストレス *46*　Ⅲ．職場ストレス *48*
10. 環境ストレス ……………………………………………………………… *51*
11. 技術革新とストレス ……………………………………………………… *53*

第Ⅱ部 臨床総論

12. ストレスとストレス医療──現状の課題と展望 ……………………… *56*
13. ストレスとストレス測定 ………………………………………………… *59*
    Ⅰ．事例を通してみるストレスの理解 *59*　Ⅱ．ストレス測定 *73*
    Ⅲ．ストレス耐性 *83*
14. ストレス対処 ……………………………………………………………… *87*
    Ⅰ．ストレス対処の診断と方策 *87*　Ⅱ．ストレス対処法・リラクセーション法 *92*
15. ストレスのセルフコントロールとセルフケア ………………………… *110*
16. ストレス医療の効率化──クリニカルパス …………………………… *115*
17. ストレス医療の質の確保と質の評価 …………………………………… *118*
18. ストレス対処のチーム医療──医師・心理職・看護職・その他 … *121*
19. ストレス性健康障害の臨床 ……………………………………………… *122*
    Ⅰ．ストレス疾患の診断 *122*　Ⅱ．ストレス病の治療 *151*

Ⅲ．ストレス病のリハビリ　170　　Ⅳ．ストレス病の予防　171
20. ストレス・ストレス病と代替医療・伝統医療…………………………… 174
21. ストレス医療の危機管理………………………………………………… 179

第Ⅲ部　各種ストレス病の診療の実際

22. 神経系のストレス病……………………………………………………… 182
　　　Ⅰ．緊張性頭痛(緊張型頭痛)　182　　Ⅱ．片頭痛　187　　Ⅲ．書痙　192　　Ⅳ．痙性斜頚　194　　Ⅴ．自律神経失調症　196
23. 循環器系のストレス病…………………………………………………… 201
　　　Ⅰ．本態性高血圧　201　　Ⅱ．虚血性心疾患(狭心症, 心筋梗塞)　206　　Ⅲ．不整脈　212　　Ⅳ．その他の循環器心身症　214
24. 消化器系のストレス病…………………………………………………… 218
　　　Ⅰ．機能性胃腸症, non-ulcer dyspepsia　218　　Ⅱ．消化性潰瘍　222　　Ⅲ．食道機能異常症, 胃食道逆流症　225　　Ⅳ．過敏性腸症候群　229　　Ⅴ．消化器系ストレス病の概念の変化　234
25. 内分泌・代謝系のストレス病…………………………………………… 240
　　　Ⅰ．バセドウ病　240　　Ⅱ．愛情遮断性小人症　245　　Ⅲ．糖尿病　247　　Ⅳ．高脂血症　252　　Ⅴ．高尿酸血症(痛風)　256
26. 呼吸器系のストレス病…………………………………………………… 263
　　　Ⅰ．過換気症候群　263　　Ⅱ．神経性咳嗽　265　　Ⅲ．cough variant asthma　267　　Ⅳ．気管支喘息　268
27. 免疫系のストレス病……………………………………………………… 275
　　　Ⅰ．慢性関節リウマチ　275　　Ⅱ．その他の免疫疾患とストレスに関する研究　278
28. 慢性病とストレス………………………………………………………… 281
29. 更年期のストレスとストレス病………………………………………… 287
30. がんとストレス…………………………………………………………… 288
31. 救急医療とストレス……………………………………………………… 290
32. 終末期とストレス………………………………………………………… 291
33. その他のストレス病……………………………………………………… 293
　　　Ⅰ．慢性疼痛　293　　Ⅱ．ストレス性摂食障害　295　　Ⅲ．ストレス性性障害　299
34. 障害者のストレス・ストレス病………………………………………… 302
35. 精神障害とストレス……………………………………………………… 303
36. 臨床各科のストレス・ストレス病……………………………………… 310
　　　Ⅰ．婦人科領域のストレス病　310　　Ⅱ．泌尿器科領域のストレス病　311　　Ⅲ．耳鼻咽喉科領域のストレス病　313　　Ⅳ．眼科領域のストレス病　314　　Ⅴ．皮膚科領域のストレス病　315　　Ⅵ．口腔科領域

のストレス病　*316*　　Ⅶ．手術に伴うストレス性障害　*316*　　Ⅷ．小
　　児科領域のストレス病　*317*　　Ⅸ．青思春期のストレス病　*318*　　Ⅹ．
　　老年科領域のストレス病　*318*　　Ⅺ．職場のストレス病　*319*
　37．出産・育児のストレスとストレス病……………………………………… *322*
　38．先端医療とストレス・ストレス病…………………………………………… *328*
　39．透析とストレス………………………………………………………………… *330*
　40．産業ストレスとストレス対策………………………………………………… *335*
　41．学校ストレスとストレス対策………………………………………………… *345*

第Ⅳ部　ストレス医療とストレス対策

　42．医療従事者のストレス対策…………………………………………………… *348*
　43．医療とストレス………………………………………………………………… *353*
　44．看護・介護とストレス………………………………………………………… *355*
　45．心理臨床とストレス…………………………………………………………… *357*

第Ⅴ部　ストレスと健康

　46．ストレス時代の健康生活・現代養生訓……………………………………… *362*
　47．ストレスと健康管理…………………………………………………………… *365*
　48．ストレスと健康生成…………………………………………………………… *368*

終章　ストレスと生活と人生―健やかで幸せないのちのために………… *371*

付　録　A．ストレス病関連医療機関………………………………………………*373*
　　　　B．産業保健推進センター一覧……………………………………………*377*

索　引……………………………………………………………………………… *381*

【注意】

本書に記載した情報に関しては，正確を期し，一般臨床で広く受け入れられている方法を記載するよう注意を払った．しかしながら，編集者，著者ならびに出版社は，本書の情報を用いた結果生じたいかなる不都合に対しても責任を負うものではない．本書の内容の特定な状況への適用に関しての責任は，医師各自のうちにある．

編集者，著者ならびに出版社は，本書に記載した薬物の選択，用量については，出版時の最新の推奨，および臨床状況に基づいていることを確認するよう努力を払っている．しかし，医学は日進月歩で進んでおり，政府の規制は変わり，薬物療法や薬物反応に関する情報は常に変化している．読者は，薬物の使用にあたっては個々の薬物の添付文書を参照し，適応，用量，付加された注意・警告に関する変化を常に確認することを怠ってはならない．これは，推奨された薬物が新しいものであったり，汎用されるものではない場合に，特に重要である．

第Ⅰ部

基礎編

1 ストレスの概念

石川 俊男

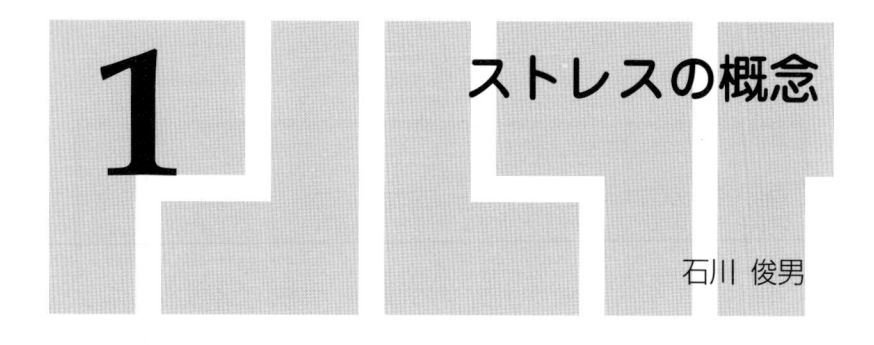

> **この章のキーポイント**：医学的なストレスの考え方を通して，日常のストレスの意味を考えることも興味深いことである．

　現代社会が"ストレスの時代"といわれて久しい．既に1988年の厚生省の調査では「ストレスという言葉を知っているか」という問に対して，89％の人が「はい」と答えている．ほとんどの人がストレスという言葉を知っていることがわかっている．だがしかし，それ以降もバブルの崩壊や情報工学の発展などで新たなストレスが加わり，ますますストレス社会は複雑化している．日常的に使われるストレスは多くの場合，心理社会的なストレスを指すが，医学領域におけるストレスに対する基本的な考え方を改めて紹介する．

　ストレスという言葉は，元来物理学や工学の分野で用いられたようで，「外から力が加えられたときに物体に生じる歪み(不均衡)」を意味する言葉であったが，これを医学や生理学の領域に導入したのはカナダのSelye, H. で，1935年に発表している．その後の修正を経て，生物学的なストレスの概念について「さまざまな外的刺激(ストレッサー)が加わった場合に生じる生体内の歪みの状態」を指しているとしている．そしてその反応はどのような刺激に対しても同様に生じる非特異的な反応であるとした(図1-1)．

　Selye, H. は，ストレス反応の流れをストレス学説として説明している．現代社会ではストレッサーとストレスとは区別されずに使われていることが多いが，厳密には区別して使われている．

　ストレス反応を招来する外的な刺激はすべてストレッサーとなることから，生物の生活環境すべてがこれに含まれる．それらは物理的因子，化学的因子，生物因子，心理的因子におおまかに分けることができる．表1-1に，それらの内容について示した．

　心理的因子を除けば，それぞれ該当する因子に特有の生体反応が生じることより，あまり非特異的な反応としてのストレス反応を論じることはされてこなかったが，心理的因子は客観的に評価しにくいし個別性があることもあり，またストレス反応も漠然としており，結果的に簡潔な4文字で表されたストレスという言葉で集約されて使われるようになったのではないかと推察される．

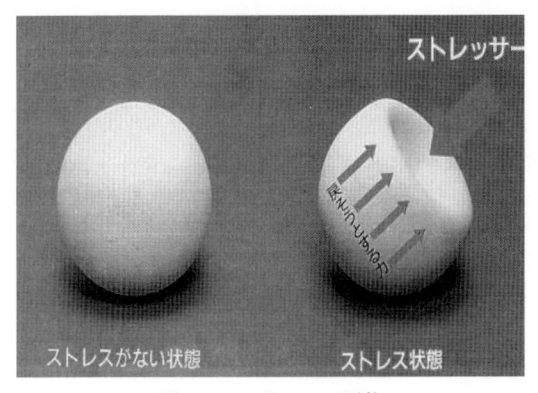

図 1-1 ストレスの正体

表 1-1 ストレッサーの分類

①物理的ストレッサー：寒冷，高温，熱傷，放射線，騒音など
②化学的ストレッサー：酸素，飢餓，薬物，過食など
③生物的ストレッサー：細菌，花粉など
④心理的ストレッサー：配偶者の死，離婚，試験など

また，Selye, H. は個人のそのときの心身の状態によって，ストレス反応は快ストレスにも不快ストレスにもなるといっている．例えば，適度な温度の温泉は快ストレスであるが，一方，熱すぎたり長湯をすれば不快ストレスとなる．恋人からの愛の告白は快ストレスだし，嫌いな人からのそれは不快ストレスともなるのである．

最近では心理社会的ストレスも客観化，強度の区別が行われるようになり新時代に入った．Holmes, T. H. らは1967年に「社会的再適応評価尺度(Life Change Unit)」を発表した．人生上で起こる大きな出来事をストレッサーとして表し，その強度を結婚や配偶者の死を基準にして数値化して，一定期間内に経験した出来事の合計値が基準を超えると健康障害の罹患につながるとした．これをきっかけに世界中で心理社会的ストレスを客観的に評価する試みが研究され，この分野の驚異的な発展へとつながっている．

さて，Selye, H. のストレス学説の説明に入る前に，以前から行われていたストレス関連研究について紹介する．それは，外的な刺激に対する生体反応の基礎的な研究である．Cannon, W. B. によって表された闘争・逃走反応(fight or flight reaction)やホメオスターシス(homeostasis)の考え方である．

Cannon, W. B. は，吠えたてるイヌにおびえ興奮しているネコの副腎髄質からアドレナリンが分泌して，いわゆる交感神経-副腎髄質系の自律機能興奮が生じる(闘争-逃走反応：緊急反応)ことを発見した．イヌに吠えたてられ興奮している

ネコの血液の作用がアドレナリンを投与したときの身体機能変化とほぼ同様であることから，情動興奮がアドレナリンを分泌して交感神経系を興奮させることを発見したのである．まさにストレス反応なのである．

一方，ホメオスターシス(恒常性の維持)は，フランスの Bernard, C. が19世紀に発表した内部環境説を発展させたものである．つまり，生体内ではある一定の状態，安定した状態を維持しようとする力が働いている．あらゆる外部環境の変化にも動じないシステムをつくっているということである．一定の状態とは，ある幅をもつ動的状態である．例えば，緊急反応では交感神経系の興奮によるエネルギー発散作用，安静時には副交感神経系の興奮によるエネルギー蓄積作用の亢進など，自律神経系の微妙な作用の変化で生体をある一定の状態に維持しようとする作用である．

また，外部からの有害物質の侵入に対する生体防御作用，例えば，細菌に感染するとその感染部位の毛細血管の透過性が亢進しリンパ液が浸潤して，他の部位への侵入を防ぐとともにリンパ球は細菌を殺しにかかる．出血しても凝固因子の働きで止血するなど，生体のあらゆる機構がある一定の範囲を保って生体の生命維持に寄与しているのである．これらの常に一定の安定性を保っている状態を恒常性の維持といったのである．

これらの一連の生体反応は生体防御反応と考えることができるのであるが，Selye, H. は適応の維持と獲得と考え「一般適応症候群」と名づけて研究を進めた．この症候群は3段階に分けて考えられている．(1)警告反応期，(2)抵抗期，(3)疲弊期である．

警告反応期はショック相と反ショック相に分けられる．突然のストレッサーに対してショック相では，体温の低下，血圧，血糖の低下，神経系の活動抑制，筋緊張低下，血液の濃縮，白血球の減少に続く増加，胃びらんなど，生体が刺激にさらされてダメージを受けた状態(ショック相)となる．反ショック相では副腎皮質ホルモンが分泌され，ショック相とは全く逆の反応が起こる．すなわち，副腎は軽度肥大し，体温，血圧，血糖の上昇，神経系の活動は活発になり，筋緊張も高まる．白血球は増加を持続しているが，リンパ球は局所に集中し全体的には減少を続ける．胸腺は萎縮する．この時期は Cannon, W. B. のいうアドレナリンの分泌による緊急反応と非常に近似しており，実際にアドレナリン，ノルアドレナリンも分泌されている．

引き続き同じストレッサーにさらされ続けると，そのストレッサーに対する抵抗力も増大し適応状態(抵抗期)に入る．この時期，副腎皮質は肥大する．さらにストレッサーが持続すると抵抗力にも限界があるために生体は疲弊していく(疲弊期)．身体的にはショック相の状態と同様の変化を示し，最後には生物の死をもたらす．Selye, H. はこれら一連の身体機能変化を視床下部-下垂体-副腎系の反応として説明した．

医学的なストレスの考え方を通して日常のストレスの意味を考えることも興味深いことではないだろうか．

引用・参考文献

1) 田多井吉之助:新版ストレス——その学説と健康設計への応用. 創元医学新書, 1980.
2) Olmsted, J. M. D. & Olmsted, E. H.: Claude Bernard and the experimental method in medicine. Henry Schuman, New York, 1952.〔黒嶋晨汎(訳):クロード・ベルナール——現在医学の先駆者. 文光堂, 1987.〕
3) 林 峻一郎:ストレスの肖像——環境と生命の対話. 中公新書, 1993.
4) 山下 格:精神生理学的基盤. 現代精神医学大系 7A(諏訪 望,西園昌久編), 中山書店, 1979.
5) Selye, H.: History of the stress concept. Handbook of stress (L. Goldberger & S. Breznitz eds.), p.7〜21, Free Press, New York, 1993.
6) Cannon, W. B.: Bodily changes in pain, hunger, fear and rage. Harper & Row Publishers, 1929.
7) Holmes, T. H. & Rahe, R. H.: The social readjustment rating scale. J. Psychosom. Res., 11:213〜218, 1967.

2 ストレスの生理

永田 頌史

> **この章のキーポイント**：ストレッサーは大脳皮質で認知・評価されて，大脳辺縁系に伝えられ，不安や恐怖，怒りなどの情動を引き起こす．これらの情動刺激は視床下部に伝えられて，自律神経系・内分泌系の反応を惹起する．自律神経系，内分泌系，免疫系は互いに連関して生体のバランスを保っている．

ストレスと心身の反応について

ストレスに関して，学問的に確立された定義はまだないが，ここでは生体や個人にとって有害で負荷となりうる外界からの刺激をストレッサー，ストレスによって生じたさまざまな心理的・身体的反応，また引き起こされた行動を含めてストレス反応と呼び，この両者を合わせたものをストレスと総称することにする．

外界からのストレッサーは，視覚・聴覚・痛覚などの知覚を介して，大脳皮質に伝えられ，海馬などに保持されている記憶に基づいて認知・評価される．これらの情報は大脳辺縁系に伝達され，不安や恐怖，怒り，悲しみなどの情動を引き起こすとともに，何らかの対処行動を起こす動機となる．

また，辺縁系で生じた情動興奮は視床下部に伝えられて自律神経系，内分泌系，免疫系の反応を引き起こす．ストレッサーの認知からの脳内の伝達機序，視床下部－下垂体－副腎軸(hypothalamic-pituitary-adrenal axis：HPA axis)，自律神経系，免疫系，末梢器官における反応を引き起こすまでの経路およびフィードバック機構の概略を図2-1に示す．

ストレッサーによって脳内のストレス応答に関与した神経細胞が活性化されるとc-fos，c-jun mRNAなどのimmediate early gene(IEG)が細胞内に発現し，これらに対応するDNAがつくられ，さらにFos蛋白，Jun蛋白などが産生されて対応する酵素系が活性化される．これらのIEGは拘束ストレス時に大脳皮質，視床下部室傍核，扁桃体内側核，青斑核などで発現するが，ストレスの種類によって発現部位が異なる．

ストレスによるさまざまな情動興奮は，ノルアドレナリン，ドパミン，セロトニンなどの神経伝達物質によって引き起こされる．これらの神経伝達物質は気分

2. ストレスの生理　7

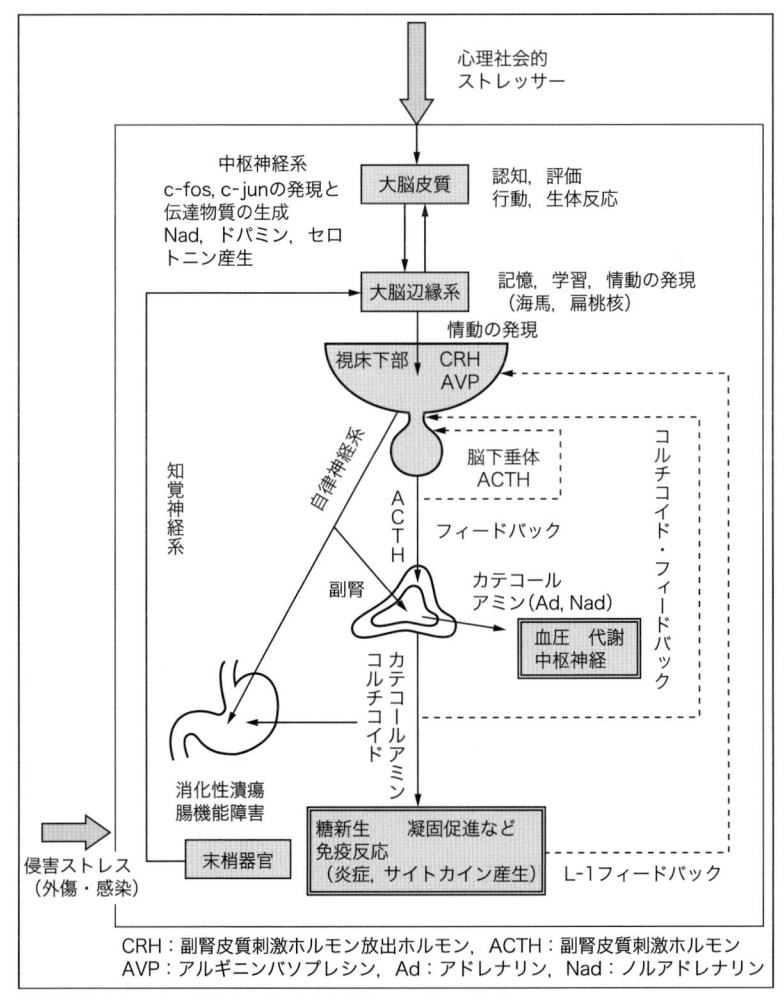

図 2-1　ストレスの主要経路

CRH：副腎皮質刺激ホルモン放出ホルモン, ACTH：副腎皮質刺激ホルモン
AVP：アルギニンバソプレシン, Ad：アドレナリン, Nad：ノルアドレナリン

や感情, 意欲, 活動性などと密接に関係している.

　アルギニンバソプレシン(arginine vasopressin：AVP)は視床下部室傍核の大細胞で産生されて下垂体後葉に運ばれてストックされ, 炎症や出血などの侵害刺激によって血中に放出され, 血圧上昇などを引き起こす. 副腎皮質刺激ホルモン放出ホルモン(corticotropin releasing hormone：CRH)は視床下部室傍核の小細胞で産生され, ストレッサーに対応して, 下垂体の門脈中に放出され, HPA軸を活性化して副腎皮質刺激ホルモン(adorenocorticotropic hormone：ACTH), コルチゾールの分泌を引き起こし, さらに交感神経系も興奮させる. コルチゾールには糖新

生の促進,免疫反応の抑制,胃酸分泌の促進作用がある.最近,オレキシンやニューロメジンUにHPA軸賦活作用があることがわかり,ストレス反応生成過程における役割が注目されている.

アドレナリン,ノルアドレナリンなどのカテコールアミンは交感神経系の興奮時に血液中に分泌され,血圧,心拍数の増加,血液凝固能の亢進,中枢神経覚醒作用,胃粘膜血流の低下などを引き起こす.

一方,このようなストレス反応にはフィードバック機能があり,ACTH,β-エンドルフィンはCRH分泌を抑制する.コルチゾールはACTH,CRHの分泌を抑制し,免疫反応やサイトカイン産生を抑制する.炎症性サイトカインIL-1は,IL-6,TNFαなどと同様に発熱,徐波睡眠,摂食抑制,疼痛増強などを誘導する.このように,自律神経系,内分泌系,免疫系は互いに連関してストレスに備え,生体の恒常性(ホメオスターシス)を保つシステムをもっている.

最近,幼少時や成人後の外傷体験とストレス脆弱性などに関心が高くなっているが,海馬の神経細胞機能との関連が研究されている.海馬は記憶や学習のみならず,セロトニン代謝を介して感情の調節にも重要な役割をもっているが,強いストレスや反復拘束ストレスなどによって海馬の神経細胞(C3Aニューロン)の樹状突起の萎縮や細胞死が認められることや,細胞内の神経増殖因子(neurotropins)の産生が低下することが報告されている.

これらの現象は,副腎皮質ホルモンの1つであるグルココルチコイドの投与でもみられることから,ストレスによる神経細胞死はストレスによって血中のグルココルチコイドが上昇した結果生じた変化であると考えられている.ストレスによって海馬の神経細胞中のneurotropinsの産生が低く抑えられることによって,神経細胞や樹状突起の数が減り,その結果として記憶や学習能力の低下をきたすことが推測される.最近問題となっているストレス性の子どもの学習能力の低下や,成人におけるストレスや無力体験による燃え尽き状態などの学習された無力感,抑うつ状態と海馬の関連についての研究が注目されている.

このほか近年,抗不安作用に関係したベンゾジアゼピン受容体,情動反応やその記憶,学習に関係しているN-メチル-D-アスパラギン酸(N-metyl, D-aspartate:NMDA)受容体とストレス反応に関する研究も進められている.

ストレスと自律神経系

自律神経の中枢は視床下部にあり,情動の発現の場である大脳辺縁系とは距離的にも近く,多くの神経網で連絡されている.また,身体諸器官は交感神経系と副交感神経系の2重支配を受けている.生命の危機などの強いストレッサーに直面して生じる"危急反応"時には交感神経系が優位になり,副腎髄質からアドレナリンが,交感神経末端からノルアドレナリンが血中に放出され,心拍数増加や大血管拡張,皮膚や内臓の末梢血管縮小を起こすほか,血小板の凝集能を高める.

これは,危急時の"闘争か逃避"反応に際して筋肉への血液供給を増すと同時に,外傷時の止血を促進する合目的な反応であるが,動脈硬化により脳や心臓の血

表 2-1 自律神経系による各器官(臓器)の機能調節

	交感神経系	副交感神経系
大脳皮質	覚醒, 興奮	鎮静
瞳孔	散大	縮小
唾液腺	分泌抑制	分泌亢進
心拍数	亢進	抑制
心拍出量	増大	減少
発汗	促進	—
大血管・筋肉血管	拡張	—
皮膚・内臓血管	縮小	拡張
気管支	拡張	収縮
胃酸分泌	抑制	増加
消化管運動	抑制	亢進
胆嚢	弛緩	収縮
肝(グリコーゲン)	分解促進	合成促進
副腎髄質	分泌亢進	分泌抑制
膀胱	収縮	弛緩
尿産生	抑制	促進

管内皮に障害がある人では血栓形成を促進し,脳血栓や心筋梗塞を引き起こす.1991年の湾岸戦争時や1995年の阪神淡路大震災時に心筋梗塞で救急病院に搬入された人の数は,その前年の同時期より明らかに多かったことが報告されている.情動興奮時の末梢血中のカテコールアミン分泌に関して,不安時はアドレナリン分泌のほうがノルアドレナリン分泌より増加量が大きく,怒りなどの攻撃的な情動の発現の際にはノルアドレナリン分泌が増加するとの報告もある.

一方,副交感神経系は交感神経系とは逆に,睡眠や休息,食後などエネルギー補給の際に優位になる.各器官の及ぼす自律神経系の作用を表2-1に示す.表には短期的な反応を示しているが,ストレスが持続した場合,一時的に興奮した交感神経系を抑え,バランスをとるために副交感神経系の機能も亢進する.

自律神経系の機能評価の方法として,指尖容積脈波や皮膚電気抵抗測定のほかに,心拍変動(心電図のRR間隔のゆらぎ)に関する研究が多く行われている.平均RR間隔変動の高速フーリエ変換によるスペクトル解析で低周波(low frequency:LF)成分が交感神経と副交感神経の両者の活動を表し,高周波(high frequency:HF)成分が副交感神経活動を表す.LF/HFが交感神経活動の指標とされ,これらの解析によって虚血性心疾患や致死的不整脈などの心臓突然死の予測因子としての可能性が検討されている.また,ストレス負荷時やリラクセーション時の自律神経機能測定にも用いられている.

夜間睡眠時は副交感神経が優位になるためHF成分が増加し日中は逆になるが,交代制勤務者では夜勤後の睡眠時のHF成分が日勤後の睡眠時に比較して有意に低下していることが報告されている.

ストレスと内分泌

ストレスによって内分泌の中枢である視床下部の神経核群が活性化され，HPA軸が活性化される過程については先に述べた．

ストレスの種類と内分泌反応について，電撃ストレスや高張食塩水投与などの侵害刺激はAVP分泌を増強するが，恐怖などの情動ストレスはAVPの分泌を抑制し，AVP以外の脳下垂体ホルモンであるオキシトシン，ACTH，プロラクチンなどはいずれのストレスでも分泌が増強されることが報告されている．

このほか，ストレス刺激で分泌が増加するホルモンとしてグルココルチコイド，アドレナリン・ノルアドレナリンなどのカテコールアミン，成長ホルモン，甲状腺ホルモン(大形動物のみ)，アルドステロン，逆に分泌が抑制されるホルモンとしてテストステロン，エストラジオールなどの性ホルモンが知られている．

また，痛みや苦痛を緩和する働きのあるβ-エンドルフィンも運動時やストレス刺激で分泌量が増えるが，これにはCRHの分泌を抑制する働きもあり，HPA軸の過度の活性化を抑制しているものと考えられている．

デヒドロエピアンドロステロンスルフェート(DHEA-S)やその尿中代謝産物17-KS-Sとストレスとの関係が注目されている．DHEA-Sは急性ストレスでは上昇するが慢性ストレスでは低下するとされている．職業ストレスや疲労度の高い労働者でDHEA-Sやその尿中代謝産物が低下しているとする報告が多い．

グルココルチコイドはストレスによる生体の摩耗を示し，DHEA-Sやその尿中代謝産物の増加はその修復過程を示すと考えている研究者もいる．しかし，DHEA-S分泌には年齢による影響が大きいことを考慮する必要がある．

ストレスと免疫・アレルギー

仕事や試験などで過労や睡眠不足が続いたときや，心理的葛藤が長く続いた場合，感冒に罹患しやすくなったり，ヘルペスや病巣感染(慢性扁桃炎やう歯周囲炎)など，通常は免疫能によって抑えられていた病気が再燃したり増悪することはよく観察される．

ヒトについての実際に体験されるストレスと免疫機能に関する主な報告を表2-2に示す．生活上の慢性ストレスによって感染抵抗性が低下することや，好中球の貪食能，リンパ球の反応性，インターフェロン産生能，ナチュラルキラー(natural killer：NK)細胞活性の低下，がんの再発率の増加などが報告されている．ストレスによって生体にとって有害な細菌の侵入やがんの発生などを常に早期に監視し，排除する役割をもつ免疫細胞の働きが弱くなることが示唆されている．

これらの報告の中でも，配偶者が死亡した後，残された配偶者のリンパ球の反応性が，4～8週後も低下していたことを最初に報告したBartrop, R. W.(1977)らの研究は高く評価されている．同様の成績はSchleifer, S. J.とStein, M.(1983)らによる乳がん患者の配偶者に対する長期的な調査研究でも確認されている．

2. ストレスの生理

表 2-2 ストレスが免疫機能に及ぼす影響(ヒト)

ストレッサーの内容	免疫機能	報告者	
心理社会的ストレス	上気道感染の罹患率上昇	1962	Jacob
生活上の慢性ストレス	溶連菌感染抵抗力低下	1962	Meyer
睡眠遮断	貪食能,インターフェロン産生能の低下	1976	Palmblad
配偶者との死別	T 細胞活性の低下	1977	Bartrop
生活上の変化	異種細胞障害機能低下	1978	Green
睡眠遮断	リンパ球反応性低下 顆粒球機能低下	1979	Palmblad
資格試験	リンパ球反応性低下	1982	Dorian
生活変化に伴う不安・うつ	NK 細胞機能低下	1983	Gottschalk
うつ病	リンパ球反応性低下	1983	Kronfol
配偶者との死別	リンパ球反応性低下	1983	Schleifer, Stein
高度ストレスと不適応	NK 細胞活性の低下	1984	Locke
社会的支援のない老人	リンパ球反応性低下	1985	Thomas
試験に伴うストレス	NK 細胞活性・インターフェロン産生の低下	1986	Blaser
生活上のストレスと困難	乳がん手術後の再発率の増加	1989	Watson
心理社会的ストレス	感冒ウイルス(5種)への感染率亢進	1991	Cohen
パラシュート降下訓練	NK 細胞,ADCC 活性の低下	1994	Schedlowski
部分的睡眠遮断	NK 細胞活性の低下	1994	Irwin
宇宙飛行	尿中 IL-6 の上昇	1994	Stein
レンジャー活動訓練	遅延型過敏反応,リンパ球反応性の低下,単球 TNF-α の産生低下,IgE 産生亢進	1995	Bernton
外科手術	Th1/Th2 バランスの Th2 へのシフト	1996	Decker
宇宙飛行	潜在的 EB ウイルスの活性化	2000	Stowe
心的外傷体験	細胞性免疫能の低下	2002	Kawamura

　また,配偶者の死後,NK 活性が低下することも報告されている.配偶者の死は生活変化に伴うストレッサーの中でも最も強いストレッサーであることや,配偶者の死後,片方の配偶者の死亡率が高くなるとの調査結果を裏づけるものである.試験ストレスによっても免疫能が抑制されることが報告されているが,著者らは医師国家試験前後で心理テスト,内分泌,免疫機能を測定し,好中球数が増加し,リンパ球機能が低下すること,リンパ球分画が変化することを報告した(表2-3).

　一方,Cohen, S.(1991)らは,394 名の健康なボランティアのそれぞれに感冒を引き起こす 5 種類のウィルスのうちの 1 種を鼻腔内に投与した後 7 日間隔離して発熱,咽頭痛などの感冒症状および抗体価を測定し,ストレス度との関係を調

表 2-3　医師国家試験前後における免疫系の変化

免疫学的指標	試験前の低下
白血球数の変化	↑↑
白血球活性	
リンパ球の PHA 反応性(T 細胞機能)	↓↓
PWM 反応性(T, B 細胞機能)	↓
顆粒球の貪食能(10 分間)	↓
NK 細胞活性	→
リンパ球サブセットの変化	
OKT3(成熟 T 細胞)	→
OKT4(ヘルパー/インデューサー T 細胞)	↓
OKT8(サプレッサー，サイトトキシック T 細胞)	→
OKB20(B 細胞)	↓
OKDR(B 細胞，活性化 T 細胞)	↓↓
OKDR＋OKT3(活性化 T 細胞)	↓
OKNK(K, NK 細胞)	↓
サイトカイン	
IL-6	→

→：p＜0.1，↓：p＜0.1，↓：P＜0.05，↓↑or↑↑：P＜0.01　Paired t test

べたところ，ストレス度の高い人のほうが5種のウィルスのすべてにおいて感染率，発病率とも有意に高く，発病率はストレス度と有意に相関することを報告している．

　動物実験では，一般に，強い光や音，拘束，過密飼育，電撃ショックなどの急性のストレスを与えられた動物は，細胞性免疫，液性免疫(抗体産生)ともに抑制されるが，慢性ストレス下では，ストレスが強すぎなければ適応現象がみられ，免疫機能は以前の状態に回復あるいは一時的に亢進する．

　また，このようなストレスによる免疫機能の抑制は，対処行動をもっている動物のほうが同じ量のストレスを受けてもリンパ球の反応性の低下が少ない．著者らは，トリアディックデザイン(triadic design)装置を使用して，ストレス対処行動と免疫能，脳内の神経細胞の活性化状況について検討し，自分でレバーを押すことによって電撃ストレスを回避できるラットは，自分で回避できないラットに比較して受けた電撃の程度は同じであるのにもかかわらず，白血球の貪食能の抑制やヘルパー T リンパ球の減少が少ないこと，また CRH や AVP 産生を行う視床下部室傍核の Fos 蛋白発現神経細胞(活性化された神経細胞)数が少ないことなどを報告した．

　また，これと同じ実験系で，自分で電撃ストレスを回避できる対処行動をもつラットでは，リンパ球反応性の抑制の程度が有意に少ないことや，胃内のストレス潰瘍の発生が少ないことなどが報告されている．

　このように，ストレスによって一般的には免疫機能は抑制されることが多いが，その強さやタイミング，持続，対処行動の有無によって影響されることがわかっ

ている．一方，喘息やアトピー性皮膚炎が，生活上体験するストレスによって発症が促進されたり，症状が増悪すること，また暗示や条件づけによってアレルゲンがなくても条件刺激のみで喘息症状が誘発されることも少なからず観察され報告されているが，近年その機序が明らかにされつつある．

引用・参考文献

1) Cannon, W. B.：Stresses and stain of homeostasis. Am. J. Med. Sci., 189：1〜14, 1935.
2) Selye, H.：A symdrome produced by diverse noxious agents. Nature, 138：32, 1936.
3) Ader, R., Felten, D. L., Cohen, N. et al.：Psychoneuroimmunology. 2nd ed. Academic Press Inc, New York, 1991.
4) Golderger, L., Breznits, S.：Handbook of stress——theoretical and clinical aspects. 2nd ed. The Fress Press, New York, 1993.
5) Chohen, S., Tyrrell, D. A. J., Smith, A. P.：Psychological stress and susceptibility to the common cold. N. Engl. J. Med., 326：606〜612, 1991.
6) Bernton, E., Hoover, D., Galloway, R. et al.：Adaptation to chronic stress in military trainees. Ann. NY Acad. Sci., 774：217〜231, 1995.
7) Senba, E., Ueyama, T.：Stress-induced expression of immediate early genes in the brain and peripheral organ of the rat. Neurosci. Res., 29：183〜207, 1997.
8) 入江正洋, 永田頌史：ストレス反応の測定(生物学的方法). 産業ストレス研究, 5：14〜24, 1997.
9) 永田頌史：ストレス研究の基礎研究の現状——医学・生理学. ストレス研究の基礎と臨床(現代のエスプリ別冊；河野友信, 石川俊男編), p.52〜67, 至文堂, 1999.
10) Nagata, S.：Stress and asthma(review). Allergollogy International, 48：231〜238, 1999.
11) Tan, Z., Nagata, S.：PVN c-fos expression, HPA axis response and immune cell distribution during restraint stress. J. UOEH, 24(2)：131〜149, 2002.
12) Tsigos, C., Chrousos, G. P.：Hypothalamic-pituitary-adrenal axis, neuroendocrine factors and stress. J. Psychosom. Res., 53：865〜871, 2002.

3 ストレスと心理・行動

永田 頌史

> **この章のキーポイント**：ストレッサーに直面すると，人はさまざまな心身の反応を示すが，解決のための対処行動をとる．対処の過程で精神的成長が促されるが，うまく対処できず，ストレス耐性の限界を超えると健康障害を生じる．

ストレスという言葉は，ストレス状態を引き起こすさまざまな外界からの刺激であるストレッサーと，それに対する生体側の反応の両方を指す医学用語であるが，現在では広く一般社会で用いられており，心理的な負担，欲求不満を引き起こすような刺激や，それによってもたらされた状態について用いられている．ここでは心理社会的にみたストレッサーの種類，ストレス反応，性格や行動様式などの個人的要因，ストレス耐性について述べる．

心理社会的ストレッサー

近年の産業・経済のグローバル化や情報化の進展は，社会のさまざまな分野での競争を激化させ，ストレッサーを増している．長びく不況やデフレ経済の進行は，倒産や失業者の増加，終身雇用制や年功性の崩壊，成果主義賃金制度の導入やリストラクチャリングの進行に拍車をかけ，一方では過重労働を招き，これらの結果として心身の健康障害者や自殺者が増えている．また，少子高齢化の進行は，年金や医療制度などの福祉面にも大きく影響し，将来への不安を高めている．

学校保健の領域では，受験戦争に伴うさまざまな問題や不登校児の増加のほか，集団生活を行ううえで必要な規則を守れない子ども，協調性のない子どもも増え，教師の負担も増し，心身の失調で長期休職中の教師の数は年々，増加しつつある．このような状況に対応するために，スクールカウンセラー制度も導入されはじめた．

また，核家族化は従来の家父長制や地域の人間関係のしがらみは減少させたが，一方では地域社会による社会的支援システムの低下を招いている．

厚生労働省の平成13年度の12歳以上の者のストレスや悩みに関する調査によれば，悩みやストレスがあると回答した者の割合は，全体で49.0(男性47.9，女性52.6)％である．悩みやストレスの内容(複数回答)では，仕事に関すること

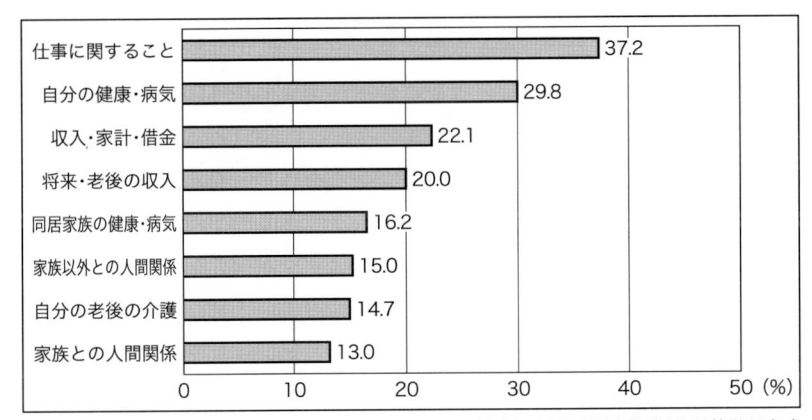

3. ストレスと心理・行動

項目	%
仕事に関すること	37.2
自分の健康・病気	29.8
収入・家計・借金	22.1
将来・老後の収入	20.0
同居家族の健康・病気	16.2
家族以外との人間関係	15.0
自分の老後の介護	14.7
家族との人間関係	13.0

(資料：厚生労働省「国民生活基礎調査」)

図 3-1 主なストレスや悩みの内容（複数回答）

37.2（男性 50.4，女性 26.7）％，自分の健康や病気のこと 29.8（男性 27.2，女性 31.9）％，収入・家計・借金のこと 22.1（男性 22.5，女性 21.8）％，将来や老後の収入のこと 20.0（男性 20.1，女性 19.9）％などが高く，次いで，同居家族の病気，家族以外との人間関係，家族との人間関係，自分の老後の介護などをあげた者が多い（図 3-1）.

年代別にみれば，12～14 歳では，悩みやストレスがあると回答した者は 37.5％で，その内容は自分の学業・受験・進学が 74.7％ときわめて高く，次いで家族以外との人間関係が 22.7％である．15～24 歳では，46.9％が悩みやストレスがあると回答し，その内容は，自分の学業・受験・進学が 40.1％，仕事に関することが 34.7％，家族以外の人間関係が 21.6％となっている．

悩みやストレスがあると回答した者の割合が最も高いのは 35～44 歳で 57.9（男性 52.6，女性 63.1）％である．内容については，仕事に関すること 52.4％，収入・家計・借金のこと 31.8％，子どもの教育 26.3％，自分の健康・病気 19.7％，将来・老後の収入 18.3％，家族以外との人間関係 16.9％などが高率であった．自分の健康や病気，将来・老後の収入に関する悩みは，年齢とともに増える傾向がみられる．

一方，厚生労働省が 5 年ごとに行っている 12,000 事業場の 16,000 人の労働者を対象とした調査では，自分の職業生活に関する強い悩み・ストレスがあると回答した者の割合は，1982 年度の 50.5％から調査のたびに上昇し，1997 年度には 62.8％に達している．悩みやストレスの内容は，職場の人間関係 46.2％，仕事の質の問題 33.5％，仕事の量の問題 33.3％，仕事の適性の問題 22.8％，昇進・昇給の問題 19.8％が上位を占めている．

以上，心理社会的ストレッサーについて大規模調査の成績を紹介したが，表 3-1 にその内容をまとめた．人間関係での問題，役割に伴う問題，人間がもっているさまざまな欲求の阻害，生活・環境の問題に分類したものである．

表 3-1 心理社会的ストレッサー

1. 人間関係での問題
    親子,同胞,夫婦,親族,上司と部下,同僚間の葛藤や問題
    友達(いじめ),生徒-教師間の問題
    対象喪失(親しい親族・友人との死別,別離など)
2. 役割上の問題
    家庭:父,母,夫,妻としての役割の負担,あるいは欠如
    職場:能力以上あるいは能力以下の仕事内容,適性の問題,過重労働など
    学校:学業や進学問題
    役割喪失(失業,退職,子どもの自立)
3. さまざまな欲求の阻害
    生物的本能,安全や健康への欲求の阻害
    所有欲,支配欲,権力欲などの阻害
    倫理観の阻害(良心にもとる行為)
4. 生活・環境の問題
    大気汚染,騒音などの公害
    不十分な住環境,作業環境

　別の章で述べられる事故や失業,離婚などのライフイベント(生活上の出来事)型のストレッサー,出費が多いこと,養育上の不安などの日常のいらだち事によるストレッサーに分ける分類方法もある．これらはストレッサーの評価法としても用いられる．

ストレス時の心身の反応

ストレス時の心身の反応は個人差はあるが,一般的なものを Selye, H. の汎適応症候群の概念に従って示すと表 3-2 のようになる．ストレッサーに直面した初期は,解決・克服するために思考力,意欲は高まるが,ストレス状態が長く続いたり他のストレッサーが加わり,個人の処理能力を超えると,思考力,意欲ともに衰え,精神的には睡眠障害,不安,抑うつ症状が強くなり,心身症の場合は症状が固定あるいは増悪する．

ストレス反応と個人的要因

ストレッサーに直面すると人はそれまでの経験,自分の能力,価値観などをもとに,ストレッサーの強さ,解決困難性などを評価,認識する．次に,自分にとって解決可能性のある問題であれば解決しようと努力し,解決が困難であれば,信頼できる人に解決の方法を相談したり,精神的支援を求め,心のバランスを保とうとする．このとき,自分で判断した,あるいは主観的なストレッサーの強さに応じて,表 3-2 に示したような精神的・生理的反応が生じ,症状として自覚され

3. ストレスと心理・行動

表 3-2 ストレス時の心身の反応

	警告反応・抵抗期	疲はい期
感情面	緊張, 不安, イライラ, 焦燥感	抑うつ, 無力感
思考面	初期は解決思考	集中力, 判断力の低下
意欲	亢進状態または普通	気力, 根気の低下
心身の状態	無症状	睡眠障害
	自律神経症状, 睡眠障害	不安障害(神経症), うつ病
	不安障害(神経症)	心身症(症状固定, 増悪)
	心身症(高血圧, 潰瘍, じんま疹)	

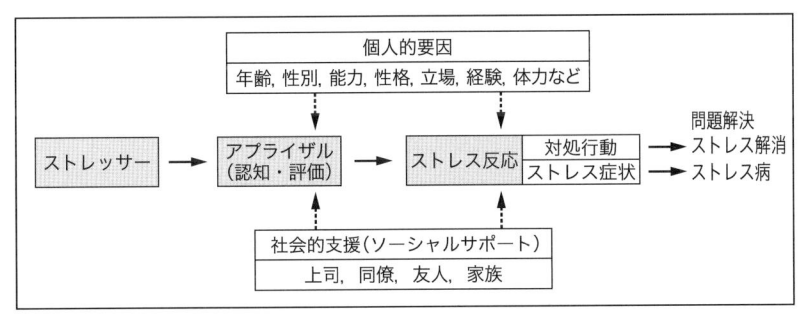

図 3-2 ストレス反応と個人的要因

る．このときのストレッサーが強すぎて，本人の対処能力，ストレス耐性の限界を超えると何らかのストレス病になる．これらの関係を図 3-2 に示す．

　これらの一連の過程に大きな影響を及ぼすものが，個人的要因や社会的支援である．社会的支援を探す行為は対処行動の 1 つではあるが，社会的支援そのものは別の独立した要因として考えられている．例えば，100 人の人が資格試験という同じストレッサーに直面しても，個人によって，ストレッサーの受け止め方(認知，評価)や対処行動，ストレス反応の程度は，100 人とも違う．この違いの主な原因は，個人的要因によると考えられる．社会的支援も対処行動やストレス耐性に影響し，ストレス症状の出現を抑える働きがあることが多くの研究で明らかにされている．

　個人的要因には，年齢，性別，能力，性格，行動パターン，自己評価や認知の仕方，人生経験，家庭，学校や職場での地位・立場，価値観などが含まれる．性別に関しては男性に向いた仕事内容，女性に向いた仕事内容があることは事実であり，年齢に関しては，新しい機器の操作などは若い人のほうが習熟が早く，管理業務は一般的にみて経験を積んだ年配者のほうが向いている．知的能力は高いほうが知的作業，高度の判断を要する仕事には適している．一方，高い身体能力を要する仕事もあり，適性の問題と関係してくる．結婚や家庭の有無，立場や地位によって責任の重さも異なるので，これらもストレス症状，ストレス病の発生

に関与してくる．幼少時や思春期の生活体験や成人後のさまざまな失敗や成功の人生体験も，対処行動の選択やストレス耐性に影響する．

性格や行動パターンも個人的要因の大きな要素の1つであるが，これとストレス症状，ストレス病の発生に関しては，次章を参照してほしい．

ストレッサーとなりうる生活上の出来事や人間関係の問題を，どのように受け止めるかという認知の仕方や自己効力感，自己評価（自尊心；self-esteem）も精神健康度に密接に関係している．Abramson, L. Y.(1988)らによって提唱されたうつ病の hopeless theory では，物事を悪いほうに考えていく認知スタイル(negative attributional style)をもつ人は，さまざまな状況でストレッサーに対してポジティブな認識や対応がとれず，うつ病になる危険性が高いとされているが，この仮説を支持する多くの報告がある．

われわれが行った，地方自治体職員を対象とした調査研究では，精神健康度は仕事の要求量の変動，人間関係の不調和と負の相関があり，自己評価（自尊心）の高さや上司からの支援，職務満足感と正の相関があることがわかった．なかでも，自己評価（自尊心）が精神健康度に関して最も影響力が強かった．

ストレスと行動

ストレッサーに直面したときの人の行動はさまざまである．先に述べたように，人は解決・克服の可能性がある場合には，解決・克服のための努力をする．現実に適切に対応した形で直面するストレス状況を解決・克服することができれば，ストレス症状もなくなり健康は保たれる．

この解決・克服するまでの間の不安・緊張や苦痛を軽減するために，趣味やスポーツなどのいわゆるストレス解消法を行う場合も多い．しかし，問題解決が困難で個人の力ではどうしようもないときは，信頼できる人に相談（社会的支援）したり，回避，逃避することになる．職場で仕事の適性がない場合や修復困難な人間関係などの問題がある場合は，配置転換，転職などを行うことがある．これは回避行動ではあるが，結果的にストレス状態が改善されれば，現実的な問題解決となる．病的な形での逃避には，出社（登校）不能，アルコール・薬物依存，自殺などがある．

ストレッサーに直面したときのストレス対処行動（コーピング）については，14章(p. 87)を参照してほしい．

ストレス耐性について

ストレス耐性について詳細に検討された研究は少ないが，ストレス耐性は，先に述べた個人的要因の中に含まれる．これまでの調査研究報告の中でストレス耐性に関係している内容をあげると表3-3のようになる．

ストレッサーに対して適切な対処行動がとれることが，ストレス耐性を高めることになる．対処行動の中では認知的対応に分類される内容であるが，思いどお

表 3-3 ストレス耐性の強化因子

1. 適切なストレス対処行動
   問題解決型行動
   情動処理型行動
   認知的対応(ポジティブ思考)
   自分に合ったストレス解消法
2. 社会的スキル
   適切な自己評価と自己効力感
   情況判断能力，人生経験，対人交流など
3. 社会的支援ネットワーク
   職場，家庭，友人など
4. 生活上の満足感
   職場，家庭，学校生活における満足感
   生きがい，人生目標，達成感
   社会的評価，周囲からの認知・評価
5. 良好なライフスタイルと健康
6. リラクセーション，瞑想
7. その他
   遺伝的素因(体質，気質)，体力

りにならないことや，困難な状況に直面した場合，いつまでも自分の不運を嘆いたり，他人を恨んだりするだけでなく，直面する事態は，自分にとって困難な状況ではあるがこの経験は必ず自分の将来の役に立つ，あるいは自分を成長させるよい機会であるとポジティブに前向きにとらえることもストレス耐性を高めることになる．

そのほか，対処行動としては気晴らしに分類される，いわゆるストレス解消法は日常のいらだち事に対しては非常に有効で，ストレス耐性を高めるものと思われる．しかし，深刻な問題に直面した場合，多くの人は，ストレス解消法を実行する意欲や心のゆとりを失っていることが多い．このような場合，誰かに相談するか，自分なりの対処の方針を定め，結果に対する責任の取り方や覚悟を決める必要があるようである．

適切な対処行動をとるためには社会的スキル(習熟；social skill)が必要である．社会的スキルには成功や失敗の体験，自己理解と自己評価，状況判断能力，良好な対人交流などが関与している．

社会的支援ネットワークを多くもっている人や仕事や家庭に関する生活満足感の高い人は精神健康度がよく，健康障害が少ないことを示唆する報告が多くある．これらもストレス耐性を高くするものと考えられる．

また，ライフスタイルがよい人は，身体的健康度だけでなく，精神健康度が高いという報告があり，われわれも同様の結果を得ている．

リラクセーションや瞑想などの技法には，ストレスへの気づきを促し，またストレス症状を軽減させる働きがある．そのほか，遺伝的にみてストレス病に強い

素因をもった人もいる．

ストレスの二面性について

　医学の領域では，ストレスは疾病の発症，あるいは促進，増悪因子となるとの考え方が主流である．したがって，公衆衛生や産業医学の領域ではストレス関連疾患の発生を防ぐためには，ストレッサーを減らし，ストレス反応の段階で発見して対策を立て，ストレスによる健康障害を防ぐという考え方のもとに，さまざまな対策が行われている．これがストレスの"疾病モデル"としての考え方である．

　一方，心理学の領域では，ストレスがあるから，人はストレス状況を解決・克服しようとして努力し，その結果として精神的に成長していくとする考え方がある．これがストレスの"成長モデル"としての考え方である．

　前者が悪いストレス，後者が良いストレスと呼ばれている内容でもある．ストレスのとらえ方による違いであるが，ストレスが強すぎて，個人のストレス耐性の限界を超えれば，何らかの健康障害が生じ，ストレスがそれほど強くなく，解決・克服可能であれば，解決・克服のための努力の過程が，人の精神的成長を促すといえる．

引用・参考文献

1) Abramson, L. Y., Metalsky, G. I. & Alloy, L. B.：Hopelessness depression：a theory-based subtype of depression. Psychological Review, 96：358〜372, 1989.
2) 三島徳雄，永田頌史，久保田進也ほか：職場におけるストレスと精神健康．心身医，36：146〜151，1996.
3) 岩田　昇：主観的ストレス反応の測定．産業ストレス研究，5：7〜13，1997.
4) 永田頌史：産業心身医学．心身医，38：485〜493，1998.
5) 小杉正太郎：ストレス緩衝要因の研究動向．現代のエスプリ別冊，ストレス研究の基礎と臨床(河野友信，石川俊男編)，p. 163〜172，1999.
6) 永田頌史，石橋慎一郎：メンタルヘルスとストレス．日医雑誌，126：359〜363，2001.
7) 厚生労働省：国民衛生の動向．厚生統計協会，2002.
8) Kwon, P., Laurenceau, J. P.：A longitudinal study of the hopelessness theory of depression：testing the diathesis stress model within a differential reactivity and exposure frame work. J. Clin. Psychology, 58：1305〜1321, 2002.

4 ストレスと栄養

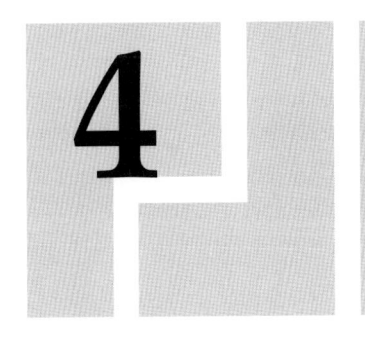

則岡 孝子

> **この章のキーポイント**：ストレスに対する抵抗力を高めるためには，栄養のバランスを整えることと，ストレス時に消耗される栄養を十分にとることが重要である．

　生体にストレスが加わると，その刺激に対抗して，生体を守ろうとする防御反応が生まれる．これらの反応に最も重要な役割を果たしている臓器が"副腎"である．

　副腎は，腎臓の上にかぶさる一対の扁平な器官で，内部は皮質と髄質にはっきり分かれている．両者は構造的にも機能的にも異なっていて，副腎皮質からは電解質や糖質の代謝に関与する多種類の副腎皮質ホルモンを分泌して，副腎髄質からはアドレナリン，ノルアドレナリン，ドパミンなどを分泌する．

　ストレスに対する生体の反応は，副腎皮質ホルモンを中心にして糖質，脂質，蛋白質の代謝を亢進させる．このため，生体がストレス状態にあるときは，エネルギーの供給とともに十分量の蛋白質を補給することが大切となる．ストレスに対する抵抗力を高めるためには，対抗できる栄養素を十分とることと，ストレスを感じにくい体質にすることが必要である．

栄養素

蛋白質

　ストレスにさらされると，ストレス状態を改善して生体内の環境を一定に保とうとして，カテコールアミン(副腎髄質ホルモンの1つ)や副腎皮質ホルモンの分泌が活発になることが知られている．

　カテコールアミンや副腎皮質ホルモンが分泌されると，蛋白質の分解が促進して尿中の窒素量が増える．ストレスを感じている人は，十分量の蛋白質を摂取して消耗した体内の蛋白質を補充する必要がある．

　蛋白質は脳細胞の重要な材料である．蛋白質が豊富にあると神経伝達物質の合成も盛んになり，脳のはたらきが活性化され，神経のはたらきもよくなって精神的に安定する．蛋白質はアミノ酸で構成されているが，アミノ酸の中には脳の機

能を高めることが知られる必須アミノ酸のイソロイシン，フェニールアラニン，トリプトファン，メチオニン，可欠アミノ酸のチロシン，アスパラギン酸，グルタミン酸がある．なかでも，フェニールアラニンから生成されるノルエピネフリンとドパミンはアドレナリン生成の過程で産生される物質で，脳神経細胞の間で信号を伝達する刺激の伝達に役立ち精神を高揚させる作用がある．

トリプトファンは，ビタミン B_6，ナイアシン，マグネシウムとともにセロトニンをつくる．セロトニンは，鎮痛，催眠，精神安定などの作用のある神経伝達物質である．脳のトリプトファンの濃度が高まればセロトニンが増え，鎮痛，催眠，精神安定の効果が期待できる．トリプトファンは，ドパミンやノルアドレナリンをつくる際にもチロシンと一緒になってはたらき，不眠症の治療に利用されている．

チロシンは，必須アミノ酸のフェニールアラニンから転換され神経伝達物質であるアドレナリン，ノルアドレナリン，ドパミンの原料となる．アスパラギン酸は尿の合成を促進し，アンモニアを体外に排泄し中枢神経系を守るのを助ける．

グルタミン酸は納豆に豊富に含まれていて，脳を活性化させる材料の1つとして使われている．体内で蛋白質が使われるとアンモニアが生まれる．アンモニアは脳の機能を妨げる作用があるが，グルタミン酸はアンモニアを変化させてグルタミンに変える．同時に尿の排泄を促進し，アンモニアの体外への排泄を促進する．このことから脳のはたらきが高まり，知能が上がることが確認されている．

これらのアミノ酸はストレスで減少する分を補給する必要がある．

糖　質

ブドウ糖は脳の唯一のエネルギー源である．摂取されたブドウ糖の50％は肝臓に取り込まれ，グリコーゲンおよび中性脂肪という形で体内に貯蔵され，25％はインスリン依存性の筋肉脂肪組織に摂取され，残り25％は脳で消費される．肝臓，筋肉，脂肪組織では，体内に貯えられた中性脂肪の分解によって生じる遊離脂肪酸をエネルギー源として利用することができるが，脳で利用することはできない．脳細胞に供給されるブドウ糖が少なすぎれば，脳は十分活動を行うことができない．したがって，糖質の摂取が必要である．

しかし，糖質の中でも精白糖の摂取量には注意する必要がある．精白糖は精製の過程でミネラルやビタミンが消失されるからである．砂糖の分解，利用の過程ではビタミン，ミネラルが必要となる．ビタミン B_1 をはじめとする B 群や，酸性血液を中和するカルシウムを十分摂取することが必要である．

食物繊維

ストレスがたまると腸内のビフィズス菌などの善玉菌が減りインドール，スカトールなどの悪玉菌が優位になり排便のリズムが乱れ，下痢，便秘などがみられるようになる．食物繊維は腸内の善玉菌を増やし，悪玉菌を減らし有害物質と結合して体外に排出したり，水分を吸着し有害成分を薄めたり，腸の蠕動運動を強めたりする．

ビタミン
①ビタミン C
ストレスにさらされ多量に消耗するカテコールアミンや副腎皮質ホルモンを体内で合成するために，ビタミン C が必要である．不安，緊張，騒音，過労，睡眠不足，寒さ，暑さも体にとってはストレスである．ストレスが生じると，カテコールアミンや副腎皮質ホルモンなど抗ストレスホルモンが分泌され血圧を上げ，血中の糖分を増やしエネルギー供給体制を整えストレスに対抗する．

②ビタミン B 群
ビタミン B 群は生体の代謝系に重要なはたらきをするビタミンである．生体がストレス状態にあるときは代謝が著しく亢進し，ビタミン B 群の消耗も著しく，日常の食事から供給されるビタミン量では不十分である．このため，毎日の必要量よりかなり多量のビタミン供給が望まれる．

ビタミン B 群は水溶性のため水に溶けやすく，すみやかに体から排出してしまう特性をもっている．毎日の必要量は他のビタミンより少ないが，より積極的な効果を期待するなら継続してとり続けたいビタミンである．

ビタミン B_1　筋肉や神経を動かすエネルギーをつくるビタミンで，不足すると脳へ安定供給されなくなり，神経系に異常をきたして情緒不安定になる．非常に分解しやすく，豊富に含んだ食物を摂取しているつもりでも，調理で失われてしまうことが多いので注意が必要である．清涼飲料水，甘い菓子，インスタント食品，酒の摂取が多い人は特に不足しがちである．

ビタミン B_6　脳の刺激の抑制にはたらく神経伝達物質である γ-アミノ酪酸の合成にかかわっている．

ビタミン B_{12}　神経細胞内の蛋白質や脂質，核酸の合成を助け，神経系を正常にはたらかして気持ちを安定させる．野菜には含まれないので，ビジタリアンが不足しがちなビタミンである．

パントテン酸　副腎のはたらきを強化し，副腎皮質ホルモンの産出を促す．アルコール，カフェインなどで消耗しやすいビタミンである．

ナイアシン　脳神経のはたらきを助ける．トリプトファンを原料に体内で合成される．

③ビタミン E，β カロチン
ストレスにさらされると抗酸化機能(がんを誘発したり，動脈硬化を促進したり，風邪に対する抵抗性を下げたりするといわれる一種の酸化作用を抑えるはたらき)が低下する．ストレスを感じているときは，抗酸化ビタミンであるビタミン C やビタミン E，β カロチンを特に食事で不足することがないように気をつける必要がある．

ミネラル
カルシウム　ある種のストレスにさらされると，カルシウムとマグネシウムの尿中排泄量が増加する．これはストレスによって腎臓のはたらきが変わったり，細胞の活性が低下したりすることなどが影響していると考えられている．

カルシウムには脳細胞の興奮を抑えて気持ちを落ち着かせる作用があるので,十分なカルシウムをとることで精神の興奮を抑え,ストレスに強くなることができる.

カルシウムの吸収を促進するのがビタミンDであることから,カルシウムを効率よく吸収するためには,ビタミンDを一緒にとったり,紫外線を受けることが必要である.

マグネシウム　ビタミンCやビタミンB_6,パントテン酸とともに,抗ストレスホルモンをつくり出す副腎皮質機能を助けるはたらきをしている.マグネシウムにはカルシウムのはたらきを調整する作用がある.マグネシウムとカルシウムのバランスは1:2〜1:3が望ましいとされているが,マグネシウムはカルシウム以上に不足しがちである.

ストレスをためるとマグネシウムの吸収が悪くなるため,意識的にマグネシウムの多い食品をとるように心がけたい.

セレン　活性酸素除去酵素を活性化するはたらきがある.ビタミンEとともにはたらいたとき効果が増す.

ポリフェノール,カロチノイド,硫黄化合物

ストレスにさらされると抗酸化機能が低下する.ポリフェノール,カロチノイド,硫黄化合物などは抗酸化作用が強い物質である.ストレスの増加時に意識してとる必要がある.

食品

ストレスに強くなるための食品としては,以下のようなものがある.
- βカロチンが豊富な野菜
- ビタミンCが豊富な野菜や果物
- ビタミンEが豊富な種実類,油脂
- ビタミンB群が豊富なレバー,豚赤身肉,魚介類
- 良質な動物性蛋白質を含む食品——肉,魚介類,乳,乳製品
- ミネラルが豊富な芋類,豆類,根菜類,玄米
- ポリフェノール,カロチノイド,硫黄化合物——果実,野菜,そば,大豆,コーヒー,お茶,赤ワイン,ごま,しょうが,海草,にんにく,鮭,かに,えび

食べ方

楽しい食事は精神の緊張を和らげる.食べるという行為には,緊張を和らげるという精神安定作用がある.食事を楽しくとっていると気持ちが和み晴れやかな気分になってくる.これも食べるという行為が及ぼす精神安定作用の1つである.

全身を緊張させたり,リラックスさせたりして,生命活動を維持している神経がある.これを自律神経といい,生体の安定した状態を維持するために,精神活

動から臓器の活動,外分泌,内分泌などをコントロールしている.自律神経には交感神経と副交感神経とがあり,相互にはたらいたり休んだりすることによって,バランスが保たれる.交感神経は心臓の拍動,筋肉の緊張,精神活動を高め活動するときにはたらき,副交感神経は内臓や器官のはたらきをリラックスさせる神経で"休む神経"ともいわれ,睡眠,休息,食事をとるときなどにはたらく.

　食事をしているときは,副交感神経が消化器の活動や消化液の分泌をコントロールし,消化吸収がスムーズに行われるようになっている.しかし緊張が強い場合は,交感神経と副交感神経がばらばらに緊張してスムーズな消化吸収ができず,胃腸のトラブルが発生するとともに,食前,食後に吐き気をもよおす神経性嘔吐症なども起こることがある.

引用・参考文献

1) 臨床栄養.VOL76, No2, 1990.
2) 村上正人,則岡孝子:自律神経失調症を治す本.主婦と生活社,2003.
3) 村上正人,則岡孝子:ストレスに負けない心と体を作る本.主婦と生活社,2001.
4) 池田弘志:野菜が薬になる50の食べ方.小学館,2000.
5) 安田和人:あなたに必要なビタミン教えます.かんき出版,1996.

5 ストレスと運動

山本 晴義

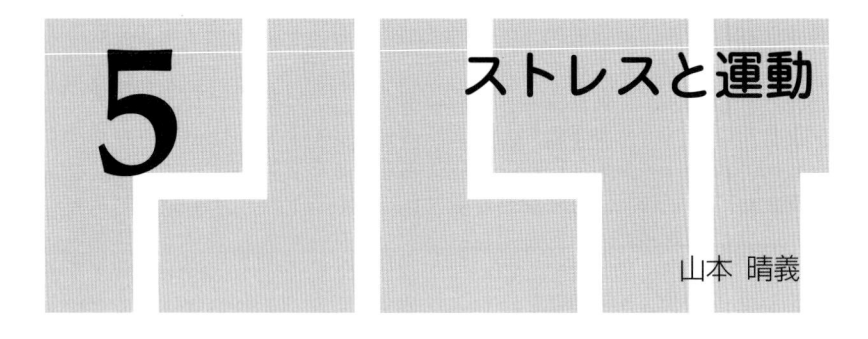

> **この章のキーポイント**：ストレス緩和には有酸素運動を取り入れていくと効果的である．有酸素運動を毎日の習慣にすることにより，心身の健康を築くことができる．

運動は両刃の剣

運動（スポーツ）は，やり方によっては両刃の剣になる．適切な方法は心身の健康増進につながるが，過度になれば有害ストレスになり，さまざまなスポーツ性障害を引き起こすことになってしまうのである．

プラスの影響は，運動をしたときの満足感，開放感，達成感であり，リフレッシュ効果である．そのためには，運動を楽しもうとする姿勢が大切であり，強制的に運動させられたり，単に身体を動かすだけではストレス解消効果はあまり期待できない．

スポーツ（sport）の語源は，ラテン語の"disportare"といわれている．これは「仕事から離れてくつろぐ，楽しく遊ぶ」などを意味し，スポーツがストレス解消法として機能していることを表しているが，この種のスポーツを"健康スポーツ"と呼んでいる．

一方，スポーツにはそれと内容的に異なったスポーツがある．"競技スポーツ"である．競技（athletics）とは，「自己を犠牲にした苛酷な身体訓練を伴い，強固な精神力に支配された身体運動」を意味し，目的が達成されたときは大きな喜びとなるが，挫折すればスポーツ自体がストレスの元（ストレッサー）となり，さまざまな心身の不調（ストレス状態）を引き起こすことになってしまう．

"フィットネス"とは，精神・肉体の健康な状態，精神的・肉体的に良好な状態のことである．身体のフィットネスといえば，肉体のさまざまな要素がよく発達して，バランスがとれていることを指し，運動ストレスなどが加わって得られる状態である．

一般にストレス刺激を受けると，交感神経系の緊張が高まってストレスホルモンの分泌が盛んになる．これを繰り返すことで，そのストレスにうまく適応でき

るようになる．運動ストレスも同様にストレス刺激をはね返していると，他のストレスに対してもうまく適応できるようになるのである．スポーツや運動によって疲れにくくなり，フィットネスが高まるというのは，運動の繰り返しによってストレスに強くなっていることである．

運動ストレスが身体にもたらす変化

運動ストレスが身体にどのような変化をもたらすかを簡単にみてみよう．はじめに脈拍数・血圧が上昇し，運動に直接関係ない消化器などの器官の血管は収縮し，筋肉により多くの血液が流れるようになる．また交感神経系の緊張状態が続き，間脳-下垂体系がはたらいて，副腎皮質刺激ホルモン，成長ホルモン，インスリン，アドレナリンなどが分泌される．これらは蛋白質の分解や糖の代謝を助け，運動を維持するエネルギーになる．筋肉が使われて熱が出ると体温が上昇し，体温調整機構もはたらくようになる．

運動ストレスが加わって得られる身体のフィットネスは，"筋肉のフィットネス"と"心臓血管系のフィットネス"の側面に分けて考えることができる．

筋肉のフィットネスを得るためには，①ゆっくりとした運動を繰り返し続けることで持久力をつけ，②スピードのある運動，速く力を出すトレーニングをして筋線維を太くすることで大きな力を素早く出せるようにする，という2方面から運動ストレスにはたらきかけるのがよいとされている．

心臓血管系のフィットネスとは，心臓血管系の効率のよいことであり，身体のさまざまな部分に酸素をどれくらい送れるかで決まってくる．これを高めていくには，ゆっくりした運動を続けることで得られる．この過程を有酸素的過程(aerobic process)という．エアロビクスやエアロビック運動とは，この過程で出すエネルギーを使う運動のことであり，有酸素運動という言い方もする．

身体の内部では，心臓から送られてきた酸素，グリコーゲンを取り入れながら筋肉が収縮を続けている．有酸素運動を続けると，心臓のポンプ作用が強化され，1回の心拍の血液量が増え，心拍数が低くなる．また，エネルギー代謝の効率もよくなる効果がある．つまり，一般には運動ストレスは身体諸器官の成長発達に有効な刺激となり，健康の維持，体力向上に貢献するのである．

運動ストレスが精神にもたらす変化

大脳生理学者の久保田競は，運動をすると，ドパミンなどの脳内物質の分泌量が増え，前頭連合野が鍛えられて脳が活性化するという．人は生きていくうえで，適切な行動を選ぶ判断が常に要求される．こうした判断をするのは前頭連合野である．前頭連合野は記憶力にも関係し，スポーツによって鍛えられた前頭連合野はその判断をより正確なものにすることを助ける．

ジョギング中に，ときに，高揚状態や快楽感に似た状態になることは広く知られている．ランニングハイといわれ，麻薬に似たエンドルフィンが分泌されるた

めである．エンドルフィンは視床下部や下垂体などの中枢神経系や交感神経，副腎，リンパ球などに広く分布され，モルヒネよりも強力な鎮痛作用がある．情動の緩和作用，免疫系の賦活，内分泌系や自律神経系などにも影響を与えているといわれる．

このエンドルフィンは，人がストレスに積極的な意志で立ち向かおうとするときに分泌される物質なのである．何事も楽しもう，チャレンジしよう，苦しいことも乗り越えよう，という積極的なプラス思考があってこそ分泌される．したがって，意欲に欠けた不満だらけの生活では恩恵を受けられないのである．エンドルフィンはジョギング，マラソン，トライアスロンなどの持久運動や，分娩，リハビリテーションの最中などには，体内に大量に分泌されるといわれている．

ストレスマネジメントとしての運動処方

ストレス緩和には，有酸素運動を取り入れていくと効果的である．強度については，最大酸素摂取量(1分間に摂取しうる最大の酸素量のことで，身体的な運動能力の指標)の50～80％の強さが適切であるとされている．最大酸素摂取量は，脈拍数に換算すると"220－自分の年齢"にほぼ一致する．例えば，40歳の人なら"220－40＝180"である．その50％に相当する運動は脈拍数が90程度である．時間については，20～30分以上持続する運動が望ましい．

これらの有酸素運動が毎日の習慣になってこそ，心と身体を癒し，ストレスに負けない心身の健康を築くことができるのである．

引用・参考文献

1) 久保田　競：スポーツと脳のはたらき．築地書館，1984．
2) 山本晴義，小林祐一：心身症の運動療法．現代のエスプリ361号，至文堂，1997．

6 ストレスの病理

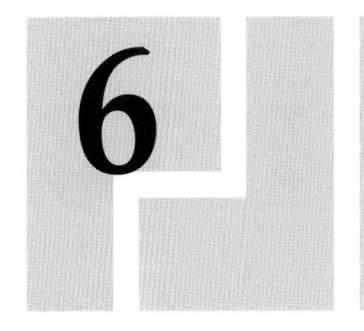

永田 頌史

> **この章のキーポイント**：あるストレッサーに直面して，ホメオスターシスが破綻して病気になる場合，どの臓器の失調や器質的障害として現われるかは，ストレッサーの内容やライフスタイルのほかに，遺伝的に決定された臓器の脆弱性によって決定されると考えられている．

人は誰でも生活していくうえで，多かれ少なかれストレッサーに直面し，ストレッサーの強さに応じてストレス反応を生じる．しかし，すべての人が病気になるわけではなく，いわゆるストレス病になる人は，一部の人である．ストレスの病気へのかかわり方，ストレスによって起こる病気の機序について述べる．

ストレスの病気へのかかわり

ストレスによって，何らかの失調や病気が引き起こされる場合，そのかかわり方は，表6-1に示すように，3つの場合がある．

例えば，気管支喘息の場合，著者らの調査では発症の直接のきっかけは約7割が感冒や気道感染である．しかし，よく生活歴を調べると感冒にかかりやすくなったり，感冒が治りにくい状態が2～3か月続いていることが多く，さらにその3～12か月前に職場や家庭，学校で役割や人間関係の変化に伴うストレス状態が続いていることが多い．この場合，誘因は感冒であるが，ストレスは準備(促進)因子

表 6-1 ストレスと病気の発症

病気の準備(促進)因子としてはたらく
ストレスが，ある病気にかかりやすい素質(遺伝的素因)をもっている人に発症を促す要因としてはたらく
誘因としてはたらく
ストレスが，ある病気にかかりやすい素質をもっている人や，潜行している病的状態にはたらいて発症のきっかけとなる
持続，悪化因子としてはたらく
ストレスが，既に発症している病気の持続や増悪に関与する

としてはたらいていたと考えられる．さらに，このストレス状況は，発症後には持続，悪化因子としてはたらく．

持続的な過重労働や災害などの強いストレス状況下では，消化性潰瘍(びらん性胃炎)，高血圧，心筋梗塞などが増加する．先に述べたが，湾岸戦争時，戦争が勃発した後に心筋梗塞で救急病院に搬送される患者数が前年同時期に比較して，増加していたことが報告されている．

また，阪神淡路大震災の後も外傷後ストレス障害(posttraumatic stress disorder：PTSD)のほか，心筋梗塞，高血圧，消化器潰瘍，気管支喘息，呼吸器感染症などの身体疾患発症や増悪がみられたことが報告されている．この場合，戦争や災害などのストレッサーが発症の誘因や増悪因子としてはたらいたことになる．

ストレッサー，ストレス反応，ストレス病とホメオスターシス

急性あるいは慢性のストレス状態が続いて，個人の心身のストレス耐性の限界を超えた場合，人はどのような病気になるのであろうか．図6-1はストレッサー，ストレス反応，ストレス病と脳や各臓器の内部環境を恒常的に継続するためのホメオスターシス機構との関係を示したものである．

職場，家庭，学校生活に伴うストレッサーに直面すると，人はそれを脳で認知，評価(アプライザル)して，それを解決あるいは軽減するための対処行動(コーピング)をとる．

一方，われわれの体は自律神経系・内分泌系・免疫系を総動員して，ストレスに対応してホメオスターシスを保とうとする．しかし，十分に有効な対処ができ

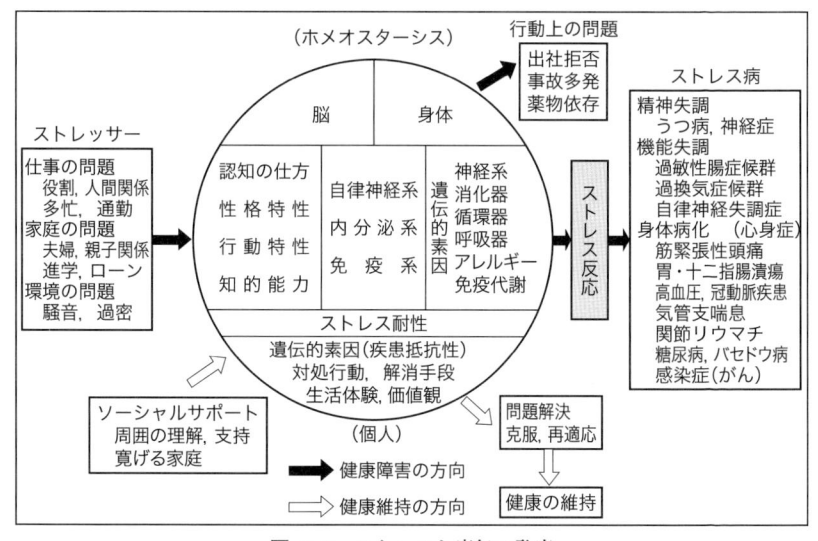

図 6-1 ストレスと病気の発症

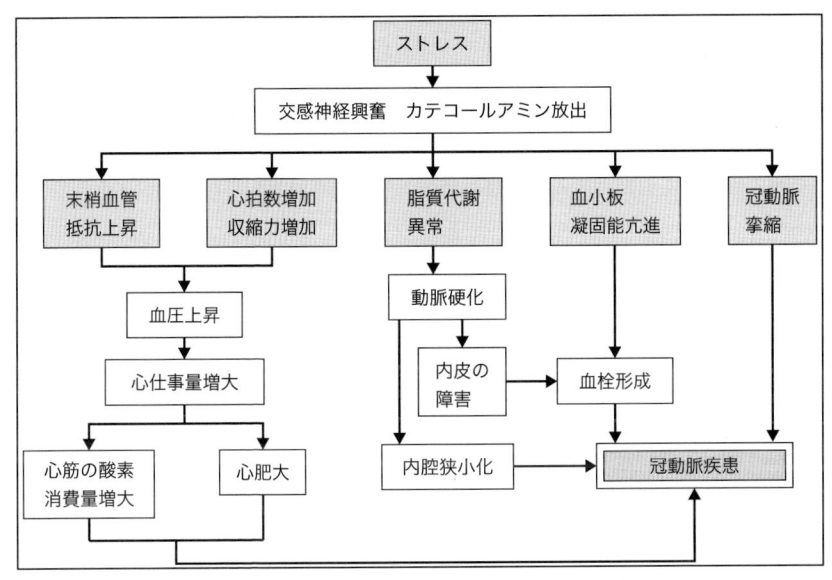

図 6-2 ストレスによる冠動脈疾患の発症機序

ず，周囲からの支援もなければ，精神のバランスあるいは身体のホメオスターシス機構が破綻し，何らかのストレス病が発症することになる．

主として，精神面(脳の情動機能)の失調が出現すればうつ状態やうつ病，不安神経症(不安障害)になる．不安や緊張が胃腸や呼吸器など自律神経系の支配を受けやすい臓器の機能失調(器官神経症)として出現するものに機能性消化不良(functional dyspepsia：FD)，過敏性腸症候群，過換気症候群，自律神経失調症などがある．ストレスにより緊張性頭痛，胃・十二指腸潰瘍，高血圧症，冠動脈疾患，気管支喘息などの身体疾患が発症する場合があるが，これを狭義の心身症と呼ぶ．

ストレスによって，冠動脈疾患が発症する機序を図6-2に示す．ストレッサーによってカテコールアミン分泌が亢進し，関連器官に作用して，高脂血症，動脈硬化，凝固能亢進，糖代謝異常などが引き起こされて，高血圧症，虚血性心疾患などの発症が促進されると考えられている．同様の機序が脳血管障害でみられる．

ストレスと病気についての実証的報告

Brod, C.(1981)は，コンピュータ従事者にみられるテクノ依存症やテクノ不安症などの精神失調状態に関する報告を発表し，テクノストレスという言葉が知られるようになった．その後の調査では，コンピュータ従事者にみられるストレッサーの内容は，作業内容に基づくもののほか，ユーザーの無理解，納入期限，技術革新の早さ，専門技術者の不足に基づくものが多いことが明らかにされている．

Karasek, R. A.(1990)らは，仕事の負荷(strain)は，仕事の要求度(demand)が高くて，かつ仕事の段取りなどに対する自由裁量度(control)が少ないときに高くなり，このことは虚血性心疾患や抑うつなどの精神的健康障害の発症とよく相関することを報告している．Johnson, J. V.(1989)らは，虚血性心疾患の症状出現や有病率が，上司や同僚からの社会的支援が少なくて，かつ前述の高負荷群で高いことを報告し，また縦断的研究でも冠動脈疾患の発症率や死亡率が高いことを報告している．

長時間労働が心理的不調や心疾患の危険因子になることや，量的・質的負担のいずれも職務不満足，自己評価の低下や血圧，血清コレステロールの上昇，胃潰瘍，糖尿病，問題飲酒行動の発生率に関係することが報告されている．交代制勤務と夜勤は消化性潰瘍，心血管障害，死亡率と関連していることも報告されている．役割葛藤も仕事の緊張感，職務不満足，高血圧や冠動脈疾患の発生に関係し，職場の人間関係での葛藤も，心疾患の発症や高コレステロール血症の発生と関連することが報告されている．

消化器疾患に関して，強い生活上のストレスは過敏性腸症候群やFDと関連し，タイムリミットに間に合わせるための努力やいら立ちを伴う goal frustration は消化性潰瘍などの器質的疾患の発生とよく相関すると報告されている．

競争心が強く，攻撃的で，時間に対する強い切迫感を特徴とするタイプA行動様式が虚血性心疾患の重要な危険因子であることは，Rosenman, R. H.(1975)らの Western Collaborative Group Study 以来，多くの研究報告がなされているが，タイプAとそれ以外の人ではカテコールアミン産生能，プロスタグランジン代謝などの生理的反応のほか，ストレス対処行動，職務満足感などにも差があることを示唆する報告がある．

また，ストレスによる免疫能の低下や感染抵抗性の低下に関する報告については，先に述べた．

わが国では，職業生活に伴う生活上のストレスの評価法を開発した夏目ら(1992)は，ストレス点数が高くなると職場不適応例が増加することを報告している．川上ら(1989)は職業性ストレスが血圧上昇や免疫能の低下，および HbA_{1c} の増加と関係することなどを報告している．

一方，職業性ストレスや介護ストレスが，抑うつや神経症傾向などの精神症状や心身症の発症に影響することに関する報告は多い．

ストレス病の病因に関する仮説

ストレス病になりやすいヒトの病前性格や病因に関しては，古くより問題にされ，いくつかの仮説がある．Sifneos, P. E.(1977)は，アレキシサイミア(失感情症)という概念を提唱し，失感情症者は，感情の言語化や適当な情動の表出が困難であるという特徴をもち，心身症に特徴的な性格傾向であることを報告した．その後，多くの調査研究が行われ，心身症やストレス関連疾患の30〜60％に失感情症がみられることが報告されている．

Alexander, F.(1950)は，精神分析的な観点から，情動と自律神経の関係に注目し，自己主張や敵意を抑圧し，攻撃的な感情が発散されなければ，"闘争か逃避"反応が内在化され，交感神経優位状態になり，高血圧，虚血性心疾患などになる．一方，依存性が抑圧されて長く続くと，副交感神経優位状態になり，消化性潰瘍などの胃腸障害が生じると考えた．

　精神分析では，幼児期の親子関係や外傷体験と成人後の対人交流パターンを重視するが，近年，幼児虐待を受けたり，アルコール依存症の親の家庭で育った子どもが精神的な外傷をもったまま成人になった場合，同様の問題を自分の子どもに対しても反復しやすいことなどが報告されている．動物実験でも新生児期に母子分離などの環境下で飼育すると，成長後もストレス脆弱性をもった動物ができることが報告されている．幼少時の体験と成長後のストレス耐性に関する関心が高くなっている．

　学習理論や条件づけを重視する学派では，ある外界からの刺激(ストレッサー)に対して，たまたま出現していたある臓器の機能異常が結びついて，病的な条件反射が形成され，条件反射が形成されたあとは，類似した外界からの刺激が条件刺激となって，特定の臓器の異常が出現すると考えた．人では，条件づけや暗示による喘息症状やアレルギー性鼻炎症状がみられることが報告され，これらの症状が抗コリン薬で抑制できることから，その機序に副交感神経系が関与していることが示唆されている．

　性格や行動パターンと器質的疾患との関係では，せっかちで競争心，攻撃性が強いタイプA行動パターンの人に冠動脈疾患の発生率が高いことが知られている．

　うつ病の病前性格として，几帳面で生真面目，責任感が強くて融通がきかない性格傾向があげられている．

　このように，ストレス病の病因，病前性格，何の病気になるかという器官選択の問題は，古くて新しいテーマであるが，現在のところは，あるストレッサーに直面して，ホメオスターシスが破綻して病気になる場合，脳も含めてどの臓器の失調や器質的障害として現れるかは，ストレッサーの内容やライフスタイルのほかに，遺伝的に規定された臓器の脆弱性によって決定されると考えられている．

引用・参考文献

1) Alexander, F.：Psychosomatic medicine. Norton, New York, 1950.
2) Dunbar, H. F.：Emotions and bodily changes；A survey of literature on psychosomatic interrelationships. Columbia University Press, New York, 1954.
3) Rosenman, R. H., Jenkins, C. D., Friedman, M. et al.：Coronary heart disease in the Western experience of 8 1/2 years. JAMA, 233：872〜877, 1975.
4) Sifneos, P. E.：The prevalence of alexithimic characteristrics in psychosomatic patients. Psychother. Psychosom., 22：255〜262, 1977.
5) Brod, C.：Technostress. Addison-Wesley Pub. Co. Inc.(池, 高見訳：テクノストレス．新潮社，1984.)

6) Ago, Y., Nagata, S. & Teshina, H.: Environmental stress factors and bronchial asthma. Psychiatry, 4:415〜418, 1985.
7) Johnson, J. V., Hall, E. M., Theorell, T.: Combined effects of job strain and social isolation on cardiovascular disease morbidity and mortality in an random sample of the Swedish male working population. Scand. J. Work Environ. Health, 15:271〜279, 1989.
8) Kawakami, N., Araki, S., Hayashi, T. et al.: Relationship between perceived job-stress and glycosylated hemoglobin in white-collar workers. Ind. Health, 27:149〜154, 1989.
9) Karasek, R. A., Theorell, T.: Healthy work. Basic Books, New York, 1990.
10) 夏目　誠, 藤井久和:職場のメンタルヘルスの現状とあり方. 心身医, 32:285〜290, 1992.
11) 藤垣裕子:ソフトウェア技術者の職業性ストレス. 労働科学研究所出版部, 1992.
12) Woititz, J. G.: Adult children of alcoholics.(斎藤　学監訳, 白根伊登恵訳:アダルトチルドレン. 金剛出版, 1997.)
13) 永田頌史:産業心身医学. 心身医, 38:485〜493, 1998.
14) Nagata, S.: Stress and asthma (review). Allergology International, 48:231〜238, 1999.
15) Nagata, S.: Current status and new trends in the promotion of occupational mental health. J. UOEH, 24:61〜70, 2002.
16) 永田頌史, 石橋慎一郎::産業ストレスと疾患. 日本医事新報, 4079:11〜15, 2002.

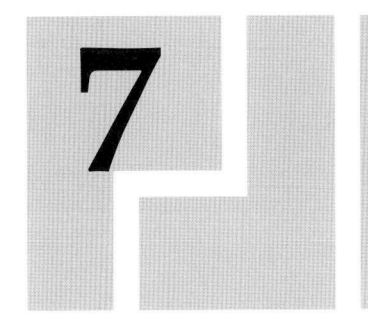

7 ライフサイクルとストレス

永田 頌史

> **この章のキーポイント**：人の精神発達は8段階に分けることができ，それぞれの時期に重要な人間関係や役割がある．これらのことを通して精神的に成長するが，この過程はストレスにもなり，それぞれの時期に特有のストレス病がみられる．

ライフサイクルと発達課題

ライフサイクルの長さやストレッサーの内容は，時代背景や社会経済状況によって影響を受ける．近年は，幼児虐待やアダルトチルドレン，不登校，引きこもり，リストラうつ病，不況による成人期の自殺例の増加などが問題になっている．また，平均寿命が延びたことによって，定年後の家族の生活設計，生きがいの見つけ方が重要な課題になっている．また，産業構造の変化，技術革新，雇用形態，業績評価システムの変化などによって，青年期，成人期のストレッサーの内容も大きく変わりつつある．

しかし，人生の各時期において，人間が精神的に成長していくために，新しいことを体験し克服して，身につけるべき課題はそれほど大きくは変わらない．

人は人生の各時期において特有の課題に直面し，それを乗り越え克服しながら成長する．このことは，人は皆ライフサイクルに応じたストレスに直面することを意味している．Erikson, E. H.(1959)によれば，人の精神発達は8段階のライフサイクルに分けられ，それぞれの時期に重要な人間関係や役割があって，それを通して身につけるべき課題があり，これがうまく達成されなければ人格，社会性形成，人間関係，役割遂行のうえで問題が残るとされている．表7-1に，一般的なライフサイクルの分け方と，それに対応する8段階（ⅠからⅧ期）のライフサイクルおよび発達課題を示す．

乳児期（Ⅰ期）には，乳児は完全に親に依存した状況にあり，母親の与えるミルクと庇護なしでは生きていけない．この時期に母親（あるいはその代理者）から，十分な保護とスキンシップや話しかけなどで示される愛情が得られなければ，それが何らかの形で代償されない限り，人間に対する基本的信頼感（基本的安定感）

表 7-1 ライフサイクルと発達課題

1．小児期(Ⅰ〜Ⅳ期)
乳児期(Ⅰ期*)：基本的信頼感の形成
母親(的人物)を通しての依存(愛情)欲求の充足
幼児期初期(Ⅱ期)：自律性，自我の分化
両親を通して自律性と秩序を学ぶ
前学齢期(Ⅲ期)：積極性，性格の基礎，性の分化
家族を通して，積極性，基本的生活習慣を学ぶ
学童期(Ⅳ期)：社会性，生産性の習得
近隣，学校生活を通じて社会性，生産性(業績など)を学ぶ
2．思春期(Ⅴ期)・青年期(Ⅵ期)
二次性徴に基づく自意識と異性関係
親からの自立と仲間集団，指導性のモデルを学ぶ
自我同一性(アイデンティティ)の模索と確立
友情，競争と協力相手
3．成人期(Ⅶ期)
中年期：分業と役割
就職・結婚に基づく新しい役割(職場，家庭)
退行期(更年期)
管理職としての役割，子どもの独立
心身の機能低下，成人病
4．老年期(Ⅷ期)
喪失体験(定年退職，配偶者・近親者の死，役割，生きがい，収入)
老化の自覚と死の不安，生活の単調化(反復，退屈)

*Erikson, E. H. の精神発達の 8 期間

ができず，成人期になっても社会のルールを守れなかったり，安定した人間関係をつくれないことが多くの症例研究から示唆されている．

幼児期初期(Ⅱ期：1〜2, 3歳)は，食事や排尿，排便のしつけを通して自分で自分の生理的欲求をコントロールできるようになり，言葉を覚えて，自分の要求を伝えることが可能になる．この時期の両親の対応を通じて自律性を身につける．

一方，これに失敗したときは恥や疑惑の感情をもつことになる．厳しすぎるしつけや強すぎる罰は，自己に対する自信の欠如，失敗に対する過度の恐れとなって，性格形成を歪める場合がある．

前学齢期(Ⅲ期：3, 4〜5, 6歳)は，家族を通して文化的価値観や文化的拘束が取り入れられる時期である．男女の分化がはっきりしてきて，エディプスコンプレックスによって異性の親への愛着が強くなるが，このエディプスコンプレックスに関する葛藤を経て子どもは親への依存を脱し，親を通して伝えられる価値観が自分のものとなっていく．そして，自発性，積極性を身につけていくが，この課題がうまく克服されないと罪悪感につきまとわれることになるという．

学童期(Ⅳ期：6〜12歳)は，生理的にも情緒的にも比較的安定した時期で，こ

の時期に近隣，学校生活を通じて，新しい概念を取り入れ，記憶し，自分の頭でものを考える基礎と習慣を養う．物をつくり成し遂げる，あるいは，努力が結果に反映されるという体験を通じて，生産性を学ぶ．また，集団生活を通じて社会性を身につけるのもこの時期である．

思春期（V期：11～18歳）・**青年期**（VI期：18～25歳）は，"自我同一性（アイデンティティ）"（自分は何物であるか，自分のよって立つ基盤は何であり，これから先どのような役割に向かって生きていくのかという自分自身に関する自我意識）が，漠然とながらできてくる時期とされる．この時期に，自我同一性の感覚が獲得されず，周囲からの援助が得られなければ，同一性拡散あるいは同一性危機と呼ばれる状態になり，将来への展望がもてず「何をしてよいかわからない」という混乱に陥ることになる．

この時期のもう1つの問題は，これまでの生育歴の中でライフサイクルに応じた発達課題が達成されなかったことにより生じる不信感，疑惑，劣等感などが，成人期を前にした自己拡張期に伴う不安・葛藤や，この時期特有の情緒的不安定状態の中で，一気に表面化しやすいことである．この時期に不登校や引きこもり，思春期やせ症，不安障害，精神病の発症が多いことはよく知られている．

しかし，多くの場合，不安定要因をはらみながらも，周囲の寛大さや支援により支えられ，次の青年期へと進む．青年期には，友情や異性愛，協調と競争のパターンを学ぶとされているが，この時期は職業の選択，恋愛，配偶者の選択など人生本番への関所がずらりと並んでおり，これまでの発達課題がどれだけ達成されているかが試されることになる．これが達成されていなければ，いわゆるモラトリアム人間として，留年したり，定職につかず，人生の重要な決定を先延ばしにすることになる．場合によっては「引きこもり」の状態に陥ることもある．

成人期（VII期：25～60, 65歳）は，家庭，職場における役割がはっきりしてくる．家庭では，夫，妻，親としての役割，職場では地位や担当に応じた役割が期待される．この役割と役割に伴う人間関係も常にうまくいくとは限らず，葛藤を伴えば，強いストレッサーとなりうる．40歳代になると管理職としての仕事上のストレスは増し，体力や記憶力の低下に代表される心身の機能低下や，成人病に直面することになる．

女性の場合，更年期に伴う心身の失調と愛情の対象であった子どもの独立は，母子間の結びつきの強い日本的風土の中にあっては，Engel, G. L. らのいう giving up-given up complex に相当するうつ状態に陥った症例が，日常診療の中でよくみられる．

老年期（VIII期：約65歳以上）の年齢的区分は，個人差が大きくて一定の年齢を示すことは困難であるが，ここでは一応65歳以上とした．この時期の特徴は表7-1に示したようなさまざまな喪失体験，老化の自覚と死の不安であるといわれる．なかでも配偶者の喪失は最大のストレスであり，残された片方の配偶者の心身の機能は低下し，うつ状態や免疫機能の低下が起こることが報告されている．

ライフサイクルとストレス病

ライフサイクルに伴うストレスは，その時期に特有の疾患や問題行動を引き起こす（表 7-2）．

乳児期には，乳児は母子未分化の状態にあり，母親が多忙なときに限って乳児が発熱したり，機嫌が悪くなりやすい．**幼児期**には，入園や弟（妹）の誕生をきっかけとして，気管支喘息が発症したり，夜尿症，指しゃぶりなどがみられるようになることがある．親に対する分離不安が関係していると考えられている．最近は，幼児虐待も増加している．

一般に**学童期**は比較的情緒的に安定した時期とされていたが，近年の社会構造の変化に伴う核家族化，長時間労働による父親不在，共働き，少数家族化などによってもたらされた家庭の機能の低下（情緒的交流の減少，過干渉あるいは放任，基本的生活習慣の習得不足）や，塾通い，いじめなどは，子どものストレス耐性を低下させ，種々の情緒障害をはじめ，チック，神経性習癖，さらには胃・十二指腸潰瘍などまでみられるようになっている．

思春期・青年期は身体的成熟に伴う自意識の形成と性衝動の高まり，それを抑圧しようとする意識・自己拡張期に伴う不安，自我同一性形成期における葛藤など，本来この時期は情緒的不安定をきたしやすい時期であるが，近年の進学競争

表 7-2 ライフサイクルといわゆるストレス病

1. **小児期**
    乳児期：摂食異常，睡眠障害，憤怒痙攣
    幼児期：習癖（指しゃぶり，爪かみ）夜驚症，夜尿症，周期性嘔吐，アトピー性皮膚炎，気管支喘息，反復性腹痛，（幼児虐待）
    学童期：起立性調節障害，チック，心因性視力障害，過敏性腸症候群，不登校
2. **思春期・青年期**
    過敏性腸症候群，過換気症候群，消化性潰瘍，食行動異常（思春期やせ症など），過敏性膀胱，十二指腸潰瘍，筋緊張性頭痛，気管支喘息，慢性じんま疹，起立性失調症，神経症（不安障害），不登校，反社会的行動，自殺，引きこもりなど
3. **成人期**
    消化器系：消化性潰瘍，過敏性腸症候群など
    呼吸器系：気管支喘息，過換気症候群など
    循環器系：本態性高血圧症，狭心症，心筋梗塞，一部の不整脈，（過労死）
    内分泌系：糖尿病，バセドウ病，単純性肥満症など
    神経・筋肉系：片頭痛，書痙，自律神経失調症など
    免疫・アレルギー：慢性じんま疹，慢性関節リウマチ，膠原病など
    精神疾患：神経症（不安障害），うつ病，アルコール依存症，（過労自殺）
    その他
4. **老年期**
    うつ病（うつ状態），自律神経失調症，神経症，本態性高血圧，痴呆症

はストレスに拍車をかけ，いわゆる落ちこぼれや登校拒否，保健室登校，校内暴力，家庭内暴力，青少年の犯罪の増加などの acting out を生んでいる．平成13年度の高校中退者は14万人を超え，社会問題化している．

思春期・青春期に多い病気として過敏性腸症候群，過換気症候群，思春期やせ症などがあるが，不安障害や統合失調症(精神分裂病)の発症もこの時期に始まるものが多い．最近，社会に出られず家庭に閉じこもる「引きこもり」も増えて，全国に約100万人いると推測されており社会問題となっている．

成人期には，就職・結婚という人生の大きな転機を迎える．結婚して家庭をもつことは生育歴，生活習慣，価値観の異なる男女が共同生活を始めるわけであるから，それなりにストレス状態をつくるものであり，Holmes, T. H. と Rahe, R. H. の生活変化に伴うストレス評価でも結婚がストレス度50としてこれが基準として使われている．特に女性の場合，親との分離，出産，育児，夫の世話，夫の家族とのつき合いなどは新しい体験で，不安と心身の過労を伴うものである．

就職後は職場における役割，人間関係でのストレスが増えてくる．これらのストレスの増加に加え，葛藤を解消するために酒，タバコが増えれば必然的に消化性潰瘍・肝障害や発がん，冠動脈疾患，アルコール依存症などの発生率が高くなる．また，以前は男性には少ないとされていた自律神経失調症や過換気症候群も30歳代，40歳代の働きざかりの男性にも少なからずみられるようになっている．パニック障害も青年期，成人期に多く発症する．

退行期(更年期)に入ると心身の老化の自覚は，さらにはっきりしたものとなり，管理職としての葛藤や，これからの人生の多くを望めないという自覚は，疲労の蓄積とともに抑うつ気分を強める．長びく不況による産業ストレスの増加，職場でのうつ病事例の増加が報告され，平成10年からは自殺者が前年度より3割も増え，年間3万人を超えている．

女性では閉経期(更年期)を迎え，卵巣からの女性ホルモン分泌の減弱と，下垂体からの性腺刺激ホルモンの分泌亢進は，数年にわたって心身の失調をきたしやすい．この時期は内部環境の変動に伴う身体的失調とともに，女性としての盛期を過ぎ，確実に老化しつつあることの意識や，愛情や依存の対象であった子どもの独立などと重なって，抑うつ的になりやすく，このような病態は空巣症候群とも呼ばれている．婦人自律神経失調症(更年期障害)にうつ病的要素が加わり，難治化する場合もある．

老年期は，さまざまな喪失体験に関したストレスが多い時期である．高齢者のストレスに関する研究を調査した宗像は，高齢者のストレスとして，(1)社会的経済的状態の変化，(2)婚姻状況の変化，(3)地域との関係の崩壊，(4)収入減，(5)社会的・家庭的役割の変化，(6)社会的孤立，(7)認知障害，(8)傷つきやすさの経験，(9)社会的・経済的ストレスに対する耐性の低下，が重要視されていると報告している．この時期の病気としては，成人病を持ち越したもの，腰痛，疲れやすさとともに不眠が多くなる．

引用・参考文献

1) Erikson, E. H.(小此木啓吾訳編):自我同一性(Identity and life cycle). 誠信書房, 1973.
2) 笠原 嘉ほか編:青年の精神病理. 弘文堂, 1976.
3) 長井信篤, 野添新一:ライフサイクルと心身症. Medical practice, 5:1389〜1392, 1988.
4) 宗像恒次:Review summary for stress studies journal articles. 社会要因からみたストレッサーに関する研究(厚生科学特別研究報告書), p.26, 1987.
5) 永田頌史, 石橋慎一郎:産業ストレスと疾患. 日本医事新報, 4079:11〜15, 2002.

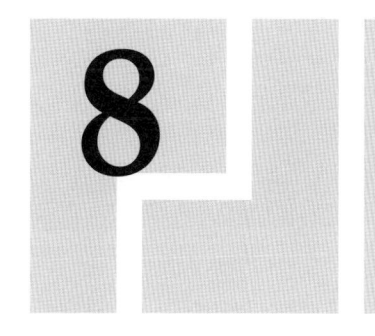

8 ライフスタイルとストレス

石川 俊男

> **この章のキーポイント**：生活習慣病の予防には，ライフスタイルの歪みを生じさせる心理社会的ストレスへのアプローチが重要なテーマである．

生活習慣病の問題が取り上げられるようになって久しいが，ようやくそこでのストレスの問題とのかかわりが指摘されるようになってきた．具体的には食生活や嗜好の問題，不規則な日常生活のリズムの問題，多忙や責任の重い職責が続く毎日，長時間通勤やすし詰め通勤など，さまざまな形でライフスタイルを不健康なものにする心理社会的要因がみえてくる．

ちなみに，ストレス病の代表的な疾患として知られる消化性潰瘍について，その活動性と心理社会的要因との関連をライフスタイルから検討したことがある．最近では感染症説が飛び交う消化性潰瘍であるが，感染者の一部しか発症しない現状では，単純に抗菌薬で除菌すればよいとは限らないのではないか？　阪神淡路大震災のときの出血性潰瘍の増加や職場の心理社会的要因が潰瘍で治療を受けた者を増やしたなどとする成績が示されており，やはりストレスが何らかの役割を果たしていることは間違いないと思われる．

食習慣，睡眠習慣，飲酒・喫煙習慣，仕事上のストレスなどを聞いた私どもの成績では，潰瘍で入院治療を受けた人たちではこれらの生活習慣の乱れが激しく，それもそれぞれの人で数種類の乱れをもっていることを確認することができた（図 8-1）．

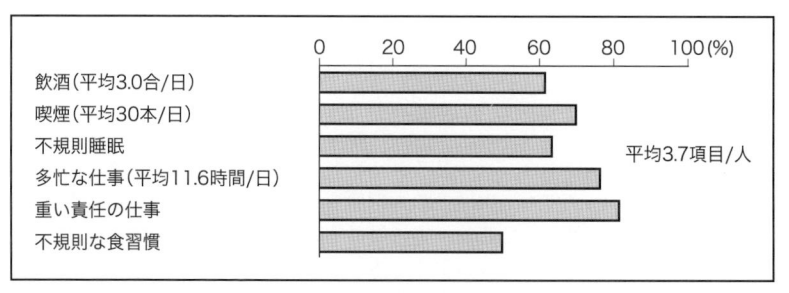

図 8-1 入院治療を受けた潰瘍患者(22 名)と生活習慣の乱れ

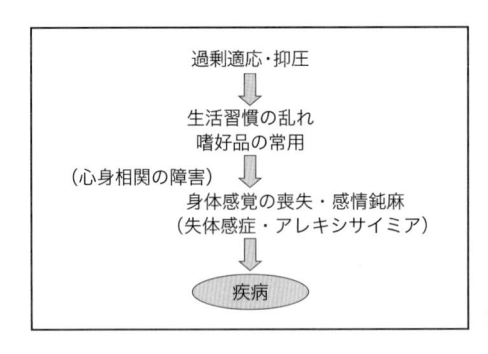

```
┌─────────────────────────────┐
│         過剰適応・抑圧        │
│            ⇓                │
│        生活習慣の乱れ         │
│        嗜好品の常用          │
│ (心身相関の障害)              │
│        身体感覚の喪失・感情鈍麻 │
│       (失体感症・アレキシサイミア)│
│            ⇓                │
│          （疾病）             │
└─────────────────────────────┘
```

図 8-2　生活習慣病の心身相関

　潰瘍は薬物療法が発達しており，ほとんど入院治療が行われなくなっている．そんな時代にもかかわらず，入院治療が必要であるような重症者では生活習慣の乱れがひどかった．内視鏡外来でも潰瘍患者のストレスについて検討したところ，不規則睡眠や多忙を訴えた人が有意に多かった．このように，代表的なストレス病である消化性潰瘍患者の生活習慣がかなり乱れていることがわかる．

　それでは，このようなライフスタイルとストレスの問題をどのように受け止めたらよいであろうか．健康を考えて，「生活習慣が乱れていますよ」ということは非常にやさしい．しかし，実際の改善は容易ではない．飲酒や喫煙と疾患との関連，食習慣と成人病，仕事と冠状動脈疾患とのかかわりなど，あげていけばきりがない．なぜ人々はこれらの問題を知っていながらライフスタイルが乱れていくのであろうか，もしくはなぜ修正ができないのであろうか．そこには日常生活でのストレスが大いに関連しているようである．

　人々は健康のために生活を送っているのではなく，さまざまな目的をもって生活している．例えば，職場では利益を得ることを目的とした仕事が行われており，それらは必然的に健康を考えにくいシステムになる．目的を遂行するためにはさまざまな苦心をすることがあるが，それらは，例えば夜の接待であったり，期日を間に合わせるための週末をかけての生産作業であったりする．それらのさまざまな活動は必然的に生活習慣の乱れを誘い，それを癒すための飲酒，喫煙であったりする．

　多くの場合，このように仕方なく，社会適応上やむをえない生活習慣の乱れなのである．だから修正が難しいのである．背景にある日常の心理社会的ストレスに目を向けなければ解決できない問題なのである．さらにそのような乱れが持続すると，健康な身体感覚や感情表現が制限され，結果的に失体感症であったりアレキシサイミアになったりする．そして疾病に罹患していくのである(図8-2)．

　このように考えていくと，ライフスタイルとストレスは非常に関連があることがよくわかる．これまでも，生活上の大事件ストレスや日常のいらだち事と健康障害との関連が指摘されているが，実は単にそのときのストレスの大きさや持続だけではなく，ライフスタイルの歪みを生じるストレスこそが非常に大きな問題なのである．生活習慣病の予防を考えていくには，このような心理社会的要因へ

の配慮は最も重要であるといわなければならない．

引用・参考文献

1) 石川俊男，宮城英慈，苅部正巳ほか：消化性潰瘍とストレス．産業ストレス研究，6(4)：189〜195，1999．
2) Holmes, T. H. & Rahe, R. H.：The social readjustment rating scale. Psychosom. Res., 11：213, 1967.
3) Lazarus, R. S. & Choen, J. B.：Environmental stress. In Attan, Land and Wohlwill, J. F. (ed.) Human behavior and the environment; current theory and research. Plunum NY, 1977.

9 社会生活とストレス

石川 俊男

この章のキーポイント：社会生活におけるストレスはさまざまで，それらの環境に適した対応が必要であろう．

I. 家族とストレス

社会の急激な変化はさまざまな心理社会的ストレスを引き起こしているが，その対処方法を考えるうえで家族のもつ役割は非常に大きい．それぞれの世代の人々が同居する1つのミニ社会の中では，体験する種々のストレスに対する対処法を身につける訓練が可能であり，またそれぞれの体験が社会の中でのストレス耐性を強化したり，外的ストレスから身を癒す場として家族というシステムには，大きな存在意義があったように思う．

しかし，社会の変化に伴い，家族も変化をとげつつある．構成員の高齢化，片親世帯の増加，核家族化などである．生活体験の豊富な古い世代から受けることのできたさまざまな助言や支持が得られなくなっており，日常生活の中で家族の受けるストレス耐性は脆弱なものとなってきている．特に，異なる環境のもとで育った若い男女が彼らのみで家族という新しいシステムをつくることが多くなり，そこで起こってくる種々の体験，例えば出産，育児，教育などの問題に自分たちだけで対処していかなければならなくなっている．隣人との関係も希薄になっている現代では，これら日常での出来事は彼らにとって大きなストレスとなっている．

また，一方で女性の地位の向上に伴い共働きの夫婦が増えていることや，子どもの数の減少も複雑な影響を及ぼし始めている．離婚の増加もそうであるが，一般に母親による育児が必要と思われる時期における母親不在といった状況や受験戦争激化などに伴う過保護，過干渉などは，新たな母子関係の問題を提起している．スウェーデンは世界で最も福祉の発達した国のひとつであり女性の地位向上もめざましい．多くの女性が職業をもっており，出産の際にも早期に職場復帰が可能なケアシステムができている．さらに，男性の育児休暇も認められており，

9. 社会生活とストレス　45

```
競
争
型
社
会
・
個
人
主
義
へ
の
移
行
```

核家族化・小家族化による親子密着

不安定な父・母像

親子間の交流不全 ← 両親間の交流不全

信頼・安心できる人間関係形成不全

⇩

子ども同士による交流不全
（大人の監視化での日常生活，兄弟姉妹葛藤，いじめ）

⇩

他者依存型日常生活（よい子，区別への恐怖，嫌われたくない）

⇩

未熟なままの成長

⇩

（思春期・青年期のストレス）

⇩

自己喪失（自信喪失）

⇩

行動化・身体化・社会不適応・閉じこもりなど
（摂食障害，心身症，不登校，出社拒否など）

⇩

信頼できる人間関係の再構築（治療関係，家族機能の修復）

⇩

自我の成長促進（自発性の発揮，自己への気づき）

⇩

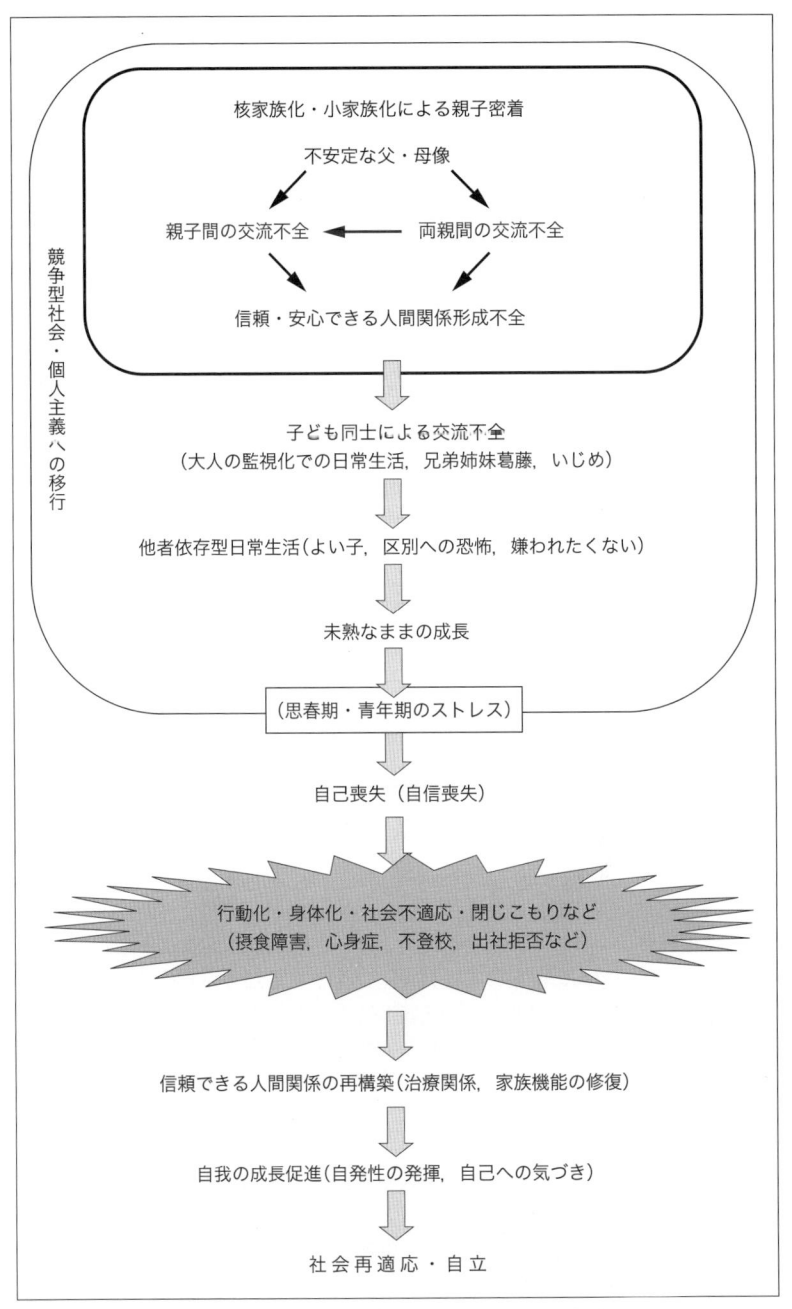

社 会 再 適 応 ・ 自 立

図 9-1　子どもの社会不適応の病理とその解決

男女平等の思想が育児のレベルまで進んでいる．しかし最近の報告では，4歳児の3人のうち1人にメンタルな問題が生じているといわれている．これは女性だけの問題ではないことはいうまでもないが，育児というものに必要な母性の解明がなされていない限り，制度だけの男女平等論では，歪みが生じるのもやむをえないのではなかろうか．

他方，家庭内暴力や登校拒否でみられる家族の病理では母子関係の問題もさることながら，父親も含んだ家族の病理を示すケースが多いのも現代の特徴といえる．鈴木はその著書の中で，登校拒否の家族療法をする際，父親の参加は日本では特に必要であり，父親の参加の有無が治療の成果を決めるとまでいっている．筆者は，家族関係の問題を含めて生じる子どもの健康障害を，成長という観点から図9-1のような家族病理を考えている．結局，良好な人間関係の構築と居場所の提供，自発性の発揮への援助が非常に重要であると考えている．

一方で，高齢者のいる家族でもさまざまなストレスを抱えている．老夫婦だけの孤独，自分だけではなく配偶者の死への不安，世代間の葛藤，役割や生きがい喪失，そして老化による身体機能低下，社会活動の低下などがある．高齢化社会を迎えこれらの問題は早急に解決されなければならない．

現代は家族の危機であるといわれる．父親不在，母親不在の横行は家族の崩壊を助長している．一方でこの崩壊しかけていく家族を建て直していけるのは，やはり家族でしかないように思われる．本来もっている家族のホメオスターシス（家族内正常化能）を最大限に利用し，希薄になりつつある人間関係を修復，再構築していくプロセスの中でしか家族の崩壊を防ぐのは難しい．

II．学校ストレス

受験戦争という言葉が聞かれるようになって久しいが，問題は一向に解決されずさらに激化の様相を呈している．塾でしか友達と遊べない小学生たちが激増している．競争原理一辺倒の現在の教育の中では，子どもたちの人格形成は困難となり良好な人間関係を経験することさえ難しくなっている．ところが，昨今の少子化により子どもが減少したことで学校や大学で子どもの奪い合いが始まるという奇妙な二重構造も出現している．また，現代の思春期の男女は過剰なIT化による情報の氾濫，豊富な物資，管理の強化などによって不安定な成長をとげていることが指摘されている（表9-1）．

このようなストレス耐性の低い子どもたちは学校現場でさまざまな心身の障害を引き起こしている．梶によれば，小児の胃・十二指腸潰瘍はこの20年で著明に増加していると報告している．また，九州大学心療内科の調査では，心理社会的ストレスの影響を比較的受けやすいといわれている便通異常の発生頻度は年齢を増すに従い増加し，高校生男子の30％は下痢をしやすいと訴えている．さらに便通異常が病的となり過敏性腸症候群と診断された高校生たちの症状発症年齢は

表 9-1 思春期の心理社会的背景と疾病

1. 心的成長の障害とストレス耐性の低下
   豊富な物質社会，親の過干渉・無関心，倫理観の喪失
2. 過剰な情報の氾濫とその機能の発展による良好な対人関係形成不全
3. 偏った体位の向上(足長・スマート)と外見への異常なこだわり
4. 個人差の拡大
5. 生活習慣病の若年化

表 9-2 学校ストレスで起こったり増悪しやすい疾患と異常行動について

呼吸器系	過喚気症候群，気管支喘息，神経性咳嗽など
消化器系	胃・十二指腸潰瘍，過敏性腸症候群，神経性嘔吐，上腹部不定愁訴，呑気症，潰瘍性大腸炎など
循環器系	本態性高血圧，レイノー病，不整脈など
内分泌系	単純性肥満症，糖尿病，甲状腺機能障害，摂食障害など
神経系	片頭痛，筋緊張性頭痛，書痙，痙性斜頚，チック，心因性発熱，起立性調節障害，吃音など
皮膚科系	アトピー性皮膚炎，円形脱毛症，慢性じんま疹，皮膚掻痒症，湿疹など
耳鼻科系	アレルギー性鼻炎，メニエール症候群，慢性副鼻腔炎，心因性嗄声，乗り物酔いなど
産婦人科系	月経困難症，月経前緊張症，無月経など
泌尿器科系	夜尿症，神経性頻尿など
行動異常	登校拒否，非行，性的逸脱など
精神科系	パニック障害，自己臭症，軽症うつ，失声症，自殺など

表 9-3 学校ストレス

1. 入学，卒業，転校，進級，帰国など学業環境の変化
2. 対教師，対友人などの対人関係
3. 学業内容の負担
4. クラブ活動，体育，行事
5. 細かい規則，片寄った学校の教え方

中学前後および高校入学前後の時期にピークがみられ，明らかに学校におけるストレスが影響したと報告している．

表 9-2 は，学校ストレスによって起こりやすい疾患と行動異常を表した．これらがすべてではないが，これらの疾患群の治療には，心理社会的因子の関与を考慮することが必要である．

表 9-3 では学校ストレスでのストレッサーとなるものとして具体的に表してみた．とうぜん，これらだけで心身の障害を引き起こすわけではない．ほとんど

の項目は誰もが経験し乗り越えていかなければならないものであるが，個人の資質，育ちや家庭環境，社会の対応などの要因が伴うことにより，これらの項目が有害ストレスともなりうるのである．

したがって，学校だけに原因を求めても無理な場合が多く，患者の家族を含めた全体的なアプローチが重要である．特に最近よくいわれる登校拒否，校内暴力，いじめ，閉じこもりなどの問題は家族–学校の図式だけではない社会病理を含んでおり，そのケアには医療者–家族–教師のみならず地域社会の協力が必要である． ［41章も参照］

Ⅲ．職場ストレス

1988年4月のニューヨークタイムズ紙上で"Stress on the Job"といったタイトルの特集が組まれた．現在，米国の職場をむしばんでいる職場ストレスの現状と対策について述べている．その中で，症例を提示しながら職場でのストレスによる企業の損失がいかに莫大であるかを説明し，企業が真剣にストレス対策に乗り出していることを伝えている．

同年，米国労働安全保健研究所(NIOSH)より職業性ストレスモデルが発表された．これはSelye, H. によるストレス学説を応用してつくられたものであるが，世界的に職業性ストレスの重要性が明らかにされるきっかけとなったモデルである．それによると，職場のストレス要因としては図9-2のような心理社会的な要因を含めて表してある．

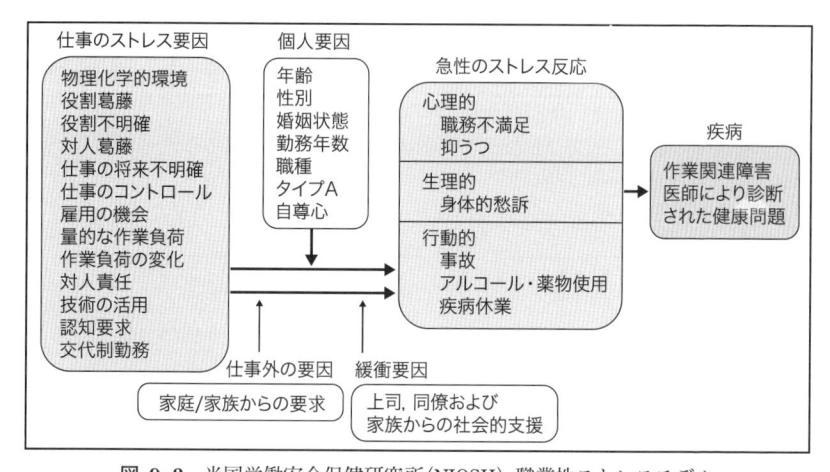

図 9-2 米国労働安全保健研究所(NIOSH) 職業性ストレスモデル
(小林章雄：職場のストレスマネージメントの考え方．産業ストレス研究，8：115〜118，2001より転載)

それらが年齢や性別，性格などの個人要因のもとに仕事以外の要因もからめ，結果的に急性ストレス反応として精神・身体症状や行動異常となって生じ，最終的に疾病の発症や増悪につながるとしている．特に心理社会的要因と健康障害との関連を取り出して仕事要求度-コントロールモデルが Karasek, R. により提唱されたことで，心理社会的なストレスと健康障害との関連に注目が集まるようになってきている．昨今の職場が肉体労働型から事務処理的な職場に変換してきており，動的というより静的な職場環境がもたらすストレスの重要性が指摘されているのである．これは単に健康障害との関連だけではなく，作業効率の観点からも重要な示唆を与えるものである．

わが国では，厚生労働省の最近の調査でも，労働者の 80％以上に何らかの自覚症状があると答えている．飯田らの調査によると，1年間に7日以上の傷病欠勤した人たちでは男女それぞれ 62.9％, 72.5％が職場内問題を指摘しているとしており，職場ストレスが日常生活に影響を与えていることを示している．職場ストレスと関連した健康障害はさまざまであるが，よくいわれた，タイプAと虚血性心疾患，脳卒中，肥満や高脂血症，糖尿病，消化性潰瘍などの生活習慣病，そしてうつや神経症，自殺などの精神疾患がある．特に自殺は中高年を中心に年間3万人を超えており大問題になっている．最近の不況による経済的な問題が大きいといわれているが，希求の対策が求められている．

心身医学的な観点からすると，これらの心身の障害は軽微な自律神経症状を当初訴えることが多いが，職場ストレスを自覚していない場合も少なくなく，慎重な対応が必要である．この時期の適切な対応が遅れれば，自信喪失感へと発展して抑うつ症状となったり，重篤な身体疾患につながり，長期間の職場離脱が必要となることが多く，結果的に産業も本人も大きな損失をこうむることになる．早めの対策が肝要である．

具体的な職場ストレッサーとして問題になるのはさまざまである．主なものをあげると，職場の環境，組織，労働時間，労働内容，上司・同僚との人間関係，出世競争，昇進，転勤などがあげられる．一方，職種によるストレス病の問題も最近クローズアップされている．技術革新の急激な進歩に基づく OA 化によってもたらされた VDT (video display terminal) 従事者を中心に起こっている VDT 症候群や，対人専門職である医師，看護師，教師に起こる燃え尽き症候群などである．

ほかにも心理社会的ストレスにさらされて心身の障害を起こしやすいことが知られている職業としては，タクシーの運転手などの夜勤勤務や交代性勤務者，パイロット，警察官などがある．また，単身赴任や海外勤務などもストレスの多い職務であることが知られている．

職場のストレスマネージメントも盛んに行われるようになっているが，最近の厚生労働省の研究班では，個人的対処，組織的対処，ストレス関連障害対策などと項目を絞って対策を発表している．これらが実際に効果的かどうかが今後検討されていくものと考えられる．

引用・参考文献

家族とストレス
1) 鈴木浩二編著:家族療法を通してみた子供の不登校.家族療法研究②登校拒否,p.11〜20,金剛出版,1988.

学校ストレス
2) 梶 巌:子供をとりまく環境と小児思春期心身症——現代社会にあえぐ子供たち.カレントセラピー,p.70〜85,1985.
3) 中川哲也:心身医学的見地からみた胃腸機能異常と疾病Ⅳ.新内科学大系 19B,p.83〜133,中山書店,1979.

職場ストレス
4) 小林章雄:職場のストレスマネージメントの考え方.産業ストレス研究,8:115〜118,2001.
5) 飯田英男,西野哲三,野田一雄,安井義之:ストレス関連疾病の状況.労働衛生,26(10):42〜46,1985.

10 環境ストレス

石川　俊男

> **この章のキーポイント**：社会環境の改善・整備だけではなく，個人のもつ対処行動，自己効力感などの予防策についても対策が重要である．

　大気汚染，放射能汚染，食品公害，化学物質，地域紛争，異常気象などによる自然・環境ストレスが人間の健康や生活に少なからぬ影響を与えていることはよく知られている．一方で急激に進んだ技術革新によるコンピュータ化や情報の氾濫，産業の空洞化，人口の都市集中，核家族化，少子化などの社会環境の変化は一見，人間一人一人の健康には何ら影響を及ぼさないように思われる．それどころか生活は合理的になり豊かになったかのように感じられさえする．

　しかし，受験地獄，通勤ラッシュ，老人ホームの盛況，コンピュータとしか遊べない子どもたちの増加などの現状をみると，確実に個人のストレス耐性は弱まってきていると思われる．最近では産業の能力主義の導入や長引く平成不況による失業率の上昇，IT の急激な台頭なども加わり，環境ストレスはさらにいっそう複雑化してきている．

　全国至る地域で都市化が進んでいるが，なかでも多くの人間が集中する大都市では知らず知らずのうちに人間関係が希薄になり，隣人の顔さえ知らないことも稀ではなくなっている．国際的なテロやさまざまな犯罪，交通事故などが横行する都市生活の現実は，これらの都市に生活する人々に目に見えぬストレッサーとなって日常生活の基盤に入り込んでいる．

　情報の発達，交通網の整備などで日本中が都市化してしまったいま，一億総ストレス病発症準備状態といっても過言ではない．最近，心身症患者の性格傾向を特徴づけるものとして失感情症，失体感症という概念が導入されている．これらの人々は自分自身の感情に気づけなかったり，表現できない，もしくは自身の身体感覚を正しく認知できない人々のことを示している．健康な人々でも少なからずこのような傾向があることが指摘されている．これらは日常生活で遭遇するあらゆる環境ストレスから身を守るひとつの防御機能としても考えられるが，それらにさらされ続けることにより人々がついには，重篤なストレス状態さえ気づく(感じる)ことができなくなり必要な対処行動も実践できなくて，生活習慣病を中心とした重い心身の障害や自殺などの精神疾患を引き起こしてしまうのである．

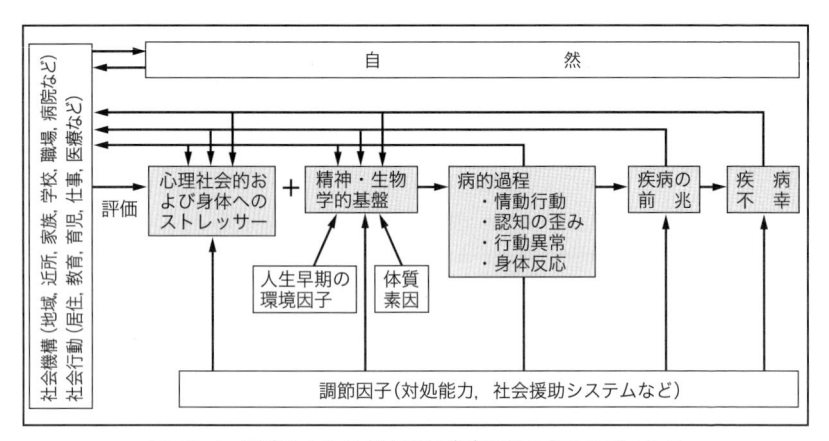

図 10-1 環境ストレスが人間に疾病を起こさせるプロセス
(Levi, L.：Society, brain and gut；a psychosomatic approach to dyopepsia. Scand. J. Gastroenterol., Supple. Vol. 128, 120〜127, 1987 より参考に作成)

特に，わが国でははたらき盛りの世代を含めて自殺者が急増しており，年間3万人以上となっている．政府も緊急の自殺対策を検討しているが，抜本的な対策が希求の課題となっている．

スウェーデンの国立ストレス研究所長であった Levi, L. は人間と環境との関係を表し，環境ストレスが人間に疾病を起こさせるプロセスを示している．自然を含めあらゆる社会環境がストレッサーとなり個人のもつ精神生物学的基盤と相まって病的過程（ストレス反応）を経て疾病へと進行していく．その過程ではそれぞれの要因が互いに影響し合い，対処能力や社会のサポートシステムによる調節因子の重要性も考慮されている（図10-1）．それから約20年が経過したが，さらに複雑となったわれわれ人類の居住環境とそれから生じる環境ストレスと疾病との関連をみると，非常に複雑な環境で暮らしていることがわかる．

社会が高度化し複雑になればなるほど，環境因子も複雑多岐にわたる．とうぜん疾病に結びつく心理社会的因子の分析も難解になるものと思われるが，社会環境の改善や整備だけではなく，個人のもつ対処行動や社会支援，自己効力感などの予防策についても強力な対策が必要であり，常に自然を含めた社会全体との調和を考えたストレス病対策が望まれる．

引用・参考文献

1) Levi, L.：Society, brain and gut；a psychosomatic approach to dyopepsia. Scand. J. Gastroenterol., Vol. 128, 120〜127, 1987.
2) 青木宏之：アレキシシミヤと心身医学．治療，60：541，1978．
3) 中川哲也：臨床家のための心身医学．Medical Practice, 15(8)：1320〜1332, 1988．

11 技術革新とストレス

河野 友信

> **この章のキーポイント**：革新的な技術導入に対して，十分な対策を講じることが必要である．

ストレスに関連する技術革新はさまざまな技術に及んでいる．医療関連の技術革新もストレスをはらんでいる．技術革新で最も大きな影響は情報技術であり，それに新素材技術やナノテクノロジー，遺伝子操作などの生命科学技術などが加わる．

技術革新がストレス要因になるのは，革新的な技術であり，そのもたらす変化が，大きく，急速で，画期的であることによる．より能率的で，利便で，使いやすい技術であれば容易に旧技術を席巻してしまう．関係者は新しい事態への適応ストレスに悩まされることになる．

技術革新のストレス

技術革新のストレスは，次のように分類できる．
- 技術革新のハードに関連するストレス
- 技術革新のソフトに関連するストレス
- 革新的技術を運用するストレス
- 技術革新がもたらすシステムの変化によるストレス
- 技術革新への適応ストレス
- 技術革新競争のストレス
- その他

それぞれが影響の大きいストレスであるが，多くの場合それらは複合して作用する．

医療における技術革新とストレス

医療における技術革新とストレスを取り出すと，次のようなものがある．
- 革新した技術の習得・習熟のストレス

- 革新した技術を臨床へ応用するストレス
- 技術革新を追っかけるストレス
- 技術革新のもたらす医療事故のストレス
- 旧技術と革新技術とのせめぎあいのストレス
- その他

医療は生命に直接関係するだけに影響は大きいし，ストレスも大きく無視できない．医療において革新技術を導入することは大切であるが，慎重を期すべきである．実践に当たっては，インフォームド・コンセントを得ることが必要である．

技術革新のストレスへの対応

技術革新のストレスへの対応としては，次のことが重要である．
- 新技術導入への十分な備えをすること
- 医療チームの共通の理解と協力を得ること
- 新技術導入に当たっては情報開示を十分にすること
- 事故の際の危機介入の備えを十分しておくこと
- 適切なインフォームド・コンセントとチョイスを心がけること
- 新技術の評価を定期的にきちんと行うこと

医療の技術革新とストレス対策

医療に革新的な技術を応用することは多大なストレスである．それだけに医療の技術革新を導入するにはストレス対策が必要である．安全で，苦痛のより少ない，効果的な技術を導入することは，医療の質や患者のQOL(quality of life)を高めることになる．

医療専門職は専門分野の進歩に絶えず目をこらし，それらをきちんと評価して，新技術を導入するようにすべきである．効率や収益という面も重要であるが，これらは次善のことであり，患者にとってのメリットの有無で導入を判断すべきである．

新技術の習得には年齢的な要因もからむので，意欲のある若手の有能な人に新医術の習得をさせるほうがよい．高価な機器の導入には，地域性を考慮した導入が重要で，借金返済のために無理な機器の使用をしないようにすべきである．

革新的な技術の導入にあっては，導入のシミュレーションをして，慎重に導入する．事前に，導入によるストレス対策も十分に講じておくべきである．

第Ⅱ部

臨床総論

12 ストレスとストレス医療
―現状の課題と展望

河野 友信

> **この章のキーポイント**：ストレスとストレス関連疾患は，自己管理と自己治療ができるように導くことである．

社会のストレス化は加速し，現代に生きている人の人間性にも大きな変化が起きている．ストレスの様相が違ってきている．とうぜん，ストレス対応やストレス管理も違わざるをえない．またストレス医療も変貌せざるをえなくなっている．ストレス関連疾患が増え，家庭や学校，職場，地域社会ではメンタルヘルスの保持が大きな課題になっている．現在，以下のようなことが問題になっている．

1. ストレス医療不在の現状
2. 生活習慣病とストレス
3. ストレス医療と医療倫理
4. ストレス病と医療教育
5. ストレス医療と臨床経済・医療経済
6. チーム医療
7. 生態系とストレス
8. ストレスの自己管理・自己治療

以上の点について若干解説する．

ストレス医療不在の現状

これは繰り返し指摘してきたが，多くのことが語られ書かれていても，ストレス医療は実際はほとんど提供されていない．ストレスケアやストレス関連疾患の医療もそうであるが，医療職のストレス管理がなされていないことも指摘したい．病院施設や診療科にもよるが，多くの病院施設では医師を主とする医療職の過激な勤務，特に当直勤務の実体は過度にストレスフルである．

医療職のストレス管理をしないで，ストレス医療が充実するはずがない．しかし，医療職のストレスは自己管理をするしか方法がないのが現状である．

生活習慣病とストレス

生活習慣病とされている疾患は，ほとんどが広義のストレス関連疾患である．飲酒や喫煙，薬物常用，バイオリズムを乱す生活様式，ストレス生産的な仕事とのかかわり，ストレスフルな思考形式などによって，慢性の疾患がもたらされている．

　これらのストレス行動をとらせる要因を分析して，適切な対応をするのが大切である．適正な生活行動をするような行動変容が不可欠である．現在の生活習慣病の医療では，行動変容のプログラムはほとんど提供されていない．生活習慣病の管理と予防には，適切な生活習慣を持続的に守ることが重要なのである．

ストレス医療と医療倫理

ストレス医療には，医療倫理の遵守が不可欠である．しかし，このことはストレスになる．ストレスやストレス関連疾患をもたらす過度のストレスは，倫理的に懸念のある行動によることが少なくない．それだけに，ストレス医療は倫理的に厳しく検証されたものでなければならない．

ストレス病と医療教育

医療教育の中にストレス学やストレス関連疾患についての系統的なカリキュラムは提供されていない．このことが，ストレス医療を実効性のない無力なものにしている．ストレス時代の今日，医療職の卒前教育や卒後の生涯教育に，ストレス関連の疾患や医療のあり方についての教育は不可欠である．

ストレス医療と臨床経済・医療経済

ストレス医療を適切に実行することは，臨床経済や医療経済的に無駄を省き医療費を軽減することになる．ストレスケアをすることで，ストレス疾患の予防が可能である．健康な生活行動が守られたら，ストレス関連疾患の大半は予防できる．

チーム医療

ストレス医療は，チーム医療でなければ有効に機能しない．そのことはよく言われているが，わが国ではチーム医療はほとんど実践されていない．まずチーム医療の実践が求められる．そのためのシステムづくりが必要である．

生態系とストレス

生命活動を営む場である生態系が，ストレスによって破壊され，それがストレスを生み出している．生態系を，すべての生命体が調和的に生命活動が営めるようにしていかなければならないが，それは意図的に行われなければならない．

ストレスの自己管理・自己治療

ストレスとストレス関連疾患は，自己管理と自己治療が原則である．自己管理することでストレス関連疾患の発生を予防し，自己治療によりストレス関連疾患をコントロールする．

　自覚症状のない段階や障害のきていないストレス関連疾患は，職業人は忙しく受診せずに過ごして，結果的に病気を進行させてしまう．あらかじめ治療教育的なかかわりを十分に行って，自己管理・自己治療ができるように導くことが必要である．

13 ストレスとストレス測定

夏目　誠

> **この章のキーポイント**：事例を通して，ストレスの理解と気づきの援助について具体的・実践的に臨床家の立場から説明する．次に，ストレス度の測定法やストレス耐性について解説する．

本書は臨床家に読まれることを想定し，事例からストレス（すなわち，実際の診療の流れからストレスのわかりやすい説明の仕方や測定の例示，ストレスの気づきへの援助を解説する）について説明する．次いでストレス測定とストレス耐性について述べる．

Ⅰ．事例を通してみるストレスの理解

臨床的理解や応用が大切なので，2ケースを提示する．まず，日常診療で遭遇しやすい事例を通して，ストレスへの説明や測定，気づきについて，実践的に述べる．次に，認定基準が作成され，増加している労災認定がらみの事例である．労災認定基準で使われているストレス強度の説明を加える．

事例1　他科から紹介された適応障害

事例1　40歳の男性，加藤孝夫さん

加藤さんは大学卒業後，大手メーカーに就職して18年になる事務系の課長．性格は真面目な努力家であるが，融通性の乏しい人である．キャリア・ウーマンの妻と2人の子ども，母親の5人家族．
　1昨年4月の人事異動で奈良支店営業課長代理から抜てきされ，本社営業企画課長になる．期待に応えようと努力をするが，営業一筋できた加藤さんには，企画は初めての仕事なので戸惑う．特に，加藤さんらが作成した「A製品に関する営業企画書」を重役会に提出するので，「大切な仕事だ．完全なものでなければならない」と思いプレッ

シャーを感じた．そのうえ，各課との調整業務が多く，帰宅はいつも深夜になった．
　企画書のアウトライン作成が，各部門の利害や主張が多く，うまくいかない．すなわち，他部門の課長から，「その内容は困る．納得できない．何とか，ウチの課の内容も入れてほしい」と，強く言われると，真面目に考え，対応や調整に苦慮する．このようなことが続く．夜中に目覚め，どうしたらよいかと悩む．
　「半分，聞き流したらよいのでないか」と上司に言われるが，それができない．この頃から胃痛が強くなる．休日に出勤をし，ガンバルが思うようにいかない．加藤さんは，「抜てきしてくれた上司の手前もあり，何とかしなければと思う．しかし，根回しがうまくいかない．きっちり各課の要望を処理したいが，利害が絡み，なかなかまとまらない．焦る．イライラして…」と，呻く．
　この頃より食欲がなくなり，出社しても仕事が手につかなくなる．家で休養と思っているが多忙と子どもが受験勉強中で，気を使ってしまう．不眠が続き本社ビルが見えると動悸が激しくなり，冷や汗が流れだす．進もうとすれば，恐怖で足がすくむ．1週間後に出勤できなくなり，心配した妻に付き添われて，かかりつけの内科医を受診した．諸検査で異常がないので，主治医は「ストレスが関与している」と考え，問いかけをした．その過程で転勤や課長昇格のプレッシャーがあり，ストレス関連疾患を考えた．軽い精神安定薬の投与を中心にした治療をするが，1か月を経過しても出勤ができない．
　7月に内科医の紹介で精神科外来を受診．孝夫さんは，うつむき加減で「恥ずかしい話ですが…」と，くちごもりながら話をする．

事例から知るストレス相談の実際

内科医の紹介により精神科医（ストレス相談といえる）を訪れた加藤さんの実践例から，診断や治療の流れで必要なストレスの説明や気づきへの援助を，具体的・実際的に説明する．基本は，図13-1に示したストレスの構成要因と図13-2のストレスの理解や測定と気づきの流れにある．すなわち，従来から使われているストレスモデルである．ストレスは作用因子であるストレッサーと，非特異的であるストレス反応，および反応を強くしたり，弱くする修飾要因の3要因から構成されている点の理解である．図13-2は，3要因を中心に上記の流れを示した．
　以下に，診療の流れを示しながら，ストレス相談・測定に関して臨床的に述べる．

①ラポールづくりが基本
自発的に心療内科や精神科医を受診したときと，事例のように紹介された場合では，対応が異なる．すなわち紹介されたケースでは，ストレスの理解や紹介理由が納得できていない場合が多いからである．
素朴な疑問に答える　加藤さんは，内科医からストレス相談を勧められたものの，実感として「ピーン」とこなかった．「ストレス相談って，何だろうか？　ストレスって，心のことかな．しっかりと聞いておけばよかった」という疑問があった．
　このように多くのケース（特に，中高年男性）では，「なぜ，ストレス相談を受けなければならないのか」といった心理的抵抗が強い．すなわち，「ストレスが

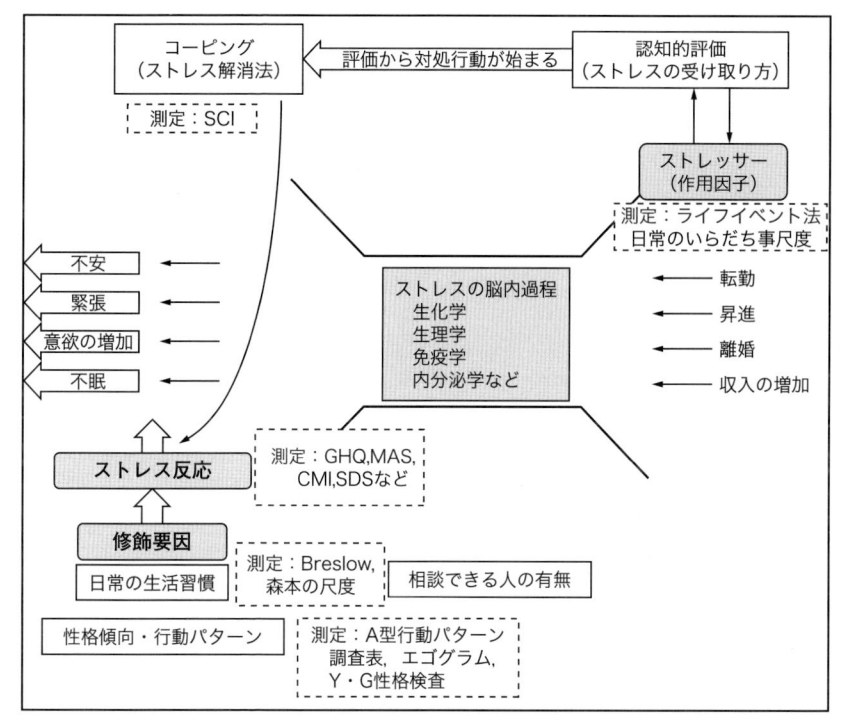

図 13-1　ストレスの構成要因と測定法
(測定法はこの章の「Ⅱ．ストレス測定」の表と本文を参照)
(夏目らが既存の学説を図式化した，1987)

多いのは精神的に弱いから．ヤワだ．負けている．落ちこぼれだ」と，いう歪んだ先入観(認知の歪み，後述)が強いからである．上記のような疑問を把握し，わかりやすく説明することから始まる．疑問には，納得が得られるように，説明を行う．

心の助走とオープン　次に緊張や不安などが強く，自己防衛的になりやすい来談者の気持ちを，理解することが大切である．天候や当日あったニュースなどの日常的な話題をさりげなくする．話しやすい雰囲気をつくることがポイントになる．いわば，"舌をなめらかにする"ことである．そうすれば気が楽になり，話が続く．スポーツに例えれば，"準備運動や助走"といえるだろう．

　加藤さんは後述するように，下記の②に説明するように，ストレスについて納得がいくように答えてくれた治療者に好感がもてたので，相談をしてみようと思った．大切なのは来談者から，「この治療者であれば，信頼ができる．心を開いてもよい．悩みやストレスを話してもよい」と，信頼されることである．

　いわゆる，「感情の疎通性・心の交流＝ラポール」がつくようにすることである．ラポールがつけば，「気づきの援助の半分はできた」といってよいほど，大切なも

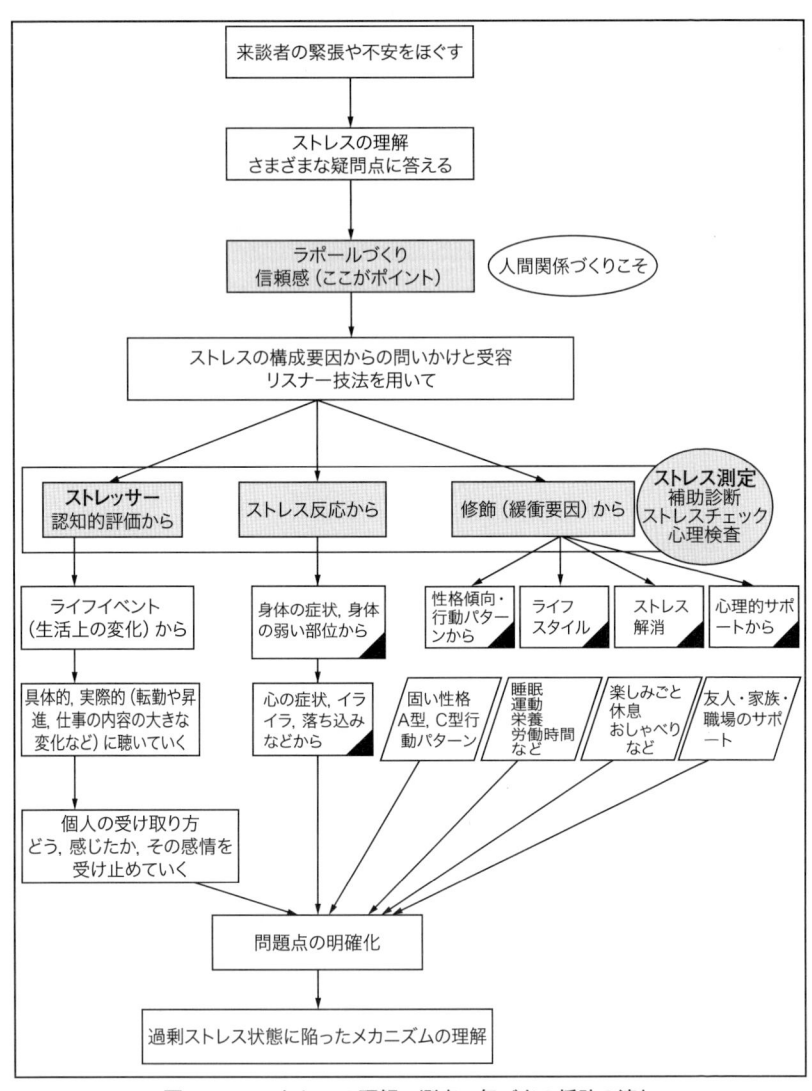

図 13-2 ストレスの理解，測定，気づきの援助の流れ
（夏目 誠による，2001）

のである．

積極的傾聴法(聞き上手)を活用 加藤さんが症状について話すと，"全身を耳に"するように真摯に聞いてくれた治療者に，信頼がもてた．来談者の訴えや問いかけへの応答に，耳を傾けることが大切である．積極的傾聴法*(リスナー技法)の勧めである．来談者の言葉に耳を傾け，"来談者から学ぶ"という姿勢である．

13. ストレスとストレス測定

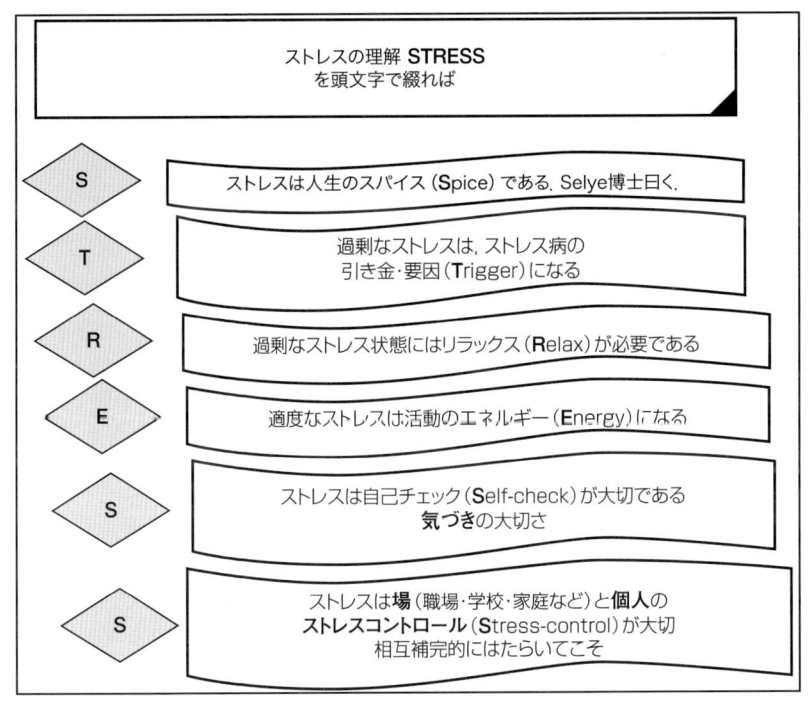

```
ストレスの理解 STRESS
を頭文字で綴れば
```

- **S**　ストレスは人生のスパイス (**S**pice) である. Selye博士曰く.
- **T**　過剰なストレスは，ストレス病の引き金・要因 (**T**rigger) になる
- **R**　過剰なストレス状態にはリラックス (**R**elax) が必要である
- **E**　適度なストレスは活動のエネルギー (**E**nergy) になる
- **S**　ストレスは自己チェック (**S**elf-check) が大切である　**気づきの大切さ**
- **S**　ストレスは**場**（職場・学校・家庭など）と**個人**の**ストレスコントロール** (**S**tress-control) が大切　相互補完的にはたらいてこそ

図 13-3　ストレスの頭文字で説明する
（夏目・村田による）

②ストレスの正しい理解から始まる

前述したように，「なぜ，私がストレス相談を受けなければいけないのか？　体の病気でないのか」という素朴な疑問が多い．そこで治療者は，「ストレス相談って横文字ですから，理解しにくいのかな」や「忙しいときに来ていただいた理由から，話させてもらいます．現在の症状・ツラサは，さまざまな原因があります．体以外の原因として生活上の変化，特に"仕事の疲れ"が関与しやすい」，「課長に昇進していますね．初めての仕事ですから，仕事の変化，それは新しい役割なので，慣れるまでに時間がかかるし，戸惑いがあります．目に見えない点で，エネルギーを使い，身体も心も消耗しやすい」，「そのために，心に疲れが出て，体の病気にも大きな影響を与えます」と説明した．加藤さんは，同感できる部分が多かった．

そこで治療者は，「課長になって，どのような疲れや気苦労があったか，一緒に考えてみませんか」や「何かのヒントになるかもしれません」と説明した．来談者

---

*積極的傾聴法：患者の気持ちや性格などを知ることを通して，理解することが目的である．訴えに耳を傾け傾聴するとともに，背後にある隠された感情を知る．

は，「疲れか．そういえば企画書作成の過程で，疲れたな．睡眠を削っていたから」と，ストレス相談の内容を理解していく．

「何かストレスがあるのでは」や「気にかけていること，悩みはありますか」と，問いかけることが多い．早く本題に入りたくなる気持ちは理解できる．しかし，ストレスについての具体的な説明がなく，いきなり問いかければ，来談者の多くは，「ストレスはないです」と，否定しやすい．

ストレスを正しく理解してもらうのが大切である．ここでストレスを正しく理解してもらうために，STRESS の頭文字を綴った図 13-3 を参考にしてほしい．以下にこの図について説明する．

最初の S である．Selye 博士は「ストレスを人生のスパイス(Spice)」と説明している．すなわち人生の香辛料，塩である．塩は多すぎると料理は塩辛いし，血圧にもよくない．しかし生物は，塩がないと生きられない．適度な塩は必要である．ストレスも同様である．問題になるのは，"過剰と過小ストレス状態"である．ストレスを"生活上の出来事，変化"と考えたら理解しやすい．

T である．過剰なストレスはストレス関連疾患の引き金や原因になる．

R である．過剰ストレス状態は緊張を惹き起こし，かつそれを継続させる．リラックス・リラクセーションを必要とする．

E である．適度であれば活動のエネルギーとなる．

2 つ目の S である．ストレスが過剰になると後述するように，さまざまな症状が出る．症状を，"心身が出す過剰警報，サイン"と受け止め，自己チェック(Self-check)してほしい．ストレスの気づきに，有用である．

最後の S である．いうまでもなく"場と個人"の双方のストレスコントロール(Stress-control)がいる．職場関係者(安全衛生委員会や厚生・福利・人事労務部門，健康ケアスタッフ，健康保険組合など)による職場で生じるストレスへの対応と，個人が行うストレスコントロール(コーピング)が相互補完的にはたらいてこそ，効果がある．

このように，ストレスは適度に必要である．問題となるのは"過剰と過小ストレス状態"という，正しい理解である．

ストレスモデルに関して，産業精神保健でよく使われるのは図 13-4 に示した NIOSH (米国国立労働安全衛生研究所，National Institute for Occupational Safety and Health)の職業性ストレスモデルである．仕事ストレッサーやそれ以外のストレッサーが負荷され，個人要因や緩衝(修飾)要因も関与し，単なるストレス反応で終わる場合が多い．しかし，ストレッサーが過度であり，あるいは個人要因(性格や価値観，認知の問題，就職動機など)が強く，緩衝要因がはたらかない場合に，過剰ストレス状態や，事例のように無理をしてストレス関連疾患に至る．ストレス関連疾患(ストレスが発病の要因の 1 つである)の内容を，表 13-1 に示した．表に示したように体に出る場合が多いが，心の症状もある．

③「生活上の変化」と言い換える

「ストレスに弱くない」という気持ちが，加藤さんには強かった．説明を聞いてから「ストレスって，生活上の変化か．過剰と過小が問題だ」という点は，理解がで

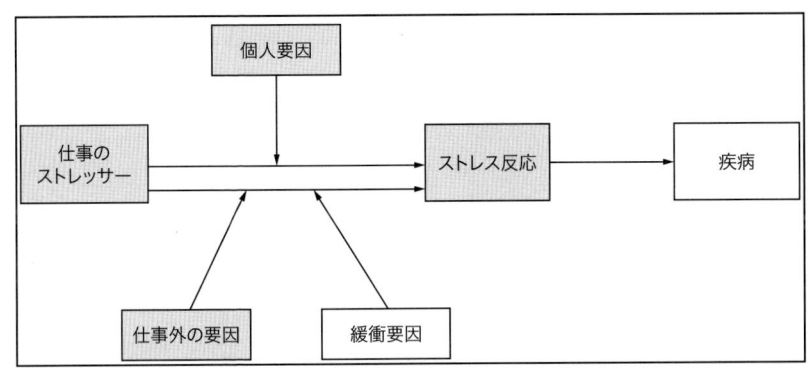

図 13-4　NIOSHの職業性ストレスモデル
(米国労働安全保健研究所(NIOSH)がモデルを作成．原谷，川上：産業医学ジャーナル，22-4, 1999 より引用)

表 13-1　ストレス関連疾患とは

心身症	胃・十二指腸潰瘍，潰瘍性大腸炎，過敏性大腸，神経性嘔吐，本態性高血圧症 神経性狭心症(狭心症)，過呼吸症候群，気管支喘息，甲状腺機能亢進症 神経性食欲不振症，片頭痛，筋緊張性頭痛，書痙，痙性斜頸，関節リウマチ，腰痛症，頚肩腕症候群，緑内障，メニエール症候群，円形脱毛症，インポテンス，更年期障害，自律神経失調症
神経症	心臓神経症，胃腸神経症，膀胱神経症，神経症，不眠症，その他(神経症性……症とされたもの)
うつ病	反応性うつ病，神経症的抑うつ状態

(中央労働災害防止協会・労働省中高年齢労働者ヘルスケア検討委員会・ストレス小委員会報告書から)

きた．「過剰ストレスって，生活の変化が多いこと，出来事が重なることか」と，納得．ストレスをわかりやすく，身近なものとしてもらうために大切なのは，「わかりやすい，身近な言葉」で説明することである．「生活上の変化・刺激」と言い換えたらどうであろうか．答えやすくなる．例えば，「最近 3 か月から 1 年間の，あなたの生活をふりかえってください．何か変化があったでしょうか？　細かいことでもよいですから思い出してください．急ぎませんので．少しずつ…」と．

④**職場や家庭，個人，社会生活の変化は？**

加藤さんは「生活上の変化」と考えたら，話しやすくなった．答えていくうちにストレスが重なっている自分に，気づくようになった．次に，内容を細分化するとよい．すなわち，「職場で，何か変化があったでしょうか？　例えば，会社では，転勤とか，仕事の内容が変わったとか…家庭ではどうでしょうか？？　地域社会では？？？」というように，具体的に聞いていくのである．

⑤強いストレッサーは抑圧されている

強いストレッサーは不快なものとして抑圧され，心の深層に閉じ込められる．思い出そうとすれば心理的抵抗が強まり，沈黙したり，深刻な表情になったり，戸惑いがみられる．抵抗が強い場合には，「急ぎませんので…．次回の診察までに，考えてきてください」と，いうように時間をかけながら，じっくりと対応してほしい．

⑥ストレスへの気持ち，感情を聴く

ストレッサーについて問いかけた，その内容を示す(T＝治療者，K＝加藤さん)．
T：「企画課長になって，どのように思いましたか」
K：「不況で厳しい時期だから，運が悪いと思いました．しかし，仕事なので」
T：「そうですか，それで…」
K：「夜遅くまで頑張りました．若い人は家庭を気にして早く帰るので，そのぶんを含め，努力をした．カップラーメンをすすりながらです…．根回しが大変でした．気ばかり使って，心がヘトヘトでした」
T：「そうですか，大変でしたね」
K：「肩が凝って，目が痛むし，家に帰るのが12時過ぎで．一人で食事をした．わびしいですね．翌日は鉛のように重たくなった体を励まし，出勤です」，「このような日々が，1か月も続きました．バテマシタ．胃痛が…」
T：「しんどかったでしょうね」
K：「やっと書類ができ，部長にみせたら，『もっといい具合に調整ができないか』と言われて，ガクーンと，きました．本当に．これだけ頑張っても，かと．一言でも"よくやった"，あるいは"疲れただろうな"，と言ってくれれば」，「情けない．その後の仕事は，力が入らなくなりました．涙が出そうでした」，「体がボロボロで．でも課長だからと，自分を励まして．胃痛がひどくなりました」

　このように，ストレッサーに対して来談者が「どのような受けとり方をしたか，どんな気持ち，心情であったか」を，聴くのがポイントである．来談者のつらさ，悩みを知ることになるし，温かく受容することにつながる．

⑦ストレスについて問いかける

胃痛が出てきた．そこで「体調やこころの疲れ(ストレス反応)などは，どうですか」との問いかけに，「胃の調子がよくないです．空腹時に胃痛が強まり，眠れないこともあります．しんどいです」や「痛みに，私の怒りが，含まれているかもしれませんね．なぜなら，休日はあまり痛みませんでしたから」と答える．

　苦痛を伴いやすいストレス反応からのアプローチである．話しやすいし，ストレスへの気づきにつながる．反応の初期サインは，体に出やすいし，苦痛を伴うから実感できる．ケースは，さらに無理をし精神症状が出るようになった．

　ストレッサーを答えにくいケース(実際，かなりある)は，ストレス反応について問いかけるのがよい．身体に出る反応には，肩凝りや頭痛，目の疲れ，胃痛，下痢と便秘，喘息，じんま疹，花粉症，アトピー症状，不整脈，などがある．

⑧ライフスタイルや心理的サポート(修飾要因)について，問いかける

生活習慣であるライフスタイル(表13-2参照)について問われた加藤さんは，「あ

表 13-2　健康習慣

Breslowの7つの生活習慣	森本の8つの健康習慣
1．適切な睡眠時間をとる	1．身体運動，スポーツを定期的に行う
2．喫煙しない	2．過度の飲酒をしない
3．適正体重を維持する	3．喫煙しない
4．過度な飲酒をしない	4．毎日平均7〜8時間眠る
5．定期的にかなり激しいスポーツをする	5．栄養バランスを考えて食事をする
6．毎日朝食を食べる	6．毎日朝食を食べる
7．間食をしない	7．毎日平均9時間以下の労働にとどめる
	8．自覚的ストレス量が多くない

の時期は多忙で，ほとんどが外食か，カップラーメンでした．食事時間が不規則で」や「ズーッと座っていたので，運動不足でした．そういえば気分転換はできていなかった．寝つきが悪く，眠るためにしばしば寝酒をしました．胃には，よくないことですね」と，思い当たるように語る．

「悩みやツラサを相談する人が，いましたか」との問いに，「相談はしなかった．友人がいないし，妻には，仕事での心配をかけたくないし…．男の面子もあるので」と話す．「そうですか．奥さんか，誰かに言えば少し楽になったかもしれませんね」と問えば，「そうでしょうが，シャイな性格でもあるし，難しいですね．弱みをみせるようで」と答える．

このように，修飾要因からの問いかけは，気づきのポイントになる．特に，サポートしてくれる人の有無は，大切である．相談すれば，楽になることが多いからである．日常の生活習慣は，習慣であるから答えやすいし，気づきにつながることが多い．すなわち，過剰ストレス状態になると，ライフスタイルが乱れるからである．

⑨性格・行動パターンから――心理検査を用いて

性格傾向や価値観を知る（自己客観視である）のは，"自分探し"，すなわち客観的な自分を知ることにつながる．性格傾向を知るためには，質問紙による心理検査（精神科医は投影法を使用することが多い）を行うことが多い．ストレス度を高める性格傾向には，几帳面，生真面目，要求水準が高い，完全主義，小心，取り越し苦労をしやすい，敏感，神経質などがある．俗にいう"硬い性格"である．

加藤さんに心理検査を行った．その結果を表13-3に示した．表にストレッサーの内容を示したが，ライフイベント得点の合計点数は312点であった．市販され，現在よく使われているGHQ（ストレス反応測定）は37と高く，神経症と測定される．下位の4カテゴリーでは抑うつが高かった．そのため自己評価式抑うつ尺度（SDS）を行ったが中程度の抑うつを示す50点であった．さらにA型行動パターン簡易調査（前田博士による）と東大式エゴグラムを行ったが，タイプAの判定が17点以上であるから，境界といえる．性格を知るために行った市販されているエゴグラム結果は「自由に振る舞う子ども」の部分であるFCが9点と低く，周

表 13-3 ケースの心理検査などの結果

心理検査や調査票		結果
前田のA型行動パターン簡易調査表		16
ライフイベント		312
GHQ	全体	37
下位尺度	A	6
	B	4
	C	6
	D	6
TEG		
	CP	15
	NP	12
	A	12
	FC	9
	AC	16

ライフイベント	点数
抜てきによる配置転換	51
労働条件の大きな変化	55
対人トラブル	51
多忙による心身の過労	62
子どもの受験勉強	46
住宅ローン	47
計	312

囲や職場関係者の目を気にするACは16点と高得点であった．

上記の結果について話すと，「昔から，周囲によく思われたいという気持ちは強かった．いまは会社です．もう少し，自分を出せるようにしたら，よいのでしょうね」と言ったので，「そのとおりです．すぐには無理でしょうが，少しずつ受け止め方や見方を変えてください」や「その積み重ねが，あなたを楽にさせます」と，助言した．来談者は，大きくうなずいた．表13-4に，ストレス測定でよく使われる検査を示した．

⑩認知の歪み

ストレス関連疾患の発症には，認知の歪みが関与していることが多い．"誤った心の言葉"ともいわれるし，"歪んでいる思い込み"への気づきが必要である．加藤さんは「…しなければ，すべきである，…してはならない」や「きっちりしないと気がすまない，完全に…」，「いつも…，かならず…，…だ」といった認知の歪みがあり，ストレス度を強めている．その点を説明すれば，「そうか．自分では当たり前だと思っていたが，…しなければと，思う傾向が強かった．認知の歪みか」と，納得する．

⑪問題点の明確化

職場ストレッサーが重なり，認知の歪みや気くばりタイプの性格がストレス度を強め，過剰ストレス状態になった．その状態を改善する相談相手(サポート)もなく，無理を続けてストレス関連疾患に陥った．そのメカニズムを，相談を通して明確化させることができた．

以上の過程を通して，ストレスを明らかにし，発生のポイントであることを気づかせ，明確化させることである．

表 13-4 ストレス測定に使われる検査，反応と修飾要因から

構成要因	検査	特徴	備考
ストレス反応	精神健康調査票 (GHQ)	神経症の症状評価・測定．60, 30, 28, 12項目版がある	現在，最も多く使われている．世界中で使用されている．60, 28項目版が市販されている
	コーネル (Cornell) 健康調査表 (CMI)	119項目の身体的と精神的自覚症の評価からなる	項目数が多い．以前，よく使われた．男性用と女性用がある．市販されている
	テイラー (Taylor) 不安テスト (MAS)	20項目からなり，不安の傾向・程度を評価する	臨床場面で使われることが多い．市販されている
抑うつの尺度	自己評価式抑うつ尺度 (SDS)	20項目からなり，抑うつの程度を評価する	Zungの開発．抑うつの症状評価によく使われる．市販されている
	POMS	65項目からなり，不安や緊張，抑うつ，怒りなどの気分を測定	
修飾要因・性格	矢田部・ギルホード (Y・G) 性格検査		性格検査で最もよく使われる．市販されている
	東大式エゴグラム (TEG)	交流分析を基礎に置き，親・大人・子どもの自我状態診断	カウンセリングにも利用される．市販されている
	自己成長式エゴグラム		桂博士の開発，版権フリー
ライフスタイル	Breslowの7つの生活習慣	生活習慣のチェック	
	森本の8つの健康習慣	生活習慣のチェック	大阪大学の森本教授による
対処行動	ストレスコーピング・インベントリー	Lazarsuの尺度が基本	健康心理学研究所版，対処行動の尺度である．最近，市販された

⑫特に，答えはいらない

ストレスの気づきへの援助に，回答や助言が必要であると誤解する人が多い．特に，答えはいらない．なぜならば，気づくように援助するのが目的だからである．また，答えを考えていると，いい助言をしなければと，関心がそこにいき，話を真剣に聞かなくなる．答えは，来談者が自分で決めるのがポイントである．

　さらには，ストレスの気づきへの援助の目的は，来談者の人間的理解であるからである．その人を深く知り，なぜ不調や病気になったかの理解である．

⑬ **メカニズムの理解・気づきの終決**

治療者は，加藤さんとの相談で得られた内容を，その時々のポイントで，内容を簡潔にまとめ，対象者に返した．加藤さんは，その都度うなずきながら，考えの整理につなげていった．「先生，漠然としていたストレスの内容，その過程がわかりました．なぜ，病気になったかも．私なりに理解ができるようになりました」と，明るい表情で語った．このレベルに達すれば，ストレスの気づきになる．

事例2　労災からみの事例，ストレス強度の考え方

事例2　42歳の男性，山田さん（仮称，以下同じ）

大卒後，現在の会社に就職して20年を迎える営業企画部次長である．法人関係の営業を中心にした業務を行い，かなりの実績を上げていた．性格は真面目で融通性に乏しく，社会達成欲求の強いタイプ（労働基準監督署事務官の聞き取り，および実態調査，および受診時のカルテから）．仕事一筋の人であった．いままでに，大きな挫折体験はなかった．妻と2人の子どもがいる．趣味はテニス．

4月に，山田さんは，営業本部課長級で構成される"新製品販売プロジェクトチーム"のサブリーダー（次長級）に抜てきされた．期待に応えようと最大限の努力をする．会議や対外折衝は多く，過労が続く．

超過勤務が4月，5月，6月ともに，100時間（聞き取り，および実態調査で120時間，140時間，150時間）を超える．休日も半分（4月は3日出勤，5月は2日出勤，6月は4日出勤）は出勤した．1年で実績を出さなければならない．しかし，実績は上がらない．期待値の半分にも満たなかった．山田さんは，「なぜ，売り上げが伸びないのだろうか？　わからない．失敗だ．サブリーダーである私の責任だ」と考え込んでしまう．上司から「成果を出してほしい」と，ハッパがかかった．しかし，「考えれば考えるほどわからなくなる．焦る．でも何とかしなければ．自分の責任だ」と，いう状態になった．

7月初め頃から起床するのがつらくなり，出勤への不安や恐怖感が出現する．特に，月曜日の朝方の抑うつが強く，気分が落ち込み意欲が低下するが，休日は気分がよく，好きなテニスができる．総合病院の精神科を受診し，うつ病と診断された．思いつめて視野狭窄に陥った．自分が許せなくなり，逃避したい気持ちになる．そして自殺を意図し，車で東北地方をさまよう．崖から車で飛び降り，既遂となった．

嘆き悲しんだ妻は，「あれだけ職場に貢献したのに．寝言でも，会社のことを心配していたのに．たいしたことを会社はしてくれない．通り一遍のことだ」と．妻は，労働基準監督署に労災認定の申請をし，企業に損害賠償の民事訴訟を起こした．

労災認定

最近，話題になっている労災認定に関して，事例を用いて説明をする．脳血管障害や心臓疾患の過労死が話題になっているが，精神障害にも適用されるようになった．「心理的負荷による精神障害等に係る業務上外の判断指針」である．いわゆる心の労災認定である．

表 13-5 職場における心理的負荷評価表

出来事の類型	( )平均的な心理的負荷の強度				( )心理的負荷の強度を修正する視点	( )出来事に伴う変化等を検討する視点
	具体的出来事	心理的負荷の強度 I	II	III	修正する際の着眼事項	出来事に伴う問題, 変化への対処等
事故や災害の体験	大きな病気やケガをした			☆	被災の程度, 後遺障害の有無・程度, 社会復帰の困難性等	○仕事の量(労働時間等)の変化 〔・所定外労働, 休日労働の増加の程度 ・仕事密度の増加の程度〕 ○仕事の質・責任の変化 〔・仕事の内容・責任の変化の程度, 経験, 適応能力との関係等〕 ○仕事の裁量性の欠如 〔・他律的な労働, 強制性等〕 ○職場の物的・人的環境の変化 〔・騒音, 暑熱, 多湿, 寒冷等の変化の程度 ・職場の人間関係の変化〕 ○会社の講じた支援の具体的内容・実施時期等 〔・訴えに対する対処, 配慮の状況等〕 ○その他( )の出来事の派生する変化
	悲惨な事故や災害の体験(目撃)をした		☆		事故や被害の大きさ, 恐怖感, 異常性の程度等	
仕事の失敗, 過重な責任の発生等	交通事故(重大な人身事故, 重大事故)を起こした			☆	事故の大きさ, 加害の程度, 処罰の有無等	
	労働災害(重大な人身事故, 重大事故)の発生に直接関与した			☆	事故の大きさ, 加害の程度, 処罰の有無等	
	会社にとっての重大な仕事上のミスをした			☆	失敗の大きさ・重大性, 損害の程度, ペナルティの有無等	
	会社で起きた事故(事件)について, 責任を問われた		☆		事故の内容, 関与・責任の程度, 社会的反響の大きさ, ペナルティの有無等	
	ノルマが達成できなかった		☆		ノルマの内容, 困難性・強制性・達成率の程度, ペナルティの有無, 納期の変更可能性等	
	新規事業の担当になった, 会社の建て直しの担当になった		☆		プロジェクト内での立場, 困難性の程度, 能力と仕事内容のギャップの程度	
	顧客とのトラブルがあった	☆			顧客の位置付け, 会社に与えた損害の内容, 程度等	
仕事の量・質の変化	仕事内容・仕事量の大きな変化があった		☆		業務の困難度, 能力・経験と仕事内容のギャップの程度等	
	勤務・拘束時間が長時間化した		☆		変化の程度等	
	勤務形態に変化があった	☆			交替制勤務, 深夜勤務等変化の程度等	
	仕事のペース, 活動の変化があった	☆			変化の程度, 強制性等	
	職場の　　化が進んだ	☆			研修の有無, 強制性等	
身分の変化等	退職を強要された			☆	解雇又は退職強要の経過等, 強要の程度, 代償措置の有無等	
	出向した		☆		在籍・転籍の別, 出向の理由・経過, 不利益の程度	
	左遷された		☆		左遷の理由, 身分・職種・職制の変化の程度等	
	仕事上の差別, 不利益な取扱いを受けた		☆		差別, 不利益の程度等	
役割・地位等の変化	転勤をした		☆		職種, 職務の変化の程度, 転居の有無, 単身赴任の有無等	
	配置転換があった		☆		職種, 職務の変化の程度, 合理性の有無	
	自分の昇給・昇進があった	☆			職務・責任の変化の程度等	
	部下が減った	☆			業務の変化の程度等	
	部下が増えた	☆			教育・指導・管理の負担の程度等	
対人関係のトラブル	セクシュアルハラスメントを受けた		☆		セクシュアルハラスメントの内容, 程度等	
	上司とのトラブルがあった		☆		トラブルの程度, いじめの内容, 程度等	
	同僚とのトラブルがあった		☆		トラブルの程度, いじめの内容, 程度等	
	部下とのトラブルがあった		☆		トラブルの程度, いじめの内容, 程度等	
対人関係の変化	理解してくれていた人の異動があった	☆				
	上司が変わった	☆				
	昇進で先を越された	☆				
	同僚の昇進・昇格があった	☆				

総合評価

弱	中	強

(注)
- ( )の具体的出来事の平均的な心理的負荷の強度は☆で表現しているが, この強度は平均値である. また, 心理的負荷の強度 I は日常的に経験する心理的負荷で一般的に問題とならない程度の心理的負荷, 心理的負荷の強度 III は人生の中でまれに経験することもある強い心理的負荷, 心理的負荷の強度 II はその中間に位置する心理的負荷である.
- ( )の「心理的負荷の強度を修正する視点」は, 出来事の具体的態様, 生じた経緯等を把握した上で, 「修正する際の着眼事項」に従って平均的な心理的負荷の強度をより強くあるいはより弱く評価するための視点である.
- ( )の「出来事に伴う変化等を検討する視点」は, 出来事に伴う変化等がその後どの程度持続, 拡大あるいは改善したのかについて具体的に検討する視点である. 各項目は( )の具体的出来事ごとに各々評価される.
- 「総合評価」は, ( )及び( )の検討を踏まえた心理的負荷の総体が客観的にみて精神障害を発病させるおそれのある程度の心理的負荷であるか否かについて評価される.

(厚生労働省「心理的負荷による精神障害等に係る業務上外の判断指針」より)

表 13-6 職場以外の心理的負荷評価表

出来事の類型	具体的出来事	心理的負荷の強度 I	II	III
①自分の出来事	離婚または夫婦が別居した			☆
	自分が重い病気やケガをしたまたは流産した			☆
	自分が病気やケガをした		☆	
	夫婦のトラブル，不和があった	☆		
	自分が妊娠した	☆		
	定年退職した	☆		
②自分以外の家族・親族の出来事	配偶者や子供，親または兄弟が死亡した			☆
	配偶者や子供が重い病気やケガをした			☆
	親類の誰かで世間的にまずいことをした人が出た			☆
	親族とのつきあいで困ったり，辛い思いをしたことがあった		☆	
	家族が婚約したまたはその話が具体化した	☆		
	子供の入試・進学があったまたは子供が受験勉強を始めた	☆		
	親子の不和，子供の問題行動，非行があった	☆		
	家族が増えた(子供が産まれた)または減った(子供が独立して家を離れた)	☆		
	配偶者が仕事を始めたまたは辞めた	☆		
③金銭関係	多額の財産を損失したまたは突然大きな支出があった			☆
	収入が減少した		☆	
	借金の返済の遅れ，困難があった		☆	
	住宅ローンまたは消費者ローンを借りた	☆		
④事件,事故,災害の体験	天災や火災などにあったまたは犯罪に巻き込まれた			☆
	自宅に泥棒が入った		☆	
	交通事故を起こした		☆	
	軽度の法律違反をした	☆		
⑤住環境の変化	騒音等，家の周囲の環境(人間環境を含む)が悪化した		☆	
	引越した		☆	
	家屋や土地を売買したまたはその具体的な計画が持ち上がった	☆		
	家族以外の人(知人，下宿人など)が一緒に住むようになった	☆		
⑥他人との人間関係	友人，先輩に裏切られショックを受けた		☆	
	親しい友人，先輩が死亡した		☆	
	失恋，異性関係のもつれがあった		☆	
	隣近所とのトラブルがあった		☆	

(注)心理的負荷の強度ⅠからⅢは，表 13-5 と同程度である．

(厚生労働省「心理的負荷による精神障害等に係る業務上外の判断指針」より)

上記の模擬事例を，認定指針に従い判断する．**国際疾病分類・ICD-10 の診断**では「適応障害」であり，認定指針・別表1(表13-5, 仕事のストレス強度を強度＝Ⅲ，中程度＝Ⅱ，軽度＝Ⅰの3段階に分類，ライフイベント法に基づく研究成果から作成した)にある**職場のストレス強度**はⅡ(昇進，仕事の内容が大きく変わる)で，中程度である．

しかし**超過勤務時間**は100時間以上を3か月継続している．さらに，職場ストレッサー(作用因子)負荷後に，職場関係者のサポートがなかった．指針でいう，大きな個人要因(表13-6, 仕事以外のストレス強度)はないので，業務起因性と考えられ，労災認定となるだろう．

労災認定件数は増え続け，平成13年度は71件であった．認定件数が，「いわゆる過労死認定」を抜く日が近いと，私は思っている．超過勤務時間は労災認定で，一番わかりやすい資料である．なぜなら，時間は数量化で比較できるからである．

産業医は，超過勤務時間について80〜100時間を超える状況が続けば，勤労者の健康によくないという視点から，経営者サイドに注意を促す必要性がある．

Ⅱ．ストレス測定

ストレス度を客観的に測定するには，難しい点がある．その原因は，以下の3点に要約できる．

まず第1に，ストレス作用機序の中心をなしている脳内における生化学，生理学，免疫学，薬理学などの作用過程で解明されていない部分がかなりあるからである．今後の研究の発展が待たれる．

第2は，図13-1や図13-4に示したように，ストレスには多くの構成要因が関与しているためである．すなわち，前述した3要因が複雑に絡み合っている．従来から研究されているストレッサー，ストレス反応評価のように単一要因を測定しても，3構成要因のうちの1つだけであり，限定された評価である．

第3は，事例に示したように質問紙を用いた調査が多い．調査は自己評価であり，専門家による対面評価ではない．項目内容を判断する対象者の評価が歪んでいれば，あるいは社会的に妥当な評価にしようと思えば，その結果しか出ない．また，個人に対する評価か，集団対象の評価であるかによっても，異なる．個人測定では，精度からいえば投影法が使用できるが，集団での実施は難しい．

ストレス度を客観的にとらえるためには，各要因を測定し，要因ごとに重み付けを行い，それに基づく3要因の総合評価が望まれる．近年，下光や川上らの労働省作業関連疾患予防研究班の成果に基づき作成された職業性簡易ストレス調査票が活用されている．追跡研究を行った大規模調査結果であり，妥当性が高い．この調査票は，ストレッサーやストレス反応の評価をKarasek, R. の Demand-Control 理論に基づき，修飾要因をサポートの有無(Demand-Control-Support Model)に求めている．

一方，筆者らが行ったストレスドックは，個人を対象にした精度の高いストレス度測定といえる．ここでは，最初に単一測定を述べ，「職業性ストレス簡易調査票」やストレスドックについて説明する．

単一測定

各要因別の測定(図13-1参照)について述べる．表13-4にストレス反応を中心に，よく使われている質問紙による心理検査法(市販されているものは，市販とした)をまとめた．

(1) ストレッサーからの測定

代表的なものとして，Holmes, T. H. らが開発したライフイベント法と，Lazarsu, R. S. らが作成した日常のいらだち事尺度に大別される．この2法について説明する．

【ライフイベント法】
①ライフイベント得点法
ライフイベント法とは，Holmes, T. H. らにより開発された尺度である．「生活上の出来事」に対して個人が感じるストレスの程度を結婚＝50とし，これを基準に0〜100の間でそれぞれのストレッサー強度を自己評点化させるのである．対象者の各項目ごとの平均値を求めライフイベント得点(Life Change Units：LCU 得点，われわれはストレス点数と仮称)とした．点数が高いほどストレス度は強い．

ライフイベント法は，出来事の有無とそれによる衝撃度を問うている．出来事は生じたことであるから，客観的である．衝撃度は個人差があり，平均値で示す．客観性があり，数量化しやすく，ストレッサー強度の比較や年間のストレス総量を求めやすい．ストレス度の強い作用因子が中心なので，性格傾向が強く関与するストレス度測定には向かないことがある．

表13-7〜9にわれわれが求めた勤労者のストレス点数(1,630名を対象に調査，Holmesの方法に準拠し日本的に内容を改変し，勤労者に多くみられるストレッサーを追加した65項目からなる)と，主婦のストレス点数(主婦にみられるストレッサーを多数追加した63項目からなる．424名を対象)，大学生のそれを示した．表から明らかなように，わが国における勤労者の会社や職場へのストレス度は高かった．また，職場ストレッサー群では，課長や班長(生産現場の責任者)のストレス度は一般社員に比較して強かった．一方，主婦のそれは子どもと夫に関するストレス点数が強かった．

ストレスチェックに使用するならば，自己評価点数がある項目で7点以上高ければ，対象者のそのストレッサーに対するストレス度は強いといえる．

②合計点数
次に，ストレスドックの受験者1,405名を対象に，受験前1年間に体験したストレッサーのストレス点数の合計点数を求め，診断結果との比較を行った．図13-5に示したように，健常者が192点で，半健康(過剰ストレス状態であるが勤務を

13. ストレスとストレス測定　75

表 13-7　勤労者の全体・性・年齢・ポスト別のストレス点数（点数が高いほどストレス度が強い）

順位	ストレッサー	全平均	性別		年齢別					ポスト別				
			男	女	～19歳	20歳～	30歳～	40歳～	50歳～	部長	課長	係長	班長	社員
1	配偶者の死	83	83	82	82	85	84	80	78	80	83	80	78	83
2	会社の倒産	74	74	74	72	72	75	77	78	75	77	76	83	73
3	親族の死	73	71	78	74	72	77	72	73	80	74	71	73	73
4	離婚	72	72	72	75	74	71	70	67	67	70	70	66	73
5	夫婦の別居	67	67	69	67	67	70	67	68	76	68	63	67	68
6	会社を変わる	64	64	62	61	61	66	67	70	66	69	66	70	62
7	自分の病気や怪我	62	61	67	63	60	64	63	65	61	62	60	65	62
8	多忙による心身の過労	62	61	67	62	61	64	62	59	55	62	62	60	62
9	300万円以上の借金	61	60	65	70	63	59	56	59	46	58	53	67	63
10	仕事上のミス	61	60	65	62	58	61	64	66	59	67	60	65	60
11	転職	61	61	61	57	57	65	66	64	67	68	66	65	58
12	単身赴任	60	60	60	61	59	61	62	61	56	62	61	68	59
13	左遷	60	60	59	61	56	62	62	64	59	65	62	63	58
14	家族の健康や行動の大きな変化	59	58	63	57	57	63	61	59	58	63	59	58	59
15	会社の建て直し	59	59	58	54	55	61	66	64	64	67	64	70	57
16	友人の死	59	58	63	70	65	55	50	50	43	53	49	56	63
17	会社が吸収合併される	59	59	58	55	55	61	65	66	64	67	65	67	56
18	収入の減少	58	58	57	57	55	59	59	60	57	61	57	66	57
19	人事異動	58	58	58	56	54	61	62	59	56	63	60	64	56
20	労働条件の大きな変化	55	54	56	53	52	56	58	54	55	57	56	60	54
21	配置転換	54	54	55	48	49	57	60	58	53	62	58	62	52
22	同僚との人間関係	53	52	57	55	51	57	52	53	49	54	52	54	53
23	法律的トラブル	52	52	51	53	49	56	52	54	52	57	55	53	51
24	300万円以下の借金	51	51	55	63	53	50	47	49	35	50	44	54	53
25	上司とのトラブル	51	51	50	52	48	55	53	50	53	54	53	54	50
26	抜てきに伴う配置転換	51	51	52	49	47	54	55	54	52	58	54	56	49
27	息子や娘が家を離れる	50	50	50	51	49	52	52	52	42	55	50	50	50
28	結婚	50	50	50	50	50	50	50	50	50	50	50	50	50
	サンプル数（人）	1,630	1,322	308	133	700	293	376	109	33	127	231	79	1,154

[1,630名の勤労者を対象に夏目らが調査。基準点（結婚によるストレス度を50点，これを基準に0～100で自己評価させる）以上のストレッサーを示す．Holmes, T.H. の社会的再適応評価尺度に準拠し18項目の職場ストレッサーを追加した]

表 13-8 主婦のストレス点数(上位 20 項目と下位 20 項目から)

順位	ストレッサー	点数	順位	ストレッサー	点数
1	配偶者の死	83	43	教師・保母との人間関係	49
2	離婚	75	46	家族との会話の減少	48
3	夫の会社の倒産	74	47	食生活における大きな変化	45
4	子どもの家庭内暴力	73	47	体重が増加	45
5	夫が浮気する	71	49	自己の習慣を変える	43
6	別居	70	50	レクリエーションの減少	42
7	自分の怪我や病気	69	51	個人的な成功	38
8	親族の死	69	52	自分の昇進	37
9	嫁・姑の葛藤	67	53	体重が減少	36
10	夫がギャンブルをする	66	54	長期休暇	34
11	家族の健康や行動の大きな変化	64	54	技術革新の進歩	34
12	友人の死	63	56	夫の昇進	33
12	多忙による心身の過労	63	57	近所の人との和解	32
14	法律的トラブル	61	58	夫婦の和解	31
14	近所とのトラブル	61	58	レクリエーションの増加	31
16	上司とのトラブル	60	60	子どもが志望校に合格	30
16	300 万円以上の借金	60	60	話し相手が増える	30
18	収入の減少	59	62	家族との会話の増加	29
18	親族とのトラブル	59	63	収入の増加	28
20	夫の単身赴任	58	63	子どもの成績が上がる	28

している人)者が 260 点,ストレス関連疾患は 309 点(受診していない人が 295 点,受診者が 335 点)であった.ライフイベント得点の合計点数とストレス状態の悪化との関係には,1%で有意差が認められた.表 13-5,表 13-6 で示したように,厚生労働省の労災認定に使用されている「心理的負荷による精神障害等に係る業務上外の判断指針」のストレス強度は,ライフイベント法を中心にしている.

【日常のいらだち事尺度】
生活上のささいな出来事に対するストレス度を求める.Lazarsu, R. S. は「ストレッサーとは変化ではなく,むしろ一定の生活パターンにおける持続的で慢性に繰り返す生活些事への感じ方なのだ」と考えている.ストレスの専門家である林博士はこの尺度を作用因子だけでなく,個人の内的な性格傾向が関与しているストレッサーを測定するのに有用であるとしている.

(2) ストレス反応からの測定

心理検査(質問紙が多い)と,精神生理学や生化学・免疫学的検査などに大別される.

①心理検査による測定

質問紙法 表 13-4 に示したように精神健康調査票(GHQ の 60 項目版がよく使われる,うつなどの 4 つの下位尺度もある.市販)や CMI, Zung の自己評価式抑

表 13-9 大学生のストレス点数

順位	ストレッサー	大学生の点数	短大生の点数
1	配偶者の死	83	89
2	近親者の死	80	85
3	留年	78	85
4	親友の死	77	89
5	100万円以上のローン	72	82
6	大学中退	71	72
7	大きな病気や怪我	69	81
8	離婚	68	79
9	恋人との別離	68	82
10	自分，または相手の妊娠	67	73
11	大学入試	65	73
12	恋人関係の解消	64	81
13	就職試験・就職先訪問	63	82
14	不本意な入学	62	69
15	100万円以下の借金	61	72
16	経済状態の大きな変化	60	67
17	友人関係の大きな変化	59	72
18	卒業論文	59	71
19	家族の健康や行動の大きな変化	58	69
20	浪人する	58	75

うつ尺度(SDS)，MAS などが代表的なものである．以前は CMI がよく使われたが，最近では GHQ が使用されることが多い．抑うつの尺度として，SDS や POMS (市販)が使われている．

投影法 図版などに投影された対象者の人格・性格や心理的葛藤などを判読するもので，ロールシャッハやバウム検査などがよく使われる．精度が高いが，時間と専門的知識を必要とする．

②生化学・免疫学的検査
ストレスホルモンといわれている血中 ACTH やコルチゾール，尿中の 17-OHCS，17-KS などを測定する．これらのホルモンは，ストレッサーを負荷すると増加しやすい．

免疫学的検査は細胞性免疫と液性免疫に分かれる．細胞性免疫はリンパ球反応性や NK 活性を測定し，液性免疫は抗体(IgG)を測定する．現段階では，研究レベルのものが多く，広く一般的に使用する段階には至っていない．しかし，ストレスの本態に迫るものとして，今後の研究の発展が待たれる領域である．

③精神生理学的検査
図 13-6 に示したように，自律神経系反応や筋電図，および中枢神経系測定として眼球運動や脳波検査などがある．また，課題遂行時における脳の活動電位の測定である事象関連電位〔P300(後期陽性波複合)，CNV(contingent negative varia-

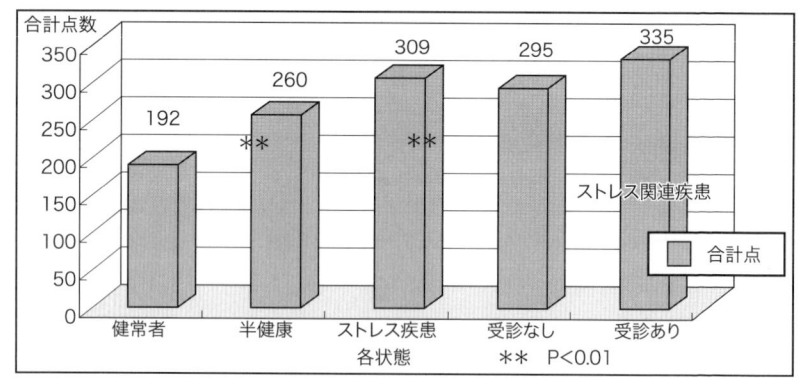

図 13-5 各状態における合計点数の比較

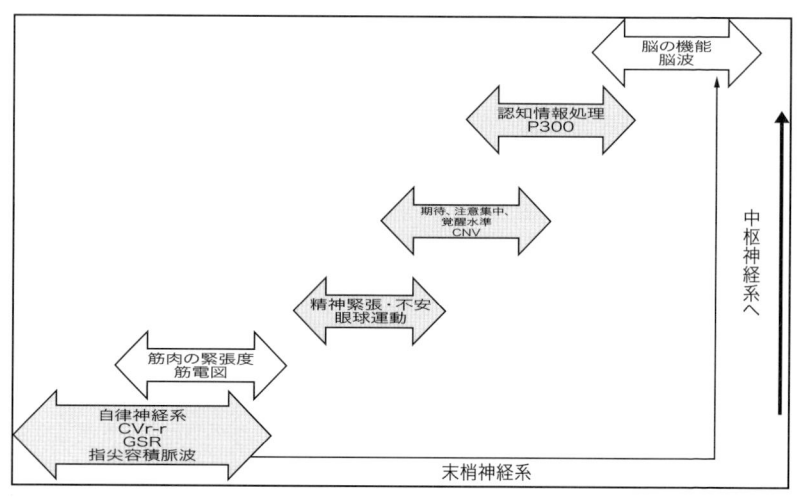

図 13-6 自律系から中枢神経系までのさまざまな精神生理学的検査

tion, 随伴陰性変動)〕があげられる．中枢神経系，特に事象関連電位測定は，ストレス反応のみならず脳内おけるストレス過程を反映している．

自律神経系反応として，皮膚電気反射(galvanic skin response：GSR)は精神性発汗から生じた皮膚電気抵抗の変化を測定する．このほかに，指尖容積脈波や心電図 R-R 間隔変動係数，血圧，呼吸曲線などがあげられる．自律神経系反応はストレス反応測定ということができる．

【修飾要因】

ストレス反応を強めたり弱めたりするものに修飾要因がある．反応の個人差には，修飾要因の関与が大きい．ライフスタイルや性格傾向，行動パターン，対処行動などが関与している．

ライフスタイル 表13-2に示したBreslowの7つの生活習慣や大阪大学の森本による8つの健康習慣がある．

性格傾向 一般的に真面目・几帳面の度合いが強い，または完全主義，要求水準が高い性格はストレス度を強める．質問紙法では矢田部・ギルホード(Y・G)性格検査(市販)やエゴグラム(TEGは市販)がよく使われる．

行動パターン できるだけ少ない時間で，最大の成果をあげたいという欲求が習慣化したA型行動パターンがストレスなどに関与し，虚血性心疾患のリスクファクターになっている．A型行動パターン調査表は心療内科医の前田博士による簡易なものがよく使われている．

対処行動 ストレッサーへの対処行動が適切であればストレス度は低下する．Lazarsuらは，対処行動を問題中心と情動中心対処の2つに大別している．この日本版ともいうべきストレス・コーピングインベントリー(SCI)が市販されている．

(3) 総合的調査

【職業性簡易ストレス調査票】——労働省の新しいストレス度評価法を利用して

5年間にわたる「労働省作業関連疾患予防に関する研究班」(班長・加藤正明東京医科大学名誉教授)の研究成果として，職場で簡単に使用できる調査票が作成された．使用には2つの目的があり，(1)個人のストレス度の把握を主体にした「職業性ストレス簡易調査票」と，(2)これと連携して職場集団のストレスを評価することのできる「仕事のストレス判定図」である．すなわち，"個人と場"の双方におけるストレス度測定である．この項における説明や図表は，平成11年度の上記研究班の報告書からの抜粋，および岡山大学の川上教授の報告からの引用を中心にした．ここでは個人を中心に説明する．

個人へのセルフケアとしての「職業性ストレス簡易調査票」の活用

以下に，調査票の目的や特徴，評価方法，使用上の注意を列記する．

目的 「職業性ストレス簡易調査票」(上記研究班のストレス度測定グループ．責任者は東京医科大学の下光教授であり，その研究成果である)は，産業保健スタッフが定期健康診断や健康保持増進，あるいは健康教育などの機会に，勤労者のストレス度を把握し，個別に抱えるストレスや心理的問題解決を支援することに効果があるとされている．簡易な自己評価方式であるから負担が少なく，多人数を対象にしても効率的に評価しやすい．個人に結果をフィードバックすることを通して，勤労者のストレスの気づきへの援助になり，セルフケアにつなげることができる．調査票の内容を図13-7に示した．

質問項目は57(仕事ストレス要因は17項目，ストレス反応は29項目，修飾要因は11項目)から構成されている．個人がチェックしたいときは，中央労働災害防止協会のホームページ http://www.jisha.or.jp を利用してできる．また，これを活用するためのコンピュータ・ソフトも販売されているので，活用が容易になった．

特徴 第1に，従来のストレス反応のみを測定する多くの調査票と異なり，職場

フリガナ	
氏名	

社員コード番号									
⓪①②③④⑤⑥⑦⑧⑨	⓪①②③④⑤⑥⑦⑧⑨	⓪①②③④⑤⑥⑦⑧⑨	⓪①②③④⑤⑥⑦⑧⑨	⓪①②③④⑤⑥⑦⑧⑨	⓪①②③④⑤⑥⑦⑧⑨	⓪①②③④⑤⑥⑦⑧⑨	⓪①②③④⑤⑥⑦⑧⑨	⓪①②③④⑤⑥⑦⑧⑨	⓪①②③④⑤⑥⑦⑧⑨

番号を右ツメで記入してマークしてください

年齢	
①②③④⑤⑥⑦	⓪①②③④⑤⑥⑦⑧⑨

年齢を記入してマークしてください

年齢	
男	女
○	○

男女どちらかにマークしてください

受診番号				
⓪①②③④⑤⑥⑦⑧⑨	⓪①②③④⑤⑥⑦⑧⑨	⓪①②③④⑤⑥⑦⑧⑨	⓪①②③④⑤⑥⑦⑧⑨	⓪①②③④⑤⑥⑦⑧⑨

番号を右ツメで記入してマークしてください

マークの仕方

良い例	悪い例
●	細い　短い　うすい　はみでる

(マーク上の注意)
- マークは HB の鉛筆ではっきりマークしてください。
  ボールペン、サインペン等は不可
- マークを消す時は、消しゴムで完全に消し、消しくずを残さないでください。

あなたの仕事についてうかがいます。
最もあてはまるものをぬりつぶしてください。

	そうだ	まあそうだ	ややちがう	ちがう
1. 非常にたくさんの仕事をしなければならない	①	②	③	④
2. 時間内に仕事が処理しきれない	①	②	③	④
3. 一生懸命働かなければならない	①	②	③	④
4. かなり注意を集中する必要がある	①	②	③	④
5. 高度の知識や技術が必要なむずかしい仕事だ	①	②	③	④
6. 勤務時間中はいつも仕事のことを考えていなければならない	①	②	③	④
7. からだを大変よく使う仕事だ	①	②	③	④
8. 自分のペースで仕事ができる	①	②	③	④
9. 自分で仕事の順番・やり方を決めることができる	①	②	③	④
10. 職場の仕事の方針に自分の意見を反映できる	①	②	③	④
11. 自分の技能や知識を仕事で使うことが少ない	①	②	③	④
12. 私の部署内で意見のくい違いがある	①	②	③	④
13. 私の部署と他の部署とはうまが合わない	①	②	③	④
14. 私の職場の雰囲気は友好的である	①	②	③	④
15. 私の職場の作業環境（騒音、照明、温度、換気など）はよくない	①	②	③	④
16. 仕事の内容は自分にあっている	①	②	③	④
17. 働きがいのある仕事だ	①	②	③	④

最近１か月間のあなたの状態についてうかがいます。
最もあてはまるものをぬりつぶしてください。

	ほとんどなかった	ときどきあった	しばしばあった	ほとんどいつもあった
1. 活気がわいてくる	①	②	③	④
2. 元気がいっぱいだ	①	②	③	④
3. 生き生きする	①	②	③	④
4. 怒りを感じる	①	②	③	④
5. 内心腹立たしい	①	②	③	④
6. イライラしている	①	②	③	④
7. ひどく疲れた	①	②	③	④
8. へとへとだ	①	②	③	④
9. だるい	①	②	③	④
10. 気がはりつめている	①	②	③	④
11. 不安だ	①	②	③	④
12. 落着かない	①	②	③	④
13. ゆううつだ	①	②	③	④
14. 何をするのも面倒だ	①	②	③	④
15. 物事に集中できない	①	②	③	④
16. 気分が晴れない	①	②	③	④
17. 仕事が手につかない	①	②	③	④
18. 悲しいと感じる	①	②	③	④
19. めまいがする	①	②	③	④
20 体のふしぶしが痛む	①	②	③	④
21. 頭が重かったり頭痛がする	①	②	③	④
22. 首筋や肩がこる	①	②	③	④
23. 腰が痛い	①	②	③	④
24. 目が疲れる	①	②	③	④
25. 動悸や息切れがする	①	②	③	④
26. 胃腸の具合が悪い	①	②	③	④
27. 食欲がない	①	②	③	④
28. 便秘や下痢をする	①	②	③	④
29. よく眠れない	①	②	③	④

あなたの周りの方々についてうかがいます。
最もあてはまるものをぬりつぶしてください。

次の人たちはどのくらい気軽に話ができますか	非常に	かなり	多少	全くない
1. 上司	①	②	③	④
2. 職場の同僚	①	②	③	④
3. 配偶者、家族、友人等	①	②	③	④
あなたが困ったとき、次の人たちはどのくらい頼りになりますか？				
4. 上司	①	②	③	④
5. 職場の同僚	①	②	③	④
6. 配偶者、家族、友人等	①	②	③	④
あなたの個人的な問題を相談したら、次の人たちはどのくらいきいてくれますか？				
7. 上司	①	②	③	④
8. 職場の同僚	①	②	③	④
9. 配偶者、家族、友人等	①	②	③	④

満足度について	満足	まあ満足	やや不満足	不満足
1. 仕事に満足だ	①	②	③	④
2. 家庭生活に満足だ	①	②	③	④

図 13-7　職業性ストレス簡易調査票

（下光ら，1998；中村ら，2000）[18,19]

におけるストレス要因をも同時に評価できること．第2は，心理的なストレス反応の中でネガティブ反応だけでなくポジティブな反応が評価できること．第3に，身体的なストレス反応や修飾要因も評価する多軸評価であること．第4は，労働現場で簡便に使用可能とするために質問項目は少なく約10分で解答できること．第5は，あらゆる業種の職場で使用できること．

採点法など　健康診断や健康保持増進の場で，その結果をすぐに判定し，本人にフィードバックを行いたい場合には，簡易採点法を用いて採点することが可能になっている．

　4つの仕事ストレス要因(1. 仕事の負担度，2. コントロール度，3. 対人関係，4. 仕事の適合性)について，要チェックが3つ以上となった人を「ストレス問題が高い確率で疑われるケース」と考える．また心理的あるいは身体的にストレス反応のいずれかに「要チェック」と判定された場合には，心理的ストレスが存在すると考えて対応するのがよい．仕事ストレス要因あるいは心理的・身体的ストレス反応のいずれかが「問題」と考えられた事例については，医師の問診や医師・保健師の健康相談や指導，あるいは専門家への受診を勧めたり，「要観察ケース」として，フォローが必要と考えられる．

　要観察ケースについては，仕事およびその他の心理的ストレスに留意した詳しい問診を行う．要観察にならなかった場合でも，検診での有症状者に対しては，症状や所見の背後に心理的ストレスが関係しているかどうかを，結果を参考にしながら評価するのがよい，としている．心理的ストレスの関与が認められたものについては，(1)ストレス相談に応じる，(2)セルフケアの援助や指導をする，(3)場合によっては専門家への受診を促すなどの対応がある，としている．

(4) ストレスドックから

　公的機関でははじめてのストレスドック(日本の最初のストレスドックは，東京ストレスマネージメントが開発)である．ドックの流れは図13-8に示したように，心理面接や医師検診と精神生理学・ストレス関連血液検査・質問紙による検査が中心になる．最後に受検者全員を対象に，簡単な自律訓練法の実技を行う．面接は心理技師などが行う半構造化されたものと，医師が担当するものに分けられる．医師のそれはストレスの気づきへの援助や診断が中心になり，ドック後の対応が話し合われる．

　ストレス度の判定会議は月曜日午前中に8名のスタッフが集まり，事例検討方式で行われる．すなわち，それぞれの担当分野所見を述べ討議し，最後にストレス度を"過剰ストレス状態，過剰ストレスが疑われる，過剰ストレスを認めない"の3段階に評価をする．また，医師を中心に国際疾病分類を用いて診断をする．さらには，対応に関しての助言を決めている．ストレス関連疾患の早期発見率は60%と高率であった．過剰ストレス状態の人には，自律訓練法(リラックス法)をマスターするリラックスセミナーの受講を勧め，疾患で治療が必要な人は，専門機関を紹介している．

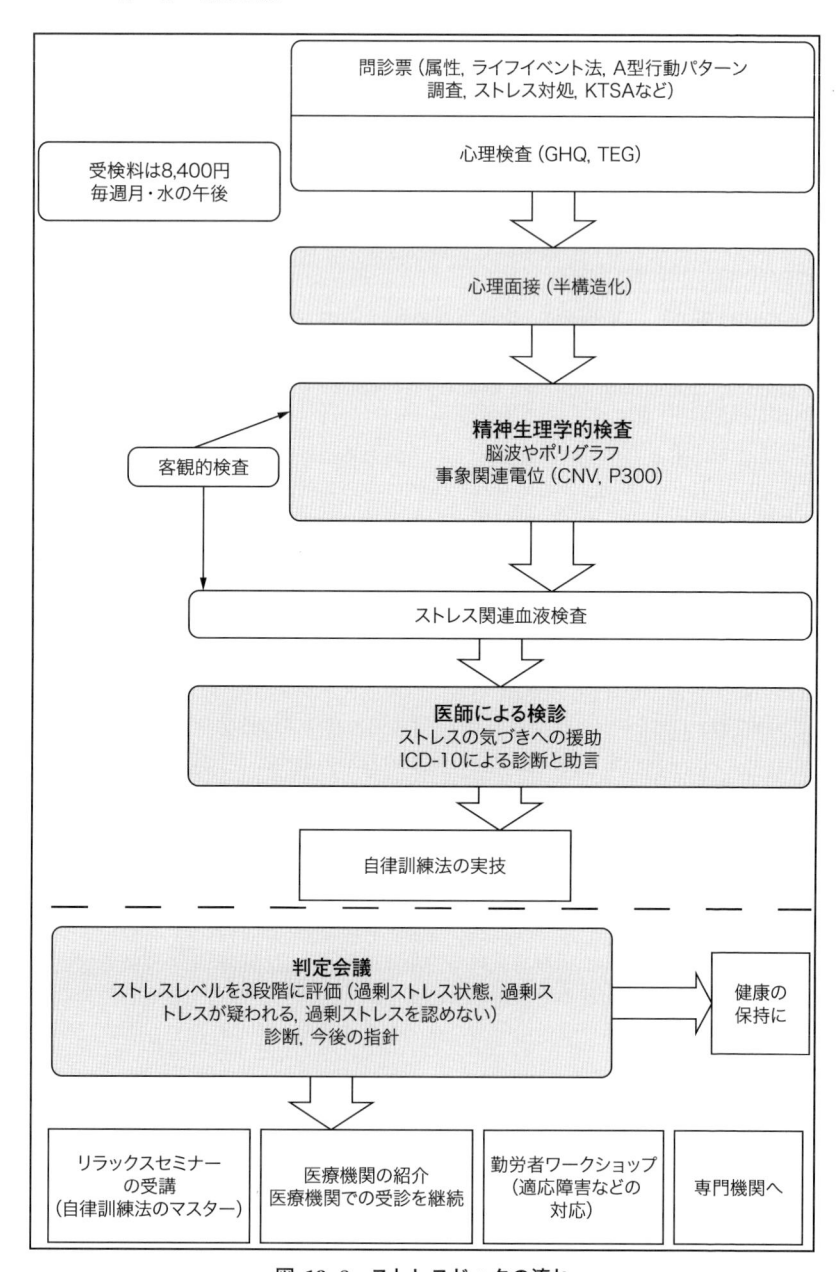

図 13-8 ストレスドックの流れ

III. ストレス耐性

ストレス耐性とは，ストレスに対する個人の抵抗力を示す．ストレスへの免疫ともいえる．ストレスへの受け取り方・感じ方やコントロールの上手・下手などを含んでいる．ストレスへの個人差は，この視点で説明できる．例えば，事例1，2に示した適応障害(職場不適応症)などのストレス関連疾患には，ストレスが多く負荷されている．

しかし，これらが負荷されれば全員が過剰ストレス状態やストレス関連疾患になるのではない．ここに，個人要因・耐性が関与しているのである．すなわちストレス耐性は性・年齢や性格傾向・行動パターン，価値観，認知の歪み，就職動機，ストレスの気づきやコーピングの方法などがあげられる．ここでは構成要因別に説明する．

関与する要因

①性格傾向・行動パターン

われわれが行った150名の職場不適応症の発症メカニズム調査では，職場要因と個人要因の絡みで最も多くみられたのは，抜てきに伴う配置転換と几帳面，真面目で融通性が乏しい性格と，会社・仕事人間タイプであり，次いで受け身で神経質であった．すなわち，几帳面，真面目で融通性の乏しい性格や，受け身で神経質者はストレス耐性が弱いといえるのである．

心身症になりやすいものとして過剰適応(自己の感情を抑えて，集団に適応しようとする)タイプや失感情症(アレキシサイミア)があげられる．うつ病では几帳面と熱中性の度合いが強いメランコリー親和型・執着性格が多い．神経症では完全主義や自己不確実性が強い強迫性格(強迫神経症や恐怖症の準備状態と関係する)や神経質(森田療法でいう森田神経質)などがあげられる．

行動パターンでは，A型行動パターンと虚血性心疾患の関係が注目されている．A型行動パターンは"急げ，急げタイプ"といわれている．すなわちタフで活動的であり，競争心や攻撃性が強く，いつでも時間に追われるように動き，常にいらだち気味で，のんびりすることができない．そうでないB型に比べれば，2倍心疾患になりやすいとの報告があるが，否定する報告もある．最近はC型行動パターンとがんの関係が報告されているが，定説には至っていない．

②性
男性と女性では解剖学的，ホルモン分泌などの差異からも，ストレス耐性は異なってくる可能性が高い．

③年齢
乳幼児・青年・壮年・老年期などのライフサイクルに応じて，ライフイベントが

ある．ライフイベントにいかに対応するかが，ストレス耐性のポイントである．世代間によっても差異がある．吉松博士は昭和1桁生まれの男子を対照にした調査で自殺に対する脆弱性の弱さを指摘した．すなわち，この世代はいわば自殺企図を引き起こすようなストレッサーに対して，脆い性質をもっていると報告した．

④価値観
何に価値を置くかによって，ストレス耐性は異なるであろう．前述したように，職場で発症しやすい適応障害や心身症，うつ病は会社人間・仕事人間タイプに多い．

⑤就職動機など
なぜ，その仕事や会社を選択したかによって，適応が異なる．われわれが研究した若者の適応障害で多いのは，仕事の内容よりは「デモ・シカ（…の会社でも，…の会社しか）」や「ブランド志向」で選んだ人が多かった．

⑥認知の歪み
事例に示した認知の歪み，すなわち個人の受け取り方や思考のパターンも，関与している．

カウンセリング技法として，認知に焦点を当てた認知療法や認知行動療法がよく用いられている．

⑦体質
ストレスもある程度発症に関与しているが，成人病，生活習慣病の多くは体質が関与している．例えば，高血圧症や糖尿病，痛風などはそうである．

⑧ストレスの気づきとコーピング
ストレスの気づきができるかどうか，である．あるいはLazarsu, R. S.の言う認知的評価に伴うコーピングによっても異なってくる．すなわち，自己のストレスへの気づきができ，コーピングを効果的に行えるかどうか，あるいは過剰ストレス状態に陥ったときに，相談できるか，サポートしてくれる人をもつことができるかどうかである．

われわれが行ったストレス耐性点数の結果から

われわれは前述した方法でストレス点数を求めた．同時に，0～100の間で，「私の耐えられるストレス度」と「私の現在のストレス度」の2項目のストレス点数を求めた．2項目の差異からストレス耐性点数を求めたのである．表13-10に，その結果を示した．

勤労者では20歳代に比べ，30歳以上は，ポスト関連において課長や職長は社員に比べストレス耐性点数が低下していた．すなわち，ストレスへの抵抗力が弱かった．主婦に関する同様の調査では，30歳代のストレス耐性点数が低下していた．大学生の点数は高かった．

表 13-10 ストレス耐性点数(平均値±標準偏差)

項目	勤労者 男	勤労者 女
ストレス点数の平均	49±12	51±12
私が耐えられるストレス度	74±19	72±18
私の現在のストレス度	48±21	53±21
ストレス耐性点数	26	19

勤労者の年齢別	ストレス点数の平均	私が耐えられるストレス度	私の現在のストレス度	ストレス耐性点数
20歳代	47±12	74±19	46±21	28
30歳代	51±11	75±17	53±21	22
40歳代	50±11	74±15	53±19	21
50歳代	50±12	72±17	50±22	22

項目	主婦 ストレス点数の平均 女	大学生 ストレス点数の平均 全体	大学生 男	大学生 女
ストレス点数の平均	52±13	53±12	51±12	57±13
私が耐えられるストレス度	69±19	80±19	79±19	82±14
私の現在のストレス度	49±21	51±22	51±22	52±20
ストレス耐性点数	20	29	28	30

引用・参考文献

1) Holmes, T. H., Rahe, R. H.: The social readjustment rating scale., J. Psychosom. Res., 11:213〜218, 1967.
2) 夏目 誠, 村田 弘ほか:勤労者におけるストレス評価法(第1報)―点数法によるストレス度の自己評価の試み. 産業医学, 30:266〜279, 1988.
3) 夏目 誠:勤労者のストレス評価法(第2報). 産業衛生学会誌, 42:107〜118, 2000.
4) 夏目 誠, 村田 弘ほか:主婦におけるストレス評価法(第1報). 大阪公衛研所報, 精神衛生編, 30:63〜70, 1992.
6) 白石純三, 夏目 誠, 村田 弘ほか:大学生におけるストレス評価法(第1報). 大阪大学健康体育部紀要, 5:35〜44, 1988.
6) Lazarus, R. S., Folkman, S.: Stress, appraisal, and coping. Springer, New York, 1984. (本明 寛ほか監訳:ストレスの心理学. 実務教育出版社, 1991.)
7) 林俊一郎:ストレスの肖像. 中央公論社, 1993.
8) Karasek, R., Theorell. T.: Healthy work. Basic Books, New York, 1990.
9) 川上憲人, 荒木俊一:Karasek 職業性ストレス尺度. 医学のあゆみ, 166:216, 1993.
10) Johnson, J. V., Hall, E. M.: Job strain workplace social support, and cardiovascular dis-

ease ; a cross-sectional study of random sample of the Swedish working population. Am. J. Public Health, 78：1336～1342, 1988.
11) Hurell, J. J. & McLaney, M. A.：Exposure to job stress-A new psychometric insturument. Scand. J. Work Environ. Health, 14(suppl. 1), 27～28, 1988.
12) 原谷隆史, 川上憲人, 荒木俊一：日本版NIOSH職業性ストレス調査票の信頼性及び妥当性. 産業医学35(臨時増刊), S214, 1993.
13) Belloc, N. B. & Breslow, L.：Relationship of physcial health status and health practices. Preventive Med., 1：409～421, 1972.
14) 森本兼曩：ストレス危機の予防医学. 日本放送出版協会, 1997.
15) 前田　聡：虚血性心疾患の行動パターン, 簡易質問紙法による検討. 心身医, 25：297～306, 1985.
16) 夏目　誠, 野田哲朗ほか：ストレスドックの現状と課題. 産業ストレス研究, 5：121～125, 1998.
17) 下光輝一, 原谷隆史ほか：主に個人評価を目的にした職業性ストレス簡易調査票の完成.「平成11年度労働省作業関連疾患研究疾患予防に関する研究」報告書(班長・加藤正明), p. 121～164, 2000.
18) 下村輝一ほか：職場におけるストレス測定のための簡便な調査表の作成.「平成9年度作業関連疾患の予防に関する研究―労働の場におけるストレス及びその健康影響に関する研究報告書」, p. 107～113, 1998.
19) 中村　賢ほか：職業性ストレス簡易調査表使用マニュアル.「労働省平成11年度作業関連疾患の予防に関する研究―労働の場におけるストレス及びその健康影響に関する報告書」, p. 216～229, 2000.
20) 川上憲人, 橋本修二ほか：「仕事のストレス判定図」の完成と現場における有用性の検討. 労働省「平成11年度労働省作業関連疾患研究疾患予防に関する研究」報告書(班長・加藤正明), p. 12～39, 2000
21) 川上憲人：労働省の新しいストレス評価法. メンタルヘルス研修マニュアルII, p. 26～37, 健康保険組合連合会, 2001.
22) 夏目　誠, 野田哲朗, 佐藤俊子ほか：ストレスマネージメント部門を受検した勤労者の分析から. 心身医, 36(2)：169～174, 1996.
23) 花谷孝志, 太田義隆, 夏目　誠ほか：ストレスドック受検者の精神生理学的検討. 大阪こころの健康総合センター研究紀要, 1：29～33, 1996.
24) 夏目　誠, 野田哲朗, 佐藤俊子ほか：ストレスドックの現状と課題. 産業ストレス研究, 5(3)：121～125, 1998.
25) 夏目　誠, 野田哲朗, 太田義隆ほか：ストレスドックの現状と発展. 日本総合検診医学会誌, 28(2)：194～204, 2001.
26) 夏目　誠, 太田義隆ほか：職場不適応症について. 産業医学, 24：455～464, 1982.
27) 夏目　誠, 野田哲朗ほか：女性職場不適応症の臨床的検討(第2報). 産業ストレス研究, 3：49～64, 1995.

14 ストレス対処

永田 頌史, 松岡 洋一

> **この章のキーポイント**: 前半で述べるコーピングは, ストレスを軽減・克服するための認知的あるいは行動的努力である. 問題(解決)中心型コーピング, 情動(処理)中心型コーピング, 認知的再評価型コーピングなどに分けられる.
> 後半で述べるストレス対処法を身につけることは, ストレス病を予防するためにも大切なことである. ここでは, 自分でできる一般的なストレス対処法とリラクセーション技法について説明する.

I. ストレス対処の診断と方策　　永田 頌史

ストレス対処行動(コーピング)

ストレス研究の過程で, ストレッサーとストレス関連疾患発症の間の相関係数は多くの報告で 0.3 程度でしかなく, この両者の間に介在要因があると考えられるようになった. 1980 年に心理学者である Lazarus, R. S. は,「外的要請や内的要請と両者のズレから生じる葛藤を克服, あるいは忍耐, 軽減するための認知的行動的な努力がコーピングである」と定義し, ストレッサーとそれに基づくストレス反応, 健康障害の過程を"疾病モデル"としてとらえる医学領域の考え方に対し, コーピングはストレッサーに対する適応のプロセスであるとする"適応モデル"としての考え方を示した. その後, いくつかの考え方の提唱や検証が行われたが, Lazarus, R. S. のプロセス論的な考えが主流となっている.

1986 年に彼は,「コーピングとは, 個人の能力に負担をかけたり, それを超えるような人と環境の相互作用から生じる内的・外的要請をマネージするための認知的, 行動的努力である」と定義している. このようにコーピングに関する考え方も時代による変遷がある.

Dewe, P. は, 彼のレビューの中で, これまでの研究を概観したうえで, コーピングは①個人と環境との間の相互の関係であり, ②個人の性格特性ではなく,(ス

トレスを軽減,克服するための努力の)プロセスであること,また,③ストレス反応の過程に関連した他の要因とも統合的に関連していることを要約したうえで,「コーピングは,個人がストレスとなるような場面や状況に遭遇した際に,そのことやそれによってもたらされる結果に対して,何とか対応しようとして用いる認知と行動である」と定義している.

コーピング尺度

コーピング尺度について,一般的に認められたスタンダードとされるものはない.多くの研究者が,ストレス状況で用いられるコーピングについて,独自に多数の質問項目を作成して,さまざまな集団で調査を行い,因子分析法によっていくつかのサブグループ(下位尺度)に分け,そのコーピングの特徴を表す名前をつけているのが現状である.したがって,その集団が属する文化や職種によって異なったサブグループが分類されることになる.

一般的によく用いられている理論的な分類法は,Folkman, S. と Lazarus, R. S. によって提唱された情動(処理)中心型(emotion-focused)コーピングと問題(解決)中心型(problem-focused)コーピングである.前者は,精神的な不安,悩み,圧迫感を軽減するための対処行動で,後者はストレスになっている状況を変化させ,マネージするための対処行動である.

Schwarz, J. E. ら[5]は,平均 110 日の長期間にわたる調査で,112 名の勤労者のストレッサーとコーピングの関係を分析しているが,彼らは先行研究をもとに①「気晴らし」型,②「状況の見直し」型,③「問題解決的行動」型,④「カタルシス(話すことによって,うっ積した感情を発散,開放すること)」型,⑤「問題の受容」型,⑥「社会的支援要請」型,⑦「リラクセーション」型,⑧「宗教に関係した行動」型の 8 つのカテゴリーに分けている.

彼らは,ストレッサーの内容によって選択されるコーピングの頻度に差があること,すなわち場面特異性を報告している.

庄司は,職場ストレッサーに対するコーピングを因子分析の結果から,「積極的行動および認知的対応」,「回避的行動および認知的対応」,「症状対処コーピング」の 3 下位尺度に分類している.そして,ストレッサーの統制可能性によって選ばれるコーピングが異なることを報告している.

島津らは,「積極的問題解決」,「逃避」,「他者からの援助を求める」,「諦め」,「行動・感情の抑制」の 5 つの下位尺度を用いて,職場ストレッサーの内容とコーピングとの関連やストレッサー,コーピング,ストレス反応との関連を検討し,相互に関連が認められることを報告している.

日本健康心理学研究所から発行,市販されているストレスコーピングインベントリー(stress coping inventry:SCI)は,Lazarus, R. S. らの理論をもとに日本人を対象として開発された質問紙であるが,実際に体験したストレス状況を想起して,そのときの対処について 64 問の質問項目について 3 件法(「あてはまる」,「少しあてはまる」,「あてはまらない」),で答えさせている.下位スケールとして,①

計画型，②対決型，③社会的支援模索型，④責任受容型，⑤自己コントロール型，⑥逃避型，⑦離隔型，⑧肯定的評価型，などに分類している．

われわれが事務系の勤労者47名を対象に，4週間にわたりストレッサー，ストレス反応，ストレスコーピングについてのストレス日誌を記入してもらった際には，コーピングを次の10のカテゴリーに分類した．

情動中心型コーピングとして，①情動発散型：不満や怒りの感情が生じたとき，それを相手にぶつける，叱るなど，②情動抑圧型：不満や怒りの感情が生じても，それを抑えてがまんする，③気晴らし型：問題はそのままにして，一時的に運動，散歩，趣味(いわゆるストレス解消法)を行うなどの3型に分類した．

問題中心型コーピングとして，④問題解決型：直面した問題に対して，自分の努力で解決したり，対策を立てるなど，⑤回避型：問題と直面することを避けたり，放置する，無視するなど，⑥逃避型：問題に直面したときに，酒や喫煙，過食，ギャンブルにふけるなど，逃避的意味合いの強い行動をとるなどの3つに分類した．

認知的再評価型コーピングとして，⑦状況の見直し型：直面している問題の見方を変えてみる(発想の転換)，冷静になって思い直すなど，⑧問題の受容：ストレスの原因となっている問題に対して，仕方がないと割り切ったり，自分の問題として受け入れ，解決のために自分を励ましたりするの2型に分けた．

そのほかに，⑨社会的支援(探索)型コーピングを分類したが，この場合，直面している問題について，上司，同僚，友人などと相談して援助をあおぐような問題中心型の対応と，話すことや慰めてもらうことによって気持ちが楽になる，精神の安定を得るなどのような情動中心型の対応の2つが含まれる．⑩その他の型

表14-1 主なストレス対処法(コーピング)の下位尺度の分類

問題中心型コーピング 　直面している問題に対して，自分の努力で解決したり対策を立てる，あるいは回避(逃避)するような対処行動
情動中心型コーピング 　怒りや不満，悲しみなどを感じる場面で，情動を表出したり抑圧したりする対処行動
認知的再評価型コーピング 　直面している問題に対して，見方を変える，よい方に考える，あるいは距離をおくなど，認知の仕方を再検討して新しい適応の方法を探すような対処行動
社会的支援(探索)型コーピング 　問題に直面したとき，上司や同僚，家族，友人などに相談したり，アドバイスを求めたりする対処行動
気晴らし型コーピング(ストレス解消法) 　運動，趣味，レジャー，旅行などいわゆるストレス解消法と呼ばれるもので，気分転換や日常性からの解放などが含まれる
その他，リラクセーションなど 　ストレスへの気づきを促し，ストレス軽減法として用いられる

として，解決法が浮かばず，落胆したり後悔するだけで，次の行動をとっていない場合や記載のないものを含めた．

辻らは，日常ストレス対処行動の質問紙調査の結果の因子分析を行い，①問題への取り組み型，②自己統制型，③外的資源の活用型，④積極的気分転換，⑤陰性感情発散，の5因子に分けている．

このように，調査の方法や対象集団によって，因子分析から得られてコーピングの下位尺度も変わってくるが，実際的には大きく分けて，"問題中心型"，"情動または症状中心型"，"認知的再評価型"の3型に分けられるが，"社会的支援(探索)型"を独立させて4型に分類することが多い．日本では，ストレス解消法が取り上げられることが多いが，これは"気晴らし型"コーピングに分類される．リラクセーション法もストレス軽減のために用いられる(表14-1)．

コーピングの評価法について

コーピングの評価法は，大きく分けて3つある．1つはLazarus, R. S. らが行った方法で，最近体験した最もストレスフルな出来事を想起させて，そのときとったコーピングについて質問紙の中から選択させる方法である．この場合，ストレスフルな出来事の内容によってコーピングが異なる可能性がある．例えば，それが解決の可能性のある出来事であれば問題解決型のコーピングを選択し，親族の死や業務上の事故など，終わってしまってどうにもならないことであれば，情動中心型のコーピングが選択される可能性が高くなるであろう．この場合，過去に体験した複数の出来事に関するコーピングを調べることによって，その人個人の特徴が明らかになると考えられる．

他の方法として，実際に体験したストレスフルな出来事とそのときのストレス反応，コーピングについて，ある一定期間，毎日記録してもらい，それを1つひとつ評価者が分析していく方法がある．この方法では，出来事の内容と選択されるコーピングの関係，個人のコーピングの特性などが明らかにされやすい．先に紹介したShwarz, J. E. やわれわれの方法がこれに当たる．

また，ストレスフルな出来事を特定せず，日常のストレスについて普段とっているコーピングを質問項目の中から選ばせる方法がある．辻や島津，庄司らの方法がこれに当たる．この場合，実際にとっている行動のほかに，社会的に望ましいと思われる項目を選択してしまう可能性があることが問題点である．

コーピングに影響する要因

定義の項で述べたように，コーピングはストレスフルな周囲の状況，すなわち個人を取り巻く環境と，それに対処する個人の行動や認知のプロセスであるから，とうぜんストレッサーの種類によって選択されるコーピングも異なることが考えられる．

われわれの調査をもとに，ストレッサーの内容と対処行動との関係を調べてみ

表 14-2　ストレッサーと対処行動

ストレッサー 件数 対処行動	仕事の 内容 500件	職場の 人間関係 140件	家庭の 出来事 121件	家庭の 人間関係 107件	個人的 問題 283件	その他 38件	合計 1,188件
1．問題解決	27.9(%)	13.3(%)	34.4(%)	9.1(%)	26.0(%)	20.5(%)	24.4(%)
2．情動発散	1.9	4.9	12.0	24.5	4.5	0	5.9
3．情動抑圧	4.7	10.5	3.2	4.5	4.2	10.4	5.2
4．気晴らし	5.3	2.8	6.4	6.4	5.5	12.8	5.4
5．逃避的行動	4.9	4.2	4.8	7.3	6.6	12.6	5.3
6．問題の受容	13.6	9.8	10.4	9.1	9.3	12.8	11.4
7．回避的対応	3.3	23.8	5.6	8.2	6.6	2.6	7.1
8．状況の見直し	13.1	16.8	9.6	14.5	16.6	5.1	13.9
9．社会的支援	5.1	6.3	1.6	1.8	4.2	2.6	4.3
10．その他の対処	19.3	14.7	12.0	14.5	16.6	33.3	17.4
対処行動合計	513 (100%)	143 (100)	125 (100)	110 (100)	289 (100)	39 (100)	1,219 (100)

(永田頌史:「ストレス日誌」からみた職場のストレッサーとその対処行動. 労働の科学, 52:4〜7, 1997 より転載)

ると, "仕事の内容"や"個人的問題"に関係したストレッサーに対しては「問題解決」型, ついで「問題の受容」や「状況の見直し」型の対処行動をとる場合が多く, "家庭の出来事"に関係したストレッサーの場合は, これらの対処行動のほかに「情動発散」という行動をとる場合が多い.

一方, 人間関係の問題では職場と家庭でかなり異なったパターンをとっている. "職場の人間関係"によって生じたストレスに対しては, 直面することを避ける「回避的対応」をとる場合が 23.8%, 「情動抑圧」が 10.5% 多く, 特に女性に多い傾向がみられた. "家庭の人間関係"に伴うストレッサーに対しては, 「叱る」, 「小言を言う」といった「情動発散」型の行動をとる場合が 24.5% と多かった. 職場では情動を抑圧することが多いが, 家庭では比較的自由に情動を表現していることが考えられる(表 14-2). これほどはっきりした差は外国の報告ではみられていないので日本人の特徴かもしれない.

全体的にみると, やはり最も望ましいとされる「問題解決」型の行動が多く, ついで「状況の見直し」, 「問題の受容」といった行動をとっている. ストレス耐性を高め, ストレス関連疾患などの発症に対しても抑制的に働くとされている「社会的支援」を求める行動は比較的少なかったが, 人に援助を求めるほどの大きなストレッサーに直面することがこの調査期間中には少なかったことが考えられる.

性差とコーピングについては, Lazarus, R. S. らの報告で, 女性が情動中心型コーピングをとりやすいのに対し, 男性では問題中心型コーピングをとりやすい傾向があることが指摘されているが, 辻らの報告でも同様の傾向がみられたと報告されている.

年齢との関係について辻らは，若年成人で問題への取り組み型を選択する頻度が低く，年齢とともに上昇する傾向がみられたのに対し，外的資源の活用型は逆の傾向がみられたことを報告している．

II. ストレス対処法・リラクセーション法　　松岡　洋一

ストレス(stress)という言葉からは，多くの人が不快なイメージを受ける．しかしストレスとは必ずしも不快なものばかりではない．Selye, H. は著書『愛のストレス』の中で，ストレスを心地よい刺激も含むものとしてとらえている．例えばスポーツには，汗をかく，呼吸が苦しくなる，試合で緊張するなどのストレスが伴う．スポーツが苦手な人にとっては不快なストレスであるが，スポーツの好きな人にとっては，身体を動かすことによる壮快感や充実感につながり心地よいストレスになるのである．魚釣りでは，釣りに興味のない人は寒さの中でいつ釣れるともしれない状態でじっと待つことを苦痛と感じるが，釣好きな人にとっては，そのじっと待つ状態がよいのであって，決して不快なストレスにはならない．しかしここでは，ストレスを心身に悪影響を及ぼす不快なストレスとしてとらえ，その対処法について述べる．

最近の社会情勢の急激な変化に伴うストレスの増大や，医療費の自己負担の増加は，自分の健康は自分で守ろうという動きを加速させている．自分でできるストレス対処法を身につけるために，病院，企業，学校さらに市民講座において，さまざまなストレス対処の方法が教えられている．ここでは，一般的なストレス対処法とセルフコントロール技法としてのストレス対処法について説明する．

見かけのストレスと真のストレス

ストレスには見かけのストレスと真のストレスがある．はじめに実例をあげて説明してみよう．

Nさん(32歳)は仕事のできる人と評価されていた．職場では，仕事を頼まれても嫌な顔をせず引き受けるので，上司の評判もよく期待されていた．毎日忙しく残業が続いていたが，不眠と倦怠感が続き近くのクリニックを訪れた．諸検査では特に異常は認められなかった．そこで，薬物療法とともに，仕事量を減らし休養をとるようにいわれた．上司に相談して，仕事量を減らしたところ症状は一時改善したが，再び症状が出現した．Nさんも上司も仕事量が問題で仕事を減らしさえすれば，症状は改善すると思っていた．ところが実際は仕事量を減らしても効果がなかったのである．次に，Nさんは総合病院を訪れた．やはり検査では特に異常は認められなかった．そこで今度は休職を勧められた．Nさんはどうしてよいか困ってしまった．

Nさんが病院を最初に訪れたとき，仕事量が多いのがストレスであると訴えて

いた．しかし，これは見かけのストレスであった．実はNさんにとっては，仕事量が多いことがストレスなのではなく，仕事をこなせなければ上司に認めてもらえないという不安が真のストレスだったのであるが，そのことに本人自身も上司も気がついていなかったのである．

　このように，ストレスによる症状を訴えて受診する人の中には，見かけのストレスと真のストレスが異なることがあり，しかも自分自身そのことに気づいていないことが多い．ストレスへの対処法を考えるうえで，まずこの見かけのストレスと真のストレスを見きわめることが大切である．

一般的なストレス対処法

表14-3は，自分でできる一般的なストレス対処法をまとめたものである．もしこのような方法でストレスが緩和されるとしたら，セルフコントロール技法としてのストレス対処法を習わなくてもよいということになる．

表 14-3　自分でできるストレス緩和法

1) ストレスを整理する
2) ストレスに対処できた経験を想起する
3) 生活パターンを変える
4) 運動(スポーツ)をする
5) 出すものを出してストレスも追い出す
6) 自己決定を大切にする
7) 社会的資源(周囲の人々)を活用する

ストレスを整理する

日常生活の中で，ストレスと感じている内容を整理してみよう．ストレス病で病院を受診する人の中には，子どもが受験に失敗したことを自分の責任と思い込んで病気になった母親のように，変えようもない過去のことをくよくよと悩んだり心配し続けている人もいる．すんでしまったことに固執していては，解決できない．過去のことは変えられないのである．変えることができるのは，過去の出来事をどのように受け止めるかである．

　いま何ができるかを前向きに考えることが必要となる．それによって気持ちが切り替わり，ストレスの悪循環から脱することができる．また同様に取り越し苦労のように，まだ起こっていない出来事を心配し，ストレスと感じることもある．ストレスの悪循環に陥らないためには，過去にとらわれないこと，心配を先取りしないことが大切である．

　このようにストレスで悩んでいる人が訴えるストレスの中には，現在のストレスのほかに，過去のストレスや先取りストレスが多く含まれている．それらを整理することによって，現在のストレス状況が解決することがある．

ストレスに対処できた経験を想起する

過去のストレス処理の経験を想起することが現在のストレスを取り除くことに役立つことがある．

> Aさん（38歳，女性）は，夫の転勤が多く数年ごとに引越しをしている．近々再び転勤することになっているが，新しい環境になじめるかどうか心配になった．一度心配しはじめるとそのことが頭から離れなくなり，夜も眠れなくなった．Aさんはこれまで数回の引越しを経験しているが，新しい環境にそれなりに適応してきた．Aさんは自分の経験に自信をもつように支持されてから眠れるようになり，無事引越しすることができた．

人は過去に多くのストレスで悩み傷ついた体験とともに，ストレス対処法も学習している．しかし「踏んだことはすぐ忘れるが，踏まれたことはなかなか忘れない」ではないが，人はうまくできたストレス対処法よりもストレスで悩み傷ついた体験のほうを忘れないものである．10回のストレス体験のうち，仮に1回失敗し9回成功したとしよう．次の機会にその経験の中から，1回の失敗を取り出すか，9回の成功を取り出すかによってストレスの度合いは異なるのである．

生活パターンを変える

ストレス状態にあるとき，同じ生活パターンを繰り返すことは，ストレスをますます強化することにつながる．このような場合，ストレスを緩和あるいは解消するために，ストレスを感じている状態から遠ざかることや，生活のパターンを少し変えることも効果的である．具体的には，旅行，絵画や映画の鑑賞，部屋の模様替え，通勤通学路の変更などの行動を通して，ストレスと心理的距離，すなわち"間"がとれるようになり，そのことがストレスの低減つながることがある．

またストレスが持続して心身の疲労が蓄積しているときは，積極的に休養することも大切である．しかし休暇をとること自体がストレスとなることもあるので，注意を要する．

運動（スポーツ）をする

ストレス対処の基本的方法は，「気持ちを切り替えること」である．しかし知的側面や情緒的側面にはたらきかけて切り替えをはかるといっても，実際は容易でない．頭であれこれ考えて行動しない状態では精神的疲労度が高い．しかし身体を動かしている状態では，精神的疲労度が低いことが知られている．そこで身体を動かし，気持ちが切り替わるのを待つことも1つの方法といえる．

運動やスポーツをしたことのある人は，イライラしたり，不快なことがあった後に，運動やスポーツで汗を流してすっきりした経験をもっているであろう．運動やスポーツに伴う汗は，ストレスを発散させる効果がある．

一般的方法として取り組みやすい運動（スポーツ）について述べる．ストレス解消のための運動は，有酸素運動がよいといわれている．有酸素運動とは酸素を必要とする運動のことである．有酸素運動の条件は，

①動的な全身運動であること
　　②自分の体力に照らして，強過ぎない運動であること
　　③数分以上続く運動であること
の3つにまとめることができる．

　適度な運動はストレス解消につながるが，過度な運動はかえってストレスとなることもある．運動にはそれぞれ特徴があるので，年齢，体力，健康状態などを考慮して自分に合った運動を見つけて，ストレスの対処法として利用することが大切である．

出すものを出してストレスも追い出す

自分自身の中にあって，ストレスの緩和あるいは解消に役立つもの，それは①汗，②声，③涙である．汗については既に述べたので，ここでは声と涙について述べる．

　「ストレス解消のためにどんなことをしているか」とアンケート調査をしたことがある．その結果，カラオケで歌うことが上位にあげられた．歌うことだけでなく，たまには人のいないところで，上司や先輩の悪口を大声で叫んだりすることが，ストレス解消に役立つこともある．また声を出すという意味では，念仏を唱えたりお経を読むこともストレス解消に役立つといえる．これも長い歴史の刻まれた先人の知恵の1つといえるかもしれない．ときにはがまんすることも大切であるが，言いたいことがあっても，いつもがまんばかりして言わずにいるとストレスもたまるのである．

　心理面接やカウンセリングに携わっていると，初めて出会った患者や来談者が入室早々涙ぐんだり，泣き出すという場面や，核心に触れる内容を話し始めた途端，涙が溢れるといった場面にしばしば遭遇する．悲しみの涙もあれば，悔し涙もあるが，しばらく涙を流していただくと，徐々に落ち着きを取り戻し，その後は比較的冷静に自己洞察ができたり，明日への意欲が湧いてきたりすることが多い．泣くだけ泣いたら，後はすっきりしたという経験をもっている人も少なくないであろう．涙にはストレスを一緒に身体の外に流し出すという効果もある．

　汗や声や涙を出すことで，①イライラや欲求不満の解消，②不安，緊張，抑うつ感の軽減，③怒りや悲しみなどの感情の発散や浄化作用，④ストレス耐性の強化といった効果も得られるのである．

自己決定を大切にする

何かを決めるとき，自分で決めずに他人任せにしている人が多い．うまくいけば問題はないが，うまくいかないからといってストレスをため込んでいる人が増えている．このような人は自分のことは自分で決める，その代わり失敗しても，責任は自分が引き受けるほうがストレスは少なくてよい．その場合，ストレスを減らすために，①自分で考える，②自分で決める，③決めたら行動する，の3スッテプを心がけるとよいであろう．

　さらに，自己決定したことが，①うまくいっているのなら，その思考や行動を

続ければよいし，②もしうまくいっていないのなら，同じことを繰り返さずに，何か違う思考や行動をすればよいのである．

社会的資源（周囲の人々）を活用する

周囲の人から助けてもらうことを潔いとしない人もいるが，もし自分でストレス緩和あるいは解消できない場合，周囲の人々の力を借りることが望まれる．ある個人が，その個人を取り巻く家族，友人，同僚，近隣の人，専門的援助者といった他者から，さまざまな形で受けていると認知している援助のことをソーシャルサポート（social support）というが，これまでのソーシャルサポートに関する研究から表14-4のような効果が明らかにされている．

昨今，サポーターといえばサッカーのサポーターが有名であるが，ストレス対処法として，自分のサポーターを増やし，大いに活用するとよい．

表 14-4　ソーシャルサポートの効果の例
—これまでの報告から—

- 子どもの成長発達や精神的安定
- ストレスを軽減
- 抑うつ状態を緩和
- ストレス病や他の病気の発生を抑制
- 孤独感や喪失体験からの回復促進
- 自殺を予防する効果

積極的なストレス対処法—リラクセーション技法を中心に

これまで，一般的なストレス対処法について述べてきたが，次にストレスを解消し，ストレス耐性を強めるためのより積極的なストレス対処法として，ここではリラクセーション技法を中心に，主張訓練法，脱感作法，自律訓練法，ハーバード方式のリラックス反応，漸進的筋弛緩法について述べる．

主張訓練法(assertiveness training)
①主張訓練の必要性
家族，近隣，学校や職場の人間関係など，われわれが社会的営みを続ける限り，対人関係にかかわるストレスは存在する．しかしこうした対人関係の中で，自分の権利を主張したり，自分の感情を率直に述べたり，また人の前で堂々と自分の意見を述べることができる人は少ない．

「もの言わざるは腹ふくるるなり」ではないが，必要なときに自分の権利や意見，感情を言えないとストレスがたまる．したがって，ストレスを減らすために必要な自己主張をすることは，むしろ望ましい行動といえる．

主張訓練技法は，気が弱く自分の意見や感情を表明できずにストレスを感じて

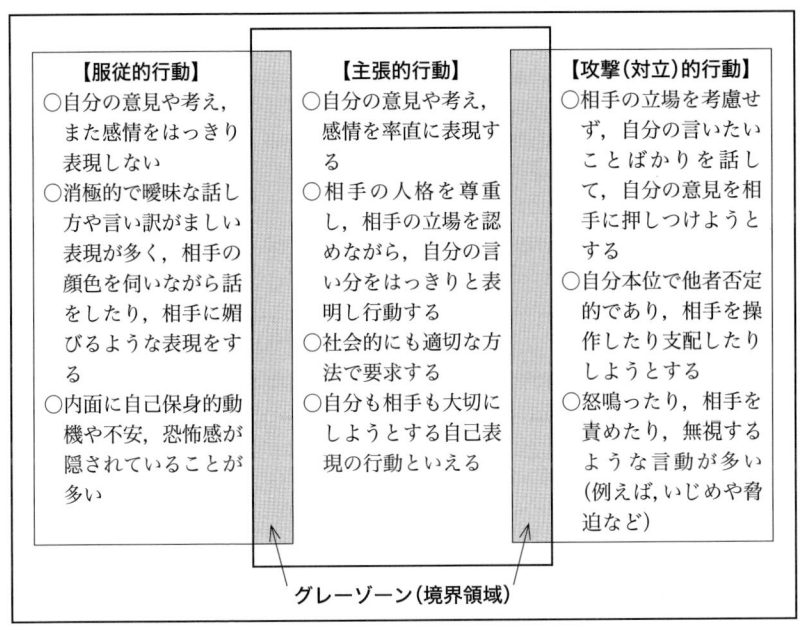

【服従的行動】	【主張的行動】	【攻撃(対立)的行動】
○自分の意見や考え,また感情をはっきり表現しない ○消極的で曖昧な話し方や言い訳がましい表現が多く,相手の顔色を伺いながら話をしたり,相手に媚びるような表現をする ○内面に自己保身的動機や不安,恐怖感が隠されていることが多い	○自分の意見や考え,感情を率直に表現する ○相手の人格を尊重し,相手の立場を認めながら,自分の言い分をはっきりと表明し行動する ○社会的にも適切な方法で要求する ○自分も相手も大切にしようとする自己表現の行動といえる	○相手の立場を考慮せず,自分の言いたいことばかりを話して,自分の意見を相手に押しつけようとする ○自分本位で他者否定的であり,相手を操作したり支配したりしようとする ○怒鳴ったり,相手を責めたり,無視するような言動が多い(例えば,いじめや脅迫など)

グレーゾーン(境界領域)

図 14-1 服従的行動,攻撃(対立)的行動と主張的行動の関係

いる人に向いている.
②主張訓練の実際
主張訓練の方法は,主張したい内容と相手を明らかにして,自分の意見や感情を表現する練習をする.また身近な人に依頼して,お互いに役割をとりながら実際に主張してみる(行動モデルの提示)方法もある.練習を繰り返して自信をつけることが大切である.また一人で練習するときは,カセットテープに録音したりビデオテープに録画したりしながら練習するとよい.

　主張的行動は,決して人と対立するための行動ではない(図14-1).主張的行動は,しばしば攻撃的行動と間違われることがあるがそうではない.服従的行動と攻撃的行動の中間的行動のことを指している.主張的行動で大切なことは,相手の人格を尊重し,立場を認めながらも,自分の言い分をはっきりと表明し行動に表現することである.

脱感作法
脱感作法とは,条件づけられた不安や緊張と筋肉の弛緩を拮抗させ,不安や緊張を減らす方法である.Wolpe, J. の系統的脱感作法について説明する.
①Wolpe の系統的脱感作法(systematic desensitization)
Wolpe, J. によって開発された系統的脱感作法は,患者に不安を引き起こすストレス場面を整理させた階層表に基づき,自律訓練法などを用いて,不安とリラクセー

表 14-5 不安階層表の例

順位	不安場面	自覚的不安度
1	大勢の前で話したり発表をする	100
2	結婚式の場で話をする	90
3	職場集会で話したり発表をする	80
4	仲間の集会で話したり発表をする	70
5	初対面の人と話をする	60
6	電話で取引先と話をする	50
7	上役と話をする	40
8	同僚と話したり議論をする	30
	家でくつろいでいるとき	0

ションによる筋肉の弛緩を拮抗させる技法である．
②系統的脱感作法の実際
不安階層表の作成　不安を感じるストレス場面を分類整理し，自覚的な不安の度合いの弱い順から強い順に並べて階層表を作成する．表 14-5 は，人と話すときに動悸や吐き気を訴えた S さん(30 歳，男性)の不安階層表である．
筋弛緩法の習得　筋弛緩法として，自律訓練法，漸進的筋弛緩法などを習得させる．これらについては後述する．
脱感作の手続き　不安階層表の中で，最も弱い場面を想起させ，はっきりとイメージが浮んだ段階で，直ちにイメージの想起を中止させて筋弛緩法を練習させる．S さんの場合を例にとって具体的に述べると，
　「(ゆったりと椅子に座らせるかベットに横たわらせ，眼を軽く閉じさせた後)同僚と話したり議論している場面をできるだけ具体的に想像して下さい．もし不安を感じたら親指を 2, 3 回動かして知らせて下さい．……(合図があった場合)はい，それでは想像するのを止めて下さい．そのまま全身の力を抜いてリラックスして下さい．」
　このようにイメージで発生した不安は，リラクセーションを行うことによって逆制止される．この手続きを自覚的不安度の弱い場面から順に繰り返していく．

自律訓練法(autogenic training)
自律訓練法は，神経症や心身症の治療法として発展してきたが，ストレスに対するクッション効果やストレス耐性強化効果ももっている．
①自律訓練法の特徴
自律訓練法は，ドイツの精神医学者 Schultz, J. H. によって体系化されたもので，神経症や心身症の治療法として発展してきたものである．自律訓練法の特徴をまとめてみると，まず第一に心理的変化と合わせて，生理的変化が重視されていることがあげられる．つまり自律訓練法を練習していくことによって，筋緊張の低下，皮膚温の上昇や血流量の増大などといった身体面(生理面)での変化を得るこ

とができる．

　次に自律訓練法の練習方法が，自然な心身の変化過程に沿って体系化されていることである．したがって後で述べるような練習段階を進めていくことによって，心身の状態を，緊張・興奮・消耗の状態から，弛緩・鎮静・蓄積の状態へとスムーズに切り替えることができる．

　さらに，自律訓練法は基本的な練習段階が公式化されていることや副作用がきわめて少ないことから，誰もが比較的容易に練習できるセルフコントロールの技法であることがあげられる．

　自律訓練法には基本となる標準練習と，特殊練習としての黙想練習，自律性修正法，自律性中和法，空間感覚練習などの諸技法があるが，ここでは，基本となる標準練習の進め方について述べる．

②自律訓練法を始める前の準備
【練習環境】

　自律訓練法は心身の緊張を和らげ，リラックスさせる訓練法であるが，練習を始めたからといって，すぐに心身のリラックスが得られるわけではない．練習中は外部の騒音や話し声，頭の中に浮かんでくる雑念などで注意が散漫になり，練習が妨害されることもある．したがって，練習初期は外界からの刺激ができるだけ少ない場所，具体的には適度な温度と明るさがあって，静かで落ち着ける場所で練習を行うことが望ましい．

　また自律訓練法の練習時には，ネクタイやベルトなどを緩めるといった身体への圧迫感の排除が必要である．しかし心身の緊張をもたらすものは，外界からの刺激ばかりでなく，身体内部からの刺激もある．すなわち空腹時の胃からの刺激，排尿を促す膀胱からの刺激などであるが，これらの身体内部からの刺激も練習前に取り除いておく．このような心身の緊張をもたらす刺激の除去という配慮は，練習初期には特に必要である．

　しかし自律訓練法の最終的な目標は，「いつでも，どこでも，どんな状況でも練習ができて効果を得ることができること」であるから，自律訓練法の練習に習熟してきたら，むしろ日常生活のさまざまな刺激のある環境の中で練習をしていくことが勧められる．

【練習姿勢と練習中の注意の向け方】

　自律訓練法を練習するときの基本的な姿勢には，仰臥（あおむけ）姿勢，椅子姿勢がある．どの姿勢で練習するかは，心身の状態などによって自由に選択してよいが，基本的には身体全体の筋肉が弛緩しやすく，自然で安定した姿勢であることが大切である．

　自律訓練法の練習は，身体内部に注意を向け身体感覚の変化に気づく練習であるから，一般に閉眼で行う．開眼で練習した場合，外部からの刺激に妨害されやすい．しかし，目を閉じて練習するとイライラ感が出現したり不安になったりする場合は，目を開けて練習してもよい．

　練習中は心身にさりげなく注意を向ける．自律訓練法では，こうした注意の向け方を受動的注意集中（passive concentration）と呼んでいる．

【練習回数と時間】

自律訓練法は,毎日練習することが大切である.できれば1日2〜4回(一般に朝,昼,晩,就寝時)行う.1回の練習時間は,最初のうちは1〜2分以内で行う.練習が進むにしたがい,1回の練習時間を3〜5分程度に延ばすこともある.しかしイライラや焦燥感が強い場合は,1回の練習時間を短く(30〜60秒)して,数回繰り返したほうが効果的である.

【練習中に生じるさまざまな反応】

自律訓練法の練習中に,雑念や眠気などさまざまな反応が生じることがある(表14-6).練習中に雑念が出てくることはよくあることで,多くの人が経験することである.特に心配事や悩みを抱えている場合は多く出現する.練習中に出現する反応は,練習の妨害になるものばかりではない.心身症状の改善や自己理解の促進に役立つ反応として,肯定的にとらえることができる反応もある.これは自律性解放(autogenic discharge)と呼ばれている.

表 14-6 自律訓練法の練習中に生じる反応の例

おもだるさ,温かさ,眠気,瞼がぴくぴくする,手足の筋肉がぴくぴく動く,お腹がゴロゴロ鳴る,唾液が出る,しびれ感,かゆみ,ピリピリした感じ,ため息,息が苦しい,心臓の鼓動を強く感じる,からだとこころが離れている感じ,回転感,浮揚感,幸福感,無感覚な感じ,不安感,憂うつ感,孤独感,イライラ感,雑念,涙が出る,笑いたくなる,など

【消去動作(取り消し運動)】

自律訓練法を進めていくうちに,自律訓練法特有の生理的変化や意識状態(自律状態)が生じてくる.この状態のままですぐに目を開けて立ち上がったり,動いたりすると,ときには脱力感,頭重感,めまい,ふらつきなど不快な反応が生じることがある.

このような不快な反応を避けるために,練習終了時に消去動作(取り消し運動)を行うことが必要である.消去動作は,基本的には両手の開閉運動,両肘の屈伸運動,背伸びをして,最後に眼を開けるという順に行う.消去動作も自律訓練法の練習の一部として,初回から練習効果の有無にかかわらず,必ず行う必要がある.

消去動作をした後もまだぼんやりした状態や脱力感などが残っているようであったら,再度目を閉じて消去動作を繰り返すとよい.数回消去動作をしてもすっきりしない場合は,疲労の蓄積や睡眠不足など生理的にも休息を必要としていることも考えらる.

不眠で困っている人などは,就寝時の練習後に消去動作をするとかえって眼がさえて眠れないこともあるので,就寝時の練習の際には消去動作を省略してそのまま眠ってもよい.

③標準練習の公式と練習の実際
【標準練習の公式】
標準練習は，表14-7に示すように7段階の言語公式からなっている．第1公式と第2公式(重感練習と温感練習)は心身の弛緩のための練習，第3公式と第4公式(心臓調整練習と呼吸調整練習)はリズム調整のための練習，そして第5公式と第6公式〔腹部温感(内臓調整)練習と額涼感練習〕は深化のための練習ともいわれる．

次に，標準練習の実際的な指導について，背景公式，第1，第2公式を中心に説明する．

表 14-7　自律訓練法の標準練習の練習公式

背景公式(安静練習)	:「気持ちが落ち着いている」
第1公式(重感練習)	:「両腕・両脚(あし)が重たい」
第1公式(温感練習)	:「両腕・両脚(あし)が温かい」
第3公式(心臓調整練習)	:「心臓が静かに規則正しく打っている」「心臓が自然に打っている」
第4公式(呼吸調整練習)	:「とても楽に呼吸(いき)をしている」
第5公式(内臓調整練習)	:「お腹(胃のあたり)が温かい」
第6公式(額涼感練習)	:「額が心地よく(ここちよく)涼しい」

【背景公式(安静練習):「気持ちが落ち着いている」】
背景公式は，すべての練習の背景となる基本的ムードをつくるためのものである．したがって背景公式だけ単独で練習することは少なく，各公式の間に随時挿入しながら練習する．

背景公式は，無理やり気持ちを落ち着かせるための言語公式ではない．背景公式は安静練習のための公式であるが，同時にそれは目標公式ともいえる．もし「気持ちが落ち着いている」と心の中で唱えるだけで心が落ち着くのであったら，ある意味では他の公式は必要ないといえる．目標公式と考えれば，はじめは練習中に雑念が浮かんだり，何となくこころが落ち着かない状態であっても当たり前ということになる．そして自律訓練法を練習を積み重ねていくことによって，徐々に気持ちが落ち着いてくればよいのである．

「気持ちが落ち着いている」と心の中で繰り返すとき，安らぎを感じるような穏やかなイメージ(例えば，日向ぼっこをしている，そよ風の吹いている草原の上に寝転がっている，森林の中で小川のせせらぎを聞いているなどの場面)を用いて練習すると，安静感を得やすい．

【第1公式(重感練習):「両腕・両脚(あし)が重たい」】
重感練習は，生理的に筋肉の弛緩を促進させるためのものである．自律訓練法でいう重感とは，四肢の筋肉の力が抜け，リラックスしたときに感じる重たさを意味する．それは荷物を持つときに感じる重さではない．筋肉が弛緩した状態のことであり，それは心身の休息とエネルギーの蓄積効果をもっている．したがって

ここでは、"重たい"という感じは主観的な重たさとしてだけでなく、生理的変化としての筋弛緩状態に気づくことが大切である。人によっては、重だるい感じ、下に引っ張られるような感じ、重石を乗せられたような感じなど、感じ方が異なる場合もある。

この第1公式は、一般に1〜2週間で習得できる。2週間程度練習をしても重感がわからない場合でも、第2公式(温感練習)に進むとよい。重感はわからなくても、温感はわかるということもよくあるからである。その場合は第1公式(重感)もできていると見なすことができる。

一般に利き腕の重感練習から始めて両腕の練習、両脚の練習へと進めていく。これは温感練習も同様である。しかし初めて自律訓練法をする患者は、片腕にうまく注意を向けることができなかったり、ときには利き腕の重感はわからなくて反対側の腕の重感が先にわかったりすることもあるので、最初から両腕の重感練習を行ってもよい。またこれまでの経験から、初めて自律訓練法を練習する人でも、両腕の重感練習から始めても十分習得できる。

＜背景公式＋第1公式(重感練習)＞の練習を行う場合、以下のように繰り返す。

「(閉眼状態で練習姿勢をつくった後)気持ちが落ち着いている……右腕が重たい……気持ちが落ち着いている……左腕が重たい……気持ちが落ち着いている……右脚が重たい……気持ちが落ち着いている……左脚が重たい……(それぞれの公式を2〜3回ずつ心の中で繰り返し、しばらく身体の感覚をあじわった後、消去動作を行う)」

練習に慣れてきたら、

「(閉眼状態で練習姿勢をつくった後)気持ちが落ち着いている……両腕が重たい……気持ちが落ち着いている……両脚が重たい……(それぞれの公式を2〜3回ずつ心の中で繰り返し、しばらく身体の感覚をあじわった後、消去動作を行う)」と短くする。

【第2公式(温感練習)：「両腕・両脚(あし)が温かい」】

重感練習によって、四肢の筋肉が弛緩すると、それまで緊張した筋肉によって圧迫されていた小さな血管や毛細血管が拡張し、血流量の増大や皮膚温の上昇がみられるようになる。温感練習はその傾向をさらに強めていく練習といえる。重感練習と同じように利き腕から始め、両腕の練習、両脚の練習へと進めていくが、両腕から始めてもよい。温感の感じ方は、手の先や手の平が温かいと感じることが多いが、指先がジンジンする、指が膨らんだ感じがする、手が温かい空気みたいなもので覆われている感じなどと報告されることもある。

具体的な練習の方法は以下のとおりである。

「(閉眼状態で練習姿勢をつくった後)……気持ちが落ち着いている……(両腕にぼんやりと注意を向けてながら)……両腕が重たい……気持ちが落ち着いている……(両脚にぼんやりと注意を向けてながら)……両脚が重たい……気持ちが落ち着いている……(両腕にぼんやりと注意を向けてながら)……両腕が温かい……気持ちが落ち着いている……(両脚にぼんやりと注意を向けてながら)……両脚が温

かい……(それぞれの公式を2〜3回ずつ心の中で繰り返し,しばらく身体の感覚をあじわった後,消去動作を行う)」

　これまで述べてきた重温感練習は,標準練習の中で最も基本となる公式である.したがって患者が練習を始めて,1〜2分で重温感をはっきり出せるようになるまで次の公式に進まないようにする.

【標準練習全体の練習】
全体の公式をまとめた練習では,以下のように公式を心の中で繰り返していく.
　「(閉眼状態で練習姿勢をつくった後)気持ちが落ち着いている……両腕が重たい……気持ちが落ち着いている……両脚が重たい……気持ちが落ち着いている……両腕が温かい……気持ちが落ち着いている……両脚が温かい……気持ちが落ち着いている……心臓が静かに規則正しく(自然に)打っている……気持ちが落ち着いている……とても楽に呼吸(いき)をしている……気持ちが落ち着いている……お腹(胃のあたり)が温かい……気持ちが落ち着いている……額がここちよく(心地よく)涼しい……(それぞれの公式を2〜3回ずつ心の中で繰り返し,しばらく身体の感覚をあじわった後,消去動作を行う)」

　また標準練習の公式のほかに,特殊公式を用いることもできる.すなわちストレスに直接的にはたらきかけて身体症状や心理的葛藤を改善するために個々人に合った公式(自律性修正法)を用いるのである.

　具体的には,周囲の目が気になる人には「周りの人の目は気にならない」とか,ヤケ酒の量が増えて困るという人には「酒を飲まないでも平気でいられる」とか,いつも自分が人が同じことをしているか気になる人には「他人は……であろうと,自分は……でない」とか,何をするにも自信のない人には「自分は…(よい状態)…なのだ」などの公式を標準練習の後に付け加えて終了するとよい.

自律訓練法と組み合わせた主張訓練法
自律訓練法を応用した主張訓練法について述べる.

　日常生活における心理社会的ストレスの中で,最も大きなストレスは対人関係である.人と話し終えて別れた後に,肩が凝ったと訴える人がいるが,人と話しているときに自分の身体の緊張に気づき,その緊張を取り除くことができれば,いわゆるストレス病を予防できる.またストレス病にかかりやすい人は,概して自己主張ができなかったり,過剰適応する人が多い.そこで自律訓練法によるリラクセーションを応用した主張訓練について説明しよう.

　この訓練法は,自律訓練法を利用して,対人関係の場面で会話をしながら,自分の身体面の緊張を観察し,ストレスに対処する練習のことである.大切なことは,会話の内容よりも会話中の身体の観察である.つまりよく「緊張した」ことを「手に汗をかいた」などと表現することがある.「手に汗をかく」ことは,自分では簡単にコントロールできない.しかしもし自分でもコントロールできる身体の部位で,緊張に気づくことができたならば,その緊張を減らすことができるはずである.この会話練習は,そうした自分でコントロールできる部位の緊張に気づく練習である.

図 14-2 対人ストレス場面の設定(例)

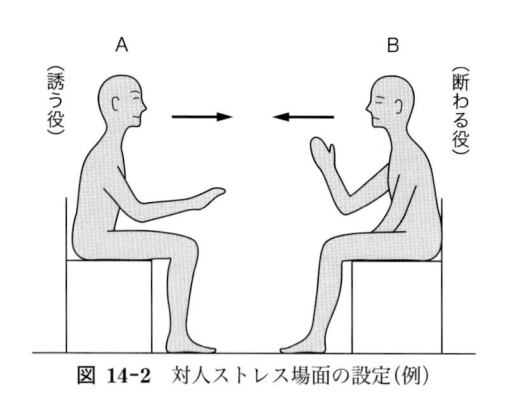

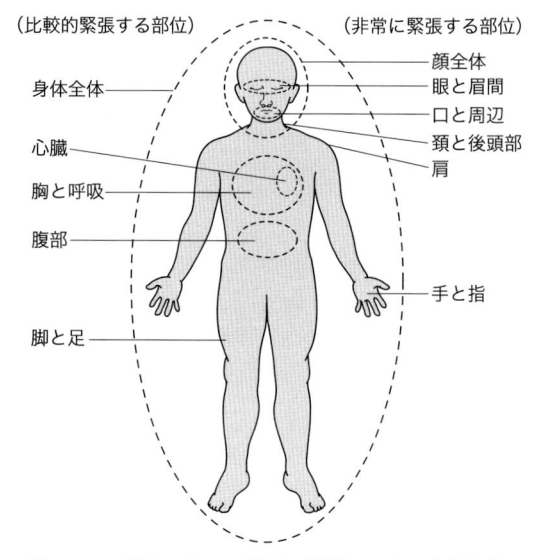

図 14-3 対人ストレス場面で緊張しやすい身体部位

　自律訓練法を応用した主張訓練は,ストレスが加わるような場面設定をしてから始める.例えば図 14-2 のように,「誘う−断わる」というテーマでは,一方が誘う役,他方が断わる役を演じながら会話を進めていく.このような練習の後で,「身体のどこが緊張していたか」を質問し,まとめたのが図 14-3 である.右側にあげている身体部位が非常に緊張しやすい部位で,左側が比較的緊張しやすい部位である.最も緊張しやすかった部位は"肩"であった.さらにこの練習で発見できた緊張の高い部位に対して,自律訓練法体系の他の技法を利用して緊張の軽減をはかることもできる.

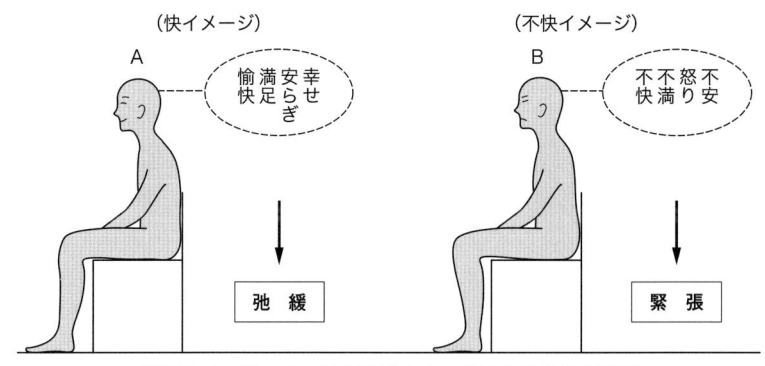

図 14-4　快イメージと不快イメージによる身体の変化

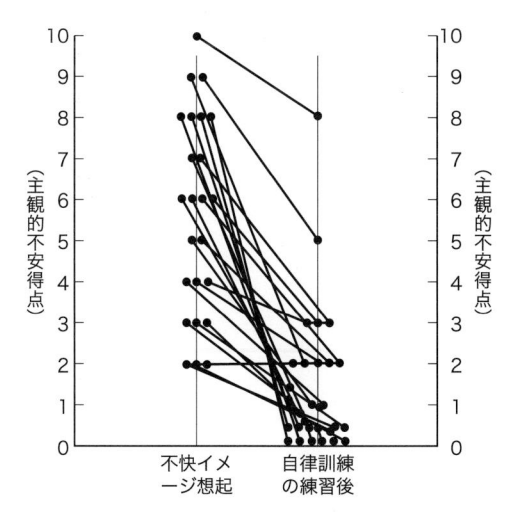

図 14-5　不快イメージ想起時と自律訓練法練習後の不安の変化

自律訓練法と組み合わせた脱感作法

自律訓練法を応用し，身体の気づきを重視した脱感作法について述べる．

　イメージに関する多くの研究から，快いイメージは身体をリラックスさせ，不快なイメージは身体に緊張をもたらすことが明らかになっている（図 14-4）．そこでイメージと自律訓練法を組み合わせ，不安や緊張を低減させることが可能となる．すなわち，ストレス場面のイメージとリラクセーションを拮抗させ，不安や緊張を低減させるのである．具体的には不快なイメージ（ストレス場面）を 10〜15 秒間想起させた後，自律訓練法を行う．不快なイメージに伴って現れた不安緊張の低減を体験させるのである．

　この方法の特徴は，感情や身体感覚への気づきを重視していることである．す

なわち"こころとからだの関係"に気づく練習を繰り返すことによって，ストレスイメージが，その症状や不安緊張にかかわっていることに気づき，自律訓練法でそれらを低減させることが可能であることを体験的に知ることができるのである．

図14-5は，自律訓練法のイメージ練習によって生じる主観的不安得点と，その不安得点が自律訓練法練習後にどのように変化したかを表したものである．自律訓練法後に主観的不安得点が減少していることがわかる．

ハーバード方式のリラックス反応(relaxation response)

Benson, H. はストレスによって生じる高血圧の治療に，リラックス反応を利用して大きな成果をあげている．

①リラックス反応の特徴

Benson, H. のいうリラックス反応とは，瞑想，座禅，神への祈りなどの精神統一によって得られる心理生理的興奮を鎮める反応のことである．彼の提唱するハーバード方式のリラックス反応の技法は，簡単で誰でも容易に実施できる利点がある．

人間は強いストレスに出会うと，生体防御反応としての闘争・逃避反応(fight or flight response)が自然に誘発され，心理生理的興奮を生じる．しかしリラックス反応は，この心理生理的な異常興奮を鎮める効果をもっている．Benson, H. によれば，このリラックス反応は人間が生まれながらにもっている本能であるが，意識して誘発しなければ起こらないという．したがって，リラックス反応が得られるようなトレーニングを行っていくのである．以下にその方法を示す．

②リラックス反応を起こす基本的要素

リラックス反応を起こす瞑想の基本的要素としては，以下の4つがあげられる．

静かな環境　外界からの刺激(人の声，騒音など)は，心を乱して注意を散漫にさせてしまう．慣れてしまえば平気であるが，初心者の場合は特に静かで落ち着いた環境が好ましい．

雑念を払う工夫　外界の刺激を減らしても，今度はいろいろな雑念が生じてくる．そこで注意を散漫にさせないように，常に心に刺激を与えることが必要である．その方法として簡単な言葉を心の中で繰り返すことが一番よい方法といえる．

あるがままの態度　心に雑念が浮かんでくることは誰にでもあることであり，"あるがままの態度"で雑念を受け入れることが大切である．しかし浮かんできた雑念から，次々と空想を発展させることはリラックス反応を妨げることになる．そこで雑念が浮かんできた場合は，言葉を声に出すか心の中で繰り返すかして，その雑念を打ち払う．

無理のない姿勢　すべての筋肉の不必要な緊張を解きほぐすために，無理のない姿勢を保つ必要がある．具体的には，15〜20分間同じ姿勢を続けても苦痛を感じない姿勢と考えればよい．

③リラックス反応の実際

- 楽な姿勢で静かに座る．

- 眼を閉じる．
- 足先から順次全身の筋肉を緊張をほぐし，力を抜く．
- 鼻で静かに呼吸し，静かに息を吸い込み，吐くときに「ひとーつ」と数える．静かに，自然に吸い，そして吐くときに「ひとーつ」……と繰り返す．
- 10～20分間続けた後に静かに時計を見る．決して目覚し時計を使ってはならない．時計を見て，これでよしと思えば，そのまま眼を閉じ1～2分，そして眼を開いて2～3分静かに同じ姿勢を続ける．
- うまく瞑想しているかどうかなど気にかけてはならない．リラックス反応が自然に起こるのを待つ．雑念が浮かべば，決してそれを発展させてはならない．息を吸い，息を吐くときに「ひとーつ」と数える．これを1日に1～2回，15～20分間，毎日実行する．

このように簡単な方法で，心身の状態が安定し，その結果，例えば高血圧の人は血圧が下がるとBenson, H.は述べている．この技法の注意点としては，消化器のはたらきを抑制するために，食後2時間は行わないほうが望ましいこと，「ひとーつ」という言葉は雑念を追い払うための工夫であるから，この言葉にこだわらず自分の言葉に置き替えることができる．

漸進的筋弛緩法(progressive relaxation)
ここではJacobson, E.が創案した漸進的筋弛緩法について説明する．
①漸進的筋弛緩法とは
Jacobson, E.は，骨格筋を弛緩させることが，ストレス病を改善したり予防したりすることにつながると考えた．つまりわれわれが完全にリラックスしていれば，いかなる身体の部分でも神経質になることはできないというのである．また完全なリラックス状態にあるときは，ある種の無意識の運動さえ起こらないとも述べている．

ところが静かに横たわってもらい，リラックスしていると自信をもっている人でも，細かく観察をしてみると呼吸が不規則であったり，目のまわりの筋肉をぴくつかせたり，口元の筋肉をときどき動かしたりしている．この状態では完全にリラックスしているとはいえず，むしろストレス状態は持続しているといえる．漸進的筋弛緩法は，まず随意筋を直接的に弛緩させ，その結果として大脳皮質を安静化し，過度の興奮を鎮める技法である．

このリラックス法は，①初めに身体の一部分(例えば，右腕の筋肉)を1分ごとにリラックスさせていき，②しだいに身体の主要な筋肉をリラックスさせていく，新しい部位を前に練習した部位と合わせてリラックスさせていく，③この筋弛緩法を毎日実行していくうちに，徐々に休養の習慣を身につけ，安静が自動的に保たれる状態に向かう方法ゆえに，"漸進的"という名前がつけられている．
②漸進的筋弛緩法の実際
既に述べた自律訓練法やリラックス反応などは，現在の筋緊張状態から筋弛緩状態へ移行させる方法である．それに対して筋弛緩法は，いったん筋肉を緊張させてから，弛緩させる方法をとっているので，その落差が大きく筋肉が弛緩した状

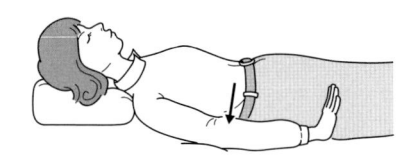

右腕の筋弛緩 ①
矢印の部分が緊張する．以下同様

②

③

④

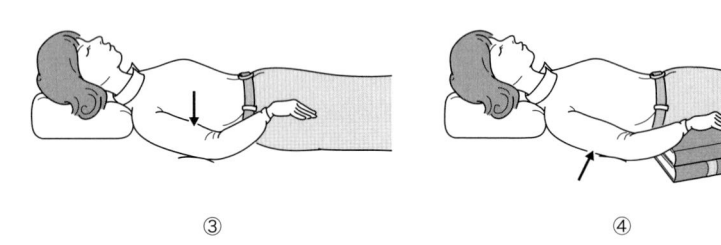

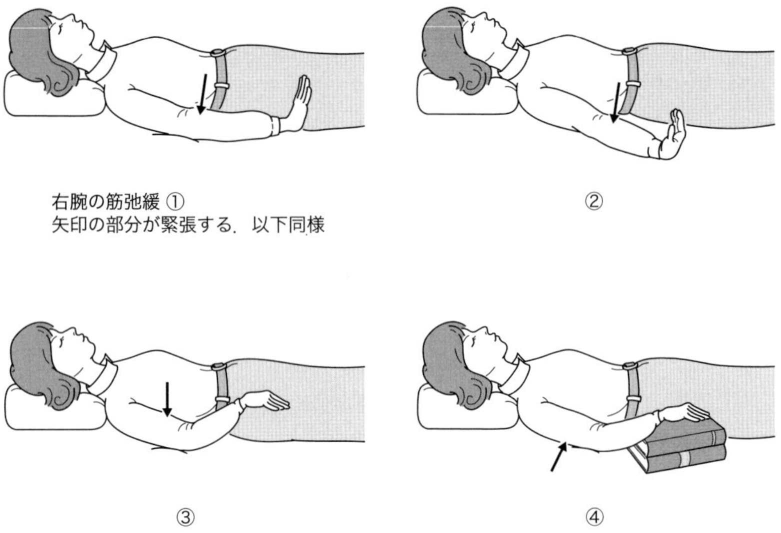

図 14-6　漸進的筋弛緩法の実際(右腕の練習例)
〔松岡洋一：漸進的筋弛緩法．新版心身医学(末松弘行編)，朝倉書店，1994 より引用〕

態に気づきやすい．

　一般に身体感覚の微妙な変化に気づきにくいタイプの人は，筋緊張状態と筋弛緩状態が区別できないことも多いので，この筋弛緩法を用いたほうがリラックスしやすいであろう．

　筋弛緩法の練習姿勢は，仰臥姿勢か椅子姿勢が一般的である．練習時間は，全体で1日1時間である．練習は，最初1分間緊張させ，約3分間弛緩させる(図14-6)．これを3回繰り返すが，時間が余った場合でもこれ以上の緊張はさせず，弛緩した状態をあじわうだけにする．練習部位は，①右腕(以下同様に行っていく)，②左腕，③右脚，④左脚，⑤胴体(腹部と腰部)，⑥首，⑦額，⑧まゆ，まぶた，目，⑨口，唇，舌などの順に進めていけばよいが，できれば自分の練習計画をつくることが望ましい．

おわりに

　ストレスは，日常生活の中に絶えず存在しており，その処理を誤るとわれわれのこころやからだに悪い影響(例えば不安，憂うつ，不眠，頭痛，血圧の上昇など)を及ぼす．しかもストレスは，今後さらに増え続けるといわれている．われわれがストレスから完全に解放されるのは死ぬときであり，それまではストレスから離れることはできない．

　これらに対処するためには，ストレスを上手に回避したり，解消したり，ストレスに耐える力(ストレス耐性)を強めたりすることが必要である．ここにはスト

レス対処法の一部を示したが，ストレス対処法としてのセルフコントロール法には，いろいろな種類の技法が開発されている．自分に合ったストレス対処法を身につけることが大切である．

引用・参考文献

コーピング
1) Foleman, P., Lazarus, R. S.：An analysis of coping in a middle aged community sample. J. Health Social Behav., 21：219〜239, 1980.
2) Folkman, S., lazarus, R. S., Gruen, R. J., Delongis, A.：Appraisal coping, health status and psychological symptoms. J. Person and Soc. Psychol., 50：571〜579, 1986.
3) 小杉正太郎：Lazarus RS のコーピング定義の変遷とコーピング測定の諸問題．産業ストレス研究，3：124〜126, 1996.
4) Dewe, P, Cox, T., Ferguson, E.：Individual strategies for coping with stress at work：a review. Work and Stress, 7：5〜15, 1993.
5) Schwarts, J. E., Stone, A. A.：Coping with daily work problems contributions of problem content, appraisals and person factors. Work and Stress, 7：47〜62, 1993.
6) 庄司正美，庄司一子：職場用コーピング尺度の作成および信頼性，妥当性の検討．産業医学，34：10〜17, 1992.
7) 島津明人：職場ストレスに関するコーピング方略の検討．産業ストレス研究，5：64〜71, 1998.
8) 日本健康心理学研究所：ストレスコーピングインベントリー（SCI）．実務教育出版，1996.
9) 永田頌史：「ストレス日誌」からみた職場のストレッサーとその対処行動．労働の科学，52：4〜7, 1997.
10) 辻裕美子，塚本尚志，永田頌史，石川俊男，吾郷晋浩ほか：日常ストレス対処行動の評価尺度の構成．精神保健研究，45：53〜61, 1999.

リラクセーション法
11) Bellack, A. S. and Hersen, M.（山上敏子監訳）：行動療法事典．岩崎学術出版社，1987.
12) Benson, H. and Klipper, M. Z.（弘田雄三訳）：ベンソン博士のリラックス反応．講談社，1977.
13) 池上晴夫：健康のためのスポーツ医学——運動とからだのしくみ．講談社，1984.
14) Jacobson, E.（向後英一訳）：積極的休養法．創元社，1972.
15) Luthe, W. 編（池見酉次郎監訳）：自律訓練法 I．誠信書房，1971.
16) 松岡洋一：漸進的筋弛緩法．新版心身医学（末松弘行編），p. 261〜269, 朝倉書店，1994.
17) 松岡洋一：自己管理としてのストレス対処法．教育と医学，44(7)：61〜68, 1996.
18) 松岡洋一：ソーシャルサポートネットワーク（前原武子編著『生涯発達—人間のしなやかさ』）．p. 74〜91, ナカニシヤ出版，1996.
19) 松岡洋一，松岡素子：自律訓練法．日本評論社，1999.
20) 佐々木雄二：自律訓練法の実際．創元社，1976.
21) 佐々木雄二，笠井 仁：自律訓練法．現代のエスプリ 396 号，至文堂，2000.
22) Selye, H.（深尾凱子訳）：愛のストレス．実業之日本社，1976.
23) Wolpe, J.（内山喜久雄監訳）：神経症の行動療法．新版行動療法の実際，黎明書房，1987.

15 ストレスのセルフコントロールとセルフケア

宗像 恒次

> **この章のキーポイント**：重度なストレス関連疾患は，感情認知困難度の高い人々が多いが，その源には胎生期や周産期からの心的外傷となる生命危機の恐怖感の強さがある．セルフケアを促すには胎生期からの心的外傷感覚の消去，学習と，安心と生きる喜びを再学習する SAT イメージ療法で効果がみられる．

生体反応と生活習慣によるストレスコントロール

日本人の都市部市民の8割は，自分の感情を抑え，がまんしやすい自己抑制型行動特性をもっている．こういう人々は会議中に嫌なことを言われても，自分の本当に言いたいことを飲み，その夜は不快感に悩まされ，不眠傾向になるなど，交感神経緊張症となりやすい．

こういう人々の大半はそのストレスコントロール法としてアルコール飲酒となる．日本の大企業サラリーマンの7割強(重症者は3割)が KAST という検査法ではアルコール依存症となっている．東京近郊の駅で赤ら顔をした大量の通勤者が終電車から出てくる光景をよく目にする．何人かは道端で吐いている．このような光景が深夜の1時すぎにみられるのは，世界の中でも日本の大都市だけの光景である．

アルコールは大脳新皮質を麻痺させ，ノルアドレナリンの製造工場である青斑核の興奮を抑制し，交感神経の緊張を緩和させる抗不安薬のはたらきをする．また飲酒者に多いタバコ喫煙は，アセチルコリン受容体の部分を構成するニコチン受容体を刺激し，副交感神経興奮を促すアセチルコリン放出に近似したはたらきをする．ベンゾピレンという発がん物質による弊害があるものの，タバコ喫煙はリラクセーションをもたらす機能があるからである．がん末期になっても，またバージャー(Buerger)病になって手が両方喪失してもタバコを止められないのは，恐れ，怖さ，怒りといった情動を伴うストレスを抱えてもがまんしやすく，自分の本当の気持ちを率直に表現できず，また必要な助けを求められないことによる．

このほか，ストレスによる交感神経緊張症は図15-1のような多様な身体的弊害があるので，生体の自動的な防衛反応としても嘔吐，涙，鼻水，下痢などによ

```
               [神経免疫内分泌ストレス反応]              [疾患形成]
悪性ストレス源 ➡ ●交感神経緊張症              ➡ ●血流障害
              ●ACTH分泌促進ホルモン（CRH），      ●細胞損傷
               ノルアドレナリン，アドレナリン，      ●組織破壊
               コルチゾールの過剰分泌            ●遺伝子異常
              ●好中球増多症                  ●免疫能低下
              ●リンパ球減少症                ●アレルギー障害
              ●NK細胞活性低下                ●自己免疫障害
              ●抗体産生亢進症
              ●自己抗体産生B細胞活性化
              ●自己応答性T細胞活性化

＜ストレスコーピングの種類＞
①副交感神経反射
   嘔吐，鼻水，下痢，アレルギー反応，排便，利尿，涙，
   痛み，じんま疹，喘息

②副交感神経刺激
   タバコ喫煙，性行動，スキンシップ，過食行動，
   通常量の赤外線，水素イオン（滝，波のしぶきなど微量陽イオン），
   ハリ，漢方，ビタミンA，ビタミンD，ポルフィリン，リボフスチン，
   食物繊維摂取，軽い運動，ゲルマニウム，アルミニウム，リチウム，
   泣く，笑い，気功，音楽，香り，深呼吸，休息，睡眠，入浴，求温，
   飲水，飲茶など

③ゲートコントロールによる感覚刺激抑制（脊髄，視床，体性感覚野）
   リストカット，ハリ，刺激味，刺激音，刺激臭，
   マッサージ，運動，麻薬，過剰活動（仕事中毒）

④青斑核興奮抑制（ノルアドレナリン分泌低下）
   アルコール飲酒，抗不安薬使用，スキンシップ

⑤前野連合野による扁桃体，視床下部興奮抑制（CRH分泌低下）
   問題解決行動，作業集中，気づき，さとり，ソウル充足行為による
   イメージ変換（慈愛願望充足，自己信頼充足，慈愛充足）
```

図 15-1 ストレス反応とストレスコーピングの種類

る副交感神経を高める反射がみられる．また，人々は交感神経緊張症などによる肩凝り，胃痛など，不快感覚を避けるために無自覚にゲートコントロールによってストレスコントロールを行おうとする．すなわち，脊髄，視床，体性感覚野では大量の刺激を大脳に伝えて混乱しないよう，情報伝達をコントロールしようとするゲーティングが行われることが知られている．

私たちは激カラを食べたり，メントールキャンディをなめたり，マッサージ，ハリ灸，アロマセラピー，音楽，運動を行うのは，イライラ感，憂うつ感やそれに伴う骨格筋や内臓筋の収縮がつくる違和感の情報伝達をゲートコントロールし，無自覚にストレスコントロールをはかろうとしているためである[1]．

コンプライアンスからセルフケアへ

私たちの生体反応や生活習慣は，無自覚であっても，ストレスコントロールの立

派なはたらきをしている．下痢，過食，飲酒などを単にネガティブな症状や病気の原因として問題視するだけでは能がない．もっとも，生活習慣として無自覚にストレスコーピングしている行動には，しばしばその偏りや行き過ぎから生活習慣病をつくりだす原因にもなる．

そこで，偏った行動にならないよう，あるいはより健康な方法に代替させたり，またストレス自体を蓄積させないようにするセルフケア行動が求められる．セルフケア行動には正しい知識がまず必要である．が，その知識があって新皮質・前頭連合野の指示で健康な行動に変えようとしても，旧皮質・扁桃体の情動的反応によって恐れや怒りなどが生じ，理屈通りには行動変容はできないことも多々ある．これは1つには無自覚なストレスコントロールのためにつくられた生活習慣を変えることになると，恐れ，無力感など情動ストレスに直面し，それをつくりだした過去の未解決な情動のフラッシュバックを余儀なくされるためである．

例えば，幼いときからの親からのスキンシップ不足や愛情不足は愛情飢餓感を常に残存させる．それを補足するためにまわりへ承認欲求を肥大化させ，頑張り中毒からストレスを蓄積させる．また，そのストレスによる交感神経緊張症からタバコや酒は欠かせなくなるかもしれない．この結果，糖尿病や心臓病など起こしたとすると，専門家から健康指示をもらい，その指示へのコンプライアンスからタバコや過剰飲酒をやめようとするかもしれない．しかし，かえってストレスを増強させ，コンプライアンスの継続が失敗することは少なくない．専門家に承認されたい気持ちから健康行動をとるコンプライアンスは，かえってストレスを強め，結局失敗しやすい．また，本人も専門家も無力感や相手への不信感，自己否定感を強めることになる．

コンプライアンスは，専門家に認められようとする「慈愛願望欲求」の充足に基づく行動であるのに対し，セルフケアは人の評価はどうあれ，自分を信じたいという「自己信頼欲求」の充足に基づく行動である．自己信頼心に基づくセルフケア行動の成功は本人の自己効力感を高めるし，失敗しても学習につながる．

感情認知困難を直すセルフケア行動の必要

ところで，治療困難な糖尿病や自己免疫病を含む心身疾患やがんなどは重度なストレス関連疾患であるが，それをもつ人々は感情認知困難度の高い人々に多い．その感情認知を困難にさせる背後には生命危機の恐怖感があることは余り知られていないが，感情認知困難は心的外傷後ストレス障害（posttraumatic stress disorder：PTSD）の症状といえる．その恐怖感はその源には胎生期や周産期や乳幼児期からの接死体験に基づいて，「怖さ，絶望，パニック，焦燥感」などの未解決な心的外傷感情としてフラッシュバックしたものという説で解することができる．

さらにこの恐怖感は本人の心的外傷感情のみならず，本人以外の人格感情の恐怖感（親，親以前の世代，流産，死産，早産した兄弟などの不条理な死）によるものという，複数人格感情説を登場させなくてはならない．例えば，産道にひっかかり，またまる2日間もかかる難産で生まれ，頭が布袋さんのようになって出て

きた人がいるとする．母親の緊張がとれないと，産道が伸展せず娩出に際し苦痛や外傷を伴ったり，母子の生死にかかわる．

したがって，大人になっても母親が安心したり，リラックスするイメージをもつことが本人の喜び（生命危機の回避）になる．その人は配偶者や子どもを犠牲にしても母親を安心させるよう，母親の期待に応えるよう生きることになるだろう．また，前の子を流産した母は，次の生まれてきた子に喜びをもちつつも，「いま生きていたらこのぐらいかな」と思いながら後悔，罪意識，悲しみを伝えながら次の子を育てる．その結果，次の子の身体は1つであるが，人格は二人となる感情や要求を育てることになる[2]．

これらは，本人の感情の中に別の人格の感情が生まれる典型例である．自分の中に別人格の感情があると，自分の感情が常に矛盾し合う．一体自分は何者かわからなく，苦しむことになる．また，別人格の不条理な死のイメージの存在は生命危機感や絶望を常に潜在化させ，交感神経緊張症を持続させる．その人の生活はいつも焦り，恐れを抱えるので，まわりから承認され，愛されることを常に求め，がまんして自己抑制型行動をとり続けることになる．その焦燥感や恐れや絶望感の常態化によって，それ以外本当の感情や欲求を感じることがゲーティングさせる感情認知困難となる．したがって，図15-1に示したゲートコントロールや副交感神経刺激などを用いて絶えずストレスの苦しみを緩和させなくてはならない．

結局，長期間をかけてストレス関連疾患をつくることになる．これらの難治化した疾患の治療には，通常のカウンセリング法では歯が立たない．通常のカウンセリングや精神分析は3歳以降の未解決な感情や要求を扱うが，胎生期，周産期，乳児期の未解決な感情や要求を解決させる再学習を促すSATイメージ療法が効果を奏するだろう[3][4][5][6]．構造化連想法(Structured Association Technique)には心傷風景連想法のみならず，胎内イメージ連想法などがあり，想起された胎内感覚などに記銘された未解決な感情や要求への気づきや自分と他の人格感情の心理的区別を促し，前向きな解決の再学習を進める．無条件に愛され，自らを満足させ，人を愛するソウルを充足させるイメージ脚本を前世代に遡及してつくり直し，再学習を進めるものである．必要時は本人より家族から先行して行う．また自己治療できるようにマニュアル化したセルフケア法も開発されている[7]．

引用・参考文献

1) 宗像恒次：ストレスマネジメントからみたセルフケアの支援．隔月刊ヘルスカウンセリング，5(3)：49〜54，日総研，2002．
2) 宗像恒次：ターミナルステージをコーディネートするSATイメージ療法．隔月刊ヘルスカウンセリング，5(4)：50〜57，日総研，2002．
3) 宗像恒次：青少年引きこもり家族のSATイメージ療法．心身医療，42(1)，2002．
4) 樋口倫子，宗像恒次：心因性視覚障害のSATイメージ療法．日本保健医療行動科学会年報，17：16〜30，2002．
5) 山内恵子，藤井徹，宗像恒次：糖尿病とヘルスカウンセリング．日本保健医療行

動科学会年報，17：31〜46，2002．
6) 村上多恵子，福田光男，杉下守男，野口俊英，中垣晴男：口臭で悩む患者への行動医療．日本保健医療行動科学会年報，17：47〜61，2002．
7) 宗像恒次：自己カウンセリングで本当の自分を発見する本．p.1〜155，中経出版，2000．

16 ストレス医療の効率化——クリニカルパス

吾郷 晋浩

> **この章のキーポイント**：クリニカルパスは，工業界で使われていたクリティカルパスの技法を，医療界に医療の質を保ちながら効率を上げ，コスト削減をはかるために導入されたものであるが，ストレス関連疾患の診療に必要なチーム医療への活用は効果的である．

クリニカルパスとその導入の必要性

クリニカルパスは，米国において，それまで工業界で製品の納期と生産コストの効率的な管理に使われていたクリティカルパスの技法を，約20年前，医療界に導入されたものとされている[1]．それは，特定の疾患に対する定額支払い方式（diagnosis related group/prospective payment system）を採用するに当たり，医療の質を保ちながら効率を上げ，コスト削減をはかるために導入する必要があったといわれている．

わが国においても，20世紀末頃から外科系疾患を中心にクリニカルパスが作成され，活用されてきている．厚生労働省は，中央社会保険医療協議会の答申を受け，本年4月から大学病院などに入院した患者を対象に，その疾患の病態や重症度，合併症の有無などによる分類に基づき定額の医療費を支払う「包括払い」方式を導入する予定といわれている．

その対象となる疾患としては，医療技術評価推進検討会報告（1999）で治療ガイドライン作成の対象疾患の優先順位リストにあげられている疾患[1]，例えば，本態性高血圧症，糖尿病，気管支喘息，虚血性心疾患，慢性関節リウマチ，腰痛症，胃潰瘍，アレルギー性鼻炎，アトピー性皮膚炎などが考えられている．これらの疾患が，ストレス関連疾患または代表的な心身症としても診療されてきた疾患であることはいうまでもない．

これらの疾患に対する医療費の支払いに「包括払い」方式が取り入れられることになれば，クリニカルパス導入の必要性はますます高まることになるものと思われる．

クリニカルパスの作成に当たって

近年,クリニカルパスは,医師を中心に看護師,臨床検査技師,薬剤師,管理栄養士など多職種のスタッフが緊密な連携のもとにそれぞれの役割を十分に果たすことができ,医療の質を高めるだけでなく,無駄なコストの削減にも役立つこと,また患者にとっても自分の疾患の確診と治療計画を立てるために受けなければならない臨床検査や選択すべき治療法と治療期間などについて,医療スタッフと話し合う機会が増えることによって治療的な信頼関係を深めることができ,両者にとって望ましいインフォームド・コンセントが得られやすくなることなどの利点があることが認められ,多くの医療施設で導入されつつある.

しかし,既にクリニカルパスを実践している医療施設では,諸種の要因によって治療が計画通りに進まず,予定より進行が早まったり遅れたりするバリアンスが生じることが問題となっている.バリアンスの要因として,表16-1[2]に示すものがあげられている.

表 16-1 バリアンスの要因

病院システムの要因	●病床管理の不備 ●スタッフ数の不足,不適切な人的配置 ●臨床検査や手術がスケジュール通りに組めない,など
医療スタッフの要因	●医療技術の未熟さ,経験不足 ●ストレス関連疾患の発症機序・病態の理解不足 ●スタッフ間の連携の悪さ ●クリニカルパスの無視,など
患者の要因	●原疾患に合併症がみられる ●ストレス関連疾患の成り立ちへの理解不足 ●クリニカルパスの理解不足 ●クリニカルパスへの非協力,など
社会的要因	●退院後のストレスフルな環境の調整が行われていない ●退院後ケアしてくれる人がいない ●退院時迎えにきてくれる人がいない ●退院後の後方施設の不備,など

〔阿川千一郎:クリニカルパス導入・作成の実際―医師の立場から.医師とクリニカルパス(小西敏郎,深谷 卓,阿川千一郎ほか編),p.7~12,医学書院,2000 より一部変更〕

ストレス関連疾患とクリニカルパス

　一般に身体医学的なクリニカルパスの作成は，医師を中心に看護師，薬剤師，臨床検査技師，管理栄養士などの多職種スタッフが協力して行われることが多い．しかし，ストレス関連疾患のクリニカルパスは，その発症と経過に諸種の心理社会的ストレッサーが関与していることを前提として，それらのスタッフに，さらに臨床心理士やメディカルケースワーカーなどのコ・メディカルスタッフが参加して作成されることが望ましい．

　なぜなら，ストレス関連疾患に一般的なクリニカルパスに基づく医療を実践したとしても，その発症と経過に関与している諸種の心理社会的ストレッサーを無視するというバリアンス要因が加わり，予定通りに診療を終結することなど，とうてい不可能なことになるからである．特にストレス関連疾患では，退院前または治療終結前にその発症と経過に関与していたストレッサーを生じやすかった環境の改善をはかっておくことが不可欠だからである．

　なお，ストレス関連疾患のクリニカルパスの具体例については，紙数に制限があるので，文献[3)4)]を参考にして頂きたい．

引用・参考文献

1) 深谷　卓：医師にとってのクリニカルパスとは．医師とクリニカルパス（小西敏郎，深谷　卓，阿川千一郎ほか編），p.1～5，医学書院，2000．
2) 阿川千一郎：クリニカルパス導入・作成の実際——医師の立場から．医師とクリニカルパス（小西敏郎，深谷　卓，阿川千一郎ほか編），p.7～12，医学書院，2000．
3) 松林　直，椋田稔朗，阪中明人ほか：摂食障害患者を対象としたクリティカルパスの作成とその臨床応用．心身医，40：301～307，2000．
4) 石原照夫：内科系疾患に対するクリニカルパスの実際と成果——気管支喘息．医師とクリニカルパス（小西敏郎，深谷　卓，阿川千一郎ほか編），p.19～27，医学書院，2000．

17 ストレス医療の質の確保と質の評価

吾郷 晋浩

> **この章のキーポイント**：ストレス関連疾患に必要な全人的医療の質の評価には，現在日本医療機能評価機構が行っている医療の質の評価項目にない，心身医学的な bio-psycho-socio-eco-ethical model に基づく診断と治療の技法とその効果の評価が必要である．

日本医療機能評価機構による医療の質の評価

わが国においても，1989年に厚生省（現厚生労働省）と日本医師会によって「病院機能評価マニュアル」[1]が作成されたが，それが自己評価によってなされるものであったために，その限界が指摘されていた．その問題点は，1995年に日本医療機能評価機構が設立され，その2年後より開始された第三者による病院機能評価によって改善されてきている[2]．そしてその第三者評価を受けようとする病院も年々増えているといわれている．

現在，医療機能の評価は，その対象を一般病院A・Bと精神病院A・B，長期療養病院に分け，その評価項目として，すべての病院に対して「病院の理念と組織的基盤」，「地域ニーズの反映」，「診療の質の確保」，「看護の適切な提供」，「患者の満足と安心」，「病院運営管理の合理性」が，これらに加えて後二者に対してはさらにそれぞれ「精神科に特有の機能」，「リハビリテーションとQOLへの配慮」が取り上げられている．

現在行われている日本医療機能評価機構による医療機能評価の内容[3)4)]をみると，①診療の責任体制，②診療内容の質と保証，③診療における倫理の確立，④病院の基本方針の徹底と医師の合理的な人事管理，⑤医療情報の管理，⑥医師の教育・研修を促進する体制，⑦図書室の機能，⑧臨床検査部門の体制の整備，精度管理，安全管理，⑨画像診断の体制の整備，⑩薬物の使用・管理，⑪院内感染防止の体制，その他，一般病院における輸血・血液などの管理，手術・麻酔の体制，病理学的検討，集中治療室，リハビリテーション，院内の救急体制などである．

これらの評価項目からもわかるように，ストレス関連疾患としての心身症に対

表 17-1 患者と医師の治療的信頼関係の確立の指標[5]

1. 医師(医療スタッフ)は,治療的な人間関係が社会的な人間関係と違い,患者が話した内容によって人間的な価値評価をしたり,その内容を家族にさえ患者の了解なしに話したりしないことを,患者によく理解させることができている
2. 医師(医療スタッフ)は,患者が自分の疾病の発症と経過に関与しているかもしれないと思う心理社会的問題を話すことへの心理的抵抗を処理し,患者が自分の生活のありのままを見直すことができるようになっている
3. 医師(医療スタッフ)は,患者が仮に道徳的に問題のあるような話をしたとしても,まずは患者の立場に立って無批判的,共感的に傾聴し,患者にゆとりができたとき,その問題を直視させ,現実的な解決をはからせることができている
4. 医師(医療スタッフ)は,患者が,問診や診察,臨床検査の過程で生じた疑問を話題にしたり,医療全般に対する批判的な発言をしたりしても,冷静に誠意をもって対応し,治療的な信頼関係を深めることができている

〔吾郷晋浩:心身医療の質の評価と保証.最新心身医学(河野友信,山岡昌之,石川俊男ほか編),三輪書店,2000 より一部修正〕

表 17-2 心身医学的な視点からの医療の質の確保[5]

1. 初診時より,患者(ならびにその家族)と医師(医療スタッフ)との間に,患者が安心して何でも話せるような治療的な信頼関係(ラポール)を築くことの大切さを認識し,患者のプライバシーに配慮しながら,そのようなラポールを深めるような医療が行われているか
2. 病歴聴取に当たり,疾病の発症と経過を心身医学的疾病モデル＜bio-psycho-social (socio-eco-ethical) medical model＞に基づいて,心理社会面,環境面などに関する情報も収集し,患者が自然に心身相関に気づき,心身両面より治療するほうが効果的であることを理解できるように配慮した問診がなされているか
3. 医師(医療スタッフ)は,個々の患者が罹患している疾病の発症機序・病態(心身相関)を心身医学的にわかりやすく説明して理解させ,患者がその理解に基づいて自分の意思で適切な心身医学療法が選択できるようにして,望ましいインフォームド・コンセントが得られるような診療が展開されているか
4. 医師(医療スタッフ)は,個々の患者がインフォームド・コンセントにより選択した心身医学療法の進展過程ならびに医療スタッフ個々人の患者へのかかわり方(全人的チーム医療)と治療効果との関係を心身医学的に検討し,個々の患者の疾病の心身医学的な発症機序の仮説の実証を試みているか
5. 医師(医療スタッフ)は,心身医学療法が行われた患者に対して,それぞれの治療終結後の経過をフォローし,初診時愁訴の改善の程度だけでなく,ライフスタイルの修正の程度や家族や身近な人々との自然な感情的交流の回復の程度,他者の言動に対する認知の歪みと過剰反応の正常化の程度,本来の自己の発見と自己実現の程度,患者の QOL の向上の程度など,心身医学的な全人的医療の効果を適正に評価しているか,など

〔吾郷晋浩:心身医療の質の評価と保証.最新心身医学(河野友信,山岡昌之,石川俊男ほか編),三輪書店,2000 より一部修正〕

して心身医療を行っている診療所，または病院の医療機能の質を評価するために必要と思われる基準項目は，今後の検討課題として除外されている．

心身医療の質の評価基準に必要な項目

これからの新しい医療機能の評価基準の項目の中に，心身医療の質を評価するために必要な項目，すなわち「患者と医師（医療スタッフ）の治療的信頼関係の確立」，「bio-psycho-social（socio-eco-ethical）medical model に基づく疾病の発症機序・病態の理解と診断」，「心身医学的な疾病の発症機序・病態の理解に基づく適切な心身医学療法の選択」，「心身医学的な治療の進め方とその効果」などを「心身医療に特有の機能」[5]として含められるように関係者にはたらきかけていくことが必要である．

現在行われている日本医療機能評価機構による医療機能評価の内容を心身医学の視点から見直し，ストレス関連疾患の診療に必要な心身医療の質の評価と保証をすべき項目としては表17-1，表17-2に示したものがあげられるであろう．

引用・参考文献

1) 日本医師会・厚生省健康政策局指導課：病院機能評価マニュアル．金原出版，1989．
2) （財）日本医療機能評価機構：これからの医療と病院機能評価．第2版，（財）日本医療機能評価機構，1997．
3) （財）日本医療機能評価機構：開かれた医療と病院機能評価，（財）日本医療機能評価機構，1997．
4) 岩崎　榮編：医を測る――医療サービスの品質管理とは何か．厚生科学研究所，1998．
5) 吾郷晋浩：心身医療の質の評価と保証．最新心身医学（河野友信，山岡昌之，石川俊男ほか編），p.56〜62，三輪書店，2000．

18 ストレス対処のチーム医療
―医師・心理職・看護職・その他

河野 友信

> **この章のキーポイント**：ストレス対処は，それぞれの専門職が連携して，チーム・アプローチをすることが必要である．

　ストレス対処は，各専門職が有機的に連携して，チーム・アプローチをすることが望ましい．わが国では言われていながら，チーム・アプローチの実態はほとんどない．形があっても有機的に連携していないので，初期の目的を果たしていない．ストレス対処は，ストレス状態にある人とストレス関連疾患の人に行われなければならない．前者と後者ではアプローチの方法は違うが，基本は同じである．

　ストレス対処にかかわる医療職は，医師，看護職，心理職，作業療法職，理学療法職，その他，音楽療法士や栄養管理職，運動療法職などであり，対象によっては介護職や宗教職，福祉職，行政職なども加わる．場合によっては，代替・相補的医療職や伝統医療職も関与することになる．

　まずチーム・アプローチで重要なのはチーム間での対象の共通理解であり，方針の共有である．チーム・アプローチにかかわる専門職は，ストレスやストレス医療についての知識をもっていることが最低条件になる．

　機能的にチーム・アプローチを展開するためには，チームのコーディネーターが必要である．対象の特性や病態にもよるが，医師がコーディネートの役割をとるのは難しい．治療が最優先の状態であれば医師が中心になればよいが，一般のストレス対処では心理職がコーディネーターの役割を担うのが実際的である．

　何よりもまず，ストレス対処の診断をしてストレス対処の方向づけをする．対処の方向によって，最もかかわりの重要な専門職がストレス対処の中心になればよい．ストレス対処の項を参照してほしい．

19 ストレス性健康障害の臨床

河野友信,木村和正,吾郷晋浩

> **この章のキーポイント**:ストレス性健康障害の診断・治療・リハビリについて簡略にポイントを示し解説した.

I. ストレス病の診断

河野 友信
木村 和正

ストレス構造分析

ストレスやストレス関連性疾患を理解し適切な医療や対応をするためには,ストレス構造の分析が不可欠である.

ストレス構造を図示(図19-1)すると,以下のようになる.ストレス刺激要因があり,それを認知・判断してストレス対処をする.その結果,人間へのストレス度が決まり,ストレス度に応じたストレス反応が起きる.ストレス刺激の加わり方で,反応には即時的反応と遅延反応がある.また個別的なストレスの感受性,反応性,耐性によって,反応のでかたは影響を受ける.それぞれについて要因を分析しなければならない.

ストレス構造は,(1)ストレス刺激が問題,(2)ストレス刺激の認知・判断が問題,(3)ストレス対処が問題,(4)ストレス反応が問題,の4つに大別される.一般にストレス刺激は複合しており,ストレスの認知や判断に問題がある場合が多く,ストレス対処が不適切なことが少なくない.

ストレス反応には多くの要因が影響している.感受性,反応性,耐性も体質的要因,体験的学習要因,性格特性,人格の成熟度,病理性,年齢,性別,生活歴,知識・教養,病気体験,生活・行動様式などが関係する.ストレス反応は健康範囲から病的な範囲であり,身体反応,精神反応,行動反応に別れる.疾病の場合,医療の力量が反映するし,ストレス状態ではストレス管理いかんが影響する.ストレス生産性に行動する特性をもち,ストレス病生産的に敵意行動をする人も少なくない.病感や病識の問題も大きい.いずれストレス構造を分析して,問題

19. ストレス性健康障害の臨床

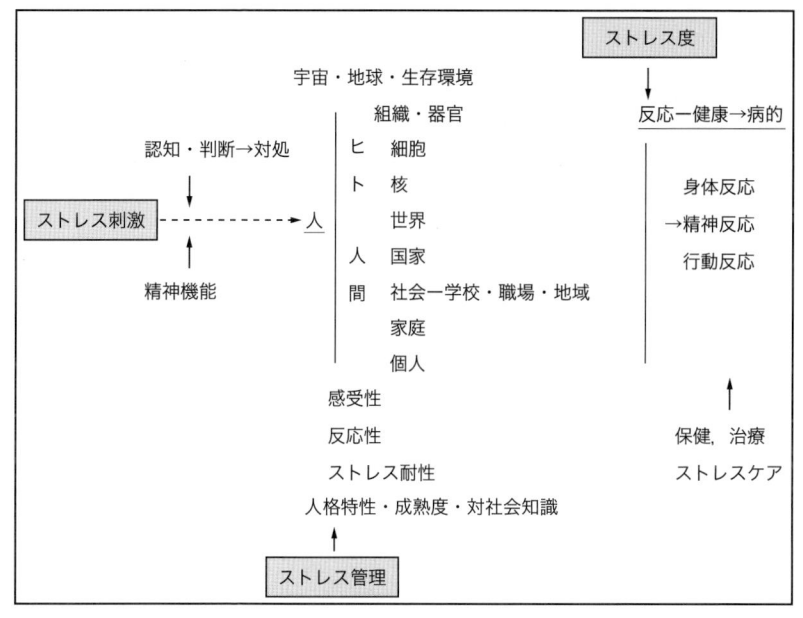

```
                    宇宙・地球・生存環境      ストレス度
                          組織・器官           ↓
                                         反応―健康→病的
        認知・判断→対処   ヒ    細胞
              ↓          ト    核           身体反応
  ストレス刺激 ------→ 人    世界         →精神反応
              ↑          人    国家          行動反応
         精神機能        間    社会―学校・職場・地域
                              家庭
                              個人
                        感受性
                        反応性                ↑
                      ストレス耐性         保健,治療
                   人格特性・成熟度・対社会知識  ストレスケア
                          ↑
                      ストレス管理
```

図 19-1 ストレス構造

点に各医療職が有機的にかかわればよい．未成熟な人間が増えて，どうストレス対処すればよいかわからないケースが増えている．

ストレス病とは，医学的に認知された病名でなく，広くいえばストレス関連性の健康障害であり，狭義にいえばストレス性疾患といえる．すべての疾病の発症や経過にはなんらかのストレスの影響が加わるが，ここでいうストレス病とは，疾病の発症や経過にストレスが強くかかわり，その治療に当たって，ストレス関連の要因に対応することが欠かせない病態を指している．

ストレス病は疾病学的には心身症や神経症，うつ病を中心とし，その他の精神障害や一部の身体病（手術を要する疾患や終末期患者）などが含まれることになる．

精神障害の疾病概念や診断基準は必ずしも確立しておらず，現在は ICD（国際疾病分類）-10 が用いられているし，DSM（アメリカ精神医学協会の精神障害の診断基準）のIII-R では画期的といえるほどの改訂がなされたが，その中では心身症や神経症という病名はなくなってしまっている．しかし，本書では，わが国の現状を踏まえ，また臨床上の利便さから，心身症や神経症という病態概念も使うことにする．

ストレス病の診断の目標

ストレス病とは，ストレス刺激に対する心身の反応が病的と表現された状態であり，ストレスを生む状況に対する適応のプロセスで，病的変化をきたした状態である．したがってストレス病を診断する場合，次の3点を分析し，明確にすることが大切である．

1. どのような疾病として表現されたストレス反応なのか．
2. どのようなストレス刺激が加わったのか．
3. ストレス刺激を受けた個体の特性はどうなのか．

なお，診断は治療に続くべきであり，次の点を検討し，評価することも重要である．

4. 疾病の発症から現在に至るまでの経過はどうなっているか．
5. 病的状態をきたしたために，心身の機能はどうなっているのか．失われた機能と残存機能はどうなっているのか．
6. 患者は，人間としてはどのような特性をもち，どのような存在であるのか．病人としてはどのような特徴をもち，どのような存在であるのか．
7. 患者はどのような生活と生き方をしているか．
8. 患者の生きる環境と生態系はどうなっているか．
9. 患者に医療をするうえで利用しうる医療資源はどのようになっているか．
10. その他，患者の治療意欲や保健受療行動，治療への反応などはどうか．

1のストレスに対する人間の病的な反応としては，

1) 身体反応(心身症)
2) 精神・心理反応(神経症など)
3) 行動反応(ストレス回避行動，自殺行動など)

の3つが主要なものであり，また

4) ストレス認知
5) ストレス対処行動

の2点も重要である．

患者がどのようにストレスを認知しているかを評価することと，ストレスを認知してどのようなストレス対処行動をとったかをチェックすることは重要である．

ストレス対処行動には，情動的な対処と問題解決的な対処があるが，特にどのような問題解決的な対処をしているかを把握することは重要である．

以上のようなストレス反応について明確にし，評価すべきである．

また，ストレス病であるから，病気の発症や経過とストレスとの関連について，より正確に把握し，評価する必要がある．

2については，ストレス刺激の強さ，性質，作用の仕方，作用時間などについて明確にし，評価するべきである．ストレス刺激の強さの評価については，DSM-III-R が参考になる(表19-1)．

表 19-1 心理社会的ストレスの強さ尺度

成人用

コード	用語	[ストレスの例] 急激に起こった事象	持続的環境
1	なし	急激に起こった事象で，障害に関連性があると思われるものはない	持続的環境で，障害に関連性があると思われるものはない
2	軽度	男(女)友達との破綻；入学または卒業；子どもが家を離れる	家族間の喧嘩；仕事の不満；犯罪多発地域で居住
3	中等度	結婚；別居；失職；退職；流早産	夫婦間の不和；深刻な経済的問題；上司とのトラブル；未婚の親となること
4	重度	離婚；第1女の誕生	職なし状態；貧困
5	極度	配偶者の死；重大な身体疾患の診断；婦女暴行の犠牲	自分または子どもの重い慢性疾患；身体的または性的虐待の継続
6	破局的	子どもの死；配偶者の自殺；壊滅的な自然災害	人質としての拘束；強制収容キャンプの体験
0		情報不十分，または状態不変	

小児および青年用

コード	用語	[ストレスの例] 急激に起こった事象	持続的環境
1	なし	急激に起こった事象で，障害に関連性があると思われるものはない	持続的環境で，障害に関連性があると思われるものはない
2	軽度	男(女)友達との破綻；転校	過密地区での生活；家族間の喧嘩
3	中等度	放校処分；弟妹の誕生	親の慢性的機能不全疾患；慢性的な両親の不和
4	重度	両親の離婚；望まざる妊娠；逮捕	苛酷で拒絶的な両親；親の慢性的で生命に危険ある疾患；いくつもの養育家庭にやられること
5	極度	性的または身体的虐待；片親の死	繰り返される性的または身体的虐待
6	破局的	両親の死	慢性的で生命に危険ある疾患
0		情報不十分，または状態不変	

(高橋三郎ほか訳：DSM-Ⅲ-R 精神障害の分類と診断の手引．医学書院，1988 より転載)

3については，bio-psycho-socio-echo-ethical な存在である人間の，ストレスを受ける個体としてのあらゆる特性を明確にし，評価する必要がある．特に，
1) ストレス耐性(適応能力，適応水準)
2) ストレス感受性
3) ストレス反応性

表 19-2 過去1年間の適応機能の最高レベル

レベル	成人の例	小児または思春期の例
1. 最優秀——社会的関係，職業的機能，および余暇の過ごし方における著しく有能な機能状態	劣悪な環境に住みながら，片親が子どもとの家庭の世話を行き届いて行い，友人と暖かい関係をもち，趣味を楽しむ時間もつくっている	12歳の女児で，学校では優秀な成績をとり，友人にはきわめて人気があり，多くのスポーツに卓越している．これらすべてを容易に楽しんで行っているようにみえる
2. 優秀——社会的関係，職業的機能，および余暇の過ごし方における平均以上の機能状態	65歳の退職した男やもめで，いくつかのボランティア活動を行い，たびたび旧友を訪ね，趣味ももっている	思春期の少年で，優秀な成績をとり，パートタイムで働き，何人かの親友がおり，ジャズバンドでバンジョーを弾いている．「すべてをうまくやっていく」のは少しつらいと認めている
3. 良好——社会的または職業的機能のいずれかにわずかな障害があるのみ	多くの友人がいる女性で，難しい仕事を非常によくやっているが，「気苦労が多すぎる」という	8歳の男児で，学校の成績はよく，何人かの友人もいるが，年下の子どもをいじめる
4. 可——社会的関係または職業的機能のいずれかにおける中等度の障害，あるいは両者ともにいくらかの障害	弁護士が，その業務の遂行に障害があり，何人かの知人はいるが，親友はほとんどいない	10歳の女児で，学校の成績は悪いが，仲間や家族とのつながりは十分である
5. 不良——社会的関係または職業的機能のいずれかにおける著明な障害，あるいは両者ともに中等度の障害	1人か2人の友人しかいない男で，2, 3週以上にわたって，職務を続けることができない	14歳の男児で，学校はほとんど落第に近く，仲間とうまくつき合っていけない
6. 劣等——社会的関係および職業的機能の両者における著明な障害	ある女性が，どんな家事もできないうえに，家族や隣人に対して突発的に暴力を振るう	6歳の女児で，すべての事柄に特別の助けを要し，実質的に仲間づき合いがない
7. はなはだしい障害——実質的に全機能領域におけるはなはだしい障害	年老いた男が，最低限の身辺の清潔維持にも監督を要し，通常は支離滅裂である	4歳の男児で，自傷行為を防ぐために恒常的に拘束を要し，言語能力が全く欠けているに近い
0. 詳細不明	情報なし	情報なし

(高橋三郎ほか訳：DSM-Ⅲ 精神障害の分類と診断の手引．医学書院，1982 より転載)

表 19-3　機能の全体的評価尺度(GAF 尺度)

精神的健康と病気という 1 つの仮説的な連続体に沿って，心理的，社会的，職業的機能を考慮せよ．身体的(または環境的)制限による機能の障害を含めないこと
注：可能ならば，例えば 45, 68, 72 のように，中間の値でコードせよ
〈コード〉

90
｜　症状が全くないか，ほんの少しだけ(例．試験前の軽い不安)，すべての面でよい機能で，広範囲の活動に興味をもち参加し，社交的にはそつがなく，生活に大体満足し，日々のありふれた問題や心配以上のものはない(例．ときどき家族
81　と喧嘩する)

80
｜　症状があったとしても，心理社会的ストレスに対する一過性で予期される反応である(例．家族と喧嘩した後の集中困難)，社会的，職業的または学校の機能
71　において，ごくわずか不十分な点があるのみ(例．学業で一時遅れをとる)

70
｜　2, 3 の軽い症状がある(例．抑うつ気分と軽い不眠)，**または**，社会的，職業的または学校の機能において，いくらかの障害はある(例．ときにずる休みをしたり，家の金を盗んだりする)が，全般的には，機能はかなり良好であって，有意
61　義な対人関係もかなりある

60
｜　中等度の症状(例．感情が平板的で，会話がまわりくどい．ときに恐慌発作がある)，**または**，社会的，職業的または学校の機能における中等度の障害(例．友
51　達が少ない，仕事仲間との葛藤)

50
｜　重大な症状(例．自殺の考え，強迫的儀式がひどい，しょっちゅう万引きする)，または，社会的，職業的または学校の機能において何か重大な欠陥(例．友達が
41　ない，仕事が続かない)

40
｜　現実吟味か意思伝達にいくらかの欠陥(例．会話はときどき，非論理的，曖昧，または関係性がなくなる)，**または**，仕事や学校，家族関係，判断，思考または気分，など多くの面での粗大な欠陥(例．抑うつ的な男が友人を避け，家族を無視し，仕事ができない，子どもが年下の子どもを殴り，家で反抗的で，学校で
31　は勉強ができない)

30
｜　行動は妄想や幻覚に相当影響されている，**または**，意思伝達か判断に粗大な欠陥がある(例．ときどき，滅裂，ひどく不適切に振る舞う，自殺の考えにとらわれている)，または，ほとんどすべての面で機能することができない(例．1 日
21　中，床についている，仕事も家庭も友達もない)

20
｜　自己，または他者を傷つける危険がかなりあるか(例．死をはっきり予期することなしに自殺企図，しばしば暴力的，躁病性興奮)，**または**，ときには最低限の身辺の清潔維持ができない(例．大便を塗りたくる)，または，意思伝達に粗大
11　な欠陥(例．ひどい滅裂か無言症)

10
｜　自己，または他者をひどく傷つける危険が続いている(例．何度も暴力を振るう)，または，最低限の身辺の清潔維持が持続的に不可能，**または**，死をはっき
1　り予測した重大な自殺行為

GAF 尺度による評定は 2 つの期間について行われるべきである．
　(1)現在——評定の時点における機能レベル
　(2)過去 1 年——過去 1 年のうち，少なくとも 2, 3 か月の機能の最高レベル
　現在の機能の評定は，一般に，治療とケアについての現在における必要性を反映している．過去 1 年の機能の最高レベルの評定は，患者は普通，疾患エピソードの後に，以前の機能レベルに戻ることが多いので，予後に関する意味をもつことが多い．
(高橋三郎ほか訳：DSM-III-R 精神障害の分類と診断の手引．医学書院，1988 より転載)

以上の3点を心身両面にわたってチェックし，評価することが大切である．
　ストレスへの適応水準については，DSM-ⅢとDSM-Ⅲ-Rが参考になる（表19-2，表19-3）．
　6については，患者の人間としての評価のために，
 1）性格特性
 2）自我の強さ
 3）生育歴
 4）遺伝的特性
 5）価値観，考え方
 6）人間関係
 7）社会・経済的な状態
 8）学歴や教育の程度
 9）その他
病人としての患者を理解するために，
 1）病人としての心理・精神反応
 2）病名や予後について知っているか．
 3）医師やナースなど，医療関係者をどう評価し，どのような感情をもっているか．
 4）どの程度病気や医療についての知識をもっているか，理解しているか．

表 19-4　多軸評定

Axis Ⅰ：臨床症候群，精神障害には起因しないが医学的関与や治療の対象となる状態，および付加コード
Axis Ⅱ：人格障害および特異的発達障害
Axis Ⅲ：身体疾患および身体状態
Axis Ⅳ・およびⅤ：公式の DSM-Ⅲ 診断（Axis Ⅰ，ⅡおよびⅢ）に付随した情報で，臨床および研究の特殊な用途に役立ち，治療計画や予後予測に有用となるであろう．すなわち：
Axis Ⅳ：心理社会的ストレスの強さ
Axis Ⅴ：過去1年の適応機能の最高レベル

〔DSM-Ⅲ 多軸評定の結果の記載例〕
〔例1〕
Axis Ⅰ：296.23　大うつ病，単一エピソード，メランコリーを伴うもの
　　　　303.93　アルコール依存，寛解期
Axis Ⅱ：301.60　依存性人格障害（暫定，境界性人格障害を除外すべし）
Axis Ⅲ：アルコール性肝硬変
Axis Ⅳ：心理社会的ストレス：退職と転居により友人との接触が失われることの予期
　　　　強さ：4——中等度
Axis Ⅴ：過去1年の適応機能の最高レベル：3——良好

（高橋三郎ほか訳：DSM-Ⅲ 精神障害の分類と診断の手引．医学書院，1982 より転載）

表 19-5 患者評価グリッド(PEG)*

	現在 (現在の状態)	近い過去 (近い過去の出来事，変化)	背景 (分化，特性，体質)
生物学的 (身体的)	身体的症状・所見 理学的所見 臨床検査の異常所見 使用薬物	初発症状と経過 身体状態の変化 使用薬物の変更 疲労回復薬の使用	身体的疾患の既往歴 身体的疾患/精神的疾患の家族歴
個人的 (心理的)	身体的愁訴 精神科的愁訴 精神状態 希望する治療	精神状態の変化 気分/行動の変化 習慣の変化 援助の要求	パーソナリティ特性 防衛機制/対処行動 精神的疾患の既往
環境的 (社会的)	同居者 職業 社会的ストレス 物理的環境	生活状態の変化 職業の変更 生活上の出来事 物理的環境の変化	両親の職業/社会的経済的階級 人生早期の人間関係 学校生活 結婚/職業

*：Patient Evaluation Grid
(Leigh, H. et al. 1985)

5) 患者がどのようなニーズをもっているか．
6) 家族や周辺の人との人間関係はどうか．
7) 受けている医療に対する満足度
8) その他

以上のような事項について検討し，十分で的確な情報を得ることが大切である．
なお，病態水準を診断するためには，重症度や予後，残存機能・能力などについて評価することが必要である．
ストレス病の医療は全人的医療であるべきで，病人中心，問題解決志向でなければならないが，そのためには以上のように疾病についての評価だけでなく，病人についての評価，生活環境の評価，医療についての評価なども必要である．そのためには，多角的・多軸的な診断が必要になる．多軸的な診断評価には，DSM-Ⅲの方法が参考になる(表 19-4)．
また，人間は関係内存在であるだけでなく，時間内存在であるが，そのような病人の全体像を一覧して把握できる Leigh, H. らの PEG(Patient Evaluation Grid 患者評価グリッド，表 19-5)を利用すると，便利である．

ストレス病の診断の方法

ストレスの診断は上記のような情報をもとになされるが，その情報を得る主な方法としては，次の4つがある．
1．検査——身体的な検査，心理的な検査

2. 観察
3. 面接
4. 調査

身体的な検査

身体的な検査には,理学的な検査と診断機器を用いた検査がある.身体的な愁訴や所見に基づいて病変の有無,性質,広がりなどについて検査をする.

ストレス病では,精神神経・内分泌・免疫的な検査も含めて,脳神経系の検査が重要である.また,器質性精神障害や症候性精神障害との鑑別も重要である.

心理的な検査

検査法を用いる心理検査としては,表19-6にあげたようなものがある.

多くの心理テストや性格テスト,知能テストがあるが,それぞれのテストの特徴を踏まえて,必要とする情報を得るのに最もふさわしい検査法を選び,実施する.1種類だけでなく,いくつかの検査法を組み合わせたテスト・バッテリーを

表19-6 心理テストの種類

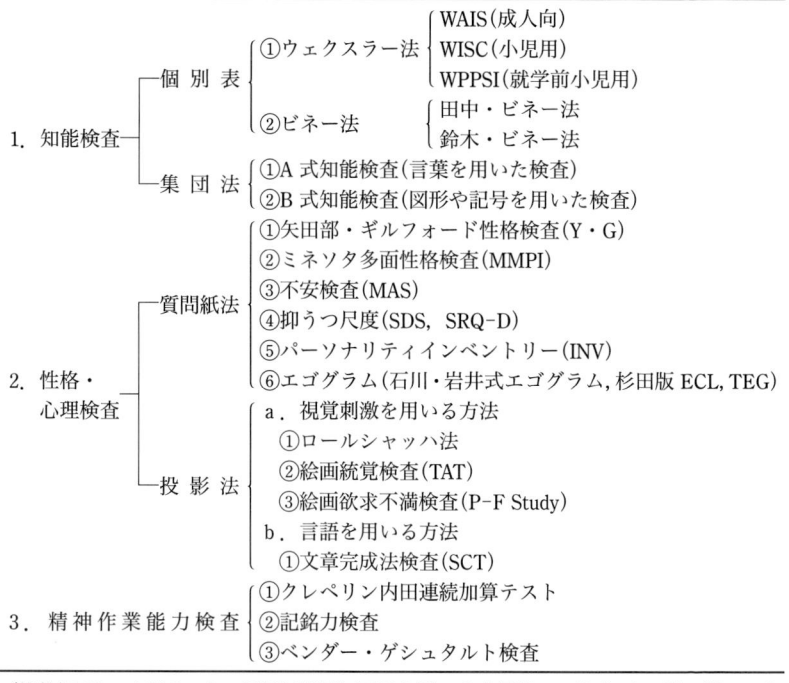

1. 知能検査
   - 個別法
     - ①ウェクスラー法
       - WAIS(成人向)
       - WISC(小児用)
       - WPPSI(就学前小児用)
     - ②ビネー法
       - 田中・ビネー法
       - 鈴木・ビネー法
   - 集団法
     - ①A式知能検査(言葉を用いた検査)
     - ②B式知能検査(図形や記号を用いた検査)

2. 性格・心理検査
   - 質問紙法
     - ①矢田部・ギルフォード性格検査(Y・G)
     - ②ミネソタ多面性格検査(MMPI)
     - ③不安検査(MAS)
     - ④抑うつ尺度(SDS,SRQ-D)
     - ⑤パーソナリティインベントリー(INV)
     - ⑥エゴグラム(石川・岩井式エゴグラム,杉田版 ECL,TEG)
   - 投影法
     - a.視覚刺激を用いる方法
       - ①ロールシャッハ法
       - ②絵画統覚検査(TAT)
       - ③絵画欲求不満検査(P-F Study)
     - b.言語を用いる方法
       - ①文章完成法検査(SCT)

3. 精神作業能力検査
   - ①クレペリン内田連続加算テスト
   - ②記銘力検査
   - ③ベンダー・ゲシュタルト検査

〔桂戴作ほか:心理テストの種類と実施法(石川中編).心身医学ハンドブック,第2版,メヂカルフレンド社,1985より改変〕

実施することにより，より正確で十分な情報を得るようにする．

心理テストは，あくまで診断のための補助手段であって，心理検査だけで診断が確定するものではない．ただ，知能テストに限っては，知能テストの結果によって一応知能のレベルを診断することになっている．

心理テストの目的

1. 精神症状や心理状態の把握
2. 精神障害の診断の補助
3. 性格特性や人格構造の把握
4. 自我の強さや人格の成熟度の評価
5. 人間関係や親子関係のあり方の把握と理解
6. 欲求不満や葛藤状況の把握
7. 発達度の評価
8. 知能の評価
9. ストレス度の測定
10. 適応水準の評価
11. 健康度の評価
12. その他

以上のような心理検査の目的を果たすために，その目的に沿った検査法を選ぶ．子どもと成人とではとうぜんその用いるテストは違ってくる．

心理検査には，質問紙を用いる方法と用具を用いて，それに対する反応をみる方法があり，また質問紙を用いる方法にも，質問紙法と投影法がある．また，質問紙法でも，「はい」「いいえ」で答える方法と，症状や状態の度合いを評定する方法がある．また，患者本人が評価する方法と，治療者や患者を知る関係者が評価する方法である．

数多くの心理検査法があるが，一般医が臨床場面で応用できるのは，簡便で，評価の仕方のやさしいものに限る．複雑で難しい検査は，精神科や心療内科，あるいは臨床心理の専門家に実施を依頼するほうがよい．

【質問紙法】

質問紙法には，「はい」「いいえ」で答える方法と self rating の方法がある．矢田部・ギルフォード(Y・G)性格検査や，CMI(コーネル大学健康調査票)などが前者であり，Zung の Self Rating Depression Scale(SDS)は後者である．

質問紙法の検査は，一般に簡便で，実施しやすい．MMPI(ミネソタ多面的人格検査)は，数多くの精神状態や人格の評価についての情報を得ることができるが，実施と評価が煩雑で，複雑である．

【投影法】

投影法は，ある心理的な刺激を与えて，それに対する反応で内的な心理状態や性格特徴，精神病理を読み取ろうとする検査である．臨床面でよく用いられるのは，文章完成テストや絵画欲求不満テスト(P-F Study)，バウム・テスト，ロールシャッハ・テストなどがある．

次に，目的に応じたテストで，しかも一般臨床で実践しやすい検査法について

表19-7 自己評定式抑うつ質問表

姓名＿＿＿＿＿＿　年齢＿＿＿＿＿＿　男・女　職業＿＿＿＿＿＿＿＿＿＿
次の質問の各項目についてあてはまるところに○印をおつけください．

←―――患者記入―――→

質　問	いいえ	はい			点数
		ときどき	しばしば	常に	
1．身体がだるく疲れやすいですか			○		2
2．騒音が気になりますか		○			
3．最近気が沈んだり気が重くなることがありますか		○			1
4．音楽を聞いて楽しいですか	○				
5．朝のうち特に無気力ですか			○		2
6．議論に熱中できますか	○				
7．くびすじや肩がこって仕方がないですか		○			1
8．頭痛持ちですか	○				
9．眠れないで朝早く目ざめることがありますか			○		2
10．事故やけがをしやすいですか	○				
11．食事がすすまず味がないですか		○			1
12．テレビをみて楽しいですか	○				
13．息がつまって胸苦しくなることがありますか		○			1
14．のどの奥に物がつかえている感じがしますか	○				
15．自分の人生がつまらなく感じますか			○		2
16．仕事の能率があがらず何をするのもおっくうですか			○		2
17．以前にも現在と似た症状がありましたか		○			1
18．本来は仕事熱心で几帳面ですか				○	3
軽症うつ病を疑ってよい―――→					18

（東邦大式）

- 2, 4, 6, 8, 12 は無関係な質問
- 「いいえ」0点，「ときどき」1点，「しばしば」2点，「常に」3点
- 10点以下は正常，16点以上はうつ病の疑い

表 19-8 東大石川・岩井式エゴグラム

年　　月　　日　施行

氏名　　　　　　　　　年齢　　　　　性別　　　　No.

以下の質問に，はい(○)　どちらともつかない(△)　いいえ(×)のようにお答えください．ただし，できるだけ○か×で答えるようにしてください．

CP	1	人の言葉をさえぎって，自分の考えを述べることがありますか		合計（　）点
	2	他人をきびしく批判するほうですか		
	3	待合せ時間を厳守しますか		
	4	理想をもって，その実現に努力しますか		
	5	社会の規則，倫理，道徳などを重視しますか		
	6	責任感を強く人に要求しますか		
	7	小さな不正でも，うやむやにしないほうですか		
	8	子どもや部下をきびしく教育しますか		
	9	権利を主張する前に義務を果たしますか		
	10	「…すべきである」「…ねばならない」という言い方をよくしますか		
NP	1	他人に対して思いやりの気持ちが強いほうですか		合計（　）点
	2	義理と人情を重視しますか		
	3	相手の長所によく気がつくほうですか		
	4	他人から頼まれたらイヤとは言えないほうですか		
	5	子どもや他人の世話をするのが好きですか		
	6	融通がきくほうですか		
	7	子どもや部下の失敗に寛大ですか		
	8	相手の話に耳を傾け，共感するほうですか		
	9	料理，洗濯，掃除など好きなほうですか		
	10	社会奉仕的な仕事に参加することが好きですか		
A	1	自分の損得を考えて行動するほうですか		合計（　）点
	2	会話で感情的になることは少ないですか		
	3	物事を分析的によく考えてから決めますか		
	4	他人の意見は，賛否両論を聞き，参考にしますか		
	5	何事も裏実に基づいて判断しますか		
	6	情緒的というよりむしろ理論的なほうですか		
	7	物事の決断を苦労せずに，すばやくできますか		
	8	能率的にテキパキと仕事を片づけていくほうですか		
	9	先(将来)のことを冷静に予測して行動しますか		
	10	身体の調子の悪いときは，自重して無理を避けますか		

FC	1	自分をわがままだと思いますか		合計（　）点
	2	好奇心が強いほうですか		
	3	娯楽，食べ物など満足するまで求めますか		
	4	言いたいことを遠慮なく言ってしまうほうですか		
	5	欲しいものは，手に入れないと気がすまないほうですか		
	6	"わあ""すごい""へえ～"など感嘆詞をよく使いますか		
	7	直観で判断するほうですか		
	8	興にのると度をこし，はめをはずしてしまいますか		
	9	怒りっぽいほうですか		
	10	涙もろいほうですか		
AC	1	思っていることを口に出せない性質ですか		合計（　）点
	2	人から気に入られたいと思いますか		
	3	遠慮がちで消極的なほうですか		
	4	自分の考えを通すより妥協することが多いですか		
	5	他人の顔色や，言うことが気にかかりますか		
	6	つらいときには，がまんしてしまうほうですか		
	7	他人の期待に沿うよう過剰な努力をしますか		
	8	自分の感情を抑えてしまうほうですか		
	9	劣等感が強いほうですか		
	10	現在「自分らしい自分」「本当の自分」から離れているように思えますか		

○を2点・△を1点・×を0点として，それぞれの項目ごとに合計点を出し，下のグラフに折れ線グラフを書いてください．

	CP	NP	A	FC	AC
20					
18					
16					
14					
12					
10					
8					
6					
4					
2					
0					

表 19-9　九州大学心療内科式健康調査表

健康調査票

調査　　年　　月　　日
姓名　　　　　　　　　現住所
満年齢　　歳　性別　　職業

※印の該当する個所を囲んで下さい．

※最終学歴　　小学　　新制/旧制 中学　　新制/旧制 高校　　高専大学

※結婚状況　　未婚　　既婚　　死別　　別居　　離婚

　この調査票はあなたの心身の健康状態を知ろうとするものです．次の質問を読んで，はい，いいえ，のどちらかに○印をつけて下さい．秘密は守りますから，ありのままをかいて下さい．余り考えると分らなくなりますから，大体の感じで結構です．

A
1) 神経質な方ですか，人からそういわれますか．　　はい　いいえ
2) 子どものとき，夜尿(小学生になってからも)，爪かみ，指しゃぶり，夜泣き，夜驚，夢遊，(夜中にねぼけて歩きまわる)，どもり，かんしゃく，ひきつけなどがありましたか．　　はい　いいえ
3) 今迄大病を患ったことがありますか．
　　病名(　　　)　　はい　いいえ
4) ひどいノイローゼにかかったことがありますか．　　はい　いいえ
5) 家庭に神経過敏な人，ひどいはにかみや，憂うつ症の人，変人，大酒家，ノイローゼや精神病の人，自殺した人がありますか(もしあれば上のどれかに○印をつけて下さい．)　　はい　いいえ

B
1) 近ごろ自分の性格に変わってきたところがありますか．　　はい　いいえ
2) 近ごろ気持が落ちつかず困りますか．　　はい　いいえ
3) 近ごろ仕事で失敗することが多いですか．　　はい　いいえ
4) 恐い夢をよくみますか．　　はい　いいえ
5) 自分に自信がもてずに迷うことがよくありますか．　　はい　いいえ
6) 人づきあいがうまくいきませんか．　　はい　いいえ
7) 職場や家の中で嫌なことが多いですか．　　はい　いいえ
8) 最近びっくりするような事件にあってまだそのことが頭をはなれませんか．　　はい　いいえ
9) 計画がむずかしすぎてあきらめてしまうことがよくありますか．　　はい　いいえ
10) 議論になるとすぐ負けてしまう方ですか．
11) 心を一つのことに集中できませんか．　　はい　いいえ
12) へなへなと気持がくじけてしまうことがありますか．　　はい　いいえ
13) 自分の思うようにならないと，いらいらしたり，カッとなったりしますか．　　はい　いいえ
14) 人や物に好き嫌いがはげしい方ですか．

15) よくいろいろなことを空想して楽しみますか．　　はい　いいえ
16) つい大げさに考えたり，言ってしまう方ですか．　　はい　いいえ
17) このごろ心配ごとがあって気持が落ちつきません．　　はい　いいえ
18) ひとりで外出するのが不安ですか．　　はい　いいえ
19) はっきりした原因がないのに，いろいろなことが不安になりますか．　　はい　いいえ
20) 新聞やラジオでこわいニュースを見聞するとひどくおびえますか．　　はい　いいえ
21) 物音にひどく敏感ですか．　　はい　いいえ
22) 人の言動が気にさわっていらいらしますか．　　はい　いいえ
23) 目上の人や他人の前ではしゃべれなくなったり，仕事がさっぱり出来なくなるようなことがありますか．　　はい　いいえ
24) 緊張したときに，ひどく汗をかいたり，ふるえたりしますか．　　はい　いいえ
25) ちょっとしたことでも気になって仕方がないですか．　　はい　いいえ
26) くよくよと先のことを取越苦労をしますか．　　はい　いいえ
27) 気がむずかしやの方ですか．　　はい　いいえ
28) ふだんからどことなく気持や身体がすっきりしませんか．　　はい　いいえ
29) 自分の身体や病気のことに非常に関心をもっていますか．　　はい　いいえ
30) 自分の健康のことが心配で仕方がないですか．　　はい　いいえ
31) 日によって体の具合の悪いところが移動しますか．　　はい　いいえ
32) そのときの気分によって，症状がよくなったり，悪くなったりしますか．　　はい　いいえ
33) 特定の病気にたいする恐怖心がありますか．(その病気の名前は　　　　)　　はい　いいえ
34) 特定の場所(高い所，暗い所など)にたいする恐怖心がありますか(どんな場所ですか)　　はい　いいえ
35) 特定の物(とがったもの，動物や虫など)に

たいする恐怖心がありますか（それは何ですか）. はい いいえ
36) 特定の状況（人の前で赤くなるなど）にたいする恐怖心がありますか. はい いいえ
37) ひどく几帳面で, きれいずきすぎるようですか. はい いいえ
38) お金の出し入れや物の貸し借りに細かく気をつかいますか. はい いいえ
39) 自分でも馬鹿らしいと思いながら自分のやったことを, くり返したしかめないと落着きませんか. はい いいえ
40) 不快な考えがくりかえし頭にうかんできて, はらいのけることができませんか. はい いいえ
41) 自分の気持が人にわかってもらえず淋しいですか. はい いいえ
42) 何をしても楽しくなく, 気がめいりますか. はい いいえ
43) 何をするにもおっくうで意欲がわきませんか. はい いいえ
44) 人中に出るのが嫌いですか. はい いいえ
45) たえず罪悪感（自分が何か悪いことをしたような感じ）に悩んでいますか. はい いいえ
46) いっそ死んでしまいたいとよく思いますか. はい いいえ
47) 人がよく蔭口をいったり, あなたのことをささやいているような感じる受けることがありますか. はい いいえ
48) まわりの人や物と自分との間に距りがあって, 実感がわかないように思えますか. はい いいえ
49) 自分が自分でないような感じがしていますか. はい いいえ
50) 身体の中がなんとも言えぬ奇妙な感じに襲われることがありますか. はい いいえ

C
1) よく病気する方ですか. はい いいえ
2) 家族（一族）に病弱な人が多いですか. はい いいえ
3) 体がだるくて疲れ易いですか. はい いいえ
4) よく全身の力がぬけたようになりますか. はい いいえ
5) 仕事に根気がないようですか. はい いいえ
6) 微熱がでるようですか. はい いいえ
7) いつもあまり食欲がないですか. はい いいえ
8) 体がやせますか はい いいえ
9) よく動悸がしますか. はい いいえ
10) 胸や心臓のところに痛みがありますか. はい いいえ
11) 胸を圧迫されるようで苦しいですか. はい いいえ
12) 脈が急に早くなったり, 狂ったりしますか. はい いいえ
13) よく息苦しくなることがありますか. はい いいえ
14) 急に体がかっと熱くなったり, 寒気がしたりしますか. はい いいえ
15) 急に汗の出ることがありますか. はい いいえ
16) 顔や手足がよくむくみますか. はい いいえ
17) 手足がよく冷えますか. はい いいえ
18) 目が疲れやすいですか. はい いいえ
19) よく耳鳴りがしますか. はい いいえ
20) 口がからからにかわきますか. はい いいえ
21) よくのどのつまる感じ（あるいは食物がつかえる感じ）がしますか. はい いいえ
22) いつも胃がもたれるような感じがありますか. はい いいえ
23) よく吐き気がしたり, 吐いたりしますか. はい いいえ
24) よく腹鳴りがしますか はい いいえ
25) よく下痢したり, 便秘したりしますか. はい いいえ
26) よく腹が痛みますか. はい いいえ
27) 首, 肩, 背中がよくこりますか. はい いいえ
28) 方々の筋肉や関節にこりや痛みがありますか. はい いいえ
29) 皮膚が敏感でまけやすいですか. はい いいえ
30) よくじんましんができますか. はい いいえ
31) 昼間小便の回数は多いですか. はい いいえ
32) 自瀆行為や夢精がよくありますか. はい いいえ
23) 性生活に不満や故障がありますか. はい いいえ
34) 月経のときに, ひどく気分や体の具合が悪くなりますか. ※ はい いいえ
35) 月経は不順ですか. ※ はい いいえ
36) 頭がぼんやりした感じがありますか. はい いいえ
37) 頭痛や頭重感がありますか. はい いいえ
38) 目まい, 立くらみがよくありますか. はい いいえ
39) 気が遠くなって倒れそうな感じによくなりますか. はい いいえ
40) 今までに2回以上気を失なったことがありますか. はい いいえ
41) ひきつけの発作をおこしますか. はい いいえ
42) 体のどこかにしびれ, 麻痺, 異常感などがよくおこりますか. はい いいえ
43) 体のどこかによく痙攣がおこりますか. はい いいえ
44) 睡眠はどうですか.（寝つきがわるい. 眠りが浅い. 短かい. 多夢. 悪夢）

※印は女子のみ記入して下さい.

備 考（その他心身の症状）

不安度の測定
顕在不安テスト(MAS)が，簡便で実際的である．

抑うつ度の測定
ZungのSDSがよく知られているが，東邦大学心療内科方式(表19-7)のほうが簡便で，有用である．

性格の評価
矢田部・ギルフォード(Y・G)テストが一般的である．

人格構造の評価
交流分析で用いる人格評価(エゴグラム)が簡便で，有用である(表19-8)．

健康度の測定
健康度の測定では，CMIが世界的に有名であり，またCMIを応用した深町法で，神経症傾向の評価もできる．しかし，最も簡便で有用なものは，九州大学心療内科式健康調査表(表19-9)である．

ストレス度の測定
ストレス度の測定と適応水準の評価については，DSM-Ⅲによるものに示してある．なお，ストレス度については，HolmesらのLife Change Unit(表19-10)も参考になる．

その他，いくつものストレスチェック・テストがある．職場・職務に関係したストレス評価には，厚生労働省の開発したものがある．

ストレスの認知
ストレス病では，ストレスの気づきの有無が重要なポイントになる．ストレス病になりやすく，なれば重症化しやすいといわれる失感情症や失体感症をチェックすることが重要である．池見らやSifneos, P. E.の失感情症のチェック表(表19-11，表19-12)が参考になる．

知能の評価
知能の程度の評価を知能テストを用いて行うのは，一般臨床医にとっては不可能に近い．サイコロジストに依頼するのがよい．ただ，老人の痴呆が問題になっているが，痴呆を簡単にチェックするスケールとしては，長谷川式簡易老人痴呆スケール(表19-13)が有用である．

表 19-10 Life Change Unit

生活上の出来事	ストレス度	生活上の出来事	ストレス度
配偶者の死亡	100	子どもが家を離れる	29
離婚	73	親戚とのトラブル	29
別居	65	特別な業績	28
留置所拘留	63	妻が仕事を始める,あるいは中止する	26
親密な家族の死亡	63		
自分の病気あるいは傷害	53	学校が始まる	26
結婚	50	生活状況の変化	25
失業	47	習慣を改める	24
夫婦の和解	45	上司とのトラブル	23
退職	45	仕事上の条件が変わる	20
家族の一員が健康を害する	44	住居が変わること	20
妊娠	40	学校が変わること	20
性の問題	39	レクリエーションの変化	19
家族に新しいメンバーが加わる	39	教会活動の変化	19
		社会活動の変化	18
新しい仕事への再適応	39	1万ドル以下の抵当か借金	17
経済状態の変化	38	睡眠習慣の変化	16
親友の死亡	37	家族が団らんする回数の変化	15
異なった仕事への配置換え	36	食習慣の変化	15
配偶者との論争の回数の変化	35	休暇	13
1万ドル以上の抵当か借金	31	クリスマス	12
担保物件の受戻し権喪失	30	ちょっとした違反行為	11
仕事上の責任変化	29		

1年間に体験した生活上の変化の評点の合計が150点以下なら,翌年に深刻な健康障害の起きる確率は30数%,150〜300点なら53%,300点以上なら80%以上である.
(Holmes, T.H. & Rahe, R.H.:The social readjustment rating scale. J. Psychosom. Res., 11, 1967 より引用)

面 接

心理面の評価や精神状態の把握,精神的なストレスと密接なかかわりのある病態であるかどうかの判断などのために情報を得るのには,面接が最もよい.

ストレス病の診断のための面接では,病気に関する診断のための情報を集めるだけでなく,病気を担っている病人を理解するための情報をすべて収集することが大切である.さらに診断だけでなく,治療に結びつく情報を得ることも必要である.

面接に際しては,次の2点がポイントである.
1. 表情や態度,行動の観察
2. 会話を通しての情報の収集

面接に際してチェックすべき点は,次の事項である.
1. 精神症状や心理状態

表 19-11 神経症,境界例,精神病の自我機能の違い

	神経症	境界例	精神病
自己同一性	自己表象と他者表象とは境界鮮明		自他境界不鮮明,あるいは妄想的同一性あり
	統合同一: 自己および他者の矛盾するイメージは総合的概念の中で統合される	同一性拡散: 自他の矛盾する諸側面はうまく統合されず分離したまま	
現実検討	現実検討能力は維持─自己と非自己の分別,知覚および刺激の内的,外的起源の分別		現実検討能力の欠如
	自己評価や他者評価の能力は現実的でかつ深い	現実と現実感覚との関係が変転する	
防衛機制	抑圧と高次の防衛: 反動形成,隔離,取り消し,合理化,知性化	主に分裂機制と低次の防衛: 原始的同一化,投影的同一化,否認,万能感,卑下	
	防衛は内的葛藤から患者を守る		防衛は患者を解離,自他融合から守る,解釈は退行を導く

(山中康裕,森 省二編著:境界例の精神病理.現代のエスプリ,p.11,至文堂,1982 より一部改変)

2. 病歴や家族歴
3. 生活史,発達歴
4. ライフスタイル
5. 社会経済的な状態,家族や学校・職場・地域社会とのかかわり状況や経済状態
6. 考え方や信条
7. ストレスの認知度
8. ストレス対処のあり方
9. 社会常識や生活技術
10. その他,病気理解や治療意欲,医学知識など

特に,ストレスについての認知度をチェックすることが重要である.ストレス刺激を受けていながら,またストレス度が高いのに,そのことへの気づきの鈍さがストレス病の発症や経過と大きなかかわりをもつからである.

面接のあり方
正確で十分な情報を収集するためには,面接のあり方を工夫する必要がある.
　プライベートな情報や,問題の核心に触れるような情報,患者側に不利になり触れられたくないような情報などは,機械的に応答するだけで得られるものではない.

表 19-12 アレキシサイミア(alexithymia)自己評定表

感情への気づき

1.	感情を表出するのはいけないことと考えている	はい，いいえ
2.	感情的にならぬためのセルフ・コントロール法を実行している	はい，いいえ
3.	何でもうち明けて話せる人がいる	はい，いいえ
4.	家庭の雰囲気として感情の表出が行われやすい	はい，いいえ
5.	音楽，絵画，ドラマの鑑賞に費す時間はない	はい，いいえ
6.	特定の宗教，修養団体の熱心なメンバーである	はい，いいえ
7.	目下，感情の抑圧を余儀なくされるような立場(仕事)にある	はい，いいえ
8.	明らかなストレスの場面で，期待される感情的反応を示さない	はい，いいえ
9.	性生活が充実している(十分な満足がある)	はい，いいえ
10.	あまり遊ばない，遊ぶ時間がない	はい，いいえ

体への気づき

1.	食べすぎたり，飲みすぎたりして腹をこわすことが多い	はい，いいえ
2.	気候の変り目に，よくカゼをひく	はい，いいえ
3.	調子がいいとつい無理をして体調をこわす	はい，いいえ
4.	周囲への気遣いから，体の無理に気づきにくくなる	はい，いいえ
5.	食生活，運動，レクリエーションなど体調のコントロールに気をつけている	はい，いいえ
6.	健康増進のため特定の健康法，食養生などを実行している	はい，いいえ
7.	病気と思ったら，なるべく早めに医師にかかる	はい，いいえ
8.	症状が出る前に，体調のくずれに気づくことが多い	はい，いいえ
9.	どんなに働いても疲れを感じない	はい，いいえ
10.	体調のいいときと，悪いときの波があることに気づく	はい，いいえ

(青木宏之(訳)：アレキシサイミアと心身医学．治療，60(3)，13〜19，1978 より転載)

　そのためには，患者だけでなく，家族や関係者などからも情報を集める必要がある．

　細かく質問をして，それに答えてもらう方式と，自由に話してもらい，それをあとで整理する方式があるが，それぞれに長短がある．面接に際しては，漏れがないようにあらかじめ収集するべき情報を準備しておくとよい(構造化面接)．

　面接の時間もあらかじめ設定しておくほうがよい．通常1時間以内にする．

　面接をする場所も，周囲を気にしなくてもよいような，静かで会話が外に漏れないような場所を選ぶようにすべきである．

　患者によってはコミュニケーションの障害のある人もいるし，小さな子どもの場合もある．それなりの配慮が必要である．

　面接の方法としては，(1)患者への個人面接，(2)家族との同席面接，(3)集団面接，などがあり，患者の状態や状況に応じて面接の方法を選択する．

　面接のときの態度は，患者が構えることなくオープンに自分の感情や考え方を表現できるように，あたたかく受容的な，理解的な態度をとるほうがよい．威圧的，詰問的，検事的な態度や興味本位的，傍観者的，批評家的などのような態度

表 19-13 長谷川式簡易老人痴呆スケール

	項 目	配点
Q1	今日は何日か？　　　何月何日　　　何曜日	0, 3
Q2	ここはどこですか？	0, 2.5
Q3	年齢は？　　（3〜4年以内は正）	0, 2
Q4	最近起こった出来事〔ケースによって特別なこと，周囲の人からあらかじめ聞いておく〕から，どのくらいたったか？あるいはいつ頃でしたか	0, 2.5
Q5	生まれたのはどこか(出生地)	0, 2
Q6	大東亜戦争が終わった〔または関東大震災があった〕のはいつか〔3〜4年以内は正〕	0, 3.5
Q7	1年は何日か(または1時間は何分か)	0, 2.5
Q8	日本の総理大臣は？	0, 3
Q9	100から7を順に引いてください 100-7=93, 93-7=86	0, 2, 4
Q10	数字の逆唱・例えば〔6-8-2　3-5-2-9〕逆に言ってください	0, 2, 4
Q11	5つの物品テスト　物：たばこ，マッチ，鍵，時計，ペンを1つずつ言わせて，それらをかくし何があったかを問う	0, 0.5, 1.5, 2.5, 3.5

31点以上得たものは正常であり，30.5〜22点は準正常，21.5〜10.5点の範囲は準痴呆，10点以下は痴呆と評価判定

(長谷川和夫ほか：老人の痴呆スケールの検討．精神医学，16：11, 医学書院，1974より転載)

は排すべきである．

　患者や家族は，信頼を寄せ，また話してもいいほど状況が熟しないと，核心的な情報を話さないことがある．患者にとっては思い出すのも辛いような精神的な外傷体験や，周囲の人を傷つけるのではないかと意識しているような場合，心理的な抵抗があり，素直に話してくれない．この場合，患者側の抵抗を分析することも重要である．

　質問の仕方も，「はい」「いいえ」ですむような質問の仕方でなく，自由に話せるようなオープンな方式がよい．

　ストレスと病気との関連を確かめるために，ストレス・インタビューをする場合もある．ストレス・インタビューは，ポリグラフのような鋭敏に身体の生理的反応を測定する機器を装着しながら面接をするもので，ストレス反応を引き起こす原因になったような出来事や心の葛藤を話すときに，強い生理反応が出現するのをとらえて，心身相関の証拠とするわけである．

また，うちとけた雰囲気をつくったり，閉ざした心を開きやすくするために，フェノバルビタールやセルシンなどの鎮静薬を面接の前に注射することもある．

調査
患者や病気についての客観的な情報を収集するために，調査をする必要がある場合がある．過去の病歴や家族の情報，職場の情報などは，本人からの聞き取りもさることながら，記録を調べたり，第三者に聞き取り調査をしたほうがよい．

ストレス病の種類とその診断

すべての疾患は，何らかの形でストレスと関連があるといえる．しかし，ここでいうストレス病とは，その発症や経過にストレスが強く関与している病態で，広くとらえればストレス関連性健康障害といえ，狭義にはストレスの身体反応としての心身症，心理精神反応としての神経症，心身両面の反応としてのうつ病の3つが，ストレス病の中核をなすといえる．

身体疾患，例えば慢性の疾患では，症状の心理的な加工や心理的修飾が行われたような状態も少なくないが，これは神経症圏に入れることができる．また，ストレス刺激が二次的に健康障害を発症させる場合がある．例えば，ストレス解消手段として過剰にアルコールを摂取し，その結果，肝臓や膵臓を障害するような場合である．これは二次的な心身症といえるもので，心身症圏内の疾患に入れることができる．

心身症の種類とその診断
心身症の定義と診断基準
心身症の定義や概念は常に検討されている．従来の心身医学会の定義では，「身体症状を主とするが，その診断や治療に心理的因子についての配慮が特に重要な意味をもつ病態である．さらに身体的な原因によって起きた病気でも，その経過に心理的因子が重要な役割を演じている症例や，一般に神経症とされるものであっても，身体症状を主とする症例は広義の心身症として取り扱ったほうが好都合である」としていたが，現在は「身体病の診断のついた疾患で，発症や経過にストレス要因があり，心身相関の病理が明確にみられる病態が心身症である」としている．

心身症を狭義と広義に分けているが，心身症とは病名ではなく，その発症や経過に心理的ストレスが強くかかわった病態を指している．つまり，心因性(psychogenic)に発症した身体病を指している．心理的要因(psychological factor)の関与したものが広義の心身症である．

DSM-Ⅲ-Rでは，表19-14のように診断基準を定めている．現在の日本心身医学会の心身症の定義や診断基準では，身体疾患としての病名が明確にされていることと，さらにその発症と経過に心理的なストレスの関連のあることが精神生理学的(精神神経内分泌学的，精神免疫学的など)に証明されていることの条件を

表 19-14 身体的病態に影響する心理的諸因子

1. 心理的に十分意味のある環境刺激が,特定の身体的病態または疾患(Axis Ⅲに記録される)の発症あるいは増悪と時間的に関連している
2. 身体的病態は,証明しうる器質的病変(例えば,リウマチ様関節炎)か,既知の病態生理学的過程(例えば,片頭痛)のいずれかを伴う
3. その病態は身体表現性障害の診断基準に合致しない

(高橋三郎ほか訳:DSM-Ⅲ-R 精神障害の分類と診断の手引.医学書院,1988 より転載)

表 19-15 心身症の病名と種類

1. 循環器系:本態性高血圧症,本態性低血圧症(低血圧症候群),神経性狭心症,一部の不整脈,心臓神経症
2. 呼吸器系:気管支喘息,過呼吸症候群,神経性咳嗽
3. 消化器系:消化性潰瘍,潰瘍性大腸炎,過敏性腸症候群,神経性食欲不振症,神経性嘔吐症,腹部膨満症,空気嚥下
4. 内分泌・代謝系:肥満症,糖尿病,心因性多飲症,甲状腺機能亢進症(バセドウ病)
5. 神経系:片頭痛,筋緊張性頭痛,自律神経失調症
6. 泌尿器系:夜尿症,インポテンス,過敏性膀胱
7. 骨筋肉系:慢性関節リウマチ,全身性筋痛症,脊椎過敏症,書痙,痙性斜頸,頸腕症候群,チック,外傷性神経症
8. 皮膚系:神経性皮膚炎,皮膚瘙痒症,円形脱毛症,多汗症,慢性じんま疹,湿疹,疣贅
9. 耳鼻・咽喉科領域:メニエール症候群,咽喉頭部異物感症,難聴,耳鳴,乗物酔い,嗄声,失声吃音
10. 眼科領域:原発性緑内障,眼精疲労,眼瞼痙攣,眼ヒステリー
11. 産婦人科領域:月経困難症,無月経,月経異常,機能性子宮出血,更年期障害,不感症,不妊症
12. 小児科領域:起立性調節障害,再発性臍疝痛,心因性の発熱,夜驚症
13. 手術前後の状態:腸管癒着症,ダンピング症候群,頻回手術症(ポリサージャリー),形成手術後神経症
14. 口腔領域:特発性舌痛症,ある種の口内炎,口臭症,唾液分泌異常,咬筋チック,義歯神経症

(以上の疾患には心身症としての病態をもつものが多い)

(日本心身医学会による)

満たすことが求められている.

心身症の種類

ストレスの身体反応は,器官選択されて全身に表現されうる.心身症としての病態のみられることの多い疾患名は,表 19-15 に示すように,各領域にわたっている.

心身症には,機能性の疾患と器質性の疾患がある.また,発症の要因として,環境因子が主であるものを現実心身症,性格要因の関与が大きいものを性格心身

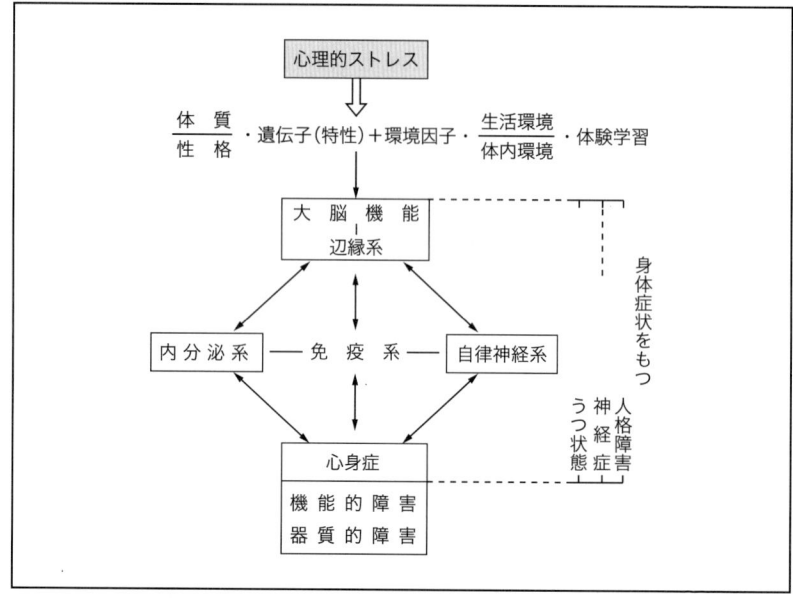

図 19-2　心身症の成立機転

表 19-16　心身症の現れ方

1．不安, 緊張, 抑うつによる身体反応
2．欲求不満による身体反応
3．暗示による身体反応
4．心身交互作用
5．条件づけによる身体反応
6．体の病気の神経症化
7．行動習慣の異常による身体反応

(池見酉次郎による)

症と分けることもある．

心身症の病態形成のメカニズム
病態形成のメカニズムについては，数多くの理論がある．概括的にいえば，心身症はストレス反応を起こす側の性格因子や体質因子と，内外からのストレス刺激因子のかかわりで発症してくる．これに環境条件やソーシャルサポートの体制，ストレス対処のあり方が関連してくる．心身症の起きるメカニズムは図 19-2 のように要約され，また池見は，表 19-16 のように整理している．

心身症にかかりやすい性格
心身症になりやすい性格や精神力動や行動について，いくつかのタイプが知られている．それらを列挙すると，次のようなタイプがある．

1．失感情症
2．失体感症
3．過剰適応性格（受け身過剰適応性格）
4．A型行動性格
5．潰瘍性格
6．片頭痛性格
7．事故癖性格
8．その他

ストレス病との関連で性格が問題になるのは，ストレスを自ら産生するような性格（例えば，働き中毒的なA型行動パターンをとる性格や，感情を抑圧し，受け身で過剰適応行動をとる性格などがそれである）と，ストレス耐性が低い性格である．

また，気管支喘息患者は，抑圧的で，自己中心的，依存的な場合が多いといわれ，糖尿病患者は自分に対して甘く，欲望の統制が下手であり，神経性食思不振症の患者は，未熟で強迫的，成熟拒否的で，強いやせ願望があり，理屈っぽいとされている．このほか，慢性関節リウマチ患者や慢性膵炎患者，潰瘍性大腸炎患者などにも，特徴的な心理状態や性格特徴のみられる場合が多いとされている．

心身症を疑う場合

以下のような事項を満たす場合は，心身症が疑える．
1．訴えが，何らかの環境の変化に伴って現れてきた場合
2．職場や学校，家庭などで，葛藤的状況に置かれていたり，そのような状況が今後に予想される場合
3．ライフサイクルの節目にある場合
4．症状が多彩で，不定である場合
5．症状が慢性化したり，再発を繰り返している場合（特定の時期や状況で繰り返される場合）
6．治療が効果を示さず，長引いたり，次々と医者を代えている場合
7．常に時間に追われ，余裕のない生活をしている場合
8．心身症や神経症の既往を有する場合
9．家族に心身症や神経症の既往を有する者がいる場合
10．その他

心身症の鑑別診断

心身症との鑑別診断で重要なのは，神経症とうつ病（特に仮面うつ病），症候性精神障害，器質性精神障害などである．臨床の現場でよく出会い，注意を要するのは次のものがある．
1．心気神経症
2．不安神経症
3．仮面うつ病
4．腹部てんかん
5．セネストパチー

表 19-17 心身症と神経症の比較(臨床経験)

	心身症	神経症
1. 情動の認知	±〜−	+〜卌
2. 情動の言語化	+〜−	+〜卌
3. 外見	正常	神経症的
4. 表情	硬く無表情	表情豊
5. ファンタジー,夢	乏	豊
6. 質問紙法	正常〜ほぼ正常	神経症的
7. 心理的面接	困難	比較的容易
8. 幼時体験の想起	困難	比較的容易
9. 環境への適応	適応〜過剰適応	不適応

神経症学の延長線上で心身症を考えることは誤り.
(池見酉次郎による)

6. 転換ヒステリー
7. その他

また,特に鑑別に際して留意しなければならない神経症について,心身症との比較を表 19-17 に示す.

神経症の種類と診断
神経症の概念と発症
神経症は,精神的な原因によって起こる精神障害の1つのタイプである.分裂病のような精神障害との区別は,その症状や発症に至る経過が了解可能であること,病識があることである.神経症の発症には,性格的な因子のかかわりが大きい.環境からの刺激が大きすぎたり,刺激が反復されると性格的な要因が強くなくても発症する.環境要因の強い現実神経症と,性格要因の強い神経症がある.

【神経症の分類】
DSM-Ⅲでは,神経症という病名や心身症という病名もなくなり,それらの病態は整理され,別の疾病概念としてバラバラに分類されている.従来の神経症の分類と DSM-Ⅲの分類との対比を表 19-18 に示す.

神経症という疾病概念は,わが国の臨床に定着しており,有用な概念なので,本書では神経症の概念を用いることにする.神経症の類型分類は,表 19-19 のようになされている.

神経症の診断は,面接を中心にした積極的な診断と愁訴を裏づけるような身体病変を除外するための除外診断よりなる.そのほか,各種の心理検査も応用する.

【神経症の種類】
主な神経症について,簡単に説明する.

不安神経症 神経症としての不安は,正常な人にみられる不安ではなく,自分にはその理由や対象がはっきりしないのに,突如わき起こるような病的な不安である.不動性の不安といわれるものである.発作的に急に生じる場合は,慢性的な

表 19-18 慣用されていた"神経症"とDSM-Ⅲとの対応

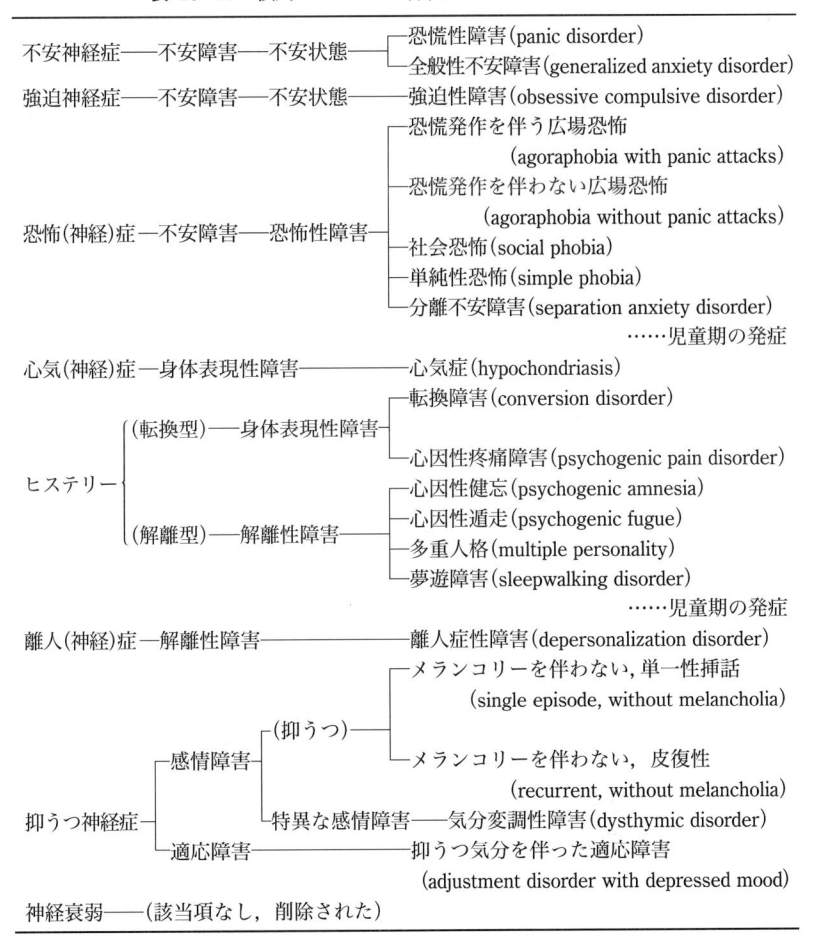

- 不安神経症――不安障害――不安状態
  - 恐慌性障害 (panic disorder)
  - 全般性不安障害 (generalized anxiety disorder)
- 強迫神経症――不安障害――不安状態――強迫性障害 (obsessive compulsive disorder)
- 恐怖(神経)症――不安障害――恐怖性障害
  - 恐慌発作を伴う広場恐怖 (agoraphobia with panic attacks)
  - 恐慌発作を伴わない広場恐怖 (agoraphobia without panic attacks)
  - 社会恐怖 (social phobia)
  - 単純性恐怖 (simple phobia)
  - 分離不安障害 (separation anxiety disorder) ……児童期の発症
- 心気(神経)症――身体表現性障害――心気症 (hypochondriasis)
- ヒステリー
  - (転換型)――身体表現性障害
    - 転換障害 (conversion disorder)
    - 心因性疼痛障害 (psychogenic pain disorder)
  - (解離型)――解離性障害
    - 心因性健忘 (psychogenic amnesia)
    - 心因性遁走 (psychogenic fugue)
    - 多重人格 (multiple personality)
    - 夢遊障害 (sleepwalking disorder) ……児童期の発症
- 離人(神経)症――解離性障害――離人症性障害 (depersonalization disorder)
- 抑うつ神経症
  - 感情障害
    - (抑うつ)
      - メランコリーを伴わない, 単一性挿話 (single episode, without melancholia)
      - メランコリーを伴わない, 反復性 (recurrent, without melancholia)
    - 特異な感情障害――気分変調性障害 (dysthymic disorder)
  - 適応障害――抑うつ気分を伴った適応障害 (adjustment disorder with depressed mood)
- 神経衰弱――(該当項なし, 削除された)

〔片山義郎：ストレスと神経症. 医学のあゆみ, 125(5)：407〜411, 1983 より転載〕

不安状態に置かれる場合がある.

不安に際しては，必ず自律神経症状をはじめとするさまざまな身体症状を伴う．例えば不安に襲われると，心拍数が増え，動悸やめまい，過呼吸などをきたす．臨床場面でよくみられるのは，疲れていたり睡眠不足が続いていたり，心配事が続いたりしているときに，急に息が苦しくなり，死ぬのではないかという不安を覚え，救急車を呼んで病院にかけつけることで始まる病的な不安である．

恐怖症 恐怖症は，不安の対象が特定の状況や事柄に定まったもので，強い恐怖が反復して現れる．広場恐怖，閉所恐怖，高所恐怖，不潔恐怖，対人恐怖，疾病恐怖などがそうである．対人恐怖には赤面恐怖や視線恐怖などがある．自己臭恐

表 19-19 ICD-9(1977)による"神経症"の分類

| 神経症性障害
(neurotic disorders)
神経症
(neuroses) | ─ 不安状態(anxiety states) ……〔不安神経症(anxiety neurosis)〕
─ ヒステリー(hysteria) …………〔ヒステリー(hysteria)〕
─ 恐怖状態(phobic state) ………〔恐怖(神経)症(phobic neurosis)〕
─ 強迫性障害(obsessive ………〔強迫神経症(obsessive-compul-
　 compulsive disorders)　　　　　sive neurosis)〕
─ 神経症性抑うつ(nenrotic ……〔抑うつ神経症(depressive neuro-
　 depression)　　　　　　　　　sis)〕
─ 神経衰弱(neurasthesia) ………〔神経衰弱(neurasthenia)〕
─ 離人症候群(depersonaliza-　…〔離人(神経)症(depersonalization
　 tion)　　　　　　　　　　　 neurosis)〕
─ 心気症(hypochondriasis)　……〔心気(神経)症(hypochondriacal
　　　　　　　　　　　　　　　　neurosis)〕
─ その他 |

〔 〕内は従来使用されてきた慣用的な神経症名
〔片山義郎：ストレスと神経症．医学のあゆみ，125(5)：407〜411，1983 より転載〕

怖，醜貌恐怖などもそうであるが，対人恐怖の中には，妄想的な確信をもつものもあり，分裂病との境界にある例もある．

心気症　身体的な徴候や感覚が気になり，異常にとらわれて悩む神経症である．正常範囲の些細な生理的な現象を異常と受け取り，健康に対する不安が高まって，病気ではないかという感じ方に閉じ込められている状態である．身体症状を訴えて検査をしても，異常のない患者の中に心気症が多い．

強迫神経症　非合理的で無意味でばかげているとわかっていても，根拠もなく，ある観念にとらわれ，圧倒的な支配を受け，その観念をふり払えないで悩んだり，その観念に基づいて行動をする神経症である．手洗いや戸締りの確認をとめどなく繰り返したり，自分は能なしだという観念が繰り返し繰り返し出てくるような場合がそうである．ストレスや身体疾患，妊娠，分娩などがきっかけになることもあるが，強迫的性格から発展することが多い．強迫的性格とは，我が強く，杓子定規で小心で，過去にとらわれすぎ，また矛盾したアンビバレンスがみられ，攻撃的と受け身的，几帳面とずぼらさ，けちと浪費，やさしさと残忍さ，などが同時に存在する性格である．

精神分析的には，エスの攻撃的な欲求を超自我が抑圧しているために，本人はその欲求を意識することも行動として表すこともできなくなり，攻撃欲求が強迫症状のような歪曲された形で表現されて，強迫神経症は起こると考えられる．

状況因子との関連で発症するうつ病としては，引っ越しうつ病，昇進うつ病，荷下ろしうつ病，5月病，空の巣症候群，転勤うつ病などが知られている．

うつ病の症状

うつ病の典型的な症状を図 19-3 に示す．うつ病は，子どもから高齢者にまでみられ，女性には女性特有の月経周期と関連のあるうつ病や，産褥期うつ病，産後

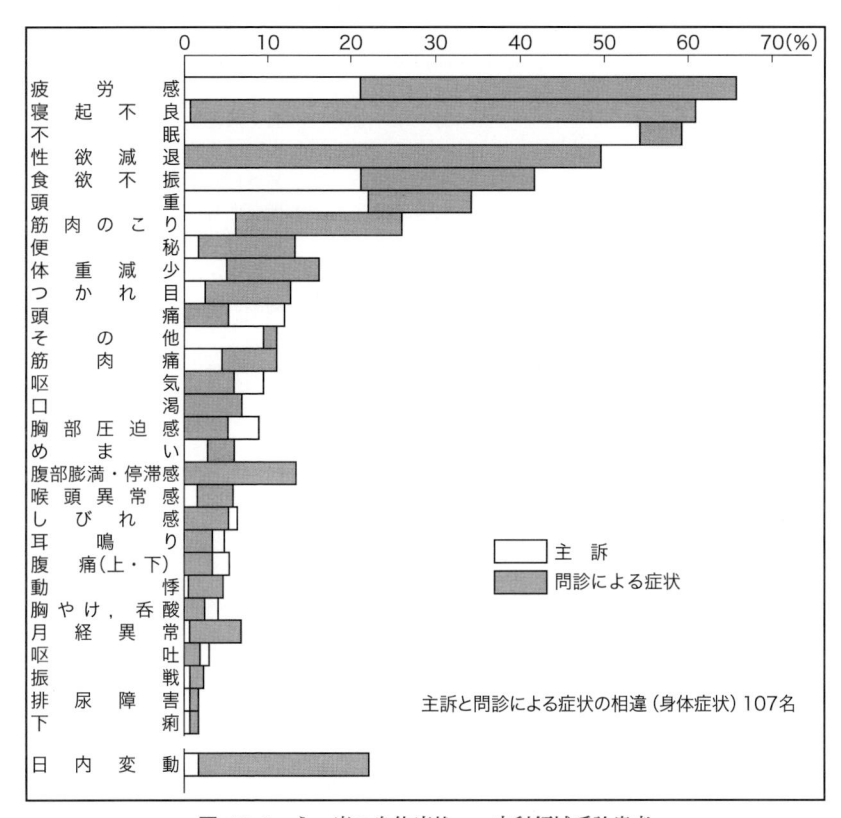

図 19-3 うつ病の身体症状──内科領域受診患者
〔長門宏：内科領域におけるうつ状態の臨床的ならびに精神生理学的研究．福岡医学雑誌，68 (11)，499，1977 より転載〕

うつ病，更年期うつ病などがある．

　参考までに，子どものうつ病の表現の特徴を表 19-20 に示しておく．うつ病は，精神状態とともにきわめて頻度が高く身体症状を伴うので，身体症状を前面に出して一般臨床科を受診する場合，うつ病が見逃され，誤診されやすい．

　特に仮面うつ病や軽症のうつ病では，身体症状だけが問題にされやすい．

　軽症うつ病は，一般臨床科で扱うほうが現実的で望ましい．

　ただ，うつ病は軽症であっても，その症状の 1 つとして自殺行動があるので，用心すべきである．表 19-21 ような場合，精神科を紹介すべきである．

　参考までに，WHO のうつ病の治療と予防のための委員会で出している簡単なうつ病のチェック・リストを表 19-22 に示しておく．

うつ病にかかりやすい」性格（うつ病者の病前性格）

うつ病にかかりやすい人の性格として，Kretshmer, E. は，躁うつ病患者は肥満型で社交的，親切，明朗活発，もの静かでひ弱な性格とし，これを循環病質と呼ん

表 19-20 乳児期と学童期と青年の抑うつ症状

	幼児	学齢期	青年期
精神症状	おとなしい 人見知り 遊ばない 笑わない あやしても反応しない	おこりっぽい 遊ばない 人嫌い 成績の低下 ふさぎ込む	考え込む 気分が沈む 死を口にする 閉じこもる 人と接したがらない
身体症状	食べない 睡眠が悪い 泣いてばかり 性器いじり	夜尿 食べない 爪かみ 性器いじり	食欲がない 睡眠が乱れる 頭痛 便通異常

表 19-21 うつ病患者を一般診療科から精神科の紹介を要する場合

1．重症で昏迷状態や，拒食による栄養危機などの状況
2．自殺の危険度が高いか，強い罪業感と絶望の状態
3．服薬を拒否する場合
4．興奮，焦燥，不穏，不眠などが続く
5．痙攣療法が必要と判断したとき
6．うつ病の再発が頻繁なとき
7．うつ病が遷延しているとき
8．躁とうつの2相性の繰り返しのとき

表 19-22 うつ病の疑いがもたれるときの質問

1．疲れはてていますか
2．早朝に目覚めますか
3．食欲がなくやせてきませんか
4．テレビも新聞も見たくないですか
5．人に会ったり外出するのがおっくうですか
6．頭がさえなくなりませんか
7．決めたり選んだりすることができにくくありませんか
8．興味がなく楽しみがなくなったのではありませんか
9．頭が痛かったりどこかからだが不調ではありませんか
10．性欲がなくなったのではないですか

でいる．Tellenback, H. は，メランコリー親和性格として秩序にとらわれ，生真面目，過度に良心的，完全癖，献身的，要求水準が高い，などの特徴をあげている．下田は，執着性性格をその特徴とし，こり性，生真面目，完全癖などをその特徴としてあげている．

II．ストレス病の治療　　吾郷　晋浩

ストレス病の治療の進め方

ストレス病の治療に当っては，まずその発症と経過に，(1)どのようなストレス刺激が関与しているか，(2)そのストレス刺激をどのように認知し，(3)それにどのように対処しているか，(4)その対処によってどのような結果がもたらされているか，(5)まわりの人々は患者とそのストレス刺激にどのようなかかわり方をしているか，あるいはこれからどのようなかかわり方をしてもらえそうか，などについて検討し，治療方針を立てることが大切である．

なお，治療方針を立てるに当たって，Leigh, H.[1]らが作成した患者評価グリッド(PEG)(表 19-5)を用いて患者の問題点を身体面，心理面，社会面より整理し，差し当たって必要な対症的(短期的)な治療と，治癒を早め，かつ再発を予防するための根本的(長期的)な治療とに分けて治療法を検討するとよい(図 19-4)．

疾病に対する対症療法

そのストレス病がどのような疾病であっても，まずその疾病による苦痛を軽減または消失させることが，治療的な信頼関係をつくるうえでも大切なことである(図 19-5)[2]．

その疾病が心身症の場合には，その身体症状に対する対症療法薬と向精神薬が，また神経症やうつ病の場合には，主として向精神薬が用いられる．

ストレス刺激そのものへの対処

どのようなストレス刺激であっても，それを受けていることにすぐに気づけるようになっていることが前提である．そして，その強さの程度によっては回避できるようであれば回避し，環境調整でストレス刺激の発生を防げるようであれば環境調整をし，ストレス刺激からの解放をはかるように努める[3](図 19-6)．

ストレス状態からの回復促進

ストレス刺激の回避が困難な場合には，それにさらされる時間の短縮化をはかり，ストレス状態からの回復を早めることを試みる．

ストレス状態からの回復を早める方法としては，自律訓練法(または自己統制

	診 断	治 療 計 画	
		短期的	長期的
身 体 的			
心 理 的 (個人的)			
社 会 的 (環境的)			

図 19-4 患者評価グリッドによる治療計画

(Leigh, H. and Reiser, M. F.：The patient. 2nd ed., Plenum Med. Book Comp., New York, 1985 より引用)

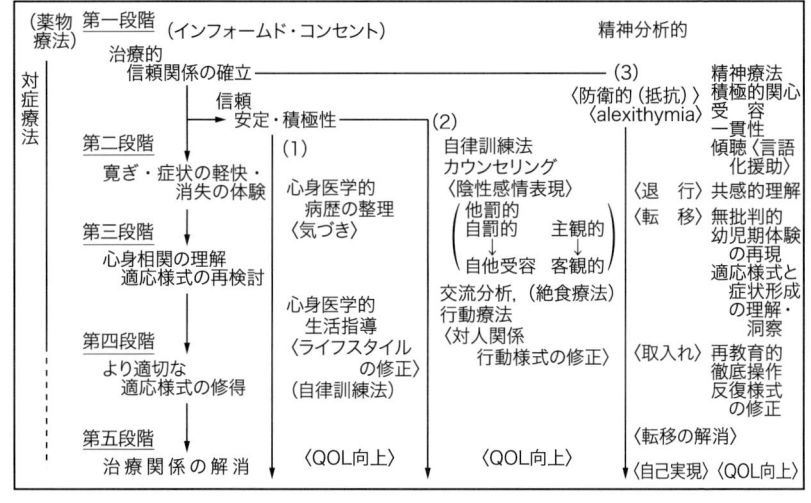

図 19-5 心身医学的治療の流れ

心身医学的な治療法は，その発症機序とそれに関与する患者側の条件，特にパーソナリティの成熟度や，自我の強さによって選択される．患者のパーソナリティの成熟度も自我の強さも年齢相応であるのに，現実の心理社会的なストレッサーの強さのほうが大きい場合には(1)が，その逆の場合が(3)，その中間が(2)の流れを選択することになる．

法)，漸進的筋弛緩法，ヨーガ療法などが用いられているが，より動的な生体エネルギー療法を用いないとリラックスできないものもみられる．

なお近年，音楽療法や森林浴なども用いられるようになっている(図 19-6)．

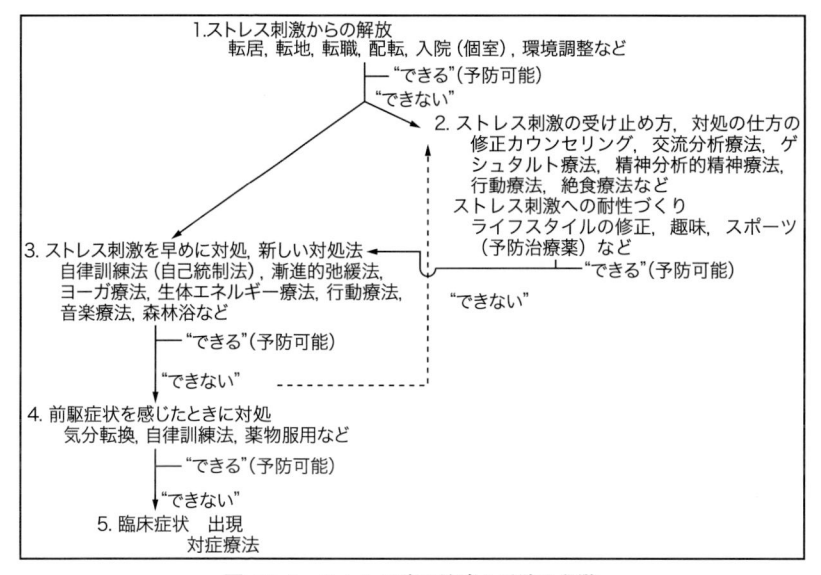

```
┌─────────────────────────────────────────────────────────────┐
│        1. ストレス刺激からの解放                             │
│           転居, 転地, 転職, 配転, 入院(個室), 環境調整など   │
│              ├─"できる"(予防可能)                            │
│              "できない"                                      │
│                 2. ストレス刺激の受け止め方, 対処の仕方の    │
│                    修正カウンセリング, 交流分析療法, ゲ      │
│                    シュタルト療法, 精神分析的精神療法,       │
│                    行動療法, 絶食療法など                    │
│                    ストレス刺激への耐性づくり                │
│                    ライフスタイルの修正, 趣味, スポーツ      │
│ 3. ストレス刺激を早めに対処, 新しい対処法   (予防治療薬)など │
│    自律訓練法(自己統制法), 漸進的弛緩法,                     │
│    ヨーガ療法, 生体エネルギー療法, 行動療法,  ├─"できる"(予防可能)│
│    音楽療法, 森林浴など                       "できない"      │
│       ├─"できる"(予防可能)                                   │
│       "できない" ─────────────                               │
│ 4. 前駆症状を感じたときに対処                                │
│    気分転換, 自律訓練法, 薬物服用など                        │
│       ├─"できる"(予防可能)                                   │
│       "できない"                                             │
│    5. 臨床症状 出現                                          │
│              対症療法                                        │
└─────────────────────────────────────────────────────────────┘
```

図 19-6　ストレス病の治療と予防の段階

〔吾郷晋浩, 松岡洋一：治療. 産業ストレスの臨床(河野友信編), p.166〜169, 朝倉書店, 1987 より改変〕

ストレス刺激の認知の仕方の修正

それにさらされると誰でも健康障害を引き起こすほどの強いストレス刺激ではないのに, 心身の異常をきたしているような場合にはその認知の仕方に問題がみられることがある.

ストレス刺激の認知の仕方は, その人の生い立ちやパーソナリティ, 生き方などに影響されるところが大きい. 生い立ちの過程におけるさまざまな体験, 特に陰性感情を伴い, しかもそれが適切に処理されなかった体験に基づいてストレス刺激の認知の仕方に問題が生じている場合の修正の方法としては, カウンセリング, 交流分析療法, 精神分析的精神療法, 認知行動療法, ゲシュタルト療法, 内観療法などが用いられる(図 19-6).

ストレス刺激に対する対処法の修正

ストレス刺激に対する対処法の修正は, ストレス刺激の認知の仕方が修正されると, それに伴ってごく自然に行われることもあるが, 一般にはかなりの時間をかけてそのための治療を行わないと困難なことが多い.

ストレス刺激に対する対処法の修正または新しい適切な対処法を習得させる方法としては, 交流分析療法, 精神分析的精神療法, 行動療法などが用いられる.

なお, 個人療法で十分な効果が得られない場合, 家族療法を試みるのもよい.

ストレス刺激に対する耐性の強化

ストレス刺激の認知の仕方が修正され，ストレス刺激が加わっていることに早目に気づき，それに対して適切に対処できるようになると，それだけでもストレス刺激に対する耐性は強化されたことになる．しかし，それ以上に日常生活の過ごし方を工夫することによってストレス刺激に対する閾値を高め，実質的に耐性を強化し，次のストレス病を予防できるようにしておくほうがよい．

ストレスに対する閾値を高めるには健康を維持するだけでなく，さらに増進させるようなライフスタイル[4]とし，心身を鍛練することも必要である．

ストレス病の薬物療法

いわゆるストレス病の代表的な疾患である心身症，神経症，うつ病に対しては，まず抗不安薬や抗うつ薬などの薬物療法が行われ，それと並行して心理療法が行われるのが普通である．心身症の場合には，それと同時にそれぞれの身体的な病変に対する対症療法が必要であることはいうまでもない．

抗不安薬

抗不安薬の薬理作用と適応

抗不安薬は，情動や自律神経系の中枢である大脳辺縁系や視床下部にある特異的レセプターに結合して抗不安(抗コリンリクト)作用，抗攻撃(馴化)作用，筋弛緩作用，自律神経安定化作用などの薬理作用を現すことを期待して用いられる．

心身症に対しては，特に次のような場合に用いられる．
1. 心理社会的ストレスの関与が明らかであるが，心理療法への導入が困難な場合，ならびに心理療法の適用が困難な場合
2. 心理療法を行っているが，その治療効果が発現するまでに不安，緊張などによる臨床症状が強く，なかなか消失しない場合
3. 発症後の経過により二次的に生じてきた不安，緊張などが臨床症状を増悪させ，悪循環が形成されている場合
4. 発症後の経過で，特定の心理社会的ストレス状況に置かれたときだけ，日常生活に支障をきたすほどの臨床症状が出現し，その状況に置かれることが予測される場合

抗不安薬の種類と使い方

抗不安薬のほとんどはベンゾジアゼピン誘導体であるが，その抗不安作用の強さや持続時間，抗不安作用以外の作用の有無などに差がみられるので，それぞれの特徴をよくつかんで使用することが大切である．

例えば，高齢者にはオキサゼパム，オキサゾラム，クロチアゼパムなど，消化器系心身症にはアルプラゾラム，フルタゾラム，ロフラゼプ酸エチルなど，筋骨格系心身症にはエチゾラム，ブロマゼパム，フルトプラゼパムなど，そしてうつ状態を伴っているものにはセパゾン，エチゾラム，ロフラゼプ酸エチルなどを用いる．

なお，抗不安薬の副作用の大部分はその抗不安薬の薬理作用に基づくものであるが，十分に注意して使用しなければならない[5]．

抗うつ薬
抗うつ薬の薬理作用と適応
抗うつ薬のうち，代表的な三環系抗うつ薬は，ノルアドレナリンやセロトニンの細胞内取り込みを阻害し，シナプス間隙のモノアミンの濃度を高めて抑うつ気分改善作用，意欲亢進作用，鎮静・抗不安作用などの薬理作用を現すことを期待して用いられる．その後開発された四環系抗うつ薬は，三環系抗うつ薬のもつ抗コリン作用が弱いとされている．

抗うつ薬は，いわゆるストレス病としての気分障害(うつ病)をはじめ，臨床各科の心身症，身体疾患に伴ううつ症状，慢性疼痛などに用いられる．

抗うつ薬の種類と使い方
抗うつ薬のうちでは三環系の抗うつ薬が最もよく用いられているが，その抑うつ気分改善作用や意欲亢進作用，鎮静作用などには差がみられるので，それぞれの特徴をよくつかんで使用することが大切である．

例えば，気分障害で抑制が強いものにはデシプラミンやアモキサピンなど，不安・焦燥が強いものにはアミトリプチリンやトリミプラミンなど，抑うつ気分が

表 19-23 器官別にみた漢方薬の選択—心身症

1. **循環器系**
   柴胡加竜骨牡蛎湯，三黄瀉心湯，黄連解毒湯，苓桂朮甘湯
2. **呼吸器系**
   麦門冬湯，神秘湯，柴朴湯
3. **消化器系**
   半夏厚朴湯，安中散，大建中湯，真武湯，柴胡桂枝湯，桂枝加芍薬湯，半夏瀉心湯，六君子湯，小柴胡湯，四逆散，人参湯
4. **内分泌・代謝系**
   防風通聖散，八味地黄丸
5. **神経系**
   釣藤散，五苓散，呉茱萸湯，甘麦大棗湯，桂枝加竜骨牡蛎湯，柴胡桂枝乾姜湯
6. **泌尿器系**
   柴胡加竜骨牡蛎湯，桂枝加竜骨牡蛎湯，清心蓮子飲，八味地黄丸
7. **骨・筋肉系**
   抑肝散加陳皮半夏，抑肝散，葛根湯，芍薬甘草湯
8. **皮膚炎**
   当帰飲子，防己黄耆湯，当帰四逆加呉茱萸生姜湯
9. **耳鼻咽喉科領域**
   小青竜湯，半夏厚朴湯，半夏白朮天麻湯，真武湯，苓桂朮甘湯
10. **眼斜領域**
    苓桂朮甘湯，抑肝散
11. **産婦人科領域**
    加味逍遙散，当帰芍薬散，桂枝茯苓丸，桃核承気湯，四物湯，女神散，温清飲，温経湯，三物黄芩湯，三黄瀉心湯
12. **小児斜領域**
    抑肝散，小建中湯，五苓散，甘麦大棗湯，苓桂朮甘湯，柴胡清肝湯
13. **その他**
    帰脾湯，酸棗仁湯，補中益気湯，加味帰脾湯，香蘇散

(筒井末春：漢方と心身症．臨床精神医学，13(1)：41～46，1984 より転載)

強いものにはイミプラミンやロフェプラミンなど，身体症状が前面に出たもの(いわゆる仮面うつ)にはプロチアデンや四環系のルジオミールなどが用いられる[6]．

近年，新しく開発された選択的セロトニン再取り込み阻害薬(SSRI)，フルボキサミン，パロキセチン，セロトニン・ノルアドレナリン再取り込み阻害薬(SNRI)，ミルナシプランがよく用いられる．

なお最もよく用いられる三環系抗うつ薬には抗コリン作用に基づくさまざまな副作用がみられるので，それらの副作用に対する配慮が必要である[6]．

漢方薬

近年，心身症に対しても漢方薬が使用されることが多くなっている．漢方薬は疾患によるというより，証によって選ばれるが，現在比較的よく用いられているものとして，表 19-23 のようなものがあげられている[7]．

自律訓練法

自律訓練法[8]は，Schultz, J. H.(1932)が Vogt, O. の催眠状態の研究を基礎に創始し，さらに Luthe, W.(1969)が自律療法として発展させた治療法である[9]．

本法は，外部からの刺激をできるだけ遮断した状態で心身を寛がせ，求心性インパルスを減少させる．そして中枢神経系の過剰興奮を鎮静して脳幹部の機能のひずみを是正し，ホメオスティシスの回復をはかり，自然治癒力を十分に発揮させる状態をつくる．それと同時に，受動的注意集中によってもたらされた意識変容状態により自律機能の回復をはかり，心身の健康状態を取り戻させようとする治療法である．

本法の基本である標準練習は，催眠状態でリラックスしたときに生じる生理的変化を順序づけて 6 つの言語公式として段階的に訓練させるものである．これに特殊練習として，自律性中和法(自律性除反応と自律性言語化)，自律性修正法(特定器官公式と意志訓練公式)，黙想練習，空間感覚練習などの諸技法が加えられている．

本法の諸技法と練習の進め方，その適用などについては，既に「14 章 ストレス対処」のところで述べられているので，ここでは省略する．

また，自己統制法，漸進的筋弛緩法などについても，14 章でふれられているので省略する．

行動療法

行動療法[10)11]は，学習理論(行動理論)の諸原理に基づいて，人間の不適応的な行動をより適応的な行動に変容するための治療法である．

本療法には Pavlov, I. P. の研究に始まる古典的(レスポンデント)条件づけの原理に基づく治療技法と，Skinner, B. F. らの研究に始まる道具的(オペラント)条件づけの原理に基づく治療技法，それに近年注目されるようになった認知的学習理

論に基づく治療技法がある[8]．

古典的(レスポンデント)条件づけの原理に基づく治療技法

本技法の中では，(1)系統的脱感作法，(2)主張(断行)訓練法がよく用いられているが，両技法については既に「14章 ストレス対処」のところで述べられているので，ここでは省略する．

なお，本技法には嫌悪療法やフラッデング法などもある．

道具的(オペラント)条件づけの原理に基づく治療技法

正の強化法(報酬学習)

望ましい行動をとったとき，その行動に対して報酬を与えて強化し，その行動の出現頻度を高めることを目指した治療技法である．

報酬の与え方として，トークン(代用紙幣)を与え，それが約束の額に達したら，初めに約束していた望みのもの(バックアップ強化子)と交換するトークン・エコノミー法がよく用いられる．

なお，本技法を無理なく進めるために，目標行動に少しずつ段階的に近づけて行動を修正していくシェービング法がよく用いられている．

認知的学習理論に基づく治療技法

内潜条件づけ療法

本技法は，人が外部から刺激を受け，それに対して外部から観察できる行動(症状)というかたちで反応するまでの間に，個人的に感じ，考え，イメージするなど内的に体験している過程(内潜過程)もオペラント条件づけの原理が適用できると考え，イメージにより行動変容を試みようとするものである．

本技法の中のカベラントは，内潜(covert)—オペラント(operant)を意味するもので，表19-24はカベラントにより喫煙行動をコントロールしょうとするものである[12]．喫煙したいという衝動が起こったとき，タバコを吸うとがんになる(負のカベラント)と考えさせ，これに喫煙しなかったのでお金が節約できた(正のカベ

表 19-24 喫煙行動のコントロール

ステージ	1	2	3	4
	標的行動刺激	抗-標的行動カベラント	向-標的行動をしないカベラント	高頻度行動
例	喫煙道具を入手する　喫煙したいという衝動	タバコはがんの原因だと考える	喫煙しなければお金が節約できる　喫煙しなければ食事がおいしい	コーヒーを飲む

(Homme, L.: Perspectives in psychology XXIV, control of converants, the operants of the mind. Psychol. Rec., 15：501〜511, 1965 より転載)

ラント)を随伴させる．そして，これら2つの内潜的な訓練に対して，本人にとって快をもたらすもので強化するように指示する．

なお，ここ10年の間に，伝統的な行動療法に代わって，認知行動療法が精神療法の主流になりつつあるといわれている[13]．

バイオフィードバック療法

バイオフィードバック療法は，行動療法の道具的(オペラント)条件づけの原理に基づく治療技法の1つとして発展してきた治療法である．

本療法は，普段は気づきにくい生体内の変化を光や音などの知覚しやすい外部情報に置き換えて生体に還元(フィードバック)し，道具的(オペラント)条件づけにより，その変化を制御しようとするものと定義される[14]．そのためにいろいろなバイオフィードバック装置が開発され，臨床に応用されてきている[15]．例えば，筋電図フィードバック(緊張型頭痛，痙性斜頸，書痙など)，皮膚温フィードバック(片頭痛，レイノー症候群など)，心拍フィードバック(期外収縮，発作性頻拍症など)，血圧フィードバック(本態性高血圧症)，呼吸抵抗フィードバック(気管支喘息)，脳波フィードバック(疼痛，不眠症など)などがあげられる．

ヨーガ療法

ヨーガ[16)17)]の目的は，真の自己(真我＝プルシャ)に目覚める(悟る)ことであるとされ，それに至る過程に8つの基本的な段階が示されている．すなわち，社会生活における五戒を守り(禁戒)，煩悩を抑えた生活をし(勧戒)，心身の統一をはかるための体操(坐法)と呼吸法(調気)を行い，外界の刺激に対する感覚を制御(制感)して瞑想し，心を一点に集中(凝念)し，さらにそれを押し進めて禅定に入り(静慮)，悟りの境地に達する(三昧)というものである．

この中で，医学的にはハタ・ヨーガの体位法(坐法)に呼吸法，ラジャー・ヨーガの瞑想の組み合わせがよく用いられ，これにバイオフィードバック療法，交流分析，ゲシュタルト療法などが併用される．

生体エネルギー療法

生体エネルギー療法[18)19)]は，Lowen, A.(1910～)によって開発された治療法である．Reich, W.(1897～1957)の"性格分析"の考え方の影響を受け，感情の抑圧は身体レベルに表現されて筋肉の緊張(鎧)をもたらすと考え，その鎧を呼吸，姿勢，運動などによって解き，心理的防衛からも解放して，心身ともに安定した状態をつくり出そうとする治療法である．詳細は専門書に譲る．

カウンセリング

カウンセリングの理論と技法にはさまざまなものがあるが，その中で基本的なものは Rogers, C. R.(1902〜1987) により体系づけられた非指示的な来談者中心療法 (client centered therapy) といわれるものである[20]．

カウンセリングの対象は比較的に健康的なパーソナリティの持ち主で，ストレス状態に陥っていることを無視しないで何とか解消しようとしている人たちである．

カウンセリングは，まず動機づけを行い，秘密が守られ，落ち着いて話のできる部屋で開始される．治療者(カウンセラー)は，権威的でなく，受容的な態度で患者(クライエント)が話すことに傾聴し，無条件の肯定的な関心(unconditional positive regard)を示して感情を伴った表現を促す．そして表現された話の内容に

表 19-25 治療プロセス・スケール

ストランズ (strands)	過程の段階		
	低(Ⅰ〜Ⅱ)	中(Ⅲ〜Ⅴ)	高(Ⅳ〜Ⅶ)
感情と個人的意味づけ (feelings and personal meanings)	認められない	自分のものであるという感じ(ownership)が増大	流れの中に生きる
体験過程 (experiencing)	表出されない 体験過程から遠く離れている 意識されない	表出が増大する 遠隔感が減少する 意識が増大する	十分に体験される 体験する過程の中に生きる 重大な照合体として用いられる
不一致 (incongruence)	認識されない	認識が増大する 直接的体験過程が増大する	一時的にだけある
自己の伝達 (communication of self)	欠けている	自己の伝達が増大する	豊かな自己意識が望むままに伝達される
体験の解釈 (construing of experience)	構成概念が硬い 構成概念が事実としてみられる	硬さが減少する 自分自身がつくるものという認識が増大する	一時的な構成概念 意味づけが柔軟で，体験過程に照合して検討される
問題に対する関係 (relationship to problems)	認識されない 変えようとする要求	責任をとることが増大する 変化することをこわがる	問題を外部的対象物としてみなくなる 問題のある側面の中に生きている
関係の仕方 (manner of relating)	親密な関係は危険なものとして避けられる	危険だという感じが減少する	瞬時的体験過程に基づいて開放的に，自由に関係をもつ

〔Rogers, C.R.(伊藤　博編訳)：サイコセラピイの過程．岩崎学術出版社，1966 より転載〕

共感的な理解(empathic understanding)を示し，治療的な信頼関係を深めながら，患者の自己表現を促し，自己理解を深めさせる．

この時期，治療者が治療過程で体験していることをありのままにすべて受け入れ(治療者の純粋性または一致性；genuineness or congruence)，患者に伝えられる状態になっていることが大切である．治療過程の進展は，7 段階のスケールで見当をつけることができる(表 19-25 は簡略化したもの)[21]．

カウンセリングの終結は，スケールのできるだけ高い段階で，治療者と患者の話し合いで決められるのが望ましい．終結に当っては，治療過程を振り返らせ，自己の成長のあとを確認させ，健康を維持するためのこれからの生活の仕方について話し合っておくことが大切である．そして治療間隔をあけ，終結への強い不安が起こらなくなっていることを確認してから治療を終結する．

なお，治療終結後でも，何か相談したいことが生じたら，遠慮なく相談に来てよいことを伝えておくことも大切である．

ゲシュタルト療法

ゲシュタルト療法[22~24]は，Perls, F. S.(1893~1970)によって 1950 年代に創始された心理療法である．

本療法は"いまここ"での自己への"気づき"によって統合された形の人格の発達・成長がもたらされるとする治療法である．

治療中に過去の未解決の問題が想起され，それにとらわれ始めたとすると，そのほかの問題に十分に注意が払われなくなり，――ゲシュタルト心理学でいう図と地の関係になり――全体的な把握ができなくなる．そこで，その未解決になっている問題をそのときのままに想起させ，いままでの問題として未処理の感情の表現も含めて十分に再体験させ，その解決をはかるように援助する．未解決の問題を解決(未完結の仕事を完結)させるために，問題点を明確にさせたり，相手の立場に立って考えあるいは相手の役割を演じてみて相手の気持ちを理解させたりする技法として，しばしば空椅子技法(empty chair technique)が用いられる．

本療法は，個人療法としても行われるが，集団療法として用いられることが多い．

交流分析

交流分析[25~26]は，Berne, E.(1957)によって創始されたもので，精神分析の口語版ともいわれ，わかりやすく，また集団でも行うことができ，効率のよい心理療法と，いえる．

本法は対人関係のもち方によって生じてくる心理的ストレス状態の成り立ちを解明し，いわゆるストレス病を治療し，その再発を予防するのには有用な治療法である．

本法は，構造分析，交流パターン分析，ゲーム分析，脚本分析の 4 つの分析を

行う．

構造分析
パーソナリティの構造を3つの自我状態（表19-26, 図19-7）を用いて分析し，自己を理解する[27)28)]．

親の自我状態（parent：Ⓟ）
親の自我状態は，子どものころ，両親またはそれに代わる人たちが自分に対して示したのと同じような考え方や話し方をし，同じような表情や態度をとる自我状態である．

　親の自我状態はさらに批判的な，父親的な親（critical parent：CP）と養育的な，母親的な親（nurturing parent：NP）とに分けられる．

大人の自我状態（adult：Ⓐ）
大人の自我状態は，現実に対して冷静に状況を判断し，事実に基づいて適切な対応をとる自我状態である．

子どもの自我状態（child：Ⓒ）
子どもの自我状態は，子どもの頃，まわりに対して示したのと同じような感じ方をしたり，言動をとったりする自我状態である．

　子どもの自我状態は，さらに生まれたときの本来の本能的な，自由な子ども（free child：FC）と親の期待に応えようとよい子として振る舞う，順応した子ども（adapted child：AC）とに分けられる．

　成熟したパーソナリティの構造はⓅ，Ⓐ，Ⓒが全体としてバランスよくまとまっており，ときと場合によってそのいずれかが強くなることはあるが，すぐに調和のとれた状態に戻るものである．

　いわゆるストレス病になりやすい人は，Ⓟ，Ⓐ，Ⓒがアンバランスであったり（図19-8），Ⓒが除外された自我の構造になっているとされている．

　なお，それぞれの自我状態に給付されている心的エネルギーを量的に示すためにエゴグラムが作成されている．既に東大式エゴグラムなど，その信頼性，妥当性が検討されて市販されたものもある[26)]．

交流パターン分析
2人の人間のやりとりをどの自我状態からどの自我状態にはたらきかけているものであるかを分析し（図19-9）[26)]，対人関係のもち方を理解させ修正すべきものであれば修正させる．

相補的（適応的）交流
こちらのある自我状態から相手のある自我状態に送ったメッセージに対して，相手のその自我状態から予想通りの反応が返ってくる交流．

交叉的（対立的）交流
こちらのある自我状態から相手のある自我状態に送ったメッセージに対して，相手の別の自我状態から予想外の反応が返ってくる交流．

表 19-26 自我状態の見分け方

	言　葉	声・声の調子	姿勢・動作・表情・ゼスチャー	対人反応・態度・構え
CP	ダメね，バカだよ とうぜん…すべきだ 〜しなくてはいけない 決して〜してはいけない 俺のいう通りにすればいいのだ 切り捨てよう 格言，諺引用	説教調 批判的，断定的 威圧的，権威的 押しつけ調 〜だよ，君	ケンカ腰 コブシで机を叩く 尊大，小馬鹿にする 見下げる ミスを指摘，訂正する じれったさを露骨に出す 人さし指を使う	私は OK あなたは OK でない 独断的，偏見 無視，軽視 保守的，排他的，規制的，支配的
NP	〜してあげよう きれいだね，可愛いよ 可哀想に まかせておきなさい 〜が気になるよ よかったね よくできたね	同情的 やさしい 愛情がこもる 柔らかい 大丈夫〜できますよ	自然に体にふれる 抱いてあげる 肩を叩く 手をにぎる 両手を大きく開く スキンシップ	私は OK，あなたも OK 世話ずき，寛大 面倒見がよい 受容的，理解に富む 非懲罰的，やさしい
A	何が…どこで… 誰が…いつ… どこで…どうやって… なぜ？…いくら… 〜と思う 具体的にいうと〜 〜ということですか？	落ち着いた低い声 冷静，機械的 言葉が選ばれている 一定の音調 アキがくる	間がとれている 姿勢がよい 相手の目と合う 注意深く聞いている 必要な場合，沈黙して考えをまとめる	事実中心主義 理論的，合理的 客観的，説明的 情報収集 打算的
FC	ワァー，キャー 好きだ，嫌いよ かっこいい！ ああ，愉快だ 〜がほしい 〜がしたい 感嘆詞	遊戯的 感情的 明るい，朗らか 開放的，自由 大声で	自由な感情表現 自発的，活発 よく笑う，ふざける 明るい，ユーモアに富む さらっとしている 伸び伸びしている	私は OK，あなたも OK 本能的，直観的 創造的，空想的 素直に甘える
AC	〜していいでしょうか？ 〜できません どうせ私なんか… 〜するつもりです 悲しい！淋しい！ もういいです （援助・賞賛を拒む）	ボソボソ声，自信がない ぐずぐず，遠慮 くどくど 険のある響き めそめそ くってかかる かみつく	顔色をうかがう イイ子 ため息，じめじめ 暗い，おどおど 不安，恐怖，憎悪 引きこもり，よりかかり 要求がましい しつこい	私は OK でない 他律的，依存的(従順) 反抗的，挑戦的 屈折した甘え 　　（すねる，恨む） 自虐的，自己愛的

（杉田峰康，水野正憲：交流分析による心理検査 TAOK．適正科学センター，1982 より引用）

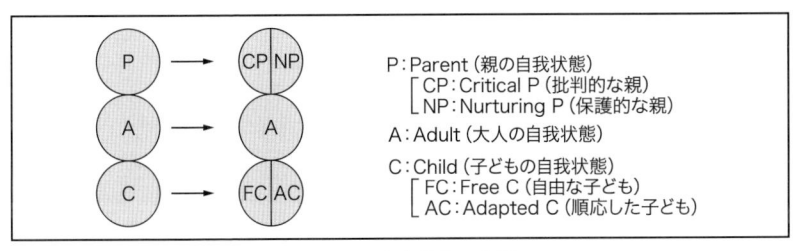

図 19-7 自我状態の分析

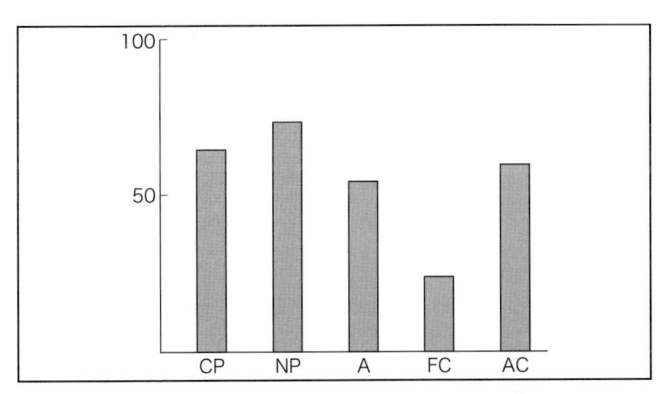

P: Parent (親の自我状態)
- CP: Critical P (批判的な親)
- NP: Nurturing P (保護的な親)

A: Adult (大人の自我状態)

C: Child (子どもの自我状態)
- FC: Free C (自由な子ども)
- AC: Adapted C (順応した子ども)

図 19-8 ストレス関連疾患にみられるエゴグラム

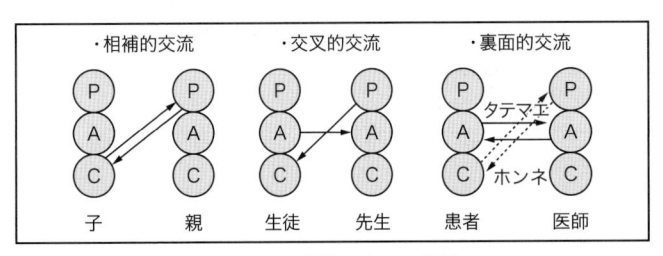

図 19-9 交流パターン分析

裏面的(仮面的)交流

こちらのある自我状態から表面的にもっともらしいメッセージを送ると同時に，別の自我状態から隠された真意のメッセージを送り，相手も同じように反応する交流．

2人の人間の交流が，交叉的交流になったり，裏面的交流になっている場合には，ストレス状態に陥りやすく，またストレス状態を持続させやすいので修正を要する．

ゲーム分析

ゲームとは,他人との間で繰り返している同じやりとり,特に破壊的な結末に終ることが予測されるような裏面的(仮面的)交流を指すものである.ゲーム分析は,そのような交流パターンを分析して気づかせ,それを建設的な交流になるように治療していくものである.

ゲームには,交流の中で叱られたり,嫌われたりするような陰性のストロークを求め,基本的に否定されることを確かめるような面が強く,結末にはラケットと呼ばれる嫌な感情を味わうことになるものが多い[23].例えば,(1)生活のゲーム(キックミー:拒絶への誘い,あなたのせいでこうなった:責任転嫁など),(2)結婚生活のゲーム(冷感症:肘鉄砲,ねぇ,お前(あなた):ご機嫌とりなど)(3)セックスのゲーム(ラボ:性的誘惑,大さわぎ:親密恐怖など),(4)治療室のゲーム(温室:心理療法遊び,義足:特別扱いなど)があげられる.

ゲームは自分や相手のよい点をみるようにさせ,早く打ち切らせるように努めさせる.

脚本分析

脚本は幼小児期の両親またはその代理者との関係を中心とする人生早期の体験に,その後の対人関係を含めた人生経験が加わって形成された人生の生き方の筋書きのようなものである.脚本の形成過程に両親の養育態度,生活態度を通じて非言語的に伝えられる不合理な,あるいは破壊的なメッセージを禁止令という.

その禁止令には,"生きていてはいけない","男(女)であってはいけない","人生を楽しんではいけない","成長してはいけない","成功してはいけない","みんなの仲間入りをしてはいけない","人を愛してはいけない(信用してはいけない)","健康であってはいけない"などがあげられている.脚本分析をして,患者がそれまでの人生を禁止令に従って生きてきたことが明らかになった場合には,それからの解放をはからせ,自己実現を目指した生き方ができるように援助する.

交流分析による治療の進め方

一般に,交流分析による治療は集団療法の形式で行われる.集団での治療は,患者に自分と同じような問題を抱えている人が外にもいることに気づかせ,防衛(抵抗)をゆるめさせてありのままの自分を出させやすくすること,人のいい面をみさせてそれを取り入れさせる機会を与えてやること,新しい交流パターンを身につけさせるための練習の相手がすぐにみつけられることなどの利点がある.

交流分析による治療は,まず交流分析の理論と方法をわかりやすく説明しながら,それぞれの患者の自我の構造分析と交流パターン分析から始める.自我の構造分析には,エゴグラムのチェックリストを用い,また交流パターン分析には,ゲシュタルト療法の空椅子技法を用いると理解を深めさせやすい.

交流パターンの理解を深める中でゲーム分析に移る.患者が気づいていないゲームに気づかせ,より建設的な生き方ができるように援助する.さらに,人生早期に親からの愛情が得られず,基本的な構えが否定的で,破滅的な生き方をし

ていることが明らかになった場合には，脚本分析をして，人生に対して肯定的，建設的な生き方ができるように援助する．

精神分析

精神分析は，Freud, S.(1856〜1936)によって創始されたもので，精神療法としてのそれ(精神分析療法)[29]は，主として神経症の治療法として発達してきたものである．したがって，精神分析療法を心身症の治療に用いる場合には，しばしばその技法の修正が必要になる[30]．すなわち，心身症には精神分析的精神療法(表19-27)が用いられることが多いわけである．

精神分析療法を適用するに当たっては，特に自我の強さとその障害の程度を評価しておくことが必要である．臨床的に自我の強さを評価する指標として，現実吟味力，欲求阻止に対する忍耐度，自我防衛の適切さ，安定性と統合性，柔軟性，自我同一性の確立などがあげられている[31)33)]．

治療契約

問診による病歴聴取や診断的面接の過程で，精神分析療法または精神分析的精神療法への動機づけができた場合には，治療契約を結ぶ．

治療契約は，治療の日時，1回の治療時間，治療費，治療法などについて行われる．

治療構造

精神分析療法は，治療者と患者の治療的な人間関係の中で展開される治療法である．それだけに治療の枠組み(治療構造)が大切にされる．それは治療契約の内容，

表 19-27 精神分析療法と精神分析的精神療法

	精神分析療法	精神分析的精神療法
治療対象	特定の患者	ほとんどすべての患者
治療契約	週3〜5回	週1〜2回
	1回50分	1回30〜50分
	原則として通院	通院，入院
	治療費は契約	治療費は健保が普通
治療の構造	寝椅子による自由連想法	腰掛椅子による対話法
治療者	専門医	専門医に限らない
治療者の態度	中立的，受動的	能動的，受容的
	禁欲規則	他の治療法併用
治療操作	抵抗，感情転移を解釈する	抵抗，感情転移を必ずしも解釈しない
治療目標	治療者-患者関係を通して無意識過程の洞察	必ずしも深い洞察を求めない．再教育的に対人態度
	幼児的人格の成長促進	生活態度の改善

表 19-28 Freud 的態度と Ferenczi 的態度

Freud 的治療態度	Ferenczi 的治療態度
中立性,受動性,倫理性	柔軟性,積極性,暖かい共感性
合理的態度	教育的,育成的態度
(技法の科学性を重視)	(人間的態度を重視)
"治療者としての分別"を守る	人間的な親しみと愛情を出す
「かくれ身」を保つ	相手の状態に応じて柔軟に修正
逆転移を調整する	逆転移を利用する
内界指向的接近	外界指向的接近
(人格の再編成をねらう)	(社会的適応に役立つものは何でも利用)
精神神経症の治療	分裂病,境界例,人格障害,心身症,小児などの治療へも拡大
〔いわゆる父親的態度〕	〔いわゆる母親的態度〕

(前田重治:図説臨床精神分析学.誠信書房,1985より転載)

治療室の広さと雰囲気,治療者と患者の位置,患者の姿勢,患者の治療意欲,治療者の態度と治療の進め方などによって規定される.

治療者の態度としては基本的には Freud が強調した医師の「かくれ身」と中立的態度をとることが望ましい.しかし,心身症の患者にはその治療の初期,Ferenczi, S.(1873～1933)がその必要性を主張した暖かい愛情を感じさせる受容的かつ積極的な態度(表 19-28)[32)33)]をとらないと,治療的な信頼関係が確立しにくく,また治療への意欲を高めて治療を継続・進展させるのに必要な身体症状の軽快・消失の体験をさせることができにくいものが少なくない.

なお,対症療法を必要とする身体症状をもった患者に精神分析療法を行う場合には,治療者はその身体症状の治療をそれぞれその専門領域の医師に任せて,その医師と共同で治療に当たるという治療構造を設定したほうがよいとされている.しかし,心身症の患者には同一治療者(心身医療科医)が心身両面より治療するほうが,患者に心身相関を体験的に理解させるのにむしろ好都合といえる.

治療過程
精神分析療法または精神分析的精神療法による治療過程は,導入期,深化期,洞察期,終結期に分けられる[33)34)].

導入期
精神分析療法への動機づけ,治療契約ができたところで,原則として基本規則に従って自由連想による治療が行われる.

自由連想法は,「頭に浮んできたことを,こんなことを話すのは,つまらない,恥ずかしい,病気とは関係ない,不快だ,治療者を怒らせはすまいかなどと思われることでも,意識的に選択したり,修正したりしないで,そのまま浮んできた順序に話してください」という第一基本規則に従って進められる.また治療が終結するまでは,人生上の重大な決定を一人でしたり,治療者との間で職業的・役割

的な関係を越えて欲求を満たそうとしたり，治療の場で満たされなかった欲求を治療の場以外のところで満たそうとしたりしてはならないという第二基本規則(禁欲規則)も守るように指示される．

　一般に，心身症の患者に自由連想を行わせようとすると，沈黙・連想欠乏型の反応を示すものが少なくない．その沈黙は意識化(言語化)すると不安や不快を感じるために意識化しないように抑圧している(抑圧抵抗)というより，内面的なもの，特に感情を言語化して適切な言葉で表現できないアレキシサイミア；alexithymia(失感情症と訳されている)によると考えられるものが少なくない．そのようなアレキシサイミアの患者には人生早期の親子関係に障害のあったものが多く，精神分析療法を行うべきでないという考え方もある．しかし，そのような患者でも，治療者が治療初期に Ferenczi 的態度をとり，患者に心を開かせ，その内面にあるものの言語化を助けるような精神分析的精神療法を行うと，十分に治療効果をあげることができるようになる．

　なお，治療を進展させるためには，既に述べた抑圧抵抗のほか，治療によって自分が自分でなくなるのではないかという不安に基づく自我同一性抵抗，病気になったことで得られるようになった利得を失うまいとして生じる疾病利得抵抗，無意識的な罪悪感を和らげる自己処罰の意味をもって臨床症状をもち続けようとして生じる超自我抵抗，かつて両親に求めて得られなかった欲求を治療者に求めたり(行為の転移)，それが得られなかったことによる感情を治療者に表現し(感情の転移)，自己の内面的なものの意識化を避けようとして生じる転移性抵抗，退行(幼児返り)した状態に留まって幼児的な欲求を満たし続けようとして生じる反復強迫抵抗などさまざまな抵抗に注意し，それらをうまく処理していかなければならない．特に後二者を除く抵抗は治療の初期よりみられるので，治療者はそれらの抵抗を見逃がさないで処理することが大切になる．

深化期
患者が自由に連想して語ることに治療者が無批判的に傾聴し，共感的な理解を示していると，患者はそれまでほとんど言語化することのなかったさまざまな過去の体験をその当時十分に処理されなかった感情を伴って言語化するようになる．それに伴って治療的な退行が起こると，過去の重要な人物，特に両親またはその代理者に求めて満たされなかった依存欲求や愛情欲求と，それが満たされなかったことによって生じた恨みや怒りなどの陰性感情を治療者に向けるようになる(感情転移)．それはそれまでの日常の人間関係からは想像もつかないほど激しいものであることも少なくない．

　それに対して，治療者が逆感情転移を起こして懲罰的・拒絶的な態度をとるようなことをせず，一貫して肯定的・受容的な態度をとっていると，患者は過去の体験に基づく予想とは違った体験(修正感情体験)をすることになり，基本的な信頼感・安定感をうることが可能となってくる．そして，いまここにおける治療者-患者関係(転移)の中に出てきている過去の問題，臨床症状の発症と経過に関与している問題を素直に見直せるようになってくる．

洞察期

治療的な信頼関係が深まり，患者が安心感をもち，自己を肯定的に受容できるようになってくると，患者は現実あるいは自己の内面をゆとりをもって見直せるようになり，治療者の解釈を素直に受け入れて洞察を深めることができるようになる．

心身症の患者では，その臨床症状の成り立ちがわかったという知的洞察だけでは，その臨床症状の出現を予防することができない場合が多い．現実に臨床症状を出現させにくい適切な適応行動がとれるように，徹底操作が必要になる場合が少なくない．

終結期

理想的な終結は，患者の自我が成熟した段階である．しかし，現実にはそこまで達しない段階で終結せざるをえない場合が多い．

心身症の患者でも，臨床症状を出現させにくい状態を維持できる程度に，日常の生活態度や対人態度が修正された段階で治療を終結せざるをえなくなる場合が多い．したがって，その際，患者に臨床症状の再現をみたり，その予感を感じるような状態になったときには遠慮なく受診するように伝えておくことも必要である．

なお，患者によっては，終結期についての話し合いが早すぎると，治療者からの分離に対する不安から再び臨床症状が出現・増悪することがある．そのような患者には，治療間隔を少しずつあけながら，その分離不安を乗り越えさせ，現実への適切な適応行動がとれるように援助すること必要になる．

森田療法

森田療法[35)36)]は，森田正馬（1874〜1938）により神経質（森田神経症）患者の治療法として創始されたものである．

本療法の適応となるのは，(1)生の欲望が強く，些細な身体症状にもとらわれやすい素質（ヒポコンドリー性基調）がみられ，(2)たまたま何らかのストレスによって出現した生理的範囲の機能的な身体症状にとらわれ（注意の集中），(3)とらわれた部位の感覚の鋭敏化により，その部位の身体症状をより強く感じ，ますますとらわれるという悪循環（精神交互作用または心身交互作用）がみられるものである．

本療法の治療過程は，第1期：絶対臥褥期，第2期：軽作業期，第3期：重作業期，第4期：社会復帰準備期に分けられ，4〜8週間の入院生活で進められる．

本療法の核心は，(1)身体症状の本態を知って，それを除こうとしないこと，(2)すべての思考や感情は，置かれた環境状況によって生ずべくして生じてきたものとして肯定的に受け入れ，その心の自然に従うこと，(3)理想本位，感情本位の生き方ではなく，事実本位の生活が送れるようになることであるとされ，それを踏まえた，外来森田療法の変法も行われている．

絶食療法

絶食療法[37)〜39)]は絶食によってもたらされる代謝過程の変化を利用して心身両面の機能を再調整し，健康の回復・増進をはかろうとする治療法である．

本療法は，心理的な面で社会から隔離された状態に置くので治療的退行を起こさせやすい．それを利用してそれまでの生き方を振り返らせ，ストレス状態を持続させてきた行動に気づかせて修正させ，あるいは新しい適切な行動を取り入れさせることができやすい．そのうえ，絶食をやり遂げたという成就感，満足感と食事にはじまるすべてのものへの感謝の気持ちが生じる点が治療的に利用され

表 19-29 絶食療法の方法

準備期	完全絶食期	復食期	回復期
2〜4 週	1 2 3 4 5 6 7 8 9 10	11 12 13 14 15 日	1〜2 週
諸検査，動機づけ	5〜6 炭糖補液，自由飲水	粥食-常食，運動（課題付き散歩療法）	
↑入院	原則として個室で自己対決		↑退院
	社会的隔離（テレビ・新聞・雑誌・面会・電話交信など）		
	自己分析（内観・交流分析法）		
	自律訓練法		
		作業療法	
		行動療法	

〔山内祐一：絶食療法．心身症の新しい診断と治療（五島雄一郎，後藤由夫，鈴木仁一編）．p.197〜202，医薬ジャーナル社，1987 より転載〕

表 19-30 復食期の献立

	朝食	昼食	夜食
第1日	絶食	おもゆ 100 cc，梅干 1 個	おもゆ 150 cc，梅干 1 個
第2日	絶食	三分粥 200 cc，梅干 1 個，牛乳 1 本	三分粥 200 cc，梅干 1 個，豆腐すまし汁
第3日	牛乳 1 本	五分粥 250 cc，梅干 1 個，野菜すまし汁	五分粥 300 cc，梅干，味噌汁，湯豆腐
第4日	牛乳 1 本	全粥 250 cc，味噌汁，野菜の煮つけ	全粥 300 cc，味噌汁，煮つけ
第5日	普通食を半量（病院給食）		
第6日	普通食全量		

（鈴木仁一：絶食療法．心身医，27：103〜114，1987 より転載）

る.

　本療法の実施方法にはいろいろあるが，東北大学方式(表 19-29，表 19-30)[38)39)]，またはその修正方式がよく用いられている．

家族療法

家族療法[40)〜43)]は，家族相互の関係を改善して，その成員である患者とされている人の心身の健康を回復させようとする治療法である．

　家族療法にはいろいろな学派があるが，近年最もよく用いられているシステム論的家族療法では，家族全体を1つのシステムと見なし，患者とされている人はそのサブシステムと見なされ，病理性をもつのはシステムとしての家族相互の関係であり，その局部的な現れが患者とされている人の症状であると考えられている．

　家族療法の必要な病理性をもつ家族は，相互に否定的，批判的なやりとりが多いか，対話がきわめて少ない．両親のいずれかと子どもの連合がみられ，両親連合が弱い．家族成員に未熟で依存的か反発的なものが多いなどがあげられている．

　家族療法の面接の仕方にはいろいろあるが，家族全員を同時に面接する合同面接が一般的で，治療効果も上がりやすい．しかし，事情によって，患者とされている人とその両親または片親との面接を中心に家族療法を進めなければならなくなる場合も少なくない．

その他，最新の治療法

EMDR(eye movement desensitization and reprocessing：眼球運動による脱感作と再処理法)
米国の Shapiro, F. によって開発された．眼球運動を利用して外傷的記憶に伴う不快な情動を軽減させ，体験したときのままに留まっている外傷的記憶の情報処理過程を再開させる生理心理的技法で，心的外傷後ストレス障害に有効とされている[44)]．

III．ストレス病のリハビリ　　河野　友信

ストレス病のリハビリは注目されてこなかったが重要である．病休したり入院してストレス環境から隔離されているときは病状が寛解していても，ストレス刺激が元通りであると，社会復帰して再発することが多い．ストレス関連性疾患の医療のプログラムにリハビリテーションをきちんと組み込むのがよい．疾患によってはイメージ療法から実地体験治療をするが，リハビリはその延長にある．復職のあり方を工夫し，リハビリ勤務期間をもうけるのが理想的であるが，就業規則

にない場合が多いので，企業は完全に治ってから復職することを要求する．

　産業医との連携も必要であるが，産業医学そのものがリハビリの重要性を主張して，リハビリ勤務を認めるように提言していく必要がある．もちろん疾患によるが，訓練的に徐々に慣らしていったほうがよい場合には，リハビリ勤務が必要である．また難しいが，復職に際して相応しい職場への配置転換がかなうのがよい．職場に不適応の場合，転職したり，配置転換をすることで，病状が回復することもある．

IV. ストレス病の予防 河野 友信

ストレス病は発症したものを治療するより，予防をしたほうがよいに決まっている．ストレス関連疾患のリスク要因はわかってきているので，予防的対応はできないことはない．しかし，ほとんどのストレス関連疾患はやむにやまれぬ状況で発症する場合が多い．

　ストレス管理がうまくできれば最も望ましいが，性格要因や置かれた立場からストレス生産的に行動してしまうことが多く，対応が難しい．症状があっても無視して頑張り，倒れてしまう．ストレス対処がまずく，ストレス病生産的に行動してしまうことがある．タバコ病やアルコール病，摂食障害などはストレス対処行動が二次的に引き起こした病態である場合が多い．

　ストレス病の予防では，(1)ストレス刺激のコントロール，(2)ストレス対処の適正化，(3)ストレス生産的な行動の変容，(4)ストレス生産的な性格の是正，(5)ストレス緩和，(6)生活行動の適正化，などが重要である．

引用・参考文献

1) Leigh, H. and Reiser, M. F.：The patient. 2nd ed., Plenum Med. Book Comp., New York, 1985.
2) 吾郷晋浩：心身医学的治療の手順(久保千春編)．心身医学標準テキスト，第2版，p. 238〜243，医学書院，2002．
3) 吾郷晋浩，松岡洋一：治療．産業ストレスの臨床(河野友信編)，p. 166〜169，朝倉書店，1987．
4) 鈴木仁一，桃生寛和：ストレスを克服するためのライフプランニング．ストレスの科学と健康(河野友信，田中正敏編)，p. 288〜293，朝倉書店，1986．
5) 筒井末春：薬物療法．心身医，27：9〜15,1987．
6) 樋口輝彦：気分障害．標準精神医学(野村総一郎，樋口輝彦編)．第2版, p. 275〜277，医学書院，2001．
7) 筒井末春：漢方と心身症．臨床精神医学，13：41〜46，1984．
8) 佐々木雄二，笠井 仁，松岡洋一：自律訓練法．心身医，28：229〜236，1988．
9) 松原秀樹：自律訓練法から自律療法への展開．催眠研究，21：22，1976．
10) 内山喜久雄編著：行動臨床心理学．岩崎学術出版社，1980．

11) 野添新一：内科における行動療法. 内科, 63：486〜491, 1989.
12) Homme, L.：Perspectives in psychology XXIV. control of coverants, the operants of the mind. Psychol. Rec., 15：501〜511, 1965.
13) 坂野雄二：認知行動療法. 日本評論社, 1995.
14) 平井久, 渡辺克己：バイオフィードバック療法. 28：100〜110, 1988.
15) 坪井康次：バイオフィードバック療法. 心身症の治療, p.95〜98, 小玉出版部, 1988.
16) 菊池長徳：東洋的療法. 新版心身医学(末松弘行編), p.401〜408, 朝倉書店, 1994.
17) 佐保田鶴治：解説ヨーガ・スートラ. 平河出版, 1980.
18) Lowen, A.(新里里春訳)：引き裂かれた心と体. 創元社, 1978.
19) 野田雄三：生体エネルギー法. 心身医, 28：492〜499, 1988.
20) Rogers, C. R.(伊東博編訳)：カウンセリングの理論. 誠信書房, 1962.
21) Rogers, C, R.(伊東博編訳)：サイコセラピイの過程. 岩崎学術出版社, 1966.
22) Perle, F. S., Hefferline, R. and Goodman, P.：Gestalt therapy. Julian Press, New York, 1951.
23) Marcus, E.(国谷誠朗編訳)：ゲシュタルト・セラピー入門, その1, その2. 立教大学キリスト教教育研究所, 1978, 1980.
24) 国谷誠朗：ゲシュタルト療法. 心身医学のすすめ(石川　中編), 筑摩書房, 1985.
25) Berne, E.(南博訳)：人生ゲーム入門. 河出書房. 1967.
26) 杉田峰康：交流分析と心身症. 医歯薬出版, 1973.
27) 杉田峰康, 水野正憲：交流分析による心理検査 TAOK. 適性科学センター, 1982.
28) 東京大学医学部心療内科 TEG 研究会編：新版 TEG. 金子書房, 1999.
29) Freud, S.（小此木啓吾訳）：精神分析療法. フロイト選集 15, 日本教文社, 1970.
30) Balint, M. and Balint, E.：Phychotherapeutic techniques in medicine(小此木啓吾監, 山本喜三郎訳). 医療における精神療法の技法, 誠信書房, 2000.
31) 前田重治：心理面接の技術. 慶応通信, 1976.
32) 小此木啓吾編：精神療法の理論と実際. 医学書院, 1964.
33) 前田重治：図説臨床精神分析学. 誠信書房, 1985.
34) 吾郷晋浩：精神分析療法. 心身医学のすすめ(石川　中編), 筑摩書房, 1985.
35) 森田正馬：神経質の本態および療法. 東京医事新誌, 70, 1953.
36) 樋口正元：森田療法. 心身医, 27：399〜405, 1987.
37) 鈴木仁一, 山内祐一, 堀川正敏ほか：新しい絶食療法の方法と治療成績. 精身医, 112：290〜295, 1972.
38) 山内祐一：絶食療法. 心身症の新しい診断と治療(五島雄一郎, 後藤由夫, 鈴木仁一編), p.197〜202, 医薬ジャーナル, 1987.
39) 鈴木仁一：絶食療法. 心身医, 27：103〜114, 1987.
40) Mincuchin, S.(山根常男訳)：家族と家族療法. 誠信書房, 1983.
41) 遊佐安一郎：家族療法入門―システムズアプローチの理論と実際. 星和書店, 1984.
42) Haley, J.(佐藤悦子訳)：家族療法―問題解決の戦略と実際. 川島書店, 1985.
43) 日本家族心理学会編：家族カウンセリングの実際. 家族心理学年報 3, 金子書房, 1985.
44) Shapiro, F.：Eye movement desensitization and reprocessing; basic principles, protocoles, and procedures. Guilford, New York, 1995.
45) Fontana, D.(高山　厳ほか訳)：実践ストレスマネジメント. 金剛出版, 1996.
46) 阿部恒之：ストレスと化粧の社会心理学. フラグランスジャーナル社, 2002.

47) 佐々木大輔編：ストレスと消化器疾患．医薬ジャーナル社，1999．
48) Steptou, A. ed.(津田彰監訳)：ストレス・健康とパーソナル・コントロール．二瓶社，1995．
49) 平野鉄雄，新島旭：脳とストレス．共立出版，1995．
50) Worbarton, D. M.(上里一郎監訳)：ストレスと快楽．金剛出版，1999．
51) 河野友信：手術患者と不安．真興交易医書出版，2000．
52) Macnub, F.（祐宗省三監訳)：ストレス・マネジメント．北大路書房，1991．
53) 清田一民：中高年の結婚ストレス．ワールドプランニング，1996．
54) 河野友信ほか編著：最新心身医学．三輪書店，2000．
55) Martha Davis et al.：The relaxation & stress reduction workbook. 4th ed., New Habinger Pablications INC, 1995.
56) Melmed, R. N.：Mind, body, and medicine. Oxford, 2001.

20 ストレス・ストレス病と代替医療・伝統医療

黒丸 尊治

> **この章のキーポイント**：現在，代替医療の必要性は世界的に高まりつつある．これからのストレス病やストレス関連疾患の治療においても，西洋医学に代替医療を積極的に取り入れた統合医療的アプローチが重要となってくる．

代替医療とは

代替医療(alternative medicine)についての統一された定義はないが，一般的には「大学の医学部で教育されている主流の現代西洋医学以外の医療」と定義されている[1]．そのため，代替医療に含まれるものはかなりの広範囲に及ぶ．例えば，中国医学やアーユルヴェーダといった伝統医学をはじめ，ヨーガ，瞑想，カイロプラクティック，指圧，ハーブ療法，各種健康食品やサプリメント，セラピューティック・タッチ(いわゆる手かざし)などさまざまである．

この代替医療という言葉は主にアメリカで使われているが，ヨーロッパでは補完(相補)医療(complementary medicine)という言葉が使われている．最近はこの両者を併せた，補完代替医療(complementary and alternative medicine：CAM)という言葉で呼ばれることが多くなってきた．

代替医療の現状

ほんの十数年前までは，医療の世界においては代替医療はほとんど相手にされない存在であったが，1993年にEisenberg, D. M. らによって発表されたレポート[2]をきっかけに状況は大きく変化した．このレポートによると，90年の時点で全米の33.8%の人が代替医療を利用しており，代替医療提供者への通院回数は，かかりつけの家庭医へのそれを上回っていた．また97年に行われた同様の調査では代替医療の利用率は42.1%に増加し，通院回数も約1.5倍に増えていた[3]．

このような現実を受け，1992年にアメリカでは，国立衛生研究所(NIH)内に代替医療事務局(OAM)を設立し，代替医療研究のために200万ドルの国家予算を当てた．1998年にはOAMは国立補完代替医療センター(National Center for Com-

表 20-1 日本における代替医療の利用状況

代替医療	過去1年間に利用した人の割合(%)
サプリメント(栄養補助食品)	42.0
マッサージ	31.2
リフレクソロジー(足裏マッサージ)	20.2
アロマテラピー(芳香療法)	14.6
指圧	13.2
ハーブ(西洋の薬草)	12.3
漢方薬(市販薬)	10.2
整体	8.8
鍼灸(はり・きゅう)	7.5
温泉療法	5.3
電圧・磁気療法	5.2
カイロプラクティック	3.2
ヨーガ	2.4
気功	1.5

2002年, 東京医科大学病院受診者3,123人を対象に, 代替医療の利用率を調査し, 1,161人(37.2%)より有効回答率を得た. そのうちの利用者の多い代替医療を示したもの.
(蒲原聖可：代替医療. 中公新書, p.26〜35, 2002 より引用)

plementary and Alternative Medicine：NCCAM)へと格上げされ, 予算も2002年度には1億ドルを超えるまでになった[4]. また2002年3月のホワイトハウスで行われていた代替医療に関する政策検討委員会での最終報告では, 今後アメリカは代替医療を積極的に推進していくという方向性を確認している.

一方, ヨーロッパ諸国でも代替医療は盛んに行われているが, 国によってその特徴は異なる. 全体として鍼, ホメオパシー, カイロプラクティック, 催眠療法, 自然療法, ハーブなどがよく利用されているが, 一般市民の代替医療利用率は20〜49%と国によって開きがある[5]. なおオステオパシー(身体の筋肉や骨格のバランスを整えることで, 自然治癒力を活性化させる手技療法)もよく利用されているが, これはアメリカやフランスでは通常医学であり代替医療には含められていない. またホメオパシーは200年以上の歴史がある代表的な伝統医療の1つであり, 患者の全体像を把握し, それに対してホメオパシー独特の薬(レメディ)を処方するという形で行われる医療である.

また日本での代替医療の利用率は, 蒲原らの調査によると65.6%であり, 日本人の3人に2人が何かしらの代替医療を利用していることになる(表20-1)[6]. 最も利用頻度の多かったものはサプリメント(栄養補助食品)であり, 以下マッサージ, リフレクソロジー(足裏マッサージ), アロマテラピー(芳香療法)と続いていた.

表 20-2 代替医療の特性

1. 自己治癒力を活性化させることで症状の改善をはかる
2. 心身のつながりを重視し,人を全人的な存在と見なす
3. 心身にやさしい医療である
4. 自己療法(セルフコントロール)も多い
5. 予防的,健康維持的なものも多い

代替医療の特性(表 20-2)

代替医療には現代西洋医学と異なるいくつかの特徴がある.第一に,代替医療の根底には,自己治癒力の存在を重視し,それを活性化させることで症状の改善をはかるという考え方がある.第二に,部分ではなく全体,すなわち心身両面に焦点を当て,人を全人的な存在としてみる.第三に,基本的には心や身体にやさしい医療である.第四に,他者療法的なものも多いが,自己療法(セルフコントロール)を中心とするものも多い.第五に,治療的なアプローチのほかに,予防的,健康維持的なものも数多く存在する.

このような特徴は,実は心身医学的な治療法にも共通するものである.実際,心身医学療法の多くは代替医療の枠組みに入るものである(催眠療法,自律訓練法,バイオフィードバック療法,音楽療法,鍼灸,ヨーガ,気功など).その意味では,自己治癒力や全体性のつながりを重要視する代替医療は,ストレスやストレス病にはなくてはならない存在であるといっても過言ではない.

代替医療の種類

代替医療の分類の仕方にはさまざまなものが存在する.例えば,NCCAM では代替医療を,代替医療システム,心身医学的介入,生物学的療法,身体手技的療法,エネルギー療法の5つに分類している[7].また今西[8]らも,独自の視点から代替医療の分類を試みている.しかし実際には,ひとつの療法がいくつかの範疇にまたがるものも多く存在し,明確な分類は困難である.

ここでは,日本で比較的利用されている代替医療を中心に,臨床的な視点からまとめた分類を示す(表 20-3).なお日本では,漢方薬を代替医療に含めるか否かは議論の分かれるところである.

代替医療とプラシーボ

代替医療により症状の改善が認められた場合,しばしばそれはプラシーボ効果によるものであるという言われ方をされる.一般的にプラシーボという言葉は,あまりよくない意味で使われることが多いが,そもそもは,"人を喜ばせる"という

表 20-3 日本で比較的利用されている主な代替医療の臨床的分類

---
1. 医療体系化がなされているもの
   中国医学,アーユルヴェーダ,ホメオパシー,ナチュロパシー(自然療法)
2. 主にセルフコントロール法として利用されているもの
   自律訓練法,リラクセーション法,バイオフィードバック療法,瞑想,ヨーガ,気功
3. 静的な他者療法
   鍼灸,按摩,マッサージ,指圧,アロマテラピー,リフレクソロジー,セラピューティック・タッチ,レイキ,催眠療法
4. 動的な他者療法
   整体,操体法,臨床動作法,カイロプラクティック,アレクサンダー・テクニック
5. 芸術や環境,動物などを利用したもの
   カラーセラピー,音楽療法,絵画療法,芸術療法,温泉療法,園芸療法,アニマルセラピー
6. 生物学的療法
   健康補助食品(サプリメント),ハーブ療法,ビタミン療法,漢方薬,マクロビオティック,絶食療法
7. 主にがん患者を対象とした代替医療
   健康補助食品(プロポリス,アガリクス,AHCC,サメの軟骨など),丸山ワクチン,蓮見ワクチン,生きがい療法,サイモントン療法

意味合いの言葉である[9].

　ストレスやストレス病の治療をする場合,心理的な側面へのはたらきかけは必要不可欠である.特に患者を心地よい気持ちにさせることは,治療的にも重要な要素である.その意味では,患者を心地よい気持ちにさせる"きっかけ"となるものはすべて治療手段にもなりうる可能性がある.この"きっかけ"の中心となるのは主治医への信頼感や安心感であるが,薬や点滴といった医療行為そのものも十分に"きっかけ"となりうる.

　ある治療によって症状が改善した場合,それは治療そのものによってもたらされた部分もあるが,治療を受けているという安心感や期待感が,その人の自己治癒力を引き出し,その結果として症状が改善したという側面もある.特にストレス病の場合には,その側面がより強く反映される[10].そして,これらの要因は決して独立して語れるものではなく,それぞれが相互作用的にかかわり,そのトータルな結果として症状の改善がもたらされるのである.

　そのように考えるならば,ある治療をする場合,治療そのものによる効果とプラシーボによる効果を区別することは現実的には不可能である.実際の臨床場面では,それらの相互作用的な結果として治療効果が上がっているからである.臨床においては,治療そのものがどの程度効くのかということはもちろん重要であるが,その治療法を"道具"として,患者の自己治癒力を最大限に引き出すようなかかわりをもつように心がけることも,それに勝るとも劣らず重要なことである.

　したがって今後の代替医療の有効性に関する研究は,科学的根拠に基づいた立

場からの研究はもちろんのこと，代替医療がプラシーボ的な要素も十分にもっているという点をはっきりと認めたうえで，いかにそれを臨床の場面でうまく利用し，治療効果を最大限に引き出せるのかといった研究も必要になってくると思われる．

代替医療から統合医療へ

現在アメリカは，代替医療から統合医療へと変わりつつある．すなわち，西洋医学と代替医療を別々に考えるのではなく，両者を統合していこうとする動きである．これはただ単に両者を組み合わせるというのではなく，西洋医学や代替医療を区別することなく，ある疾患や症状に対してそれに有効であると思われるものを積極的に利用していこうとするものである．現在アメリカで3分の2の医学校で代替医療に関する講義が行われており[11]，アリゾナ大学では既に統合医療を実践するためのプログラムもつくられている[12]．一方日本では，代替医療に関する講義を行っている医学部は，まだほんの数校にすぎないというのが現状である．

ストレス病やストレス関連疾患の治療においては，今後西洋医学に勝るとも劣らず代替医療が重要となってくる．そのためこの分野では，これからはいやが上にも統合医療的なかかわりが必要となってくると思われる．

引用・参考文献

1) 今西二郎，渡邊聡子：代替医療とは．医学のあゆみ，191：189〜194，1999．
2) Eisenberg, D. M. et al.：Unconventional medicine in the United States；prevalence, costs, and patterns of use. N. Engl. J. Med., 328：246〜252, 1993.
3) Eisenberg, D. M. et al.：Trends in alternative medicine use in the United States, 1990〜1997；results of a follow-up national survey. JAMA, 280：1569〜1575, 1998.
4) 鈴木信孝：代替医療の海外での現状．医学のあゆみ，191：293〜297，1999．
5) Fisher, P. et al.：Complementary medicine in Europe. BMJ, 309：107〜110, 1994.
6) 蒲原聖可：代替医療．中公新書，p. 26〜35，2002．
7) NCCAM：Health information；What is CAM? http://nccam.nih.gov/health/whatiscam/
8) 今西二郎，渡邊聡子：代替医療とは．医学のあゆみ，191：189〜194，1999．
9) 広瀬弘忠：心の潜在力プラシーボ効果．朝日選書，p. 3〜7，2001．
10) 黒丸尊治：心療内科受診患者の症状改善に関与する要因の検討―患者のアンケート調査から．心身医，43：359〜366，2003．
11) Miriam, S. et al.：Courses involving complementary and alternative medicine at US Medical Schools. JAMA, 280：784〜787, 1998.
12) 帯津良一監：いまなぜ「代替医療」なのか．p. 92〜108，徳間書店，1998．

21 ストレス医療の危機管理

河野 友信

> **この章のキーポイント**：ストレス関連疾患であるのにもかかわらず、ストレス医療が全くされていない。このことが医療ミスや医療事故として取り上げられていない。

 ストレス医療でもうっかりミスや医療事故は起こる。ストレス医療の医療事故は、次のように大別できる。
 1. 診断の過程でのミス
 2. 説明のときのうっかりミス
 3. 治療の過程でのミス
 4. 医療以前のミス
 5. 事故癖性格によるミス、など

 医療職側にその責任がある場合だけでなく、患者本人や家族、周辺の人、医療情報などに原因があるものも少なくない。いずれにしろ、患者側にとっては、ストレス医療のミスは二重の苦痛にさらされることになる。重大なミスの場合、死につながったり、病状が悪化したり、回復が遅延したりする。心身の苦痛だけでなく、社会経済的な損失にもつながり、また医療費の無駄や浪費につながる。医療財政上の問題でもある。

 多くの場合、わが国では、ストレス関連疾患であるのにストレス医療が全くされずにすまされてきた。したがって、医療ミスや医療事故として取り上げられてきていない。

 しかし、これは見逃すことのできない医療上の大問題である。ストレス医療でも、現在わが国の医療界を揺るがせている、医療手順の間違いや医療物品の取り違え、指示のミス、誤解や思い違いによる誤った処置などの医療ミスや事故がある。しかしストレス医療では、的確な診断と適切な治療、適切なストレス管理がされないことからくるミスや事故のほうが深刻である。患者の権利意識がさらに高まってくると、病気や医療に関する知識の増加とも関連して、誤診や誤治療には厳しくなり、医療裁判になるケースも増えるのではないかと懸念される。

診断の過程でのミス

診断の過程でのミスで多いのは，誤診や病態の見逃しである．これは医師や医療専門職の一方的な責任である．また，もし患者サイドが情報を意図的に隠していたら，それは患者側の責任が問われることになる．

説明のときのうっかりミス

説明のときに相手が理解しているものと思ったり，相手が心身喪失に近い状態で説明を忘れていたり，思い違いをしていて誤った説明をしていたり，説明が複数からなされ，その内容が異なり患者側が混乱をしていたりする．注意が必要である．

治療の過程でのミス

投薬ミス，処置ミス，機器の不調，機器の操作ミス，機材の取り違えなどがある．思い違いや連絡ミス，うっかりミス，体調不良，心労などさまざまな要因があろうが，生命に影響する重要事なので，医療専門職はこころしてかからなければならない．システム上の不備はきちんと整備する．

医療以前のミス

病気の特性や患者の特性，患者・家族の不当な介入など，医療に入る前に把握しあらかじめ理解しておくべきことをしていなかったり，医療者や病院側の倫理的に反する自己防衛的な姿勢に起因するようなミスである．

事故癖性格によるミス

力動精神医学で事故癖性格といわれる，事故を起こしやすい，集中できない，気が散りやすい，自信がないなどの性格があり，それがミスや事故につながる場合もある．医療職には不向きな性格といえる．

第Ⅲ部

各種ストレス病の診療の実際

22 神経系のストレス病

坪井 康次

中枢神経系は,身体内外から集まってきた情報に基づき,それらを統合して,複雑な神経・内分泌機能をつかさどっている.また,大脳辺縁系は,恐怖,怒り,不安,悲しみ,喜びなどの情動の座であるが,このような情動反応はストレスと関連が深い.

ストレスや情動反応によって引き起こされる神経症状は多彩で,頭痛などの身体的な痛み,運動機能障害,不安・抑うつなどに基づく症状などがあり,その取り扱いは日常臨床上重要である.

ここでは,それらのうち身体症状が主であり心身症として取り上げられることの多い慢性頭痛,書痙,斜頸,自律神経失調症について述べる.

I. 緊張性頭痛(緊張型頭痛)

概念・定義

本症は,慢性頭痛の中で最も頻度が高く,頭部全体の重苦しく,締め付けられるような頭部の圧迫感,絞扼感を特徴とする持続性の頭痛である.徐々に始まり,後頭部から頭頂部にかけて特に痛みが強い.

肉体的ストレス,身体的ストレスに加え,患者のもつ心理的要因が関与して発症するが,その主な発症機序は,情動ストレスによる心理的緊張によって,頭部筋群の持続的な過緊張が起こり,さらに持続的筋収縮による筋肉内の血流障害と有痛物質の血管外遊出が起こり,頭痛が起こると考えられている(図22-1).

事務系職員,タイピスト,キーパンチャーなど同一姿勢を長時間強制される職業の人や,洋裁,編物をする主婦などに多い.

病像

一般に,頭痛は徐々に始まり,一日のうち夕方に症状が著しくなることが多い.

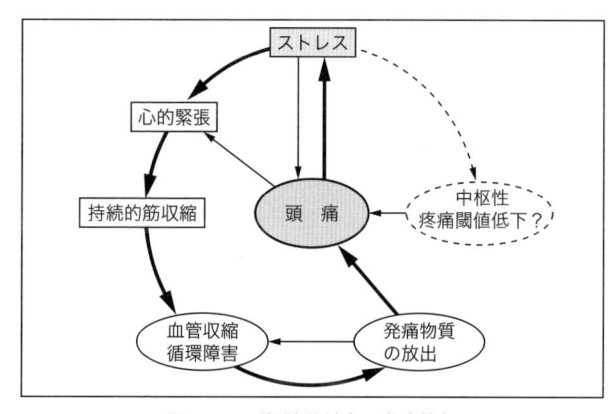

図 22-1 緊張型頭痛の発症機転

両側の後頭部,項部,あるいは頭部全体の痛みを訴え,その性状は,重圧感,絞扼感,不快感として表現される.

随伴症状として,肩凝り,項部痛,悪心,めまい感,不安感がみられる.

精神的・身体的ストレスが誘因,増悪因子となるが,ストレスに対して無関心であったり,否認する傾向をもつものもみられる.

性格傾向としては何事にも緊張しやすく,くよくよして落ち込み,不安に陥りやすい人に多く,攻撃的,依存的,演技的傾向や性障害が明らかな場合もある.

精神力動の立場からは,幼少時,ごく普通の主張も表現することが許されなかったため,すべての怒りの感情がタブー視,抑圧されており,怒りの感情と関係のある出来事に遭遇すると不安が起こるが,その不安を覆い隠すために筋肉の緊張が起こるのだと考えられている.

診断基準

国際頭痛学会はこれまでの Ad Hoc committee の分類を修正し,1988 年,頭痛分類と診断基準を明らかにしている(表 22-1).

その中で,これまで緊張性頭痛,筋収縮性頭痛,精神・筋肉性頭痛,ストレス性頭痛,通常型頭痛,特発性頭痛,心因性頭痛などと呼ばれたものを緊張型頭痛と総称している.

そのうち,筋肉の圧痛や筋電図によって筋肉の過緊張の証明できるものを**筋収縮性頭痛**と呼んで,それ以外のものは**特発性頭痛**と呼んでいる.

また,頭痛の持続時間の短い episodic タイプ(持続時間が 30 分から 7 日の間で,その日数が年に 180 日未満のもの)と,慢性型(平均して月に 15 日以上の頭痛が,6 か月以上にわたって持続するもの)に分けられる(表 22-2).

そのうち一般によくみられる慢性型筋収縮性頭痛の診断基準をあげると次のようになる.

表 22-1 頭痛の分類

1. 片頭痛
2. 緊張型頭痛
3. 群発頭痛と慢性特発性一側性頭痛
4. その他の器質的異常を伴わない頭痛
5. 頭部外傷による頭痛
6. 血管性病変に伴う頭痛
7. 非血管性の頭蓋内疾患による頭痛
8. 薬物が原因となる頭痛
9. 頭部以外の感染による頭痛
10. 代謝異常による頭痛
11. 頭蓋，首，眼，耳，副鼻，歯など，顔面あるいは頭蓋の構造に基づく頭痛および顔面痛
12. 頭部神経痛，神経幹痛，ならびに遠心性神経痛

(Olesen, J. らによる国際分類, 1988)

表 22-2 緊張型頭痛の分類

1. **散発性緊張型頭痛**(年 180 日以下，月 15 日以下)
   a. 筋収縮性頭痛
   b. 特発性頭痛
2. **慢性緊張型頭痛**(年 180 日以上，月 15 日以上)
   a. 筋収縮性頭痛
   b. 特発性頭痛
3. **分類不能な緊張型頭痛**

1. 過去 6 か月間の頭痛の頻度は，平均，月に 15 日以上で，以下の 2〜4 の基準を満たす．
2. 痛みは少なくとも以下の 2 つの特徴を有する．
   a．圧迫されるような，締め付けられるような性質の痛み
   b．痛みの程度は，軽度あるいは中等度(日常的行動は制限されるが，不可能ではない)
   c．両側性
   d．階段の上がり下がりなど日常的な身体活動によって増強しない．
3. 以下の両方の条件を満たす．
   a．嘔吐はない．
   b．次のうち 2 つ以上は認めない：悪心，羞明，音の嫌悪
4. 以下のうち少なくとも 1 つの条件を満たす．
   a．病歴，理学的・神経学的所見から，分類の 5〜11 項目にあげる疾患は否定される．
   b．病歴，理学的・神経学的所見では上記の疾患が示唆されるが，適切な

表 22-3 緊張型頭痛の発症要因に関する項目(第4位項目)

0. 発症要因を決定することはできない
1. 以下に述べる 2〜9 の原因が複数認められる
2. 顎関節の障害
3. 心理社会的ストレス
   DSM-III-R の 1〜6 の尺度のうち 4〜6 に相当する(1. ストレスがない，2. 軽度，3. 中等度，4. 重度，5. 極端，6. 破壊的)
4. 不安
   DSM-III-R の不安障害のうち 1 つの基準を満たす
5. 抑うつ
   DSM-III-R の感情障害のうちの 1 つの基準を満たす
6. 妄想や思考障害による頭痛(心因性頭痛，転換性頭痛)
   DSM-III-R の身体的妄想や身体表現性障害の基準を満たす
7. 筋肉ストレス
8. 薬物の過剰使用
9. この頭痛分類の 5〜11 にあげる疾患のうちの 1 つ(特例)

検査により除外できる．
c. 上記の疾患は存在するが，その疾患の発症と緊張型頭痛との間に時間的な関連性はない．

診 断

緊張型頭痛の診断は，器質的疾患を除外したうえで頭痛の性状や頭痛の頻度から診断される．

脳腫瘍，慢性硬膜下血腫，多発性脳梗塞，その他，緑内障，副鼻腔炎など頭蓋内および頭部周辺器官の器質的疾患を除外することが必要である．

また，不安，抑うつ，心気などの精神症状の存在にも注意が必要で，精神的疾患と診断されたり，その疑いの強い場合には，その診断や疑い病名を併記するようにするとよい．

今回の国際分類では，身体的ストレス，精神的ストレス，また不安，抑うつなどの精神症状が明らかな場合には，米国精神医学会の DSM-III-R の診断基準に基づきその診断名を付記するようになった(表 22-3)．

治 療

緊張型頭痛には，神経症的な反応として頭痛をきたしているものから，その発症に失感情症などの心身医学的なメカニズムの関与の強いものまで幅広い病態が含まれるので，患者の心理的な背景について把握することが治療を進めるうえで参考

表 22-4 自律訓練の標準分式

背景公式（安静訓練）：“気持ちが落ち着いている”
第1公式（重感訓練）：“両腕，両脚が重い”
第2公式（温感練習）：“両腕，両脚が温かい”
第3公式（心臓調整練習）：“心臓が静かに規則正しく打っている”
第4公式（呼吸調整練習）：“楽に呼吸をしている”
第5公式（腹部温感練習）：“胃のあたりが温かい”
第6公式（額涼感練習）：“額が涼しい”

になる．

一般的精神療法

まず，患者の心理社会的な背景を把握し，症状との関係を理解することを中心に面接を進める．

その結果，感情や情動がよく表出されるなど，神経症的な傾向の強い場合には，精神療法的な治療の対象となり，その訴えを受容，維持することによって，治療関係が成立し，症状の軽快が得られる場合もある．

一方，感情の表現に乏しく心身症的な傾向の強い患者の場合には，生活指導や運動療法が治療の中心となる．

生活指導と運動療法

柔軟体操や頭痛体操，ジョギングなどの運動は全身の血流を改善し，症状の改善に効果的である．入浴，マッサージ，十分な休養，睡眠，運動などについて生活指導を行う．

薬物療法

抗不安薬，筋弛緩薬は，他の治療に併用して用いられる．抗不安薬としてジアゼパム（セルシン），エチゾラム（デパス），アルプラゾラム（ソラナックス）など，筋弛緩薬としてエペリゾン（ミオナール），チザニジン（テルネリン）などが用いられる．

鎮痛薬は急性期に用いられるが，継続して用いると投与量の増加など依存傾向を生じる．

抑うつ傾向のみられるものでは抗うつ薬のよい適応となるが，抑うつ症状が認められないものにも抗うつ薬は有効とされている．

自律訓練法とバイオフィードバック法

心理的リラクセーションをはかり，筋肉の弛緩を得るために行われる．方法に自律訓練法がある．標準公式のうち四肢の重感や温感公式を中心に治療を行う（表22-4）．

バイオフィードバック法は，筋電図，皮膚温などの生理的反応をメータや音の

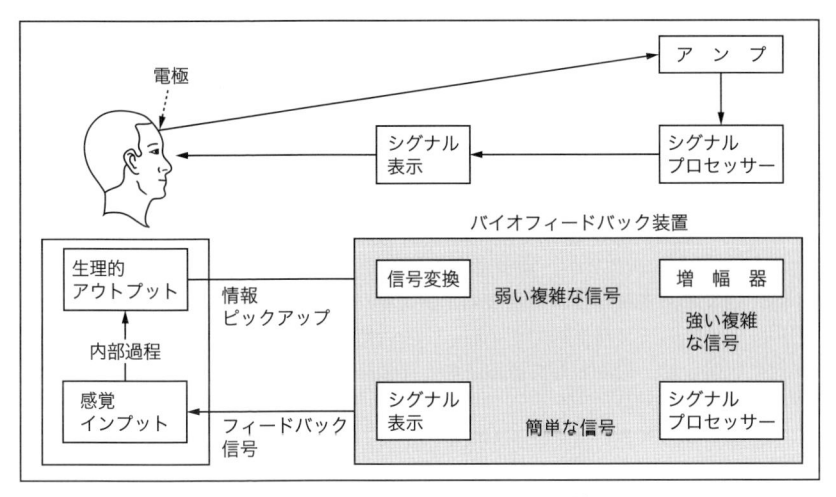

図 22-2 バイオフィードバックの要素
筋電図(EMG)などの生体内情報を取り出し,被検者にわかりやすい形の情報としてフィードバックする.被検者はこの新しい情報を手がかりに自律反応の変容を試みる.
(Gaarder, K. R. & Montogomery, P. S.: Clinical biofeedback ; a procedual manual for behavioral medicine. 2nd ed., Williams & Willkins, Baltimore, 1981 より参考にして作成)

変化として被検者に提示し,不随意的な生体反応を制御しようとするものである(図 22-2).

筋収縮性頭痛には,筋の弛緩反応を得ることを目的に筋電図フィードバック法が用いられる.前頭部に電極をおいて,前頭部筋の筋電位をメータ表示して,その減少反応を訓練する.訓練を続けることによりストレスに対する耐性も増すとされている.

緊張型頭痛では頭痛をきたす要因は症例により異なるが,多くは身体的ストレスや心理的ストレスと,患者の性格や心理的特性の相互作用により頭痛をきたしているため,各種治療法を適宜組み合わせ,総合的なアプローチを行う必要のあることが多い.

II. 片頭痛

概念・定義

片頭痛は,特別の原因もなく強い頭痛が発作性に現れるもので,しばしば悪心・

嘔吐を伴う．前兆として閃輝性暗点などの神経症状を伴うものもある(**古典的片頭痛**)．

片頭痛は頭部血管の収縮と，引き続き起こる過度の血管拡張により頭痛を生じると考えられている．何らかの原因により血中の血小板からのセロトニンの異常放出が起こると脳血管が収縮して脳血流の低下をきたす．この血流量の減少がある閾値を超えると視覚前兆などの前兆症状が引き起こされる．これに引き続きセロトニンの枯渇状態が起こるとcalcitonin gene-related peptide(CGRP)や一酸化窒素(NO)などが放出され，血管拡張をきたす．同時にサブスタンスP(SP)により血管壁浮腫と各種物質の透過性の亢進状態が引き起こされる．これら炎症性物質が血管周囲の三叉神経終末を刺激し，この情報は，順行性に，視床をへて大脳皮質に伝播され，痛みとして認識され，片頭痛発作が起こるものと考えられている(三叉神経血管説)．

片頭痛発作はストレスと関係が深く，不安，恐怖，怒り，長期の精神的緊張などの精神的負荷や，空腹，光，温熱などの身体的ストレスによって誘発されやすい．

わが国では，筋緊張型頭痛は片頭痛に比較すると少ないとされているが，他の器質的疾患に伴う頭痛よりは多い．

本症は女性に多く，家族に同様の頭痛を有するものが多い．

片頭痛と緊張型頭痛の生物・心理・社会・倫理的な側面をそれぞれ比較すると表22-5のようになる．

病　像

片頭痛患者は，一般に几帳面で頑固，潔癖，完全主義，道徳的であり，野心家で自尊心が強く，支配的意欲が旺盛で，攻撃的なものに多いとされている．その根底には，抑圧された怒りが存在するといわれる．

また，ストレスや感情に対する気づきが悪く，いわゆる失感情症(アレキシサイミア)傾向がみられる．

こうした性格傾向から通常では心的緊張やストレスを生じない出来事にも過剰に反応しやすく，またストレスに対する対応も悪いため頭痛発作を生じやすいと考えられる．

普通型片頭痛

頭痛は，急に出現する一側性または両側性の激痛である．はじめは拍動性の痛みであるが，1〜2時間で非拍動性の持続性激痛となる．

随伴症状として，悪心・嘔吐がみられ，嘔吐によりしばしば頭痛は軽減する．階段の上がり下がりや運動により痛みは増強する．

光や音に対して過敏となり，患者は発作中静かな暗い部屋で横になることを好む．睡眠により頭痛は消失する．頭痛発作は3時間から1日持続することが多い．

環境との不調和，職業，月経などの影響を受け，精神的な緊張やストレスに引

表 22-5 生物・心理・社会・倫理的側面からみた片頭痛と緊張型頭痛の特徴

	片頭痛	緊張型頭痛
生 物	音・光・気候・食事・月経などの肉体的，物理的要因に左右されやすい 遺伝的，体質的素因が強い	筋緊張が高い 遺伝的要因は少ない
心 理	情動，感情への気づきが悪い ストレスを抑圧する傾向 ストレスに気づかない 行動的	緊張しやすい 不安，抑うつに陥りやすい 心理的ストレスに動揺しやすい 夢想的
社 会	社会性は高い 外向的 最適応	社会性は普通〜低下 内向的 不適応
倫 理	完全主義，仕事第一主義 自己主張が強い	事なかれ主義的 自己主張は少ない

き続いて，あるいはストレスから解放されたときに発作を生じやすい．

古典的片頭痛

頭痛のタイプは，普通型片頭痛と同様であるが，頭痛に先立ち前兆(aura)がみられるものを古典的片頭痛という．前兆を伴わない普通型片頭痛よりも体質的な要素が強く，家族性に発生し，片側性のものが多い．

最もよくみられる前兆は，閃輝性暗点(scincillating scotoma)をはじめとする視覚症状である．そのほか，運動・感覚障害，言語障害，めまい，不安・恐怖感，特有の異常感などがみられる．

分類と診断基準

片頭痛は，大きく前兆を伴うものと伴わないものに分けられる．前兆のみられない片頭痛(普通型片頭痛)の新しい国際分類による診断基準を以下にあげる．
1．5回以上，以下の2〜4の条件を満たす頭痛発作
2．頭痛発作は4〜72時間続く(治療しなかった場合や治療がうまくいかなかった場合)．
3．以下のうち少なくとも2つ以上の特徴を有する．
　a．片側性
　b．拍動性
　c．中等度から強度の痛み(日常行動が制限あるいは不可能)
　d．身体的活動により増強する．

4. 頭痛期間に次のうち少なくとも1つを有する.
    a. 悪心・嘔吐
    b. 羞明, 音の嫌悪
5. 以下のうち少なくとも1つの条件を満たす.
    a. 病歴・理学的・神経学的所見から, 分類の5〜11項目にあげる疾患は否定される.
    b. 病歴, 理学的・神経学的所見では上記の疾患が示唆されるが, 適切な検査により除外できる.
    c. 上記の疾患は存在するが, その疾患の発症と片頭痛との間に時間的な関連性はない.

診 断

特徴的な頭痛の性状と経過から診断されるが, 器質的疾患に伴う頭痛を除外する必要がある.

これらのうち, 特に急性頭痛をきたすクモ膜下出血, 頭蓋内血腫瘍, 急性水頭症, 髄膜炎, 緑内障, 急性副鼻腔炎などの鑑別が必要である. 必要に応じ, 頭蓋X線撮影, 頭部CT, 脳波(EEG), 髄液検査を行う.

治 療

治療は発作時に行われるものと, 発作間欠期に行われる予防的治療に分けられる(表22-6).

発作前駆期に, 酒石酸エルゴタミン(カフェルゴット)の頓用が行われる. 片頭痛発作時のセロトニン枯渇を補うセロトニン様物質として, トリプタン化合物が開発されている. ほとんどすべてのトリプタン製剤は, 脳血管に存在する5HT1Bレセプターに親和性を有し, 血管を収縮させる. また, 三叉神経終末に存在する5HT1Dレセプターにも親和性を示し, 三叉神経末端の神経炎症を抑制する作用を併せもつ.

わが国においても, 2000年4月にわが国における初のトリプタン製剤であるスマトリプタン注射薬(イミグラン注)が承認され, 翌年6月に, その経口薬であるイミグラン錠およびゾルミトリプタン(ゾーミッグ錠)が承認された. 2002年4月には, エレトリプタン(レルパックス錠)も承認され, 片頭痛発作に対処することが可能となり, 患者のQOLの大幅な改善が望めるようになった.

一般的精神療法

患者の話を傾聴し, 心理社会的な背景についてよく理解するようにして, 片頭痛発作と性格傾向やストレスとの関係について把握する. そこで得られた情報を適切な方法で患者にフィードバックする. 治療者の考えを押しつけるのではなく, あくまでも支持的な態度で患者に接することにより, 良好な医師-患者関係を築

表 22-6 慢性再発性頭痛の治療

	片頭痛	緊張型頭痛
急性期	酒石酸エルゴタミン製剤 鎮痛薬(アスピリン製剤) O₂吸入	局所麻酔薬 鎮痛薬(アスピリン製剤)
間欠期(予防的)	生活指導 運動 バイオフィードバック,自律訓練,面接 東洋的療法(ヨーガ,鍼,灸)	生活指導 運動 理学的療法 バイオフィードバック,自律訓練,面接 東洋的療法(ヨーガ,鍼,灸)
薬物療法	麦角アルカロイド 抗セロトニン剤 β遮断薬 Ca拮抗薬 抗不安薬 抗うつ薬	筋弛緩薬 鎮痛薬 抗不安薬 抗うつ薬 睡眠薬

くことができる.

生活指導と運動療法

規則正しい生活や十分な休養,睡眠,運動などについて生活指導を行う.頭痛が続くと日常生活や運動が制限されるが,間欠期には積極的に運動させるのがよい.

適度な運動の継続により,生体内のオピオイド物質が増加し,痛みに対する閾値が上がるとともに,自律神経系を安定させると考えられている.

薬物療法

片頭痛発作予防薬として,ジヒドロエルゴタミン(ジヒデルゴット)やプロプラノロール(インデラル)などのβ遮断薬やフルナリジン(フルナール)などのCa拮抗薬が間欠期の発作予防に有用とされている.最近,脳血管に選択的に作用するロメジディン(ミグシス)が承認を受けている.

また各種抗うつ薬も有用とされている.

漢方薬としては,五苓散,呉茱萸湯などが用いられる.

自律訓練法とバイオフィードバック法

自律訓練法やバイオフィードバック法は,心身のリラクセーションを目標として行われる.

片頭痛に対するバイオフィードバック法は,皮膚温の上昇反応が得られるように訓練する皮膚温フィードバック法が主に行われる.交感神経系のout flowの減

少により奏功するものと考えられている．

重症例や難治例では，痛みによる不安，抑うつ，二次的な疾病利得などの心理的重畳がみられ，さらに痛みによる行動制限からライフスタイルの悪化を招き，痛みの悪循環をきたしている場合が多い．

このような症例には，不安や抑うつ気分に対し薬物治療や精神療法を行い，自律訓練，バイオフィードバック法，運動療法，生活指導などによりライフスタイルの改善をはかるなど，各種治療法を適宜組み合わせ，心身両面からのアプローチを必要とする．

III. 書痙

概念・定義

書痙は機能性の書字運動障害であり，書字に関与する筋肉の微妙な協調運動が障害されている状態である．

通常，書字時にのみ困難が生じる．しかし，ときには，箸，コップ，酒杯，剃刀，縫い針の使用などの細かな作業時にも障害をみることがあり，本態性振戦との合併例もみられる．

男性に多くみられ，20〜40歳代に多く，職業では，事務職，学生，教師，書道家，作家など書字を仕事の中心としているものが多くを占める．

病像

身体症状

書字に際して，指先や前腕に力が入りすぎ，手首は硬直し，筆圧が強くなり，振戦がみられる．書字に際し，強い緊張や不安がみられ，特に人前で字を書いたり，人の視線を意識したりするときに，書字困難は増強する．

親指と中指，人差し指と中指でペンを固定するなど，筆記具の持ち方の異常がみられ，ペン先が円滑に動かず，紙面からはねたり，紙面に強く押しつけられ，字体は動揺し震えがみられる．大きい字よりも小さい字，メモ書きよりも清書時に困難が大きい．

臨床類型として，硬直型，振戦型，麻痺型に分けられるが，そのうち硬直型が多数を占める．

書字に関与する筋の疼痛や疲労感，不快感，硬直感のほか，首や肩の凝りを訴えることが多い．

精神症状

几帳面で，緊張しやすく，良心的，努力型で，社会での自己の地位や評判に敏感である．情緒的な抑制が強く，重要な人間関係や仕事の中で怒りを表現することが苦手で，攻撃性は一般に抑制される．

書痙の発症は，患者の社会的な目標の達成の欲求にまつわる葛藤状況のもとでみられる．書字について両価的感情をもち，書字困難はこのような患者の自己実現や社会的立場を危うくさせるため，患者に深刻な不安と焦燥感とを生じさせる．

精神分析的には患者は両親の冷たくて厳格な雰囲気に育ち，従順さから自らの欲しない職業を選び，独立への努力と安全を見出すこととの間に葛藤がみられるとされている．

診 断

検査者によって観察される書字困難より診断される．

鑑別診断として，パーキンソニズム，アテトーシス，ジストニー，小脳性失調運動，軽度の片麻痺との鑑別が重要であり，失書症との鑑別も要する．末梢疾患として，神経炎，筋硬直症，筋萎縮症，腱鞘炎，関節炎，頚腕症候群との鑑別を要する．

治 療

治療上，次のことが目標となる．
1．書字時の緊張や不安の除去
2．過剰な筋活動の消去と筋弛緩の習得
3．異常な書字様式の改善

治療には，薬物療法，心理療法，書字訓練などがある．

薬物療法

筋弛緩作用をもつジアゼパム(セルシン)，クロナゼパム(リボトリール)などの抗不安薬が用いられる．

心理療法

書字の困難なために生じる焦り，怒り，不安などを受け止め，受容することが治療者の基本的な態度として大切である．

患者の性格傾向や治療的要請から，面接療法や精神力動的な治療よりも，自律訓練法，バイオフィードバック療法，行動療法が書字訓練と併用されることが多い．

書字練習

異常な書字様態を改善するために，次のような書字訓練を行う．(1)筆記具の持ち方を正常化する，(2)筆圧や握圧を正常化する，(3)手首，前腕，上腕，肩の力を抜き，筆記具の自由な運動を確保する，(4)筆記具は困難度の少ないものから始める，(5)文字よりも簡単なものから始める．

例えば，筆やサインペンを用いて，直線→円→らせん→渦巻→図形→数字→仮名→英字→漢字などの順に練習し，しだいに鉛筆やボールペンでも書字練習を行う．また，空中書きをしてから紙面に書く，大きな字から細かな字へ，自由な書き方から正確な書字へと練習する．

自律訓練法，バイオフィードバック法，行動療法と組み合せ用いると効果的である．練習前や練習途中に自律訓練法を行い，筋弛緩と心身のリラクセーションをはかる．あるいは筋電図バイオフィードバック法により，前腕部の筋電位をモニターしながらの書字練習や，筆圧をフィードバックし書字練習を行うなど，諸家によりそれぞれ工夫された方法が用いられる．

IV. 痙性斜頚

概念・定義

頚の一側への回旋運動を繰り返すもので，しだいに固定化していく．

頚部筋群の不随意な間代性ないし緊張性収縮に基づく頚部の異常な捻転運動や異常姿勢がみられることをいい，ジストニーの一種とされている．

他の神経疾患に伴う斜頚は，症候性痙性斜頚と呼ばれる．

病像

痙性斜頚の発症は比較的急に起こることが多い．怒り，恐れ，苦痛などの強度の情動体験後に発症することがある．

痙性斜頚は睡眠中には消失し，覚醒時でも仰臥位で軽快する．そして，起座位，起立位，歩行時の順に増悪する．また，人と対面する，書字を行うなどの精神緊張時や立腹，焦燥などの感情興奮により悪化する．

正常者では，頚部のある方向への回旋(左右への首を回す)時には，回旋の方向の反対側(右向きの場合は左側)の胸鎖乳突筋や板状筋の放電がみられ，同側の筋の放電は抑制されるのに対し，痙性斜頚の患者では，同側の筋の放電の減少や消失がみられず，かえって増大する．

痙性斜頚の性格特徴として，情緒的に不安定でイライラしやすく，衝動的，敏感であり，不快や困難な事態に対して情緒のコントロールが悪く，生活や仕事に

対して不適応で，満足感を有していないことが多い．社会的規範に対する配慮が不足しており，攻撃性の処理が問題となる事態で発症をみる．そのほか明らかにヒステリー性の転換症状と考えられる症例もみられる．

実験的に大脳基底核を破壊すると斜頚が出現することから，痙性斜頚の成因として大脳基底核を中心とする中枢神経系の変性や障害をあげるものもいる．しかしながら，本症における心理的因子の役割は明らかで，一方の極に純心因性のもの，他方の極に純器質性のものがあり，その間にいろいろな程度に心因と器質性因子が組み合わさった例が存在すると考えるものもいる．

診 断

特異な首の運動や姿勢によって診断されるが，器質的な疾患の存在や合併に注意を要する．

治 療

特発性痙性斜頚の治療には，薬物療法，精神療法，運動訓練療法，外科的療法がある．

薬物療法
抗不安薬，筋弛緩薬，抗精神病薬，抗パーキンソン病薬が単独ないし併用して用いられる．

精神療法
一般的精神療法，精神分析的精神療法，催眠療法，自律訓練法，行動療法（脱感作法，条件制止法など），バイオフィードバック療法が行われている．

運動訓練療法（徒手矯正法）
安静状態で，頚，肩の筋肉の弛緩をはかったうえ，患者または他者により，仰位，座位，立位にて，段階的に徒手矯正を行う．これに，暗示，催眠，バイオフィードバック法を組み合わせるとより効果的である．

外科的療法
薬物療法，精神療法，運動訓練療法などの保存的療法を行ったのち，難治例や無効例に試みられることもある．頚部の障害された筋群の部分的切断，脊髄副神経の部分的切断，頚部脊椎の一部切除などがある．

薬物療法，自律訓練法，漸進的筋弛緩法，バイオフィードバック法，行動療法，運動訓練療法などを症例により，適宜組み合わせて行う．

治療の方法により治療成績や予後は異なるが，一般に高齢者よりも若年者，発

症より治療に至る期間が短いもの，心因が明瞭でヒステリー傾向の強いもの，筋の痙攣縮の程度が軽く，自己矯正が可能なものほど予後はよい．

V. 自律神経失調症

概念・定義

いわゆる自律神経失調症の概念は，必ずしも明確にされているわけではないが，種々の自律神経系の不安愁訴を有するにもかかわらず，器質的変化を認めず，しかも顕著な精神障害を認めないものをいう．

原因不明で体質が深く関連して生じるタイプ(本態性自律神経失調症)と，種々の心理社会的ストレスが主役を演じて生じるタイプ(心因性自律神経失調症)，およびそれらの混在するタイプのあることが知られている．

病像

頭痛，肩凝りなどの種々の痛み，めまい，全身倦怠感，易疲労性，動悸・胸苦しさ，しびれ感，頭重感，腹部不快感，食思不振などの症状がみられる．しかもこれらの症状は，多彩で消長しやすいことが特徴である．

心理的要因の関与の乏しい本態性自律神経失調症では，小児期から周期性嘔吐，乗り物酔い，再発性臍疝痛，起立性調節障害など，自律神経の失調に関連する疾患の既往歴がみられやすい．

心因性自律神経失調症は，ストレスと関連して生じることが多く，その好発年齢は女性では内分泌変調を生じやすい思春期や更年期に多いが，男性でははたらき盛りの中年期にみられやすい．

診断基準

除外診断と積極的診断からなる．除外診断では器質的疾患はもとより，神経症やうつ病など精神疾患も除外する．

積極的診断では，自律神経系の機能異常のあることを把握することが必要であるが，臨床的に被検者に苦痛を与えずに施行できるマイクロバイブレーション，立位心電図を活用している．皮膚描画症(dermographia)などの自律神経反応も参考になる．

診 断

多彩で消長しやすい不定の身体愁訴をもつものの病態を判断することが重要である．これら不定の愁訴を有するものは包括的に不定愁訴症候群と呼ばれるが，筒井は，その病態を次のように分類して，**自律神経失調症**と類似の身体的症候を呈しやすい病態の多いことを指摘している．

1．身体病レベル
 a．身体疾患の前駆段階
 b．(本態性)自律神経失調症
2．神経症レベル
 a．身体表現性障害(somatoform disorder)
 b．不安障害
 c．身体的疾患に影響を与える心理的諸因子
3．うつ病レベル
4．精神病レベル
5．その他：演技性人格障害，境界性人格障害，自己愛性人格障害，詐病など

これらの病態の把握には長期間を必要とすることも多く，また患者の状態，治療によっても変化しやすく，流動的であるので，その診断は暫定的なものとして考えて，治療を行いながら現在の病態を把握するように心がける．

治 療

本症に関しては心身両面からの管理が必要で，病態に応じ自律訓練法やバイオフィードバック法も治療法として用いられる．

薬物療法には，自律神経調整薬として知られるトフィソパム(グランダキシン)や抗不安薬であるロラゼパム(ワイパックス)，エチゾラム(デパス)，アルプラゾラム(ソラナックス)などもよく用いられる．

さらに漢方薬も用いられるが，加味逍遙散，柴胡加竜骨牡蠣湯，桂枝加竜骨牡蠣湯などが適応となることが多い．

この章で用いる薬物一覧表

分類	一般名	商品名	用量（標準的な成人の（1日量））	使用上の注意
筋緊張緩和薬	エペリゾン	ミオナール	150 mg（食後3回分服）	少量より投与を始める ［副作用］ 1. 筋弛緩作用そのものによるもの 　脱力 2. その他の副作用 　神経系：めまい，眠気，頭痛，振戦，幻覚，ふらつき，失調，失禁，言語障害，てんかん発作 　消化器：悪心・嘔吐，食欲不振，腹痛，下痢，便秘，肝機能異常 　その他：発疹，呼吸抑制，腎機能異常，血圧降下
筋緊張緩和薬	チザニジン	テルネリン	3〜12 mg（食後3回分服）	
片頭痛治療薬*	酒石酸エルゴタミン	カフェルゴット	頓用	頭痛の起こりはじめに服用させる．1日6錠，週に10錠まで ［副作用］ 過剰投与により頭痛を生じる
片頭痛治療薬*	ジヒドロエルゴタミン	ジヒデルゴット	3〜6 mg〔1回 1 mg，1日3回（増減）〕	昇圧作用があるので高血圧患者には投与しない ［副作用］ 発疹，下痢，悪心・嘔吐など
抗セロトニン薬	ジメトチアジン	ミグリステン	60〜80 mg（3回分服）	［副作用］ 眠気，めまい，胃部不快感，口渇，悪心など
β遮断薬	プロプラノロール	インデラル	10〜120 mg（3回分服）	虚血性心疾患患者にβ遮断薬を投与していて，突然その投与を中止すると狭心症症状の悪化，心筋梗塞や突然死が起こることがある ［副作用］ うっ血性心不全，頭痛，めまい，眠気など
脳Ca血管拮抗薬障害	フルナリジン	フルナール	10 mg（1日1回）	［副作用］ うつ状態，痙攣，発疹，口渇など

*片頭痛治療薬としてほかに，**スマトリプタン(イミグラン)**，**ゾルミトリプタン(ゾーミッグ)**，**エレトリプタン(レパックス)** などがある．

22. 神経系のストレス病

分類	一般名	商品名	用量 [標準的な成人の (1日量)]	使用上の注意
抗不安薬	ジアゼパム	セルシン	6 mg	[使用上の注意] 1．目標症状の把握 2．入院・外来の別，年齢の考慮 3．既往治療や既往薬物の種類と効果 4．薬物療法に対する不信感の有無 5．個人差 6．薬物の増量と変更 7．投与前の十分な説明 8．他の薬物の併用，薬物相互作用 9．投与法の問題 10．依存性の問題 11．プラセボ効果 12．副作用のチェック [副作用] 1．比較的多いもの 　睡気，倦怠感，ふらつき，脱力，めまい(中枢神経抑制症状) 2．少ないもの 　嗜眠，運動失調，構音障害，振戦(神経・筋症状)，口渇，悪心，食欲不振，頭痛，便秘，下痢，血圧低下，失禁(自律神経症状)，発疹(アレルギー症状)，浮腫，性欲減退 3．稀なもの 　白血球減少，顆粒球減少，血小板減少(造血障害) 　不眠，不穏，錯乱，痙攣(禁断症状) 　肝・心・腎・脳障害の増悪 [禁忌ならびに注意して投与すべき病態] 1．禁忌：緑内障，重症筋無力症 2．注意して投与すべき病態 　a．心障害，肝障害，腎障害のある患者 　b．脳に器質性障害のある患者 　c．乳児・小児 　d．高齢者 　e．衰弱患者
	エチゾラム	デパス	1.5〜3 mg (3回分服)	
	アルプラゾラム	ソラナックス コンスタン	0.8〜1.2 mg (3回分服)	
	クロナゼパム	リボトリール	0.5〜1 mg (1〜3回分服)	
	ロラゼパム	ワイパックス	1.5〜3 mg (2〜3回分服)	
	トフィソパム	グランダキシン	150〜300 mg [1回50 mg，1日3回(増減)]	

引用・参考文献

1) 坪井康次, 筒井末春:神経系の心身症. 心身医学ハンドブック(最新看護セミナー 11, 吉利 和監修). p.159, メヂカルフレンド社, 1985.
2) 筒井末春, 中野弘一:神経系心身症. 心身医学入門, 南山堂, 1987.
3) Olesen, J. et al.: Classification and diagnostic criteria for headache disorders, cranial neuralgias and facial pain (First edition). Cephalgia, 8 (supplement 7): 1〜96, 1988.
4) Graham, J. R. & Wolff, H. G.: Mechanism of migraine headache and action of ergotamine tartarate. Arch. Neurol. Psychiat., 39: 737, 1938.
5) Dalessio, D. J.: Wolff's headache and other head pain. 3rd ed., Oxford University Press, NY, 1972.
6) Anthony, M.: Role of individual free fatty acids in migraine. Res. Clin. Stud. Hedache, 6: 110, 1978.
7) 坪井康次, 筒井末春:心身症としての頭痛. 綜合臨牀, 32:2913〜2917, 1983.
8) 大海作夫:筋肉・骨格系. 現代精神医学大系第7巻A, 心身疾患Ⅰ, 中山書店, 1979.
9) 筒井末春ほか:片頭痛の間欠時の治療の重要性. 日本医事新報, 3065:13〜16, 1983.
10) 坪井康次:片頭痛難治例の治療. カレントテラピー, 5:926〜932, 1987.
11) 坪井康次:片頭痛のバイオフィードバック療法. バイオフィードバック研究, 10:69〜72, 1983.
12) 森田百合子ほか:神経筋肉系心身症のバイオフィードバックの効果について. 心身医, 20:317〜323, 1980.
13) 加知輝彦ほか:痙性斜頚の心身医学的側面. 心身医, 22:343〜348, 1982.
14) 松岡義樹ほか:筋電図バイオフィードバックの痙性斜頚への応用. 心身医, 24:17〜21, 1984.
15) 阿部達夫, 筒井末春:自律神経失調症, 金原出版, 1967.
16) 阿部達夫:不定愁訴の概念とその実態. 治療, 27:1483〜1487, 1970.
17) 筒井末春:不定愁訴. 金原出版, 1982.
18) 筒井末春:不定愁訴の概念. 第12回日本医学会総会誌(2):1189, 1983.
19) 中野弘一:不定愁訴のとらえ方. メディカルコンパニオン, 661〜664, 1986.
20) 坪井康次:心療内科からみた不定愁訴の概念. Modern Physician, 8:1221〜1224, 1988.
21) Lipowski, Z. J.: Somatization A borderland between medicine and psychiatry. CMAJ, 135:609〜614, 1986.
22) 高橋三郎ほか訳:DSM-Ⅲ-R 精神障害の分類と診断の手引. 第2版, 医学書院, 1988.
23) Gaarder, K. R. & Montogomery, P. S.: Clinical biofeedback; a procedural manual for behavioral medicine. 2nd ed., Williams & Wilkins, Baltimore, 1981.
24) Edmeads, J.: Vascular headaches and the cranial circulation. Headache, 19:127〜132, 1979.

23 循環器系のストレス病

菊池 長徳

われわれが何か不安を感じたり,緊張を強いられた場合,動悸を感じることは日常よく経験することである.このように,循環器系は情動ストレスに敏感に反応することが昔から知られており,感情の座は心臓にあると思われてきた.喜びで心(臓)がはずみ,悲しみで心(臓)が重くなると表現されている.

しかし1628年に至り,近代解剖学の祖 Harvey, W. は心臓が一種のポンプであることを証明し,魂の座であることを否定したが,その彼も心臓が情動によって影響されることを認めている.さらに近年に至り,Cannon, W. B.(1928)は「情動による身体機能障害の機序」の論文において,不安,苦悩,恐怖によって交感神経の機能が亢進し,心拍数の増加と小動脈の収縮を生じ,血圧が上昇することを明らかにした.

このように,ストレスと循環器系の関係は非常に密接であり,循環器心身症としても,本態性高血圧,低血圧,虚血性心疾患,ある種の不整脈,レイノー(Raynaud)病,バージャー(Buerger)病,いわゆる心臓神経症など多くのものがあげられている.

I. 本態性高血圧

概念・定義

本態性(一次性)高血圧とは明らかな器質的原因を有しない高血圧と WHO は定義している(1978).この場合,血圧値として疫学的研究の立場から,成人では収縮期で160 mmHg 以上,拡張期血 95 mmHg 以上(両者あるいはいずれか一方)をあげているが,最近の米国合同委員会(1993, 1997)は,日をかえて2度血圧を測定し,その平均値で拡張期が 90 mmHg 以上,収縮期については 140 mmHg 以上を高血圧としている.

病　像

本態性高血圧の病像について，かつてわれわれは JMI 健康調査票を用いて，軽症高血圧について調査した(菊池ら，1983)[1]．

対象としたのは男性の産業人 81 例で，平均年齢 44 歳であった．使用した JMI 健康調査票は日本生産性本部(当時)において各専門家により開発された質問紙法で，身体尺度(主に自覚症をみる)，精神尺度(心理，精神面をみる)，パーソナリティ尺度(主に産業人としての性格をみる)，職場環境尺度の 4 領域よりなる．その結果，まず身体尺度についてみると，高血圧の人は対照とした一般産業人に比較し，自覚症は循環器症状を含めてほとんど変わらず，むしろ胃と神経系については少なく，かつ疲労度も少なかった．

次に精神尺度についてみると，高血圧は一般に几帳面で，粘り強く，現実的であるが飲酒の量が多かった．パーソナリティ尺度では，外向的で，感情を外に表さず，何事にも積極的で，目標遂行性が高い．一方，周囲に対し気を使い，適応しようとする姿勢も認められた(図 23-1)(なお図の T スコアは偏差値を示し，50 は一般産業人の平均値を示す)．

最後に職場環境尺度については，上司との関係が悪いが，仕事に関しては自信をもっていることがうかがわれた．高血圧の心理特性として一般に抑制された攻撃心(慢性の怒り)(Weiss E.)があるとされており，この点，職場環境において上司との関係が悪いことは興味深い(図 23-2)．

以上の結果から，高血圧症は自覚症はあまりなく，胃が丈夫で疲れを知らず，外向的，活動的で粘り強い．ただし周囲に対し気はつかっている．職場では仕事に自信をもっているものの，上司との関係があまりよくない．

次に高血圧を面接などにより心身症とした症例(27 例)とそうでない症例(54 例)に分け検討してみた．その結果では，心身症的高血圧は自覚症が多く，循環器系のほかに眼，呼吸器系，皮膚，神経系の症状が多く，多愁訴の項目も高得点であった．

精神面では神経症傾向(不安，強迫，心気)があり，気が弱く，症状が発作的に起こり，気分不安定であった．パーソナリティでは，感情を制御しており，柔軟性が認められた．

職場環境においては，上司ともそうであるが同僚とも関係が悪く，将来への希望がないことが特徴的であった．

以上のことから，心身症とした全体の 3 分の 1 は，一口でいうと神経症的傾向を有しており，愁訴も多く，職場環境もよくない．一方，その他の 3 分の 2 は自覚症が少なく，元気で，意志が強く行動的である．すなわち，後者は次に述べる虚血性心疾患にみられるタイプ A 行動パターンと比較的類似した傾向が認められた．いずれにしても，本態性高血圧に 2 つの異なるタイプのあることをうかがわせた．

なお最近 24 時間の血圧を比較的容易に連続して計ることが可能になり(携帯

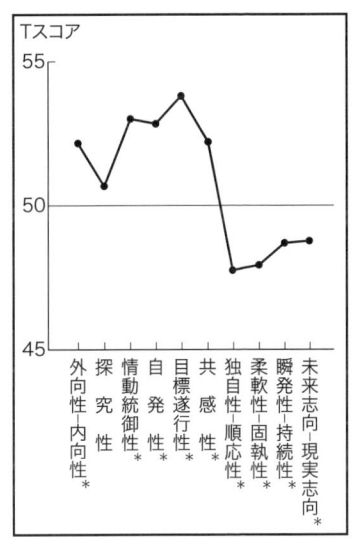

図 23-1 高血圧のパーソナリティ尺度
*は有意差(p<0.05)を示す

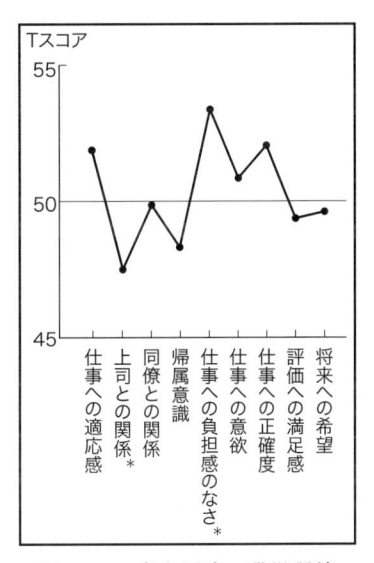

図 23-2 高血圧症の職場環境尺度

型自動血圧計),血圧は予想以上に変動していることが判明している.特に医師が診療の場で測定する血圧は,患者自身が家庭で測定するそれよりも大分高いことが確かめられている.

白衣高血圧

白衣高血圧とは,診察時の外来随時血圧では高血圧を示すが,家庭での血圧あるいは自由行動下血圧が正常範囲である場合をいう.すなわち,本来は正常血圧の人が一種のストレス状況ともいえる診察時にのみ高血圧を示す状態である.なお白衣現象とは診察時における昇圧反応を指し,この現象は本態性高血圧患者にも認められる.

白衣高血圧はその診断基準が統一されていないので報告者によりその頻度は異なるが,一般に診察時高血圧患者の 20〜40% といわれている.

またその予後についても大規模な研究は行われていないが,持続性の高血圧と正常血圧の中間に位置し,したがって治療については現在のところ,その臓器障害の出現に注意し,非薬物療法を中心とするのが適当と思われる.なお病態としては,"条件づけられた反応"との説が有力である.

診断基準

心身症としての高血圧については,野原はその発病や経過に心因の関与が認めら

表 23-1 心身症としての本態性高血圧症の診断基準

定義
器質的原因を見出しえない(または見出しがたい)高血圧症で,心身症としては,その発病や経過に心因の関与が認められ,治療上心理的配慮が必要と考えられるもの

診断基準
1. 高血圧として 150/90 mmHg 以上(収縮期圧,あるいは拡張期圧,または両方)を対象とする
   したがって境界域高血圧症および軽症高血圧症が含まれる
   具体的には収縮期血圧 150〜179 mmHg,拡張期血圧 90〜99 mmHg が対象となる
   (血圧測定値は座位で深呼吸3回後の値とする)
2. 心胸郭比≦50%,心電図:正常電位,眼底:H_0-S_0のもの
3. 50%＜心胸郭比≦55%,心電図:高電位(SV_1+RV_5≧3.5 mV のもので ST 変化のないものに限る),眼底:H_1-S_1のもの
   ※ただし 2,3 は別扱いとする
4. 血算,生化学所見正常のもの
   心理的診断
   a. 不安状態   d. 心気状態
   b. ヒステリー状態   e. 抑うつ状態
   c. 強迫状態   f. 恐怖状態

参考事項
症状の発現が心身ストレスに相関する

〔野原義次:水曜カンファレンス(関東心身症診断基準研究会覚え書),p. 3,小玉出版部より引用〕

れ,治療上心理的配慮が必要と考えられるものとし,その診断基準を表 23-1 のようにまとめた.この表では血圧値は米国合同委員会のそれと近く,重症度として東京大学3内科高血圧研究班による重症度判定基準の 0 および 1 の軽症例を取り上げている.

確かに臓器障害の他覚的徴候が明らかでない初期に心因の関与がよく認められるため,主に軽症高血圧を対象とすることは実際的ではある.しかし重症例においてもとうぜん心理的配慮が必要なものもあり,重症度による診断基準は一考を要する.また心理的診断として,いわゆる神経症分類をあげているが,この点に関しても検討が必要であると思われる.

心因の関与については,一般に病歴聴取,診察,心理テストなどによって総合的に判定されるが,客観性に乏しいため,高血圧症については特にストレス面接による血圧の上昇が参考になる.

一方,WHO の報告にもあるように,高血圧に対する社会・心理的要素の果たす役割については議論が多く,一般に急激な心理的刺激に対する反応として一過性の血圧上昇が有害であるという確かな証拠はない.したがって,その心因が高血圧とどのように結びつくかの判定は容易ではない.

また神経症分類についても,それが高血圧と一次的な意義を有しているかどう

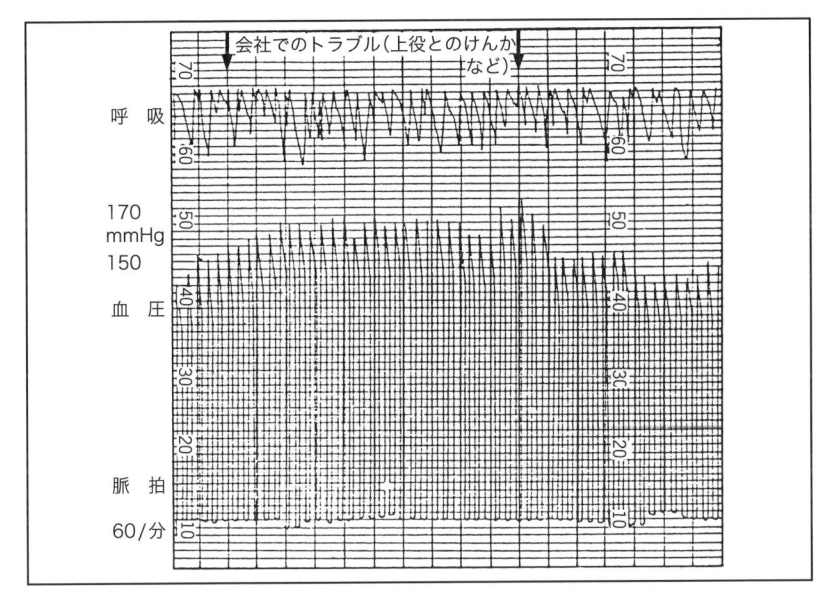

図 23-3　ストレス面接のポリグラフ

かも議論のあるところである．前述のように，われわれの経験では軽症高血圧の約3分の1は神経症的であったが残りの3分の2はむしろ活動的であり，対照的であった．一般に診療の場に来るのは前者の3分の1であり，このような症例が心身症と診断されるが，後者すなわち3分の2も心理的に問題はないかどうか議論の余地があり，その日常行動について問題とするべきであろう．いずれにしても心身症としての高血圧の診断基準については，今後の検討が必要と思われる．したがって，現時点では高血圧をすべて心身症とみたほうがより実際的であると思われる．

診　断

既に述べたとおり，本症の診断は一般に行われる循環器系の検査とともに心理面からの診断も必要である．

心理面については面接による病歴の聴取が中心となり，その他診察所見，心理テスト，精神生理学的検査を総合して判定される．高血圧に関していえば，家族に高血圧の人がいるかどうか，血圧が上昇したときに何かストレスがあったかどうかをチェックすることが重要である．

さらに精神生理学的検査として，ポリグラフによるストレス面接が有効である．ポリグラフとして普通は心電図，呼吸曲線，皮膚電気反応（galvanic skin response：GSR）などが用いられるが，最近は血圧も用いられるようになった．図23-3はその1例で，ストレス面接中の呼吸，血圧（収縮期），脈拍のポリグラフ

の変化を示す．この例(46歳の会社員)では会社内でのトラブル(上司と意見が合わず結局職場を変えた)の話題になったとき，明らかに血圧の上昇が認められた．そして，その当時に軽い脳血管障害の発作が起ったことも明らかになった．

治療

本態性高血圧の治療の基本となるのは，生活指導，食事療法，薬物療法であるが，心身症としてとうぜん心理面よりのアプローチも必要である．特に最近，軽症高血圧については**非薬物療法の重要性**が指摘されている．

心理療法としては一般心理療法，すなわち受容(患者の訴えをよく聞くこと)，支持(共感し，気持ちを支えてあげる)，保証(病気を説明し，合理的な治療を行えば症状が好転することを保証する)を面接により行うことが基本となる．このことにより，よき医師−患者関係が成立する．

次に多く用いられるのは弛緩法としての自律訓練法である．普通，標準練習の重感および温感練習が用いられ，既にその創始者たるSchultz, J. H.により降圧効果が認められている．われわれも携帯型自動血圧計を用い，自律訓練法により，収縮期血圧の低下および血圧変動の減少を認めている．そのほかヨーガのしかばねのポーズといわれる絶体安静の体位をとる方法や，瞑想法，自分の呼吸を数え，数に注意を集中する数息法などが試みられている．これらの方法の要点としてBenson, H. らは心理的工夫(ある言葉や句を心の中で繰り返す)，受動的態度(気が散ってもそれにとらわれない)，筋弛緩，静かな環境の4つをあげている．

われわれは呼吸法をバイオフィードバック法を利用して，ゆっくりした腹式呼吸を学習させ，約3か月で明らかな降圧効果を認めている．

薬物療法として，症例によっては抗不安薬(エチゾラム，クエン酸タントスピロンなど)や抗うつ薬を用いるが，降圧薬としてはβ遮断薬が好んで用いられる．

II. 虚血性心疾患(狭心症，心筋梗塞)

虚血性心疾患は冠循環の変化に基づく冠血流量と心筋酸素需要の不均衡による心筋障害をきたす状態と定義される．

本疾患の代表的なものが狭心症，心筋梗塞であるが，そのほか無症候性のものや原発性心停止(突然死)なども含まれる．ここでは狭心症，心筋梗塞を中心として述べる．

概念・定義

狭心症
狭心症とは一過性の心筋虚血による胸痛を訴える疾患であり，心電図上で虚血性

表 23-2 心身症としての狭心症の診断基準

定 義
一過性の心筋虚血に基因して生じる胸痛発作であり，発作時に心電図上虚血性 ST-T 変化を必ず伴うもので，心身症としては，その発病や経過に心因の関与が認められ，治療上心理的配慮が必要と考えられるもの

診断基準
1. 労作もしくは情動ストレス（または排便・食事なども含む）により起こった狭心症で，ニトログリセリンが有効かつ運動負荷テスト陽性のもの
2. 1の労作性以外（安静，異型，不安定など）のものでは，発作時の心電図に虚血性 ST，T 変化の確認しえたもの，原則としてニトログリセリンが有効

上記1，2のいずれかで，かつ参考事項の3を満たすもの

参考事項
1. 狭心症が疑わしいが上記の基準を満たさぬものは，類狭心症として別扱いとする
2. 発生機序が異なるので，できるだけ次のタイプを分けること
    a. 安定狭心症か不安定狭心症か
    b. 労作狭心症か，労作＋安静狭心症か，安静狭心症か，異型狭心症か
3. 上記の狭心症のうち
    a. 発作の直接の誘因に急性情動ストレスが関与しているもの
    b. 発作前1週間の生活史，環境要因に慢性情動ストレスの持続が明らかに認められるもの
    c. 患者の性格素因に強い不安傾向，うつ傾向，強迫傾向，その他性格の片寄りの強いもの
  のいずれかが関与しているとき心因の関与の強い狭心症と見なす

〔長田洋文：水曜カンファレンス（関東心身症診断基準研究会覚え書）．p.9，小玉出版部より引用〕

ST，T の変化を認めたものをいう．狭心症の分類法については 2, 3 あるが，一般に労作性狭心症と安静時（または自然）狭心症に分けられる．労作性のものはさらに de novo（新規発症型），安定型，増悪型に細分される．またこれとは別に，安定狭心症と不安定狭心症に分類する方法も最近よく用いられている．不安定性とは de novo，増悪型，安静時のものを一括していう．

心身症としての狭心症の定義および診断基準は長田によれば表 23-2 のようになる．このうち労作性のものは主として冠動脈狭窄により，安静時のものは冠血管の攣縮とか血液凝固能の亢進などの関与が考えられるとしている．また心因の関与については表 23-2 の参考事項の3のように急性情動ストレス，慢性情動ストレスおよび性格素因の3つをあげている．特に最近は後に述べる行動パターンが注目されている．

心筋梗塞

心筋梗塞とは冠循環の障害により心筋に壊死を生じた状態を指す．本症はその経過から急性心筋梗塞と陳旧性心筋梗塞に分けられ，一般には2か月ぐらいまでを急性，それ以後を陳旧性という．

表 23-3 虚血性心疾患の危険因子

1. 内因(高脂血, 高血圧, 肥満, 糖尿病, 心電図異常, 高尿酸血など)
2. 外因(喫煙, 運動不足, 食事, アルコールなど)
3. 年齢, 性, 遺伝
4. 精神・社会的因子, 性格(行動パターン)

原因として，血管の動脈硬化性病変を基礎とした血栓によることが多いが，そのほかに梅毒，大動脈炎症候群，塞栓などによることもある．多くは左室または左室を中心として発生し，貫壁性であるが，ときには非貫壁性のこともあり，そのほとんどが心内膜下梗塞である．

心身症としての本症の診断基準は狭心症のそれに準じるが，本症ではとうぜんニトログリセリンが無効であり，心電図変化も特有なものを示す．

なお原発性心停止(突然死)は突然の心停止をきたし，心停止の原因となりうる他の疾患(心筋症，心筋炎，心筋梗塞など)を見出しえない場合をいう．蘇生術の施行ができないか不成功のときは突然死につながる．

病像

危険因子

虚血性心疾患を早期より促進する因子として種々あげられている．これらはまた診断や治療上も考慮する必要がある．

危険因子として主なものを表 23-3 に示してあるが，このうち臨床上特に重要なものは高脂血，高血圧，喫煙であり 3 大危険因子と呼ばれている．また，精神・社会的因子や性格もその 1 つであることが広く認められるようになってきている．

高脂血，高血圧，喫煙のいずれも心理的要因が関係しているが，狭心症や心筋梗塞発症の引き金として情動ストレスが重要な役割をもっていることもよく知られている．狭心症で情動ストレスが直接関係したと思われるのは 20.8％あり，その中でテレビ観覧中が 3 分の 1 を占めており，特にレスリングやボクシングの番組が多かったという報告がある．特にわが国に多いといわれる冠攣縮性狭心症は，自律神経の関与が強く，情動ストレス(怒りや抑うつ)がしばしば発作の引き金となる．また最近，性格としてタイプ A 行動パターンと本症の関係が注目されている．

性格，特にタイプ A 行動パターン*

本症の性格傾向は古くから研究されており，Dunber, F. (1954)は攻撃的，支配的，野心的で緊張感が強く，また頑固な特性を示す性格をあげ"coronary personality"

---

*タイプ A 行動パターンについては 67, 83 頁も参照

と名づけている.

一方, Friedman, M. および Rosenman, R. H.(1970)は臨床的経験から本症に特有な行動パターンを示す一群を**パターンA**(後にタイプA)と名づけた. タイプAは競争心が強く, 野心的, 積極的に行動し, 落ち着かず短気で, 時間に追われるタイプを指す.

彼らの平均8年半にわたる追跡調査の成績をみると, タイプAからの虚血性心疾患の発生は, 対照としたおとなしいタイプBに比較し約2倍であった. その際家族歴, 糖尿病, 学歴, 喫煙習慣, 行動パターン, 血圧, 血清コレステロール, 中性脂肪, βリポ蛋白がそれぞれ有意に相関していた.

一般にタイプAはコレステロールや中性脂肪が高いことが知られており, また糖負荷試験に対しインスリンの分泌が大であり, その食行動の異常性が推測される.

最近 Friedman, M.(1989)[2]は, タイプAの表現要素として"短気"と"漠然とした敵意"を強調している. その後多くの研究者により本症と敵意あるいは怒りの性格特性が関係が深いことが報告されるようになった. われわれの研究では, 特に50歳以下で発症した比較的若年の虚血性心疾患患者の多くに, 怒りと短気の得点が高い者が認められている.

症 状

自覚症
とうぜん胸痛が主訴となるが, 狭心症の場合, 普通, 絞扼感(痛)が胸骨直下を中心に生じ, 辺縁が不明瞭で, 安静によって5～10分以内に消失する. しかし心筋梗塞の胸痛は多くは激烈であり, 1時間以上続き, 安静により寛解しない.

胸痛のほかには呼吸困難, 嘔吐, めまいなどがある. しかし胸痛のみられない虚血性心疾患が最近注目されており, 心筋梗塞でも特に高齢者には無痛性のことがあり注意を要する. なお特に心筋梗塞の場合はしばしば不整脈, 心不全, 心原性ショック, 心破裂の合併症をみることがあり, それぞれ自覚症状を伴う.

他覚所見
心筋虚血の変化は心電図がとうぜん有用である. 軽度であればT波が変化し, ついで中等度になるとSTが変化し, さらに強度になると心筋壊死を生じ, 異常Q波やR波の減高が出現する.

このほか一般検査では血清酵素値が重要で, 狭心症では一般に正常であるが心筋梗塞ではCK(クレアチンキナーゼ), LDH(乳酸脱水素酵素), GOT(グルタミン酸オキサロ酢酸トランスアミナーゼ)などが上昇する.

診 断

虚血性心疾患の診断は心電図所見を中心として, 心エコー, アイソトープスキャンニング, 冠動脈造影法ならびに左室造影法などにより心筋虚血を証明することに主眼がおかれる. しかし狭心症の場合, 安静時(非発作時)には虚血性変化を認

めないことが多く，種々の負荷試験が必要である．

臨床上重要なのは狭心症の場合，胸痛の鑑別である．すなわち胸部の筋，骨格由来のもの，腹部由来のもの，狭心症以外の胸郭内疾患由来のものなどがあるが，いわゆる心臓神経症も胸痛を訴えることがある．この場合，痛みの性質（神経症では限局していて表在性），部位（胸部の左側），時間（不定）などが参考になる．

心身症としての虚血性心疾患の診断については，一般の心身症診断方法に準じ，面接，心理テストにより，心理状態，性格，行動様式を判定し，発症時のストレス情況を把握する．またホルター（Holter）心電図装着によるストレス面接も参考になる．

なお，タイプA行動パターンの判定は structured interview(SI) が基準になっている．これは20項目にわたる質問を面接によって行い，それをビデオで記録し，回答の内容とともにその話し方などの態度も重視して判定する．簡便法としてJAS(Jenkins activity survey)やフラミンガム・タイプAスケールなどの質問紙法が考案されている．わが国では前田[3]が開発した簡易質問紙法がよく用いられている．

治療

狭心症

狭心症の治療は大きく内科的と外科的に分かれる．外科的療法としては一般的に行われているのが冠動脈の狭窄部より末端と大動脈をつなぐ大動脈-冠動脈バイパス手術である．手術適応としては内科的治療の限界のある重症例が主なものである．

次に**内科的治療**について述べる．

危険因子の排除

既に述べたように，虚血性心疾患の危険因子として，高脂血，高血圧，喫煙が主なものとしてあげられている．このほか肥満，糖尿病，非活動性および性格などがあるが，これらの異常性を有している症例においてはその除去，改善につとめなければならない．またこれらは多かれ少なかれ日常の活動性と相関しており，いわゆるライフスタイルの変容を必要とする．

その方法として行動医学的アプローチが有用である．例えば，肥満に対しての食事療法としてまず食事内容および食行動の記録をさせ，さらに食行動に影響を与えている種々の環境因子の分析を行う．次に体重を定期的に測定させ，食行動の変容を具体的に指導し，その行動を習慣化させる．

タイプA行動パターンについては，不安管理トレーニング（Suinn, R. M.)が知られている．これは，(1)筋緊張や喉の乾きというような身体的なストレスに気づくように訓練し，(2)不安反応を緩和する方法（自律訓練法など）を体得させ，(3)現実の生活の中で，セルフ・コントロールと弛緩ができるように訓練する．

薬物療法

実際に用いられるのは亜硝酸薬，カルシウム拮抗薬，β遮断薬であり，その他い

わゆる冠拡張薬や抗凝固薬も併用される．

　基本的には器質的狭窄によることが多い労作性狭心症には亜硝酸薬，β遮断薬，また冠攣縮によることが多い安静狭心症には亜硝酸薬，カルシウム拮抗薬が用いられる．不安定狭心症の場合は上記の薬物の大量療法や，抗凝固薬の併用が行われる．精神的に不安定な場合はとうぜん抗不安薬が有効である．

心筋梗塞
一般的治療
心筋梗塞の治療として，発作直後は身体的・精神的安静が必要である．痛みをとるためでもあり塩酸モルヒネが普通用いられ，酸素吸入も行う．不整脈対策も早期から考慮すべきであり，入院を必要とする．場合によっては除細動や体外式ペースメーカの適応もある．心不全の徴候があれば前負荷や後負荷の軽減をはかる．心原性ショックに対しては対応は困難であるが，カテコールアミン系の薬物や大動脈内バルーンパンピングなども試みられる．

　梗塞巣そのものに対しては血行再建術〔血栓溶解術や経皮経管的冠（状）動脈形成術（PTCA）など〕やACバイパス術が行われる．

リハビリテーション

心筋梗塞のリハビリテーションとして，一般に発生後3週目より運動療法が開始される．この場合，身体的な回復をはかるのはもちろんであるが，精神的・社会的な面でのアプローチも重要である．

　回復期の心理状態として，多いのは不安状態，抑うつ状態であり，そのほか躁状態，心気状態，退行状態，幻覚妄想状態などがある．なお急性期ではCCUやICUなどで，せん妄状態がしばしばみられる．

　いずれにしても病気に対する不安，仕事や家族の生計などの不安などがとうぜんあり，不安，抑うつ状態などが起こる．米国の報告では，心筋梗塞後半年から1年の間に88％の人が不安またはうつ状態になったという．

　したがって患者の心理状態に常に注意し，その信頼関係を十分に保つようにしたうえで，病状やおかれている状況についてよく説明し，安心させることが必要である．抗不安薬や抗うつ薬も場合によっては考慮する．

　なお性生活については，Hellerstein, H. K.らによれば性行為に要する相対的エネルギー消費量は，オルガスム時4～6 METSであり，マスター2階段試験（シングル）程度であるという．したがって，この試験で特に異常なければ性生活の再開は可能であり，また性行為は心理的な影響が大であることを承知させたうえで指導すべきであろう．

III. 不整脈

概念・定義

不整脈とは正常な洞調律以外の脈拍をいうが,言葉を変えると心臓における刺激の発生と,興奮の伝導のそのどちらか,あるいは双方の異常である場合をいう.

したがって不整脈は発生機序のうえから,刺激生成異常と興奮伝導障害に大別される.前者は自動能の異常であり,後者は主に活動電位の振幅と立ち上がり速度の低下による.伝導障害はリエントリーを介して期外収縮や発作性頻拍などをきたすと考えられる.

刺激生成異常には正所性のものと,異所性のものがあるが,その亢進させる要因として交感神経の緊張およびカテコールアミン,体温の上昇,低カリウム血症,アルカローシス,ジギタリスなどがある.一方,抑制するものとして迷走神経の緊張およびアセチルコリン,体温の低下,高カリウム血症,アシドーシス,酸素欠乏,虚血,抗不整脈薬などがあげられている.

興奮伝導の異常には伝導遅延や伝導ブロックによる徐脈性のものと,リエントリーやレフレクションによる頻脈性のものがある.いずれも虚血や低酸素,電解質異常などによることが多いと考えられている.

不整脈の臨床上の分類として,徐脈性不整脈と頻脈性不整脈が一般に用いられる.徐脈性のものには,洞不全症候群,心房停止,房室ブロック,2~3束ブロックがある.頻脈性のものには,洞性頻脈,洞性不整脈,心房細動,心房粗動,発作性上室性頻脈,心室頻拍,心室細動,期外収縮(心房性,心室性,房室性),Wolff-Parkinson-White(WPW)症候群などが含まれる.

なお心身症としての不整脈は,基礎心疾患のない不整脈で,情動ストレスにより誘発される場合をいうのが一般的である.

病状

自覚症

一般に心電図異常と自覚症とは相関が不明なことが多く,Kung, G.によるとすべての心室性期外収縮の8%,上室性期外収縮の2%が患者の症状と直接結びついただけであったという.自覚症としては動悸,胸部不快感,脈の止まる感じ,ときにはめまい,失神などがある.

一方,動悸を訴える患者の約60%に洞性頻脈や期外収縮の不整脈を認めるといわれる.失神,めまいを訴えた患者のホルター心電図所見として心室性期外収縮89%,上室性期外収縮66%,洞徐脈57%,上室性頻脈51%,心室性頻脈12%,

洞不全症候群 15% との報告もみられる.

しかし,正常者においても年齢による違いもあるが 5〜12% に複合心室性不整脈が出現するともいわれ,1 日に数個の心室性不整脈は正常範囲と考えられている. ちなみに神経循環無力症と診断された 67 例について,運動と関係のない洞性頻脈(120/分以上)が 60 例,洞性不整脈が 35 例,一過性の ST-T 変化が 22 例,期外収縮が 18 例に認められている(Tzivoni, D.).

病態生理

情動ストレスによる不整脈の出現に関しては,基本的に患者の性格と生活環境が関係している. われわれの心室性頻拍症の経験でも,性格では神経質,内向的なものが多く,いずれも職場や家庭で強いストレス下にあることが認められた.

一般に,ストレスにより自律神経系とホルモン系が影響を受けるが,不整脈の多くは交感神経系,カテコールアミンの作用によると思われる. しかし,徐脈性の不整脈はとうぜん,副交感神経系,アセチルコリンが関係しているとみられ,それほど単純ではない.

不整脈の発生機序として,(1)上位のペースメーカの抑制または促進により,洞性頻脈,洞性徐脈,洞性停止,S-A または A-V ブロック,(2)下位ペースメーカの感受性増大により上室性または心室性の発作性頻拍,心房細動・粗動,心室性頻拍,期外収縮,ときには心室細動や急性心停止が起こる.

診 断

不整脈の診断はとうぜん心電図によるが,通常の安静時数分間の記録では見逃がすことが多い. したがって,(運動)負荷心電図やホルター心電図が頻用される.

特に情動ストレスによる不整脈の診断には心理ストレスによる負荷試験が有用である. 一般には暗算や数字逆唱などが用いられるが,わが国では鏡影描写試験(MDT)が好まれる.

図 23-4 はその 1 例で,54 歳の主婦,動悸,めまいを主訴として来院した. MDT 中,血圧と心拍数の上昇がみられ,3 連発の心室性頻拍(ventricular tachycardia:VT)がみられ,終了後には 115 連発の VT が認められた. 下段はプロプラノロール 30 mg 投薬後であり,心室性期外収縮のみで VT は誘発されていない[4].

治 療

不整脈の治療法として,物理療法,薬物療法,電気的治療,および外科的療法などがある. このうち薬物療法が主流となるが,Vaughan-Williams 分類による使用法が一般に用いられている. この分類は薬物の電気生理学的性質によりクラス I〜IV に分類され,I はさらに a, b, c に細分されている. クラス I は Na チャネルを抑制することにより作用し,II は交感神経 β 受容体遮断作用により,III は活動電位持続時間延長により,IV は Ca 拮抗作用によるとされる. この分類に入

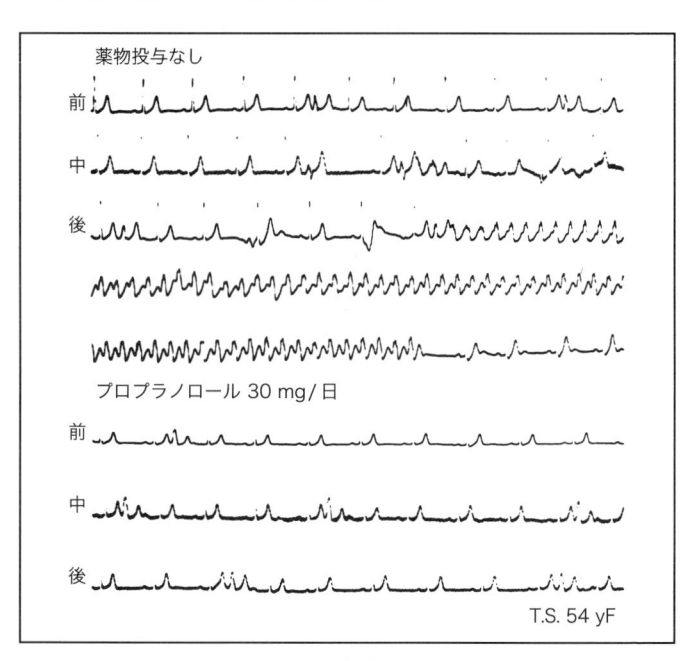

図 23-4 MDT負荷による不整脈

らないものとしてジギタリス，アトロピン，イソプロテレノールなどがある．
　次に心理的要因の強い例には心理療法が適応となる．普通用いられるのが一般心理療法であり，受容，支持，保証の3原則よりなる．また性格や日常行動について分析し，適切な助言を行う．特にうつ状態のときに不整脈を伴うことがあり注意を要する．さらに最近，緊張の強いものには自律訓練法などの弛緩法や，バイオフィードバック法なども試みられている．

IV．その他の循環器心身症

低血圧症
　低血圧症は一般に本態性低血圧，症候性(二次性)低血圧，起立性低血圧に分類される．このうち起立性低血圧には主に学童期にみられる起立性調節障害(Orthostatische Dysregulation：OD)も含まれる．
　低血圧(一般に収縮期血圧 100 mmHg 未満)があっても自覚症状がなく，臓器循環障害がない場合は疾患とはいえず，体質性低血圧として分類される．これは低血圧は予後がよいと見なされているためであり，この点高血圧と異なる．
　本症の自覚症はいわゆる自律神経失調症の症状を示すが，個々の症状と低血圧

との因果関係は不明なことが多い．多分に性格や精神面に依存している傾向がある．したがって，治療は昇圧薬のほか抗不安薬，自律神経調節薬などが用いられるが，面接による心理療法や適切な生活指導も必要である．

心臓神経症（神経循環無力症）

心臓神経症は本来，器官神経症と見なされ厳密な意味での心身症とはいいがたいが，実際臨床上は多い疾患であり，その対応には十分注意が必要である．

本症の自覚症は四主症状として，動悸，呼吸困難感，胸部不快感（胸痛）および易疲労があげられている．その病態として過換気症候群との異同が注目されており，ほとんど同一疾患と見なしているものもいる．また最近はパニック障害に含められて論じられることもみられる．

診断基準として Cesf, H.(1990)[5]は，(1)心臓病であると思い込むこと，(2)心臓に対する訴えを裏づける器質的所見が認められないこと，(3)通常心臓発作と表現される不安発作があること，をあげている．

治療は心理療法（一般心理療法，自律訓練法など）を中心として薬物療法（抗不安薬，抗うつ薬や β 遮断薬など）が用いられる．

まとめ

循環器心身症として以上述べたほかにレイノー（Raynaud）病，バージャー（Burger）病なども含まれるが，比較的稀な疾患であり，紙面の都合もありここでは取り上げなかった．

いずれにしてもストレスは循環器系に直接に作用し心拍，血圧を増加させ，また虚血性心疾患発作の誘因となる．一方，慢性的にはその生活習慣を乱し動脈硬化を促進させる．

したがって，一次および二次予防の面でも情動ストレスの適切な対処が必要であり，循環器心身症に対して，常に心身両面からのアプローチが望まれる．

この章で用いる薬物一覧表

分類	一般名	商品名	用量［標準的な成人の（1日量）］	使用上の注意
降圧薬	塩酸プロプラノロール	インデラル	30〜60 mg（3回分服）	β 遮断薬［副作用］過敏症状，徐脈，うっ血性心不全，低血圧など
	ピンドロール	カルビスケン	15 mg（3回分服）	

この章で用いる薬物一覧表(つづき)

分類	一般名	商品名	用量 [標準的な成人の(1日量)]	使用上の注意
狭心症治療薬	硝酸イソソルビド	ニトロール	15〜30 mg (3〜4回分服)	舌下または内服 [副作用] 頭痛, めまい, 胃腸障害など
	ニフェジピン	アダラート	30 mg (3回分服)	Ca拮抗薬 [副作用] 血圧の下りすぎに注意. その他胸部痛, 頭痛, 頻脈, 熱感など
抗凝固薬	ワルファリンカリウム	ワーファリン	維持量 1〜5 mg (1回)	抗凝固薬 [副作用] 出血に注意. その他じんま疹, 下痢, 肝炎など
抗不整脈薬	ジソピラミド	リスモダン	300 mg (3回分服)	[副作用] 心室頻拍, 房室ブロックに注意. その他胸痛, 口渇, 食欲不振, 便秘など
	塩酸メキシレチン	メキシチール	300〜450 mg (3回分服)	[副作用] 徐脈に注意. その他めまい, 悪心, 嘔気, 口渇など
抗不安薬	ジアゼパム	セルシン ホリゾン	4〜15 mg (2〜3回分服)	筋弛緩作用あり [副作用] 眠気, ふらつき, めまいなど
	ブロマゼパム	レキソタン セニラン	6〜15 mg (2〜3回分服)	強迫症状にも有効 [副作用] 眠気, ふらつき, 口渇, 食欲不振など
	エチゾラム	デパス	1.5〜3 mg (3回分服)	抑うつにも有効 [副作用] 眠気, ふらつき, めまいなど
	クエン酸タンドスピロン	セディール	30〜60 mg (3回分服)	抑うつ, 恐怖にも有効 [副作用] 眠気, ふらつき, めまいなど

引用・参考文献

1) 菊池長徳ほか:JMI健康調査票による軽症高血圧の心身医学的研究. 心身医, 23:231〜238, 1983.
2) Friedman, M.: Type A behavior; its diagnosis, cardiovascular relation and the effect of its modification on recurrence of coronary artery disease. Am. J. Cardiol., 64:12c〜19c, 1989.
3) 前田 聰:虚血性心疾患患者の行動パターン——簡易質問紙法による検討, 心身医, 25:297〜306, 1989.
4) 田中悦子ほか:心室性頻脈の心身医学的アプローチ. 循環器PSMの会会合記録, 1985.
5) Cesf, H.: Klinik und Differential Diagnosis der phobischen Herzneurose. Dtsch. med. Wschr., 115:629〜635, 1990(日本語版, DMW. 12:588〜593, 1990).
6) The Sixth Report of the Joint National Committee on Prevention, Detection, Evaluation, and Treatment of High Blood Pressure(JNC IV). Arch. Intern. Med., 24:2413〜2445, 1997.
7) Pickering, T. G. et al.: How common is white coat hypertension. JAMA, 259:225〜228, 1988.
8) 渡辺尚彦ら:高血圧の非薬物療法. 日本心療内科, 6:203〜209, 2002.
9) 水曜カンファレンス(関東心身症診断基準研究会覚え書). 小玉出版部.
10) 菊池長徳:現代の高血圧—ストレス因子との関連. 現代医療, 18:261, 1986.
11) 村田和彦編:循環器. メジカルビュー社, 1983.
12) 菊池長徳:ストレス・行動パターン, 性格(日本人の循環器疾患とリスクファクター). p.175, メディカルトリビューン, 1982.
13) 藤浪隆夫:動脈硬化症. 新興医学出版社, 1980.
14) 斉藤宗靖:ナースのための心臓リハビリテーション. 南江堂, 1987.
15) 菊池長徳:虚血性心疾患(狭心症). 心身症Ⅰ(中川哲也編), p.32, 岩崎学術出版, 1987.
16) Bellet, S.: Clinical disorders of the heart beat. Lea and Febiger, Philadelphia, 1971.
17) Steptoe, A.: Psychological factors in cardiovascular disorders. Academic Press, New York, 1981.

24 消化器系のストレス病

土田 治, 林 晴男, 武谷 慎司, 美根 和典

消化器系のストレス病は基本的には機能異常による病態である．多くはがんなどのような"死に至る病"ではないということで，これまでの医療においては軽視されがちであった．検査にて器質的異常を認めないということをもとに「異常はありません」，「症状は気のせいでしょう」などと決めつけられ，症状による苦しみは医療者側にはなかなか伝わらないことが多かった．そして，症状を訴えても「痛いはずはない」と医療の対象にさえならないこともしばしば見受けられた．しかし，最近はQOLを改善させること，症状による苦悩を癒すことも医療の最重要課題となってきているために，とうぜんながら機能異常という病態も注目されはじめた．そして，その背景として消化器疾患の中で機能異常という病態の頻度が最も高いという現実が明らかになっており，また機能異常の検査法の開発，進歩がこのような疾患の存在をより明確にしていることがあげられる．このような観点から消化器系のストレス病を見直し新たに考察を加えた．

I. 機能性胃腸症(FD), non-ulcer dyspepsia(NUD)

土田 治

概念の変遷

non-ulcer dyspepsia(以下，NUD)の名称は，消化性潰瘍に似た上部消化器症状(dyspepsia)を有しながら，潰瘍やがんといった器質的疾患を認めないことに由来し，1988年米国消化器病学会にてNUDの定義が提唱され欧米を中心に広く用いられていた．

しかしnon-ulcerという用語の曖昧さを是正しようという動きがあり，疾患の病態に消化管機能異常が深くかかわっていることから，機能性胃腸症(functional dyspepsia；以下，FD)と呼ばれるようになり，1991年Rome基準が作成されFDとしてその概念が定義された．その後NUDとFDの両者の名称が用いられるといった混乱した状況が続いたが，1999年Rome基準の改定版である機能性消化管障害の概念(RomeII)[1]が作成され，FDという名称に統一され，現在ではこちらが

主に用いられるようになった.

また以前は胸やけが主症状の逆流症状型というFDのサブタイプは,最近では内視鏡陰性(endoscopy-negative)の胃食道逆流症(gastro-esophageal reflux disease:GERD)の概念に含められFDの概念から除外する考えが定着している.

病因・病態

FDは消化管機能異常を主な病態とする考えから生まれた名称であるが,診断基準からも伺えるようにあくまで症候学的に定義された症候群であるため,単独の病態のみで説明するのは困難である.FDの病態の主体は消化管機能異常と考えられているが,それ以外にもOddi括約筋機能異常(以下,SOD)を含めた胆道機能異常,消化管内臓知覚異常,精神医学的異常,*Helicobacter pylori*(以下,Hp)感染などさまざまな要因が相互に関連して病態を形成していると考えられる.

代表的な消化管運動異常としては胃排出能の低下,胃運動能の異常,小腸運動の異常などがアセトアミノフェン法や超音波法,内圧法,胃電図法などを用いて報告されている.また胃酸分泌異常や十二指腸胃逆流(特に胆汁などのアルカリ逆流)などの機能障害に関しては,胃内pH測定などを用いて検出可能となっている.

RomeⅡ分類では胆道機能異常はFDとは別の機能性胆道疾患と定義されている.SODもこの概念に含まれていて,さらに胆道型と膵型に細分類されている.食後に右季肋部痛と胆道系叩打痛を認める,以前では胆道ジスキネジーといわれていたものが胆道型SODに相当する.また食後,膵臓に一致した部位(心窩部から左季肋部)に痛みがあり,慢性膵炎の診断基準は満たさないが,膵炎治療薬で症状が軽快するのは膵型SODに相当すると考えられる.現在ではOddi括約筋内圧測定や胆道内圧測定も可能となっているが,日常臨床でこれら機能性胆道疾患とFDを明確に区別するのはきわめて困難である.理学所見と痛みの性状から判断せざるをえない.

精神医学的異常に関しては,Mineらが中心となってその重要性を報告している[2].それによると,社会活動に大きな支障があるが日常生活には支障がない軽度のFD群(外来治療群)においては30%に何らかの精神医学的異常を認めた.一方,社会的活動はもとより日常生活にも支障をきたし入院治療を行った重症FD群においては67%に精神医学的異常を認めた.最も多いのはうつ病性障害で,パニック障害,転換性障害が続く.FDにおいてその重症度が増すほど精神医学的異常を併発する率が高くなり,しかもそのような症例に対して心身医学的治療が効果的であることを強調している.

消化管内臓知覚異常に関してはFDの病態論の中で近年注目されている.中枢神経レベルと末梢の消化管知覚レベルの両者が関係しているが,精神医学的異常を伴う症例はその多くが中枢神経レベルでの内臓知覚過敏状態であると考えられている.その原因についてはまだ不明な点が多く,脳腸相関(brain-gut axis)という観点から現在さまざまな検討がなされているところである.一般に慢性疼痛患

者が内臓知覚過敏になることが多く知られているが，FD の上腹部痛についても同様で，長期間にわたり疼痛が持続することで内臓知覚の閾値が上昇してくると考えられている．

Hp 感染と FD との関連についてはさまざまな報告がなされているが，関連がないとする報告が多い．しかしながら，実際の臨床場面では除菌により症状が劇的に改善する症例も散見される．この病態論については不明な点が多く，さらなる検討が必要である．

診 断

1999 年に発表された Rome II 分類による診断基準での FD の定義を以下に示す．
①12 か月中に必ずしも継続していない．最低 12 週に及ぶ．
②慢性または反復性の上腹部痛や不快感
③内視鏡検査を含む検査で症状の原因となる器質的疾患を認めず．
④排便で軽快せず便の性状の変化も関係しない．
さらに自覚症状により病型が分類されている．
- 潰瘍型：空腹時痛，夜間腹痛など．
- 運動不全型：腹部膨満感，もたれ感，食欲不振など．
- 非特異型：上 2 つに分類できないその他のものが含まれる．

これらの診断基準は一般の胃腸科の施設であれば診断は容易である．ただしこれら器質的疾患を除外するのみの診断では，患者を治療するに当たり適切な治療法の選択にまで及ばないのが現状である．

FD の病態はストレス関連の疾患として多因子にて構成されているため器質的疾患の除外のみならず，機能的診断，精神医学的診断などの多軸診断を積極的に行うことが必要で，FD 患者の治療予後に大きく影響を及ぼすと考えられる．

治 療

治療に際してはまず病態の説明と生活指導，そして適切な薬物治療を行い，必要に応じて心理療法などの心身医学的専門治療を随時取り入れる．

病態説明と生活指導

FD を診断・治療するに当たっては器質的疾患の除外が不可欠で，その説明から治療関係の形成が始まる．多軸診断が可能な施設では，消化管機能異常の評価と同時に精神医学的診断まで行うことにより良好な治療関係の形成が可能となる．そのうえで飲酒・喫煙などの嗜好習慣や食習慣などの把握を行い，さらには症状による日常生活の制限の程度，ストレスとの関連性などの評価を行った後，適切な生活指導を行うことが治療上重要である．

このような一連の病態説明・生活指導は，時間を要することから専門性の高い心身医学的治療と認識されがちであるが，本来消化器医としてはとうぜん把握す

べき事柄で，診療時間の許す限りこの分野への努力を惜しまぬことが消化器専門医として必要不可欠である．

薬物治療

病型分類に従って選択するのが一般的である．潰瘍型であれば H_2 遮断薬やプロトンポンプ阻害薬(PPI)などの制酸薬，腹痛に対しては抗コリン薬などの鎮痙薬．運動不全型であれば消化管運動改善薬や健胃消化薬などを用いる．

非特異型の場合は，前面に出ている症状に応じて選択する．膵型 SOD が疑われる症例では蛋白分解酵素阻害薬などの膵炎治療薬が奏功する．また胆道型 SOD が疑われる症例では，胆道系に親和性のある抗コリン薬や経験的に漢方薬(六君子湯)を食前投与することにより症状が劇的に改善する症例を経験する．ただしこれら消化管に直接作用する治療薬のみで改善する例はむしろ少なく，多くの症例では FD そのものの病態の複雑さもあいまって抗うつ薬，抗不安薬などの向精神薬や，心身医学的専門治療の併用を必要とする症例も多い．

向精神薬に関しては，精神医学的診断に基づき処方するのが原則である．すなわち，症状に対するとらわれが強い不安性障害に対しては抗不安薬を投与し，睡眠障害，食欲不振などうつ状態が疑われる場合は抗うつ薬を少量より投与する．特に重症の FD や難治性の嘔吐や腹痛で消化管作用薬ではコントロールできない場合は，積極的に抗うつ薬を投与する．特に三環系抗うつ薬であるクロミプラミンやアミトリプチリンなどは，うつ状態の改善と同時に消化器症状の改善にも効果を発揮する．ただし，近年注目されている選択的セロトニン再取り込み阻害薬(SSRI)は嘔気などの消化器症状がかえって増悪するため FD 患者には使いにくい印象がある．

心身医学的専門治療

先に述べた病態説明，生活指導，薬物治療も広く心身医学的治療の1つと考えられるが，ここではより専門性の高い治療法を紹介する．

不安性障害やうつ病性障害その他の何らかの精神医学的診断がなされた症例には，向精神薬による薬物治療もさることながら心理療法の役割は重要である．病状の程度にもよるが多くは簡易な支持的精神療法，カウンセリングなどの心理療法が一般に行われ効果を得ている．その他，自律訓練法や交流分析，絶食療法，森田療法なども必要に応じて行う．

IBS(irritable bowel syndrome：過敏性腸症候群)患者では効果的といわれていた催眠療法を FD 患者に応用したところ長期的予後の改善と QOL 向上に貢献したという報告[3]がなされ，今後 FD の専門治療の1つとして注目される．腹部症状などの不快な症状を催眠導入下で心地よい感覚へ意識変容を促すことで症状軽減を目指すというものである．

そして最後に，心身医学的治療の目標とするところは，とうぜんながら症状の改善または消失を目指すことも重要であるが，たとえ症状が持続しても日常生活での制限が改善され，身体的にも精神的にも QOL が向上することが第一の目標

であることをあえて強調する．

II．消化性潰瘍

土田 治

消化性潰瘍治療の歴史的変遷

消化性潰瘍は代表的な心身症とされ，その発症や経過に心理社会的因子が密接に関与していることが古くから知られている．さまざまなストレスと消化性潰瘍の関連についてもこれまでに多くの研究が行われ，医学界はもとより一般社会においてもストレス関連疾患の代表として認識されるに至っている．

しかし，このような認識も時代の流れと医学の発展とともに変遷していくのも事実である．1960年代にはSunとShayによる天秤学説がそれまで混乱していた潰瘍の成因を巧みに説明するものとして注目された．すなわち酸・ペプシンなどの攻撃因子と粘膜・粘液・血流などの防御因子のバランスの破綻により潰瘍が発症するというものであった．1970年代にヒスタミンH_2受容体拮抗薬(以下，H_2RA)，1980年代にはプロトンポンプ阻害薬(以下，PPI)という強力な制酸薬の相次ぐ登場により，酸分泌抑制が潰瘍治療の主流を占め"no acid, no ulcer"と称されていた時代であった．

その後 *Helicobacter pylori* (以下，Hp)の発見がにわかに注目され，1990年代はHpと消化性潰瘍に関する多くの研究が行われた時代であった．そして2000年に日本では除菌治療が保険適応となり「消化性潰瘍は感染症である」といった極論さえも支持される時代となり，HpとNSAID(非ステロイド系消炎鎮痛薬)潰瘍以外は軽視される時代となったといえよう．そして残念ながら，ストレス潰瘍という言葉も臨床場面ではあまり使われなくなってきたのも事実である．

しかし消化性潰瘍において，生物学的要因，心理的要因，社会環境要因などの多因子が関与するという以前からの考えを否定する科学的根拠は現時点でも得られていない．しかも臨床場面では，Hp感染がなくPPIを用いているにもかかわらず潰瘍が持続する難治性症例をわれわれは経験する．その多くは心理社会的要因の関与が深く心身症として診断・治療すべき症例と思われる．Hp全盛の時代といわれるが，それは潰瘍の多因子の中にHpという一因子が加わったと考えるべきで，除菌さえすれば潰瘍治療が解決したと考えるのは決して医学の発展ではないことを強調したい．

病因・病態

消化性潰瘍の病因に関しては生物学的要因として，①Hp感染，②NSAIDなどの薬物，③高ペプシノゲンI血症，④高ガストリン血症，⑤粘液・血流などの粘膜

防御系の破綻，⑥遺伝的素因などがあげられる．
　一方，心理社会的要因として，①喫煙，②不規則な食習慣，③ストレスの存在，④不適切なストレス対処行動，⑤潰瘍性格，⑤失感情症，⑥不十分な休息，過剰適応などの行動特性などが考えられる．
　これら複数の要因の相互作用により潰瘍が発症，そして持続・再発が起こると考えられる．

症　状

典型的な症状としては，上腹部痛ならびに不快感，胸やけ，悪心，嘔吐，食欲不振などの上部消化器症状であるが，胸痛や心窩部痛などの胸部症状を呈して循環器科を受診する例や，全く無症状で，検査により初めて診断がつく例もある．
　出血性潰瘍の場合は，コーヒー残渣様の吐血またはタール便を呈してくる．また潰瘍からの出血が多量の場合は，出血性ショックとなり，血圧低下とともに冷汗，動悸，めまい，顔面蒼白，意識障害などを呈する．

診　断

消化性潰瘍の器質的診断
上部消化管内視鏡検査および消化管X線検査により診断する．鑑別診断として重要なのは胃がん，悪性リンパ腫（MALTリンパ腫も含む）など潰瘍性病変を呈する疾患であるが，その詳細については成書を参照してほしい．吐血・下血など出血性潰瘍が疑われる場合は，緊急上部内視鏡検査が必要である．

Hp 感染診断
保険適応となったHpの診断法としては，非侵襲的な検査として，①血清の抗Hp抗体価測定，②尿素呼気試験があり，内視鏡検査を必要とする侵襲的な検査法として，③検鏡法（ギムザ染色），④ウレアーゼ試験，⑤分離培養法などがある．詳細は成書にゆずるが，それぞれの特性と施設に合った検査法を組み合わせて診断しているのが現状である．

心身症としての消化性潰瘍の診断
これまで消化性潰瘍を心身症として診断する基準というものはなく，個々の専門医の診断に委ねられていた．近年，中井らが多変量解析に基づく分析から心身症としての消化性潰瘍の診断基準を試案として提唱している[4]．まだ他施設による妥当性の検討には至ってないが，今後参考とすべき優れた診断基準といえよう．以下にその診断基準を示した．

＜心身症としての消化性潰瘍の診断基準（試案）＞ (文献4)を一部改変)
　I．心身症（確診）：以下のA，B，Cの3項目が認められる．
　　A．潰瘍発症に先立ち，明らかなライフイベントかストレスフルな状況が認

B．生活習慣における問題が，次のうち2つ以上認められる．
　　1．喫煙習慣(20本以上/日)
　　2．不規則な食生活(朝食ぬき，深夜にわたる夕食)
　　3．不規則な睡眠時間(不定な就寝時間，睡眠時間不足)
　　4．飲酒習慣(4合以上/日)
　　5．不十分な休息
C．心身症に特徴的な性格傾向，行動特性が，次のうち2つ以上認められる．
　　1．過剰適応が認められる．
　　2．不適切なストレス対処行動が認められる．
　　3．適切な援助システムをもっていない．
　　4．いわゆる"潰瘍性格"が認められる．
　　5．失感情症が認められる．
　　6．失体感症が認められる．
II．心身症(疑診)：A，B，Cの3項目のうち2項目が認められる．

治　療

一般薬物治療

H_2RAやPPIの使用により潰瘍の治癒率は飛躍的に向上した．周知のとおり胃潰瘍では8週間，十二指腸潰瘍においては6週間の投与により潰瘍治癒率は90％以上である．粘膜防御系薬物の使用に関しては，質の高い潰瘍治癒(quality of ulcer healing：QOUH)を目指すという観点から用いられているが，その臨床的効果に関してはかならずしも肯定的見解がある訳ではない．近年PPIの注射薬の登場により，出血性潰瘍の急性期治療における非経口での薬物の使用が可能となった．

除菌治療

2000年にわが国でも保険適応となりHp感染診断がなされた患者には積極的に除菌治療することが推奨されている．現在保険適応となっている除菌療法はLAC 3剤併用とOAC 3剤併用の2種類である．LACとは，①ランソプラゾール(LPZ)30 mg，②アモキシシリン(AMPC)750 mg，③クラリスロマイシン(CAM)200〜400 mgの3剤を同時に1日2回，1週間経口投与．OACとは①をオメプラゾール(OPZ)20 mgに変えるだけで他剤は同じ用法・用量である．除菌効果の判定は一般に3〜6か月後に感染診断と同様の方法で行う．

　除菌不成功例については再除菌を1回に限り保険適応で認めているが，同じ薬物での治療であるため不成功になる率が高く，耐性菌出現の問題が残る．抗生物質を用いる治療の宿命ともいえる耐性菌の出現が，除菌治療においても今後大きな課題となることは間違いない．除菌治療の普及による新たな副産物が出現する危険を秘めている．

心身医学的治療[5]

消化性潰瘍患者を治療するに当たり,ほとんどの症例で心身医学的側面からのアプローチが大なり小なり必要とわれわれは考える.適切な薬物治療や除菌治療などを行うと同時に,治療初期から難治化・再発しないための生活習慣の改善,ストレス対処法などの行動変容が必要と考える.特に心身症の診断基準に当てはまる消化性潰瘍では,治療の主体は心身医学的治療であることを念頭におくべきである.

これは医療経済性を考えるうえでも重要で,"潰瘍症"となって検査・治療に多くの費用が費やされるより,高価な医療機器を必要としない心身医学的治療で"潰瘍症"からの離脱に成功すればその経済効果ははかり知れないものとなるであろう.

具体的には,まず患者との良好な治療関係が大前提で,そのうえで心身症の診断基準のA,B,C項目にあるようなストレスの存在や生活習慣上の問題,そして心身症に特徴的な行動特性などの検証を行う.当てはまる項目があれば全体として基準を満たさなくても治療対象の項目と考える.

ただ潰瘍患者の性格特性からも伺えるように,患者自身これらの異常に気づいていない場合が多く,その意味で次のステップである心身相関の気づきを促すプロセスが重要となる.具体的には難しい専門知識を必要とするものではなく,潰瘍病変の存在は体が発する危険信号ととらえ,疲れを疲れとして認識する感覚をもつことを個々の症例に応じて指導していくことである.

さらに潰瘍を患ったことで生じるさまざまな身体反応や心理反応も治療対象になりうる.病気に対する不安反応や抑うつ反応なども重症度を増してくれば抗不安薬,抗うつ薬などの向精神薬の投与が必要となってくる.抗うつ薬では抗潰瘍作用を有するスルピリドが有用である.また,薬物以外の治療として自律訓練法は心身症の標準的治療として幅広く応用され,消化性潰瘍に対しても効果的である.さらに難治化が予想される症例に対しては交流分析,家族療法,職場の環境調整など外的要因に対するアプローチも必要となる場合もあるが,そこまで必要となる症例は少ない.

III. 食道機能異常症,胃食道逆流症　　林　晴男

概念・定義

アカラシア,びまん性食道痙攣(diffuse esophageal spasm:DES)をはじめとする食道機能異常症や,胃食道逆流症(gastro-esophageal reflux diseases:GERD)は,心理社会的ストレスを背景に発症・増悪することがしばしば認められる.これらの食道疾患の診療においては心身医学的配慮が特に重要である[6].

病像

食道機能異常症の症状は多彩であり，胸やけ，嘔吐や嚥下困難，嚥下痛，呑酸などの定型的症状以外に心疾患との鑑別が困難な胸痛をきたす例や胃酸逆流による咽喉頭異常感，持続性咳嗽などのような非定型的症状を示すことがあり，日常診療の場では診断に苦慮するケースも多い．

代表的疾患
ストレスとの関連が強い代表的食道機能異常症の診断基準を表 24-1 に示した[7]．
アカラシア
食道壁内神経叢の変性を特徴とするが原因は不明である．嚥下障害，嘔吐を主徴とし，発症についての心理的ストレスの関与については，バリウムの食道通過時間がストレスインタビューにより遅延することを報告した Wolf, S.と Almy, T. P.ら[8]の研究が有名である．
DES
間欠的な嚥下困難，胸痛などを主徴とし，食道透視ではバリウムの食道内停滞と痙攣による corkscrew 様の充盈像を特徴とする．情動ストレスにより痙攣の頻度が増加することも多く，抗うつ薬投与や心理療法などの心身医学的治療が奏功する例も多い[9]．
nutcracker esophagus(NE)
胸痛の原因となることが多い．本症患者では急性ストレスにより食道収縮波高の増大をきたすことが報告されている[10]．
GERD
逆流性食道炎をきたす典型例の場合，診断は容易であるが内視鏡陰性の例もあり注意を要する．後者は従来 NUD の胃食道逆流型と呼ばれていたものに相当し pH モニタリングによってはじめて診断されることが多い．内視鏡的に食道炎を伴わない症例のほうがより心身相関が強いという報告もある[11]．
その他
低収縮波高や三峰性波を特徴とする非特異性食道運動障害(nonspecific esophageal motility disorders：NEMD)や正常蠕動と下部食道括約筋(lower esophageal sphincter：LES)圧高値を特徴とする hypertensive LES(HLES)などがある．

非心臓性胸痛(non-cardiac chest pain：NCCP)
胸痛を訴えながらも心血管系になんら異常所見を認めない NCCP 患者の中に食道由来のものが含まれていることが近年明らかになった．Richter らは 910 人の NCCP 患者のうち 255 人(28%)に食道機能異常を認め，その内訳は NE 48%，NEMD 36%，DES 10%，HLES 4%，アカラシア 2%であったと報告している[12]．また 46〜62%が GERD によるものであったという報告もある[13]．

食道性胸痛の背景因子としては上記の機能異常以外に，うつ病性障害や不安障

表 24-1 食道機能異常症の診断基準

疾患名	診断基準
アカラシア	＊蠕動波の消失 ＊LES 筋弛緩不全 ・LES 圧高値(＞45 mmHg) ・高食道内圧
びまん性食道痙攣 (diffuse esophageal spasm：DES)	＊非蠕動性同期性収縮(＞10％) ＊正常蠕動の間欠的出現 ・多峰性(＞2 峰)反復性収縮 ・波高増大および収縮時間延長 ・自発性収縮の出現 ・LES の不完全弛緩
nutcracker esophagus (NE)	＊波高の増大(＞180 mmHg) ・収縮時間延長(＞6 秒) ・LES 圧高値 ・正常蠕動
非特異性食道運動障害 (nonspecific esophageal motility disorders：NEMD)	・非蠕動性収縮の増加(＞20％) ・三峰性の収縮波の出現 ・逆蠕動の出現 ・低蠕動波高(＜35 mmHg) ・収縮時間延長(＞6 秒)
hypertensive lower esophageal sphincter (HLES)	＊LES 圧高値(＞45 mmHg) ＊LES 弛緩正常 ＊正常蠕動

＊必須所見
(Castell, J. A. et al.：Esophagus；Atlas of gastrointesinal motility in health and disease. p. 134～157, Williams & Wilkins, Baltimore, 1993 より作成)

害などの精神医学的要因や，ストレスによる疼痛閾値の低下が密接に関連しているものと考えられている．

診 断

まず，胸痛や上部消化器症状の原因となる器質的疾患の除外を行う．特に胸痛例では虚血性心疾患をはじめとする循環器疾患の可能性に十分な注意をはらい精査を行う必要がある．諸検査にて異常を認めない場合，食道機能異常症の可能性を考える．また，強皮症，糖尿病などの全身性疾患は二次的に食道機能異常をきたすことがあり，念頭に置かなくてはならない．

上部消化管検査実施における注意事項
まず最初に内視鏡検査や X 線造影法により器質的疾患を除外するが，特に X 線

検査においては以下のような工夫により食道機能異常診断の重要な手がかりが得られる.
1. バリウム嚥下時の食道運動を詳細に観察するため，通常前処置に用いる鎮痙薬〔臭化ブチルスコポラミン(ブスコパン)など〕は使用せずに透視を行う.
2. 食道の拡張やバリウムの停滞，前述の corkscrew 像，LES の弛緩不全などの存在は食道機能異常を強く疑わせる.
3. バリウムとともにパンやマシュマロなどの食塊を嚥下させることは，食事中の運動障害を再現させるために有用である.

誘発テスト

食道由来症状，特に NCCP の判定のためさまざまな薬物誘発テストが工夫されている. 著者らはエドロフォニウム(テンシロン)負荷を頻用しているが，本試験は食道由来の胸痛を判定するために最も安全な薬物誘発テストとされている. 本薬静注時の症状再現は食道性胸痛を強く示唆する.

食道内圧測定

①**通常法**：3～5 チャネルの圧センサー付 solid state カテーテルを経鼻挿入し，食道運動機能を評価する方法が主流となっている.
②**携帯式 24 時間 pH 内圧測定法**：日常生活リズムの中での食道運動や胃酸逆流を 24 時間持続測定することが可能である. 症状と機能異常，胃酸逆流との関連を評価するためには本法が非常に有用である.

治 療

著者は内視鏡陰性 GERD(15 例)と虚血性心疾患(13 例)の入院患者を対象に QOL(quality of life)の比較を行った. その結果，致死的疾患である後者よりも前者において，より著明な QOL 低下を認めた. そして「致死的疾患ではないかという不安」，「仮病扱いされた惨めさ」などによる二次的ストレスが QOL 低下の大きな要因となっているという結果を得た[14].

このように，食道機能異常症や GERD(特に内視鏡陰性例)ではその多彩な愁訴に対し，器質的心肺消化器疾患などを疑われ，さまざまな侵襲的検査を受けながらも診断確定に至らないことが多く，心臓神経症や心因性嘔吐症といった，患者にとって受け入れがたい病態説明がなされている場合が多い. 症状による苦痛に加え，こうした経過そのものが患者の QOL を著しく損なうケースが多く見受けられる.

このような背景を踏まえて，"心因性"という見立てに強い抵抗感をもつ患者に対しては，仮に心因の関与が示唆されても治療初期にはあえて触れず，症状の直接的原因である食道機能異常についての十分な説明を行い，不安の軽減に心がけることが重要である. 以上のように配慮することにより築かれた良好な医師−患

者関係が各種の治療をより効果的なものにする．

薬物療法
GERDに対する治療は，H_2遮断薬やプロトンポンプ阻害薬などの酸分泌抑制薬が中心となる．その他，肥満の解消や，酸分泌を刺激する食事を避けるなど，日常生活習慣の指導も重要である．

食道機能異常の薬物療法には確立されたものがないが，一般に以下の薬物が用いられる．

①**平滑筋弛緩薬**：亜硝酸薬やカルシウム拮抗薬がDESやNEの症状および圧所見を改善させる効果を有する．

②**向精神薬**：ストレスが誘因となっている，あるいは食道疼痛閾値の低下が主たる原因と考えられる例に効果的である．クロミプラミンやトラゾドンなどの主としてセロトニン神経系に強く作用する抗うつ薬は，中枢性の疼痛抑制系賦活作用とともに食道運動そのものの改善作用を有すると考えられ，著者らも積極的に用いている．

③**その他**：アカラシアやDESの重症例に対するバルーン拡張法，長筋切開術やGERDに対する噴門形成術などがある．

リラクセーション法
DESに対するリラクセーション法として，Latimer, R. R. ら[15]はバイオフィードバック法により自覚症状の改善を認めた症例を報告している．岡ら[16]は自律訓練がDESにおける多峰性収縮波の出現を抑制した症例を報告し，本法が食道迷走神経に対する抑制的作用を有するものとしている．

IV. 過敏性腸症候群

武谷　慎司

過敏性腸症候群(irritable bowel syndrome；以下，IBS)はごくありふれた病態であり，先進国での有病率はおおよそ10〜20％と推定されている[17)18]．また，プライマリーケア医受診患者のうち消化器症状を訴える患者の約30％が本疾患であり，14％がその他の消化管機能異常症であったとも報告されている[19]．

また，本疾患はQOL(quality of life)への影響も大きい．身体的機能は比較的保たれるものの感情的障害度，社会的機能障害度は人工透析を受けている腎不全患者よりも高いとされる[20]．医療費など直接的損失，かつ休職・欠勤などに伴う間接的な経済的損失も甚大である．このような観点より，一般内科医，プライマリーケア医による初期診断・治療がきわめて重要な病態である．

診　断

IBSの診断基準は多数存在するが，RomeⅡ基準(表24-2)[21]やわが国でつくられたBMWクラブ基準(表24-3)[22]が一般的である．いずれも器質的疾患の存在しないことが前提で，便通異常を伴う腹痛ないし腹部不快感を伴うことを基本としている．後者では器質的疾患の鑑別のための検査についてまで言及されている．便通異常の優勢症状によって下痢型，便秘型，交替型に分類する．また，IBS症状を有する者で医療機関を受診する群をIBS patient，受診しない群をIBS non-patientと分類する．

RomeⅡ基準では腹痛を伴わない下痢の場合，機能性下痢と定義されるが，このようなIBSの亜型ともいうべき病態はしばしば経験され，臨床的にはIBSとほぼ同様の取り扱いでよいと思われる．

問診とともに，理学所見を努めて丁寧に，先入観をもたずにとることも重要である．器質的疾患の見落としを防ぐばかりか，このような医療行為は患者の症状を受け入れることになり，良好な医師-患者関係の構築につながる．結果として，治療的意義も大きいと思われる．

鑑別診断(表24-4)としては，中高年では悪性腫瘍が，若年者では潰瘍性大腸炎やクローン病に代表される炎症性腸疾患が重要である．

検査としては，最低でも，末梢血，血液生化学検査，炎症反応，便潜血反応は

表 24-2　RomeⅡ診断基準[21]

A．食道障害
B．胃十二指腸障害
C．腸障害
　C1．過敏性腸症候群(IBS)
　　前提：症状を説明するだけの器質的異常または代謝異常がないこと
　　腹痛または腹部不快感が，過去12か月中の，必ずしも連続でない12週間以上ある
　　下記の2項目以上の特徴がある
　　　①排便によって軽快する．および/または
　　　②排便回数の変化で始まる．および/または
　　　③便性状(外観)の変化で始まる
　C2．機能性腹部膨満
　C3．機能性便秘
　C4．機能性下痢
　C5．特定不能の機能性腸障害
D．機能性腹痛
E．機能性胆道疾患
F．直腸肛門障害
G．小児消化管機能障害

表 24-3　BMW クラブ診断基準[22]

下記の①，②の症状が1か月以上繰り返す．また，症状を説明する器質的疾患がない
　①腹痛，腹部不快感あるいは腹部膨満感がある
　②便通異常(下痢，便秘あるいは交替性)がある
　便通異常には以下の1項目を含む
　　1) 排便回数の変化
　　2) 便性状の変化(硬便〜兎糞/軟便〜水様便)
器質的疾患の除外のためには原則として下記の検査を行う
　尿，糞便，血液一般検査，注腸造影または大腸内視鏡検査

表 24-4　IBS の鑑別診断

1．炎症性腸疾患：潰瘍性大腸炎，クローン病
2．消化管悪性腫瘍
3．消化管感染症
4．大腸憩室疾患
5．内分泌代謝疾患：甲状腺機能異常，副甲状腺機能異常，糖尿病性神経障害
6．抗生物質起因性大腸炎
7．食物アレルギー：乳糖不耐症など
8．下痢・便秘を引き起こす薬物の使用

表 24-5　消化管の精査を要する場合

・発熱，炎症反応，低蛋白血症，電解質異常
・貧血・下血，便潜血反応陽性
・著明な体重減少
・異常な腹部理学所見
・中高年発症
・大腸器質疾患の既往，家族歴
・適切な治療を行っても反応しない
・患者の希望

必要である．20歳代でも時折り進行大腸がん(非ポリポーシス)に遭遇することがあり，注意を要する．表 24-5 に示すような場合には，大腸内視鏡検査(または X 線検査)，小腸 X 線検査などの形態学的検査を積極的に行う必要がある．便潜血反応のみではときに進行がんですら見逃される危険性があり，中高年以上の場合には大腸内視鏡検査が必須である．

　大腸機能検査として，放射線非透過マーカー法，大腸内圧法，バロスタットなどがあげられ，機能異常の客観的評価法として期待されるが，わが国では一般的ではない．

上記診断基準では身体症状のみクローズアップされているが，これは治療のためには不十分である．IBSではさまざまな精神医学的異常の合併が認められ，その中でも特にうつ病性障害と不安障害(パニック障害を含む)が重要である．著者らの以前の調査でもおよそ3分の2のIBS患者にうつ病性障害の合併が認められた[23]．この際，患者自らこれらの症状を訴えることは稀であり，これらの存在を疑って積極的に問診を行う必要がある．このように，心身両面から診断を行う．

病態生理

紙面の関係で詳細は割愛するが，腸管機能異常，消化管知覚過敏，微小炎症，脳腸相関などが提唱されている[17]．著者らはこれらに加えて，精神医学的背景がきわめて重要であると考えている．

IBS症状を有する者のうち医療機関を受診する群(IBS patient)は，症状を有するものの受診しない群(IBS non-patient)と比べ，精神医学的異常の併発率が高く，QOLの障害度も高いとされている[24]．この結果より，精神医学的異常の有無によって重症度やQOLが左右されると推察される．このことから精神医学的異常，特に抑うつと不安の存在が重要であると考えている．まとめを図24-1に示す．

治 療

治療の第一歩は患者の訴えに十分耳を傾けること，および十分な病態の説明を行うことである．単に「異常がない」「精神的なもの，ストレス性」などと曖昧に説明しても患者は納得しないことが多く，"過敏性腸症候群"という病気であるという

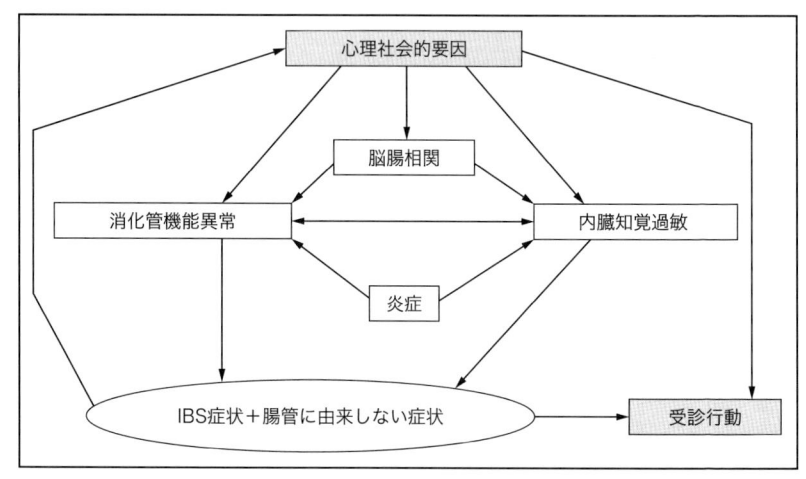

図 24-1 IBSの病態生理のまとめ

ことをはっきりと伝える必要がある．また，抑うつや不安など精神医学的概念についても明確に説明する．

そして，ごくありふれた病態であり，生命予後は良好であること，消化管知覚過敏，消化管運動機能異常に基づく症状であること，ストレス，抑うつ，不安などがあると症状が悪化することなどを説明する．患者の立場としては，まず症状の原因をはっきりさせたいものであり，明確に病名を伝えることが安心感につながることが多いようである．短く言えば，"傾聴"，"共感"，"保証"が重要である．

そして症状をすみやかに完全に消失させることは非現実的であり，当面の治療目標として日常生活への影響があまりない程度を目指すことを説明する．もし，図 24-2 のような段階で重症化し，受診行動につながると仮定すれば，治療によってまずは IBS patient から IBS non-patient を目指すと言い換えてもよいかもしれない．

次いで，生活指導も重要である．三食きちんと摂り，十分に睡眠を確保する，排便習慣をつける，適度な運動を行う，禁煙(節煙)などを指導する．食事の内容としてはアルコール類や刺激物を避け，食物繊維(温野菜など)を十分に摂ることを指導する．

IBS で使用される主な薬物について表 24-6 に示した．これらのうち，クエン酸トリメブチン，ポリカルボフィルカルシウム，乳酸菌製剤，抗うつ薬が頻用される．抗うつ薬(主に三環系抗うつ薬)は腹痛の強い例で特に有効である．明らかなうつ病性障害がある場合はもちろん，明確に抑うつが認められない場合にも少量の投与で奏効することが多い．三環系抗うつ薬は抗コリン作用が強いため便秘型には用いにくい．

選択的セロトニン再取り込み阻害薬(SSRI)やセロトニン-ノルアドレナリン再取り込み阻害薬(SNRI)の効果については一定の見解が得られていない．前者は副作用として嘔気や下痢など消化器症状が多く，IBS 患者にはやや用いにくいが，便秘型には試してみる価値はあるだろう．

また，セロトニン $5-HT_3$ 拮抗薬である alosetron[25]が女性の下痢型 IBS に有効であることが示され 2000 年に米国で発売されたが，虚血性腸炎の発症がみられ，

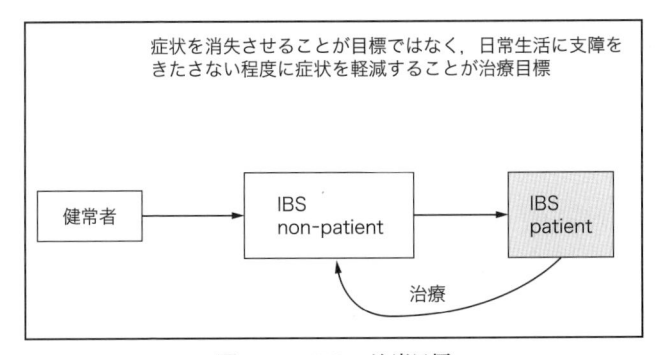

図 24-2 IBS の治療目標

表 24-6 一般的薬物治療

症状	薬物	商品名	保険適応名
下痢	ロペラミド(loperamide)	ロペミン	下痢症
	コレスチラミン(cholestyramine)	クエストラン	高コレステロール血症
便秘	酸化マグネシウム(magnesium oxide)	酸化マグネシウム	便秘症
	カルメロースナトリウム(carmellose sodium)	バルコーゼ	便秘症
	calcium polycarbophil	コロネル, ポリフル	過敏性腸症候群
	ラクツロース(lactulose)	モニラック	高アンモニア血症, 産婦人科術後の排便促進
	70%ソルビトール(sorbitol)	D-ソルビトール	X線造影後の便秘防止
	PEG solution	ニフレック	大腸内視鏡の前処置
腹痛	anticholinergic	ブスコパン, チアトンなど	
	マレイン酸トリメブチン(trimebutine maleate)	セレキノン	過敏性腸症候群
	三環系抗うつ薬	トリプタノール, アナフラニールなど	うつ病, うつ状態

現在は使用中止となっている.便秘型 IBS への薬物治療は今後の課題であるが,消化管運動を亢進させる薬物としてセロトニン $5-HT_4$ 作動薬への期待がもたれている.

V. 消化器系ストレス病の概念の変化
—まとめにかえて　　　　　　　　　美根 和典

旧版と比べて,新版における消化器系のストレス病の項目が大幅に変わった.これは,消化器系心身症の概念の大きな変化をそのまま表現しているといえるだろう.以前は心因性嘔吐,慢性膵炎,胆道ジスキネジーが大きな項目としてあった.今回はこれらが1つの疾患単位(あるいは症候群)として non-ulcer dyspepsia (NUD)という概念にまとめられた.そして,食道運動機能異常,胃食道逆流症(GERD)という項目も付け加えられ,食道アカラシアという項目が消えた.食道運動機能異常および GERD は本来 NUD に包括されてよいものかもしれないが,それらはとりわけ詳細な発症機序が明らかになってきているので本書では,別項目とした.これまで,心因性嘔吐,神経性胃炎,胃痙攣,胃神経症などと呼ばれていた一群が NUD あるいは functional dyspepsia(FD)として定義づけられたのは画期的なことである.とりわけ情動ストレスが上部消化管,膵胆道系の機能異常を引き起こすという考えのもとにこのように定義づけられた意義は,診断的にも

治療的にも非常に大きいものである．

　元来，日本語においては嫌悪感を表現するものとして「むかつく」，「吐き気をもよおす」など，悲哀感の表現として「胸が痛む」，強い緊張の表現として「胃が痛くなる」などと上部消化管症状そのものが用いられてきた．これは情動と上部消化器機能異常との強い関連を，ほとんどの日本人が無意識的に認識していることを示唆するものである．

　胃部不快感，上腹部痛，吐き気，嘔吐などは胃運動機能異常，胃粘膜知覚異常，胆道運動機能異常，食道運動機能異常，GERD などに基づき発現することがかなり明らかになってきている．

　消化性潰瘍は依然としてストレス病としての存在感はあるが，本文中にもあるように Hp による病因論が一世を風靡している．そして，Hp の除菌療法により潰瘍の再発はすべて防止しうるとの極論まで登場している．いくつかの信頼できる報告に基づけば，消化性潰瘍治癒 1 年後の再発率は約 60% であるが，除菌療法により約 20% に減少するということである．しかしながら約 20% の再発率があるとすれば，除菌療法 5 年後の累積再発率は果たしてどれくらいになるのであろうか．また，Hp 陰性で発症する消化性潰瘍が確実に一定の割合で存在することはどのように説明できるのだろうか．また，除菌療法で用いられる抗生物質に耐性のある Hp が出現していることも重要なことである．

　一方，急性胃潰瘍の病因としては NSAID とともに心理ストレスが依然として大きな比重を占めるという事実には変わりがない．心理ストレスが強い胃粘膜障害を引き起こすことは多くの基礎実験および臨床的観察の集積から動かしようのない事実である．また，中枢神経系と胃機能異常，急性胃病変発現との密接な関連についてはこれまで膨大なエビデンスが見出されている．このような点も考慮して，本章ではあらためて心身症としての消化性潰瘍の見直しがされた．

　旧版においては潰瘍性大腸炎，クローン病という炎症性腸疾患が消化器系ストレス病の項目に入っていたが，これは炎症性腸疾患が心身症ではなくなったという意味ではない．現実に心療内科で多数の本疾患患者の治療がされており，また心身医学的治療は大きな意義をもっている．しかしながら，本疾患についての普遍的な心理的因子や治療的方法論がいまだ確立されていないために，今回はこれを取り扱うのは保留とした．一方，基礎医学的には心理的ストレスと炎症性物質サイトカインとの密接な関連が明らかとなってきており，この側面からストレス病としての炎症性腸疾患の病態が明らかになり，新しい治療的アプローチも開発されてくるのではないかと期待される．

　本文においても強調されているように，NUD や過敏性腸症候群などの機能異常という病態においてはうつ病性障害(以後，デプレッション)が合併し病状を著しく悪化させている場合が非常に多い．このような症例においては，もちろん身体症状の訴えが非常に強く，また理学所見においても消化器機能異常を強く示唆する所見を得られることが多い．

　デプレッションの関与があるか否かの判断をするに当たっては，問診が非常に大きな意義を有する．デプレッションの関与が大きい場合はほとんどの例におい

て早朝覚醒，熟眠障害，就眠困難などの睡眠障害を呈するということが診断をするに際してのコツである．さらに問診にて易疲労感，全身倦怠感，意欲低下，集中力低下などの症状が確認できれば，その可能性はさらに高くなる．そして，症状が発症した時期に合わせて強いストレス状態，大きな喪失体験があればかなり病態はわかりやすくなる．身体症状として主訴が腹痛などの疼痛である場合は，痛みへの感受性そのものがデプレッションにより著しく高まって，疼痛性障害といわれる病態になっていることも多い．以前は，疼痛性障害に基づきポリサージャリー(開腹術後障害という形が多い)になっている症例も多かった．

デプレッション合併の際の治療には三環系抗うつ薬(特にクロミプラミン，アミトリプチリン，イミプラミン)が特に有効であるが，スルピリドも抗うつ作用とともに腸管機能異常改善作用も合わせもつので有意義な薬物である．近年，抗うつ薬としては選択的セロトニン再取り込み阻害薬(SSRI)のパロキセチン，フルボキサミンが登場しているが，副作用として吐き気をはじめとするセロトニンの消化管刺激による症状がしばしば問題となるために，その有効な使用方法の開発は今後の課題であろう．

上記の消化器系ストレス病の発症機序としては，これまで情動と大脳辺縁系，視床下部との密接な関連が主張されてきた．そして，これらの中枢神経系は自律神経系を介して消化器機能を制御するという経路が重要視されてきた．この説にはなんら変更を加える必要はないが，近年さらに多くの事実が解明されてきた．本来は消化管ホルモンとして機能している多くのペプチドが脳内に存在し，神経伝達に重要なはたらきをしていることがわかってきた．そして最終的には中枢神経系による消化器機能の制御にもかかわることが示唆されている．また先述したように，心理的ストレスにより末梢組織から炎症性物質サイトカインが放出され，そのサイトカインは脳血液関門を通過し脳内の受容体と結合し何らかの機能とかかわっていることも明らかとなってきた．このような事実は脳と消化器の密接なつながりを示すものであると思われるが，今後消化器系ストレス病の発症との関連についてさらに明らかにされていくものと考えられる．

この章で用いる薬物一覧表

分類	一般名	商品名	用量(標準的な成人の(1日量))	使用上の注意
合成ペニシリン	アモキシリン	アモリン サワシリン パセトシン	750〜1,000 mg (1回 250 mg, 1日 3〜4回)	禁忌：本薬の成分によるショックの既往歴のある患者・伝染性単核症の患者 [副作用] ショック，アナフィラキシー様症状，皮膚障害，血液障害

この章で用いる薬物一覧表　（つづき）

分類	一般名	商品名	用量（標準的な成人の（1日量））	使用上の注意
マクロライド系抗生物質	クラリスロマイシン	クラリッドクラリス	400 mg（2回に分服）	禁忌：・本薬に対して過敏症の既往歴のある患者・テルフェナジン，シサプリド，ピモジドを投与中の患者 ［副作用］ ショック，アナフィラキシー様症状，QT延長，心室性頻脈，肝機能障害，黄疸
うつ病・遺尿症治療薬	塩酸クロミプラミン	アナフラニール	50〜100 mg（1〜3回に分服）	禁忌：・緑内障のある患者・三環系抗うつ薬に対し過敏症の患者・心筋梗塞の回復初期の患者 ［副作用］ ショック，悪性症候群，てんかん発作，横紋筋融解症
トリアゾロピリジン系抗うつ薬	塩酸トラゾドン	レスリンデジレル	75〜100 mgを初期用量とし，1日200 mgまで増量（1〜数回に分服）	禁忌：・本薬の成分に対し過敏症の既往歴のある患者 ［副作用］ 悪性症候群，錯乱，せん妄，麻痺性イレウス
止瀉薬	塩酸ロペラミド	ロペミンロペラミド	1〜2 mg（1〜2回に分服）	禁忌：・出血性大腸炎の患者・抗生物質の投与に伴う偽膜性大腸炎の患者 ［副作用］ イレウス様症状，アナフィラキシー様症状
制酸・緩下薬	酸化マグネシウム	酸化マグネシウム	制酸：0.5〜1 g（数回に分服） 緩下：2 g（食前または食後3回に分服）	慎重投与：・腎障害のある患者・心機能障害のある患者・下痢のある患者
プロトンポンプインヒビター	ランソプラゾール	タケプロン	15〜30 mg（1日1回）	慎重投与：・本薬の成分に対する過敏症の既往歴のある患者 ［副作用］ アナフィラキシー反応，ショック，汎血球減少，無顆粒球症

引用・参考文献

機能性胃腸症，non-ulcer dyspepsia(NUD)
1) Talley, N. J. et al.：Rome II ; The functional gastrointestinal disorders. 2nd ed, McLean, VA：Degnon Associates, 2000.
2) Mine, K. et al.：Treating non-ulcer dyspepsia considering both functional disorders of the digestive system and psychiatric conditions. Dig. Dis. Sci., 45：1241〜1247, 1998.
3) Calvert, E. L. et al.：Long-term improvement in functional dyspepsia using hypnotherapy. Gastroenterology, 123：1778〜1785, 2002.

消化性潰瘍
4) 中井吉英ほか：心身症診断基準の作成とその活用——胃・十二指腸潰瘍．心療内科学会誌，2：119〜121，1998．
5) 美根和典：NUDと消化性潰瘍治療における心身医学的アプローチ．日本医事新報，4016：25〜28，2001．

食道機能異常症・胃食道逆流症
6) 筒井伸一，林　晴男：食道疾患治療における心身医学的アプローチ．日本医事新報，4095：17〜21，2002．
7) Castell, J. A. et al.：Esophagus ; Atlas of gastrointesinal motility in health and disease. p. 134〜157, Williams & Wilkins, Baltimore, 1993.
8) Wolf, S. and Almy, T. P.：Experimental observations on cardiospasm in man. Gastroenterology, 13：401〜421, 1949.
9) 判田正典ほか：びまん性食道痙攣(DES)における心身医学的治療の有効性の検討．心身医，36：582〜586，1996．
10) Anderson, K. O. et al.：Stress induces alternation of esophageal pressures in healthy volunteers and non-cardiac chest pain patients. Dig. Dis. Sci., 34：83〜91, 1989.
11) Nielzen, S. et al.：The role of psychiatric factors in symptoms of hiatus hernia or gastric reflux. Acta. Psychiatr. Scand., 73：214〜220, 1986.
12) Richter, J. E. et al.：Esophageal chest pain ; current controversies in pathogenesis, diagnosis, and therapy. Ann. Intern. Med., 110：66〜78, 1989.
13) Peters, L. J. et al.：Spontaneous non-cardiac chest pain ; evaluation by 24-hour ambulatory esophageal motility and pH monitoring. Gastroenterology, 94：878〜886, 1988.
14) 林　晴男ほか：Endoscopy-negative GERD 症例についての心身医学的検討——QOLの観点から．消心医，6(1)：87〜94，1999．
15) Latimer, P. R.：Biofeedback and selfregulation in the treatment of diffuse esophageal spasm ; a single-case study. Biofeedback. Self. Regul., 6：181〜189, 1981.
16) 岡　孝和ほか：びまん性食道痙攣における自律訓練法(標準練習)の迷走神経活動抑制効果．自律神経，29：466〜471，1992．

過敏性腸症候群
17) Michael, C.：Management of the irritable bowel syndrome. Gastroenterology, 120：652〜668, 2001.
18) Stockbrugger, R. et al.：Psychosocial background and intervention in the irritable bowel syndrome. Digestion, 60：175〜186, 1999.
19) Thompson, W. et al.：Irritable bowel syndrome in general practice ; prevalence, char-

acteristics, and referral. Gut, 46:78〜82, 2000.
20) Gralnek, M. et al.: The impact of irritable bowel syndrome on health-related quality of life. Gastroenterology, 119:654〜660, 2000.
21) Thompson, W. et al.: Functional bowel disorders and functional abdominal pain. Gut, 45(suppl. II): II 43〜II 47, 1999.
22) 佐々木大輔ほか：過敏性腸症候群に対する治療ガイドラインの作成 第10回 B. M. W. クラブ・シンポジウム. Therapeutic Research, 21:1739〜1760, 2000.
23) 武谷慎司ほか：過敏性腸症候群の psychosocial factor. 臨牀消化器内科, 15:1713〜1720, 2000.
24) Drossman, D. et al.: Psychosocial factors in the irritable bowel syndrome. Gastroenterology, 95:701〜708, 1988.
25) Camilleri, M. et al.: Efficacy and safety of alosetron in women with irritable bowel syndrome; a randomised, placebo-controlled trial. Lancet, 355:1035〜1040, 2000.

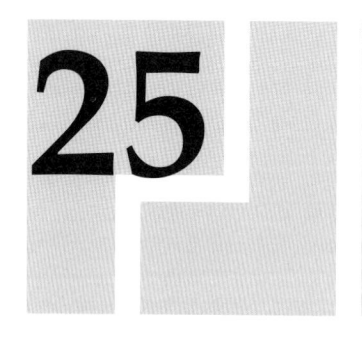

25 内分泌・代謝系のストレス病

玉井 一

近年では,種々の疾患の発症とその臨床経過について語るとき,ストレスとの関連は無視できなくなってきている.事実,内科学の教科書をひもといてみると,大抵の場合,その発症要因のところにストレスという1項目が掲げられている場合が多い.

この章では内分泌・代謝系のストレス病として,その発症,治療過程にいわゆるストレスが特に影響すると考えられる内分泌疾患としてのバセドウ病,愛情遮断性小人症と,その治療経過でストレスとの関連性が問題となる代謝疾患としての糖尿病,高脂血症,高尿酸血症(痛風)について,それらと心理社会的ストレスとの関係を中心に述べることにする.

I. バセドウ病

バセドウ病の成因には遺伝的素因に加えて,心理的な因子が関与しているのではないかとする説がある.驚愕バセドウという言葉があるように,古くから精神的ストレスを受けた後に本症が発症したという報告も多い.

しかし最近では複雑な人間関係などが,身体の病気に影響することが明らかとなり,すべての病気のすべての症例において多かれ少なかれ心理社会的因子が関連しているものと考えて差し支えない.このような状況下でも,なおバセドウ病の発症やその後の経過に精神的ストレスが及ぼす影響は大きいものと考えられている.

概念・定義

バセドウ病はしばしば甲状腺機能亢進症や甲状腺中毒症の同義語として用いられる.しかし,甲状腺機能亢進症の大部分はバセドウ病であることが多いが,全くイコールではない.バセドウ病は血中甲状腺ホルモンの増加による諸症状(甲状腺中毒症)を表す疾患のうちで,甲状腺におけるホルモンの合成および分泌が亢進しているものである.

バセドウ病患者はびまん性の甲状腺腫を有し，動悸，頻脈，発汗，暑がり，やせ，振戦，食欲亢進などに加えて，眼症状や皮膚症状（限局性粘液水腫）などの多彩な症状を呈する．またバセドウ病は自己免疫疾患としてもとらえられており，甲状腺のTSH受容体に対する甲状腺刺激性自己抗体の産生により惹起されるレセプター異常症の1つとして位置づけられているが，その診断のためには，
(1) 血中甲状腺ホルモン値（サイロキシン：T_4，トリヨードサイロニン：T_3）が高値で，かつTSHが抑制されており，
(2) 甲状腺^{123}I摂取率も高く，
(3) 過剰の甲状腺ホルモンによる甲状腺中毒症状が存在することが必須である．

病像

バセドウ病の臨床症状としては以下のことがみられる．
(1) 甲状腺ホルモンが末梢組織に作用して熱産生を高めた結果生じる暑がりや発汗，微熱など
(2) 甲状腺ホルモンが交感神経系の感受性を高めることによる頻脈，振戦，眼筋攣縮などの症状に加えて，
(3) 免疫学的異常によると考えられる甲状腺腫，眼症状，皮膚症状など

しかしバセドウ病患者を疑わせる印象の第一は特徴的な眼症状であり，次いでびまん性の甲状腺腫であろう．これらに頻脈を加えて，バセドウ病の3主要症状といわれるが，高齢者の場合には症状がほとんどなく，ときには心房細動のみのこともあるので注意する必要がある．

ストレス病としての特徴

バセドウ病の発症に心理的ストレスの関与を説明するものとして，以下の可能性が考えられている．
(1) 発症時には，中枢性調節機構が何らかの役割を演じる．
(2) 精神的ストレスは免疫現象に影響を与えるが，現在バセドウ病の病因の1つと考えられている自己免疫の異常に精神的ストレスが関与する．
(3) ストレスに際して同時に増加したエピネフリンの作用によって，動悸などの症状が著明になり，潜在的にあったバセドウ病がストレスを契機に発症したかにみえる．

一方，甲状腺機能異常が精神症状に影響を及ぼすことはよく知られている．Williamsの内分泌学テキストにおいても，バセドウ病の全症状のうちで最も多いのはnervousnessで99％にみられるとしている．

イライラして落ち着きがなく，注意集中が困難で，活動的で多弁になり，過敏で興奮しやすく，一寸したことで笑ったり涙もろくなったり，情緒が不安定である．ときには軽躁状態あるいは逆にうつ状態になり，または分裂病様の症状を伴ったり，もともとヒステリー性格がある人ではヒステリー症状を頻発することがある．すなわち，患者の病前性格によってさまざまな精神症状を呈する．

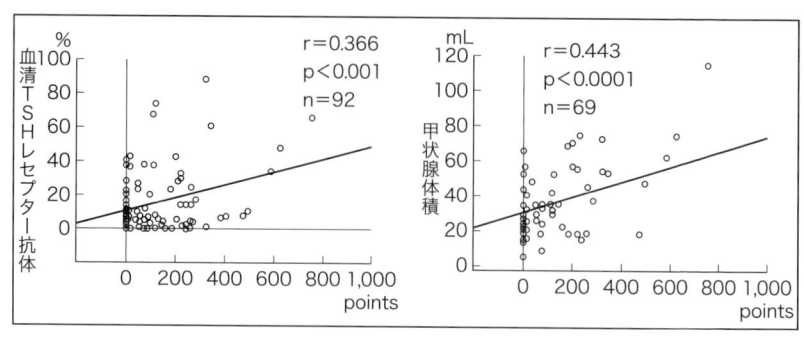

図 25-1 ライフイベントの総ストレス量と血中 TRAb，甲状腺体積との相関

したがって，バセドウ病はノイローゼや精神病と誤診されることがある．このような症例は，精神症状という仮面をかぶっているというわけで psychoneurotic masked hyperthyroidism と呼ばれる．

次にバセドウ病の精神力動的な特性として，①時期尚早な独立へのあがき，②敵意の否認，③強迫的によい行いをして愛情を得ようとする傾向，④子どもを得ようとする願望，⑤不安に対する防衛のあやまり，などがあげられる．

このようにバセドウ病では，発症時のみならず，経過における憎悪，再燃などにも心理的ストレスが影響している症例が多いので，心身医学的な配慮を加えた治療が望ましい．

深尾ら[1]は，抗甲状腺薬により治療中の現在甲状腺機能正常状態にあるバセドウ病患者 97 名について，神経症傾向の強さを示す MMPI の D（抑うつ症）尺度，および夏目のストレス調査表を用いて研究した．過去 1 年間のライフイベントを基準にして 3 群に分類した．つまり，A 群は MMPI の D 尺度が 60 点以上の 29 名（神経症性格群），B 群はライフイベントのストレス量が 150 点以上で，かつ MMPI の D 尺度が 60 点未満の 22 名（失感情症性格群），C 群は MMPI の D 尺度，ライフイベントのストレス総量ともに A，B 群より低値の 46 名（コントロール群）とした．

各対象群間で林らの日常生活ストレス調査表（ストレス認知的評価）および甲状腺関連検査（TSH レセプター抗体：TRAb，超音波検査による甲状腺体積）について比較検討した．

結果は図 25-1 に示したようにライフイベント総ストレススコアと TRAb 間に有意の正の相関があり，かつまた総ストレススコアと甲状腺体積の間にも有意な正の相関が存在した．さらに，精神症状についてチェックすると，A 群および B 群がコントロールの C 群に比べて有意に高値であった．

以上の事実より，適切なストレスの認知および対処を促すことが本症の予後改善に必要であると結んでいる．

この報告からヒントを得た Benvenga, S. は，バセドウ病患者の治療に当たってメチマゾール（Tapazole），プロプラノロール（インデラル）に加えてブロマゼパム

(レキソタン)を投与した．ブロマゼパムは 7〜38 か月，平均 19 か月投与された．そしてメチマゾール中止後約 16〜113 か月，平均 26 か月にわたって追跡調査が行われている．

結果はバセドウ病の急性期にのみブロマゼパムを投与した 23 名は 17 名 (74%)が再発したが，ブロマゼパムを長期にわたって投与した症例では，21 名中 15 名(71%)が寛解状態を保っていたという．そして，この再発，寛解率は両群間に明らかな有意差を認めている．また，彼はブロマゼパムを長期投与すればするほど，甲状腺機能が安定化すると報告している[2]．

しかし筆者は，Benvenga, S. よりもさらに多数の対象者に同様の追試を行ったが，残念ながらマイナー・トランキライザー投与群と非投与群の間における血中甲状腺ホルモンの推移，TSH レセプター抗体の減少率，さらに両群間の寛解率，再発率に有意差を認めなかったことを付記しておく[3]．

末松は，もしバセドウ病の病因や治療経過に身体的ストレス，心理的ストレスが関与しているならば，病因療法的な意味からもマイナー・トランキライザーは必ず併用したほうがよいと述べている．

診 断

診断のポイントとしてはまず次のものがある．
(1) 臨床症状であり，バセドウ病の存在を疑う第一はその鋭い眼症状で，これにびまん性甲状腺腫と頻脈を加えてバセドウ病の 3 主要症状ということについては既に述べた．これらの諸症状に注意していれば本症を見落とすことはないであろう．
(2) そこで本症を疑ったら，血中甲状腺ホルモンの測定に移る．一般に血中 T_3, T_4, free T_3, free T_4 の値が上昇するが，TBG(チロキシン結合グロブリン)異常症などが存在する場合には free T_3 や free T_4 がより正確に甲状腺の機能を反映する．

注意しなければならないのは高齢者で，重症疾患を合併した場合に血中 T_4 のみが上昇し，いわゆる T_4 中毒症を呈する症例が存在することをあらかじめ知っておくことである．

甲状腺ホルモン濃度が高いのを確認した後は，放射性ヨードの摂取率を測定する必要がある．甲状腺機能亢進症以外の原因で血中甲状腺ホルモンが増加している場合(亜急性甲状腺炎，無痛性甲状腺炎などの破壊性甲状腺炎)は放射性ヨードの摂取率は低下するが，バセドウ病などの甲状腺機能亢進症では放射性ヨードの摂取率は上昇している．したがって，この放射性ヨードの摂取率を測定することは治療法を選択するうえでも重要な検査である．
(3) 上記のテストでも判断に苦しむ非定型的症例には，TRH 試験や T_3 抑制試験を施行して確定診断をつける．同時に TSAb や TBII などの甲状腺異常刺激物質を測定しておくと，確定診断をつけるうえで有益である．

治療

現在行われている治療法には，①薬物療法，②放射性ヨード療法の内科的療法，および③手術による外科的な療法があるが，どの治療法を選択するかはそれぞれ一長一短があり，各治療法の適応と禁忌，患者の症状，それに社会的，経済的，地理的条件により決定される．

薬物療法

使用される薬物としては，①抗甲状腺薬，②β遮断薬，③無機ヨード薬，④副腎皮質ホルモンなどがある．

①抗甲状腺薬

本薬物は，甲状腺機能の抑制も確実で効果も可逆性であるため使いやすい．一般に30歳以下の患者で発症後間もない症例には，抗甲状腺薬療法が第一選択となっている．

抗甲状腺薬服用中に注意しなければならないことは，無顆粒球細胞症が生じることである．したがって，患者が抗甲状腺薬を服用中には常に副作用の出現に万全の注意を払うべきである．

②β遮断薬

甲状腺中毒症の交感神経緊張状態や副作用のため，抗甲状腺薬が使用できない症例の放射性ヨード治療や手術療法の前処置として用いられることがある．また，本症の治療初期においてはβ遮断薬や抗不安薬の併用を行うことも多い．

③無機ヨード薬

大量の無機ヨードは甲状腺ホルモンの分泌を強力に抑制するので，甲状腺クリーゼなどの重篤な場合に用いられることが多い．

④副腎皮質ホルモン

本薬物は末梢における T_4 から T_3 への転換抑制作用や免疫抑制作用を有するため，甲状腺クリーゼやバセドウ病による悪性突眼症に使用される．

放射性ヨード療法

^{131}I 療法はβ線のエネルギーにより甲状腺組織を破壊し，治療する方法であるが，①抗甲状腺薬が副作用で使用できない例，②手術後の再発例，③心疾患，肺機能障害，その他の合併症のため他の治療法が不適当な症例などが本治療法の適応となるが，近い将来，妊娠の可能性のある婦人には禁忌であり，若年者(30歳以下)もできるだけ避けるほうが望ましい．

本治療法の利点としては，身体的苦痛がない点にあるが，欠点はその大部分の症例において将来，半永久的な甲状腺機能低下症に陥るということである．

外科的療法

手術療法の一般的な適応は，①早期治癒を望む症例，②社会的因子や副作用のた

め抗甲状腺薬の長期投与が不可能な症例，③甲状腺腫が大きく抗甲状腺薬で寛解しがたい症例，④甲状腺がんの合併が疑われる症例などである．いずれにしても個々の治療法の長所，短所をよく説明し，その適応と禁忌，患者の状態，さらには社会的，経済的，地理的条件にも考慮して決定する必要がある．
　予後については，どの時点で判定するかによって，それぞれの治療法で異なってくるが，いずれの治療法を選択しても結果的には80～90％が寛解に至っている．

特殊な場合の治療

不眠，不安定，イライラ感の強い症例には，抗甲状腺薬に加えてマイナー・トランキライザーの投与が効果的であり，うつ状態を合併している場合は抗うつ薬の併用が必要である．
　また軽躁状態の症例にはリチウムの投与が望まれるが，分裂病様の症状を伴ったり，ヒステリー症状を頻発するときはメジャー・トランキライザーの併用も考慮しなければならない．

Ⅱ．愛情遮断性小人症

小児の成長は種々の外部環境の影響を受ける．特に幼少児では家庭が生活環境の大部分を占め，家庭や保護者，なかでも母親との愛情関係が小児の精神的・情緒的成長に大きな役割を果たす．
　したがって，この母親との精神的なつながりが満足すべき状態にない場合，さまざまな症状を呈する小児がいることが注目されている．

概念・定義

保護者，特に母親と子どもの情緒関係が満足すべき幸福な状態にない場合，それが長期間持続すると，身体的，精神的に種々の症状を呈してくる小児がいる．このような小児の精神的身体的障害に伴う種々の症状を一括して愛情遮断性症候群，あるいは情緒抑圧症候群(deprivation syndrome)と呼んでいる．
　身体的障害の1つとして成長障害が著明に認められる場合に，愛情遮断性小人症(deprivation dwarfism)，あるいは心理社会的小人症(psychosocial dwarfism)という．

病像

非常に多様であるが，最も目立つのは成長障害である．食欲は異常に亢進していることが多いが，身長増加はきわめて不良である．体重増加も悪く，ときには減

少する場合さえある．身長や体重が入院後増加し，退院して増加しないというパターンは"階段状の身長・体重増加現象"と呼ばれ，本症に特有な現象とされている．その他，多飲，反芻現象，嘔吐，筋力低下や，運動機能における発達の遅れ，言語発達の遅れ，夜泣きや睡眠障害，指しゃぶりなど，行動の異常をみることもある．

自閉症様に言葉を発しなかったり，攻撃的行為をとったり，無表情，無関心な態度を示したりなどさまざまな異常行動をみる．骨年齢は遅延することが多いが，知能は必ずしも著明に低下しているとは限らない．

ストレス病としての特徴

本症では成長ホルモン（human growth hormone：HGH）の分泌やヒトソマトメジン（IGF-1）の両者が低下していることが多いが，患児の生活環境改善後に catch-up growth がみられるときには，HGH の分泌能，ソマトメジン C 濃度ともに改善しているという．しかし，一般には本症に HGH を投与しても成長の増加がみられないことが多く，成長障害の成因については未だ不明な点が多い．

ところで情動ストレスは一般的には HGH を分泌させるが，この愛情遮断性小人症は情動ストレスと HGH の分泌能を考えるうえで興味深い疾患であるとも思われる．

本症は母親との正常な情緒交流が障害されている施設収容児にしばしば認められ，同様に離婚家庭，アルコール中毒者，精神病患者，犯罪者などの家庭にも多くみられることが報告されている．本症では情動ストレスに長期間さらされていることで HGH の分泌は抑制され，末梢での HGH に対する抵抗性も示唆されている．

診断基準と診断

本症の診断のポイントは，十分な病歴の聴取により患児のおかれている状況を的確に把握することより始まる．愛情遮断性小人症を診断するに当たって本症の存在することを常に念頭におき，必要な除外診断を進めていけば確定診断に至るのはそれほど困難ではない．

ただ病歴の聴取に当たって母親のみから情報を得ようとすると思わぬ失敗を招くことがある．往々にして本症患児の母親は，正確なことを話したがらない場合のあることも考慮しておく必要がある．

この際，全身の皮膚所見で新旧の皮膚の外傷があれば，診断的価値が高くなる．ときには全身のX線検査を行い，新旧の骨折所見を調べることも有用である．

内分泌的な異常としては種々の HGH 分泌刺激試験に異常を呈し，特有な現象として前述した"階段状の身長・体重増加現象"がみられることも診断の助けになる場合がある．

治療

治療としては，本症が疑われたらまず入院させる必要がある．親と子を分離し，入院環境下での成長を観察するとともに，成長障害を起こす原因としての器質的疾患が存在しないかチェックし，十分な栄養補給を考慮すべきである．

一般には本症は非常によく食べるにもかかわらず，大きくならないといわれているが，しかし食事については deprive している母親からの問診であり，実際に患児が成長発育に十分な食餌摂取をしているかどうかは疑問である．

本症患児がときに低血糖発作を起こすことから考えて，身体発育遅延の原因が慢性の栄養不足状態にあることは十分考えられる．入院中，精神的・心理的矯正，指導を行うと同時に，家庭環境の改善に努力することが不可欠である．

III. 糖尿病

糖尿病は生活習慣病ともいわれ，その人のライフスタイルが糖尿病の発症，予後に密接に関係している．すなわち，糖尿病は遺伝子レベルでの素因のうえに，ある種のウイルス感染，過食，肥満，運動不足，薬物，精神的ストレスなどの環境因子が加わることで発病し，いったん発症した後も悪い生活習慣が改まらなければ血糖コントロールは不良となり，種々の合併症を併発し，重症化していくものである．

DCCT[4]や Kumamoto study[5]の報告でも明らかなように，血糖コントロールを良好に保つことが合併症の進展の予防につながり QOL(quality of life)を良好に保つことに結びつく．

しかし，この血糖を良好にコントロールしなければならないということ自体が患者に対して精神的負担を与える．糖尿病患者すべてに心理療法が必要というわけではないが，糖尿病の発症や治療経過が生活習慣と密に関与しているなら，その治療には行動様式の変容が必要となることから，心身医学的療法を必要とする代表的な疾患とも考えられる．

概念・定義

葛谷は糖尿病の概念定義について以下のようにまとめている．

糖尿病とは「インスリンの分泌および作用不足によって生じる代謝障害である」という考え方は誤りでないが，現在では糖尿病は1つの疾患単位というより，種々の病因に基づく症候群としてとらえられているとしている．そして，「発症に遺伝因子と環境因子が関与し，インスリンの作用不足により生じ，糖，蛋白，脂質代謝の異常を招き，特徴的な病態としては持続する高血糖状態がみられる．ま

表 25-1　糖尿病と，それに関連する耐糖能低下の成因分類

Ⅰ．1型（β細胞の破壊，通常は絶対的インスリン欠乏に至る）
　A．自己免疫性
　B．特発性
Ⅱ．2型（インスリン分泌低下を主体とするものと，インスリン抵抗性が主体で，それにインスリンの相対的不足を伴うものなどがある）
Ⅲ．その他の特定の機序，疾患によるもの
　A．遺伝因子として遺伝子異常が同定されたもの
　　(1) 膵β細胞機能にかかわる遺伝子異常
　　(2) インスリン作用の伝達機能にかかわる遺伝子異常
　B．他の疾患，条件に伴うもの
　　(1) 膵外分泌疾患
　　(2) 内分泌疾患
　　(3) 肝疾患
　　(4) 薬物や化学物質によるもの
　　(5) 感染症
　　(6) 免疫機序による稀な病態
　　(7) その他の遺伝的症候群で糖尿病を伴うことの多いもの
Ⅳ．妊娠糖尿病

（葛谷　健：糖尿病の分類と診断基準に関する委員会報告，糖尿病；42：389, 1999 より転載）

た特徴的症状として，口渇，多飲，多尿，体重減少などを呈し，特異的な毛細血管の病変を生じ，食事，運動，薬物療法により病態の改善が得られる」症候群であると結んでいる．

　また，病型は，①1型（β細胞の破壊，通常は絶対的インスリンの欠乏に至る）糖尿病，②2型（インスリン分泌低下を主体とするものと，インスリン抵抗性が主体で，それにインスリンの相対的不足を伴うものなどがある）糖尿病，③その他の特定の機序，疾患による糖尿病，④妊娠糖尿病の4つに大別される．

　1型糖尿病は，膵ランゲルハンス島におけるウイルス感染などを契機として急速に発症し，インスリン療法なしにはケトーシスに陥り，インスリン注射が必須の糖尿病である．2型糖尿病はわが国にも多く，その遺伝因子は多様であり，また発症に関与する環境因子も多様である．一般に発症は緩徐であり，40歳以降に多く，ケトーシスの傾向に乏しい．その他の糖尿病は，特定の疾患や症候群に伴って発症するものをいう．

　1999年，わが国の糖尿病の診断基準が改められ，新しい診断基準では空腹時血糖の基準値を 140 mg/dl から 126 mg/dl に引き下げた．すなわち，新診断基準では，

(1) 空腹時血糖値≧126 mg/dl, 75 gOGTT 2 時間値≧200 mg/dl, 随時血糖値≧200 mg/dl のいずれかが，別の日に行った検査で2回以上確認できれば糖尿病と診断できる．これらの基準値を超えても1回だけの検査の場合は糖尿病型とする．

(2) 糖尿病型を示し,かつ①糖尿病の典型的症状(口渇,多飲,多尿,体重減少)の存在,②HbA1c≧6.5％,③確実な糖尿病網膜症の存在のいずれかの条件が満たされた場合は,1回だけでの検査でも糖尿病と診断できる(表25-1).

病　像

(1) 口渇,多尿,多飲などが特有な症状であるが,ときに食欲が亢進し,人一倍食べても体重の減少をみる場合がある.甘い物を好むことが多く,全身倦怠感を訴える.
(2) 1型糖尿病では上記の糖尿病症状が急速に出現することがある.
(3) 2型糖尿病では必ずしも糖尿病症状を伴わない.軽症の場合はほとんど無症状である.
(4) 皮膚の化膿やかゆみが起こりやすい.

　合併症の症状としては,視力障害,手足のしびれ感や痛み,足裏のほてり,インポテンス,咳や痰,息切れ,むくみなどがみられる.

ストレス病としての特徴

糖尿病の発症やその経過に心理的ストレスが関与することは,多くの文献により明らかである.まず発症に関して発病前の対象喪失(主として愛する人)体験や家庭内のトラブルが有意に多く認められることで,病因としての精神的ストレスの重要性を強調した報告がある.またいったん発病した糖尿病の経過や予後が患者の精神状態によって左右されることにも異論がない.

　不安,恐怖,実際に起こった精神的に不愉快な体験が糖尿病状態を悪化させることはよく知られている.さらに悪化した患者は,うつ状態に陥る傾向もしばしばあり,糖尿病患者では,うつ病の発現率が正常人におけるよりも多いとの報告もある.一方,うつ病患者では耐糖能が低下しているともいわれている.

　次に,単一の特異な偶発的出来事が,糖尿病の悪化を招くのではなく,それらが徐々に蓄積した"life crisis unit"が代謝障害の進展に密接に関連しているとの報告がある.糖尿病患者が繰り返しおそってくるストレスに対処できず,不適応状況からアルコールに走ることも糖尿病のコントロールを乱すもととなる.

　糖尿病が発症すると大なり小なりストレスフルな状態におかれるが,このストレス状態では交感神経系の活性化とカテコールアミン分泌の亢進が惹起され,その結果として血糖が上昇する.そのメカニズムはカテコールアミンが肝でのブドウ糖放出を刺激するとともに,インスリン分泌抑制作用やグルカゴン分泌亢進作用を有していることによる.

　したがって糖尿病患者ではストレス時,軽度の adrenergic activation が絶対的なインスリン欠乏とグルカゴンの過剰分泌により著明な高血糖をきたすことになる.

診　断

　診断に当たっては前述した症状について注意深く問診し，糖尿病が疑われる症例には 75 gOGTT を施行し，確定診断をつける．診断のポイントは OGTT の適応をしっかりと把握することである．
　症状，身体所見，1 回の血糖値のみで診断がつかないとき，松岡は次のような症例が OGTT の適応になるとしている：①尿糖陽性者，②肥満者，③動脈硬化性疾患を有する例，④慢性感染症を有する例，⑤末梢神経障害のある例，⑥巨大児分娩，異常妊娠・分娩の既往のある女性，⑦各種内分泌疾患を有する例，⑧高尿酸血症，高脂血症など代謝異常を有する例，⑨肝，胆，膵疾患を有する例．
　75 gOGTT の境界例では，加齢・肥満などの他に過去に糖尿病であった可能性もあり，動脈硬化性疾患をはじめとする合併症の危険率は正常者より高いことも予想され，十分な経過観察が必要である．
　境界型のインスリン分泌反応(immunoreactive insulin：IRI)は遅延型となっていることが多く，△IRI/△BS(血糖)の 30 分値が 0.4 以下の場合は将来，糖尿病に移行する可能性が大きい．

心身症としての糖尿病患者

一般に良好な血糖コントロールを得るための自己管理行動をアドヒアランスと呼ぶが，このアドヒアランスに乏しい患者をノンアドヒアランス患者と呼んでいる．しかし，その背景には患者側の要因と治療者側の要因が微妙に絡んでいることに注意すべきである．
　疾患成立機序の異なる 1 型糖尿病，2 型糖尿病を問わず，糖尿病は患者自らが治療の中心であることから，大部分の糖尿病患者に心身医学的アプローチを行うことが望まれる．とりわけ心身医学の専門医が積極的に関与する必要性がある場合は，ノンアドヒアランスをきたす患者群である．
　このノンアドヒアランスを生じる患者側の要因としては表 25-2 に掲げるような疾患や病態を併発した場合があげられる．なかでもうつ病は，糖尿病にしばしば併発する．
　うつ病に罹患すると視床下部-下垂体-副腎系の亢進のために，高コルチゾール血症をきたし，インスリン抵抗性の増大をもたらし高血糖を招く．感情の発散としての摂食，飲酒，喫煙は血糖のコントロールを乱し，さらに引きこもりは食後の高血糖を生じる．すでに網膜症が進展している患者や腎症が顕在化しているような患者でも血糖コントロールにあまり関心を示すことなく，仕事に熱心でアレキシサイミア(alexithymia)といわれる失感情症的な状態を併発する症例も存在する．
　また，女性は夫を含め周囲に対して過度に尽くしたり，自己犠牲的に振る舞ったり，周囲の評価を得るために行動する傾向があり，そのために血糖コントロールに悪いとわかっている食習慣であっても，周囲が満足するのならあえて行うこ

表 25-2　ノンアドヒアランスをきたしやすい糖尿病患者

以下の疾患を併発した場合
　不安障害
　感情障害(うつ病, 躁うつ病)
　摂食障害(神経性食欲不振症, 神経性大食症)
　アルコール依存症
　人格障害
　心因性嘔吐
　慢性疼痛
　糖尿病重症合併症(人生観の変更を余儀なくされた場合)
以下の状態にある糖尿病患者
　アレキシサイミア・アレキシソミア(失感情症・失体感症)
　仕事中毒
　生きがいの喪失
　共依存

ともある.

　一方, 血糖のコントロールが不良であるがゆえに, 治療者が単に患者を叱るだけで血糖のコントロールが良好になるはずもなく, 患者が通院しなくなることも容易に予測できる.

治　療

ここでは糖尿病の心身医学的治療について述べる. 糖尿病治療の基本は食事療法と運動療法であるが, これらが十分効果的でない場合, 経口血糖降下薬, インスリン療法などが必要となってくる.

　糖尿病における心身医学的治療の目標は, いかにして誤ったライフスタイルに気づかせ, それを改めさせていくかという点にある. そのためには患者の心理状態をよく理解して, 必要な配慮を行う心身両面からのアプローチが重要となる(表 25-3).

　いかにノンアドヒアランスの色彩の濃い患者においても, 糖尿病の治療に際しては, 一般内科的な治療が優先する. 表 25-3 に示した左側は糖尿病の教育, 食事療法, 運動療法, 経口薬投与, インスリン注射といった, ごく普通の治療を呈示している. それに加えてこの表の右側が心身医学的治療となる. つまり, カウンセリング, 自律訓練法, ヨーガ, 集団療法, バイオフィードバック, 向精神薬の投与などを付加して, ノンアドヒアランスの患者をよりよい方向へと導いていく.

　ともすれば画一的に血糖値の評価のみに目が向けられがちとなるが, 病気の受け止め方, 性格, 年齢, 職場や家庭の状況などが関連しあって患者の療養状態をつくり, これが糖尿病のコントロールに影響するので, 治療の対象は糖尿病とい

表 25-3 糖尿病の心療内科的アプローチ

身体的治療と管理	精神的治療
糖尿病教育	カウンセリング
食事療法	簡易精神療法
運動療法	行動療法
経口糖尿病薬	バイオフィードバック
スルフォニル尿素薬	自律訓練法
ビグアナイド薬	集団療法
α-グルコシダーゼ阻害薬	環境調整
インスリン抵抗性改善薬	作業療法
（チアゾリジン系）	向精神薬
インスリン療法	

う病気よりも,それをもっている人間であるということを忘れてはならない.

いずれにしても心身医学的治療の根本をなすものは良好な医師-患者関係であり,それには医師の信頼できて,率直で,支持的,共感的な態度が不可欠のものとなる.また教育入院や小児糖尿病サマーキャンプへの参加により治療の実際を体験させることも効果的であり,治療意欲のない患者には,壊疽や失明などの重篤な合併症をもつ患者と同室させる avoiding learning や,コントロールの特によい患者と同室させて,その人を真似てコントロールをよくするように勧める modeling も有効である.

心療内科にしばしば特殊な問題を有し,心理社会的な配慮の必要な糖尿病患者が紹介されてくる.それらは先に示したノンアドヒアランスをきたしやすい糖尿病患者(表 25-2 参照)であり,これらの患者は個々人の固有の問題と糖尿病の症状が複雑に絡みあった病態を呈することが多く,むしろ心理療法が治療の主体となるが,それでも糖尿病の身体的治療を十分に考慮するのはとうぜんである.

IV. 高脂血症

高脂血症とは,血液中の脂質が異常に増加した状態を指す.脂質は疎水性であるため,血液中ではすべて蛋白質に覆われた水溶性の粒子,すなわちリポ蛋白として存在している.したがって,高脂血症は高リポ蛋白血症とも呼ばれている.その特性により VLDL, IDL, LDL, HDL, Lp(a)などの分画に分けられる.

この高脂血症は動脈硬化症の成因で,最も重要な危険因子として位置づけられており,最近高脂血症に関する分子生物学的な研究や遺伝子解析などの基礎的分野の著しい発展がみられている.しかし,原発性高脂血症および続発性高脂血症ともに,その成因,病態の不明のタイプのものがなお多数存在するのも事実である.

一般に血清脂質レベルは，栄養条件や地域差などに大きく影響を受け，その正常範囲を決めることは必ずしも容易ではない．しかし，疫学的調査などにより"将来，動脈硬化症などの合併症の発生を促進させない脂質レベルの上限値"として，正常上限値を定めることは可能であり，現在，わが国では空腹時のコレステロール 220 mg/dl，トリグリセリド(中性脂肪)150 mg/dl をもって上限とし，HDL コレステロール値 40 mg/dl を下限とすることで合意されている[6]．

概念・定義

定義は「血清脂質分画のうち，1 つ以上が増加した状態である」．つまり，高脂血症とは血液中の脂質が増加した状態である．血液中にはコレステロール，トリグリセリド，リン脂質，遊離脂肪酸の 4 種類の脂質があるので，これらのうちのいずれかが増加した状態を高脂血症と呼ぶことになるが，実際に臨床上問題となるのは，コレステロールが増加した場合，トリグリセリドが増加した場合，あるいはその両方が増加した場合があるので，一般にはこの 3 つを高脂血症と呼んでいる．

現在，わが国では前述したように血清コレステロール 220 mg/dl 以上，トリグリセリド 150 mg/dl 以上を高脂血症としているが，高比重リポ蛋白コレステロール(HDL-C)40 mg/dl 未満，Lp(a)高値(30 mg/dl 以上)も含めて高脂血症としてとらえたほうがよい．

高脂血症を認めた場合，まずそれが原発性か続発性かの鑑別を行う[7]．原発性高脂血症は，その中で特に家族歴などの遺伝的背景の明確なものを家族性(familial)高脂血症と呼ぶ．

一方，糖尿病，甲状腺疾患，肝・胆道系疾患，腎不全や経口避妊薬，降圧薬などの服用，飲酒やストレスなどに起因するものを続発性(secondary)高脂血症と呼ぶ．続発性の場合は，いずれも原疾患の治療，起因性薬物の中止により著明な改善をみる．続発性高脂血症を引き起こすさまざまな要因が，原発性高脂血症の症状を悪化させたり，病像を複雑にみせたりするので，これらの因子の存在には注意が必要である．

高脂血症は血清中に増加するリポ蛋白に基づいて便宜的に，I 型(カイロミクロン増加型)，IIa 型(LDL 増加型)，IIb 型(LDL+VLDL 増加型)，III型(β-VLDL増加型)，IV型(VLDL 増加型)，V 型(カイロミクロン+VLDL)の表現型に分類される．

病像

動脈硬化症による血流障害による症状と，血中脂質成分の増加による各臓器への脂質沈着および，直接的な障害によってもたらされる症状である．

①高カイロミクロン血症

I 型高脂血症を呈する．常染色体劣性遺伝であり，ホモ接合体は百万人に 1 人で，

幼少時より膵炎による腹痛発作を繰り返すことで診断される．血清トリグリセリドは 10,000 mg/dl 以上にも及ぶことがあり，黄色腫は発疹様で殿部などに間欠的に出現する．

②高コレステロール血症
家族性高コレステロール血症では，出生時から正常の 2〜3 倍のコレステロール値を示し，アキレス腱，肘，膝などに黄色腫を認めることがある．30〜40 歳に虚血性心疾患の発生率が高く，60 歳までに 85％が心筋梗塞を起こす．

③高トリグリセリド血症
家族性Ⅳ型高脂血症は常染色体優性遺伝であり，本質的な原因は現在のところ明らかにされていない．臨床的には肥満，高インスリン血症，耐糖能異常を伴うことが多く，そのために動脈硬化を起こしやすいと考えられている．

④Ⅲ型高脂血症
本症の発症には複合型高脂血症の素因，過食，肥満，糖尿病などの代謝障害が大きく関与している．黄色腫と動脈硬化を高頻度に合併し，20 歳以降に虚血性心疾患か，下肢の動脈閉塞を生じる．

⑤HDL 異常症
タンジール(Tangier)病は電気泳動上，αリポ蛋白の欠損，あるいは HDL の消失として発見される．扁桃腺肥大は著しく，オレンジ色を呈する．若年性の動脈硬化症を併発するという報告もある[6]．

ストレス病としての特徴
ストレスに対する緩和法としての喫煙，飲酒がその手段としてとられていることが多い．喫煙が動脈硬化の危険因子であることは疑う余地のない事実である．慢性喫煙者では非喫煙者と比較して LDL コレステロールの高値，HDL コレステロールの低値が指摘されている．非喫煙者と比べて喫煙者はコレステロールと飽和脂肪酸を多く含む食事を摂り，過剰飲酒者も有意に多かったという報告もある．このような事実はライフスタイルの面から，いかに喫煙が健康上好ましくない行為であるのかを裏づけている．

また適度な飲酒は，HDL コレステロールを増加させ，LDL コレステロールを減少させる効果が確認されている．しかし，過剰な飲酒は肝障害により HLD の合成が障害され，血中 HDL コレステロールの減少，中性脂肪の増加が報告されている．そこで，望ましい飲酒の範囲は 1 日当たり，日本酒で 1 合，ビールなら大瓶 1 本程度と思われる．

近年，心理社会的ストレスが脂質代謝異常を生じる原因になることが明らかにされている．Raikkönen, K. らは，大企業で中年男性管理職を対象に，心理社会的ストレスと脂質代謝異常との関連性を検討している．その結果，仕事から生じる各種の心理社会的ストレス要因とインスリン抵抗性症候群を構成する諸因子との間に有意な相関のあることを報告した．ストレスにより敵意性を有する者では，血液中の中性脂肪の高値と収縮期圧の上昇を認めた．また，慢性ストレスから生じる疲労感から短気となる者では，ウエスト，ヒップ比の増加(腹部肥満)，高イ

表 25-4 高脂血症の分類(WHO 分類)

型	I	IIa	IIb	III	IV	V
増加するリポ蛋白	カイロミクロン	LDL	VLDL LDL	β-VLDLまたはIDL	VLDL	カイロミクロン VLDL
血清脂質	TC〜 TG↑↑↑	TC↑〜↑↑↑ TG〜	TC↑〜↑↑ TG↑〜↑↑	TC↑↑ TG↑↑	TC〜 TG↑↑	TC↑ TG↑↑↑

TC:総コレステロール,TG:中性脂肪
(山田信博:高脂血症の分類,臨牀と研究;78:18, 2001 より改変)

ンスリン血症,中性脂肪の高値,HDL の減少が認められる.

これらのストレスがインスリン抵抗性症候群を生じる機序として Mann, J. N.[8] らは心理社会的ストレスが,hypothalamic-pituitary-adrenal(HPA)axis を刺激してグルココルチコイドの分泌亢進を生じ,それが腹腔内脂肪組織でのリパーゼ活性を賦活するとともに,脂肪の分解を促進させるホルモン感受性リパーゼの活性を減少させるためと推測している[9].

診断基準と診断

高脂血症はコレステロール,トリグリセリド,あるいはリン脂質などの血清脂質が異常に増加した状態である.先にも述べたが,一般に臨床上問題となるのは,高コレステロール血症,高トリグリセリド血症である.これらの脂質は血清中ではアポ蛋白とともに,リポ蛋白と呼ばれる大分子複合体を形成して存在している.リポ蛋白はその比重の軽重に基づいて,カイロミクロン超低比重リポ蛋白(VLDL),中間比重リポ蛋白(IDL),低比重リポ蛋白(LDL),および高比重リポ蛋白(HDL)の5分画に分けられる.

高脂血症は血清中に増加するリポ蛋白の種類に基づいて便宜的に,I型(カイロミクロンの増加型:血清脂質 TC〜,TG↑↑↑),IIa 型(LDL:TC↑〜↑↑↑,TG〜),IIb 型(LDL+VLDL:TC↑〜↑↑,TG↑〜↑↑),III 型(β-VLDL:TC↑↑,TG↑↑),IV型(VLDL:TC〜,TG↑↑),V型(カイロミクロン+VLDL:TC↑,TG↑↑↑)の表現型に分類されている(表 25-4).

治療

まず,食事療法などにより生活習慣の改善をはかることが最重要である.食事療法を行ってもコレステロールや中性脂肪がなお高値であった際には,薬物療法を考える.ただし,IIa 型の家族性高コレステロール血症のみは,若年でも虚血性心疾患の危険性が高く,食事療法の有効性が低いため,診断と同時に薬物療法を行う.

表 25-5 高脂血症の治療

	薬物	特徴	副作用
高コレステロール血症	HMG-CoA 還元酵素阻害薬(スタチン：メバロチン)	TC↓作用は強力	胃腸障害・尿酸↑ GOT・GPT↑・CPK↑
高トリグリセリド血症	クロフィブラート	TG↓に加え TC↓作用	同上

注)ニコチン酸は消化管からのコレステロールおよびトリグリセリドの吸収を抑制する．

原発性高脂血症

血清脂質の経過をチェックしながら，まず食事療法を 3〜4 か月行い，十分な改善が得られない場合には薬物療法を考慮する．

①食事療法＋運動療法(日常生活指導)

高コレステロール血症に対しては，カロリー制限とコレステロール制限を行う．コレステロール摂取は通常 1 日 300 mg 以下に制限する．また動物性脂肪を植物性脂肪に置換し，植物繊維を増加させる．高トリグリセリド血症に対しては，カロリー制限とアルコール・糖質制限(特に砂糖，果糖)を行う．

②薬物療法(表 25-5)

食事療法，運動療法の後で空腹時のトリグリセリド値が 200 mg/dl を常に超える場合，またトリグリセリドが高く，HDL コレステロール値が低いというような場合は薬物療法を考える．

③吸着除去イオン(陰イオン交換樹脂)

LDL 吸着カラム，二重膜沪過法を用いて，LDL 吸着除去を行う．特に薬物療法に難治性の家族性高コレステロール血症(ホモ接合体)にはしばしば用いられる．

続発性高脂血症

基礎疾患の治療を最優先させる．

V. 高尿酸血症(痛風)

高尿酸血症(痛風)は，元来稀な疾患と考えられていたが，1960 年代〜70 年代の高度成長期に患者数が激増し，現在ではきわめてありふれた疾患となっている．痛風は西洋においては，紀元前から知られていた疾患で，風が当たっても痛むことより，この名がついたともいわれている．また痛風は"ぜいたく病"と呼ばれてきたように，事実，王侯貴族のみならず，政治家，芸術家，科学者に至るまで，時代を切り開いてきた偉人たちが痛風に多く罹患している．

本疾患の最近の特徴としては，患者数の増加とともに，20〜30 歳代の若年発症

表 25-6　痛風関節炎の診断基準

1. 尿酸塩結晶が関節液中に存在すること
2. 痛風結節の証明
3. 以下の項目のうち6項目以上を満たすこと
   a) 2回以上の急性関節炎の既往がある
   b) 24時間以内に炎症がピークに達する
   c) 単関節炎である
   d) 関節の発赤がある
   e) 第一中足趾節関節の疼痛または腫脹がある
   f) 片側の第一中足趾節関節の病変である
   g) 片側の足関節の病変である
   h) 痛風結節(確診または疑診)がある
   i) 血清尿酸値の上昇がある
   j) X線上の非対称性腫脹がある
   k) 発作の完全な寛解がある

の増加があげられる．痛風の基礎疾患である高尿酸血症についても成人男性においては，その頻度が1960年代に約5％，70年代から80年代前半に約15％，80年代後半から90年代に約20％と経年的な増加がみられる．男女比は男性に圧倒的に多く，女性では閉経前に1％程度，閉経後は3～5％の頻度といわれている．

高尿酸血症の約80％は生活習慣病を合併しており，血清尿酸値が高いと虚血性心疾患の危険性が高まることも知られている．痛風の尿酸塩結晶沈着症としての症状は，関節炎(痛風発作)，痛風結節，尿路結石を含めた腎障害に要約される．

概念・定義

高尿酸血症とは，性・年齢を問わず，血清中の尿酸溶解度である 7.5 mg/dl を正常上限とし，これを超えるものを高尿酸血症と定義する．高尿酸血症にはプリン体の産生過剰による代謝性高尿酸血症が約10％を占め，プリン体の排泄障害による高尿酸血症が残りの90％に当たり，それぞれ原発性と続発性に分類される．痛風は高尿酸血症が持続した結果として，関節内に析出した尿酸塩が起結晶誘発性関節炎であり，とうぜんながら高尿酸血症とは同義ではない．

痛風関節炎の発症は以前から高尿酸血症を指摘されている患者の第一中足趾節関節，または足関節周囲に発赤，腫脹を伴う急性関節炎が出現した場合に診断可能となる．わが国での診断基準としては，米国リウマチ学会のものが用いられることが多い(表25-6)．鑑別診断としては急性関節炎を生じる各種のリウマチ性疾患，慢性関節リウマチ，偽痛風などとの鑑別が必要である．しかし，確診は可能な限り，急性関節炎の関節液を偏光顕微鏡で観察し，好中球に貪食された尿酸ナトリウムの針状結晶を証明することが推奨される[10]．

病　像

痛風の関節炎は痛風発作と呼ばれ，第一中足趾節関節など，下肢関節に多い．疼痛や腫脹，発赤が強く歩行困難になるが，7〜10日間で軽快し，次の発作までは全く無症状である．血清尿酸値をコントロールせずに放置すると，しだいに痛風関節炎が頻発し，慢性関節炎に移行する．やがて痛風結節と呼ばれる尿酸塩を中心とした肉芽組織の出現に至る．また，高尿酸血症が持続すると腎髄質に間質性腎炎の所見が出現し，痛風腎を併発する．

自覚症状としては，急性発作発症までは無症候性高尿酸血症の状態が続く．痛風の自覚症状はほとんど急性関節炎発作に限られるが，その他に尿路結石による血尿，腎仙痛などがある．

関節発作は突然激烈に襲来する．第一中足趾節関節が好発部位で，その急性発作が特徴的である．多くは1週間以内に完全寛解する．1〜2年に1回の頻度が，病年とともに増加する．関節部位も小関節から大関節に拡大する．尿路結石症は患者の10〜30％にみられるという．

他覚症状としては，発作時に発熱，白血球増多，血沈促進，C反応性蛋白(CRP)陽転がみられる．高尿酸血症は最も重要な所見である．慢性期にはX線上，骨関節の打ち抜き像"punched out lesion"が現れ，さらに病期が進むと破壊，変形がみられるようになる．痛風結節は尿酸ナトリウム結晶を含んだ肉芽腫で，皮下(耳介，指尖，肘部)に多い．

ストレス病としての特徴

ストレスという心因的要因で血清尿酸値が上昇したという報告もあり，痛風，高尿酸血症と性格，精神活動，社会的行動性には密接な関連が示されているが，その歴史は古く，紀元前2世紀に既に痛風発作と情動的要因の関連が指摘されている[11]．痛風は賢者に多いという報告を初めとして，同一事業所内においては，管理者は現場労働者より血清尿酸値が有意に高いなど，社会階級と血清尿酸値はある程度正の相関を示すという報告もある．

一方，虚血性心疾患のリスクファクターの1つとしても考えられている．またタイプA行動パターンの行動様式が虚血性心疾患のハイリスク群であることが提唱されており，痛風患者にみられる特有の行動パターンが，タイプA行動パターンとよく似ており，痛風患者に多い虚血性心疾患の合併もこの行動パターンを介するリスクとしてとらえることも可能である．

また，痛風患者は"いつも忙しい生活をしている""他人に競争心をもちやすい"のアンケート項目が多く，つまり痛風患者は，多忙な生活をし，仕事に熱中しやすく，競争心に富むといった現代社会の中でのストレスの多い生活がうかがわれる．人間の行動パターンは，体質，気質，性格といった先天的要素に，仕事に追われるといった外的ストレスやライフスタイルなどの後天的な変容しうる環境要因が加わって形成されるものと考えられる．

したがって，この行動パターンの修正は，高尿酸血症の予防と治療手段としても用いうることが可能である．このタイプA行動パターンの修正は，ストレスが血清尿酸値の上昇に関与することを考えると，薬物療法に加えて，非常に重要であると思われる．

診 断

高尿酸血症は尿酸産生過剰型(尿酸産生量の増加)，尿酸排泄低下型(尿中尿酸排泄能の低下)，両者の混在した混合型に大別される．診断基準としては，関節症または痛風結節の尿酸塩結晶の証明が確定的である．あるいは，①定型的発作，②特に第一母趾の発作，③痛風結節の存在でも確定できる．同時に，7.5 mg/dl 以上の高尿酸血症の証明が必要である．

過激な運動，飲酒などを誘因として，さらに痛風治療開始時のような血清尿酸値の急激な変動を伴う場合に，発作性に主として下肢の単関節炎が発症する．激痛のため歩行・睡眠障害があり，最も高頻度に第一中足趾骨関節炎が起こり，関節部位に発赤，腫脹，自発痛を認め，微熱を伴うことがある．患者の95%以上は男性で，女性で起こる場合は5%以下で，ほぼ例外なく閉経後である．尿路尿酸結石などの腎障害を初発症状とする場合がある．

まず確定診断としては，関節炎の症状が急性発作性で激痛を伴い，主として下肢の単関節炎である．外傷性および細菌性関節炎を除外する目的で関節X線検査，血沈，CRP，白血球，血液像を検査する．痛風性関節炎の確定診断は，急性関節炎の炎症関節より，少量のヘパリンでぬらした注射器で関節液を採取することが必要である．関節液を検鏡し，白血球の細胞質内に貪食された複屈折性陽性の尿酸ナトリウムの針状結晶を確認することにより診断が確定する．

治療に用いるコルヒチンが奏効すれば，治療的診断となる．高尿酸血症自体の原因が産生増加(1日尿中尿酸排泄量600 mg以上によるか，排泄低下 $C_{uA}/C_{cr}<5\%$)によるかを鑑別する．また同時に，血液疾患などの他の原因に伴って発生する二次的痛風の場合を鑑別する．

治 療

治療目的と治療計画

高尿酸血症，痛風の治療目的は，痛風関節炎の発症を防ぐことである．この点については血清尿酸値を4.6～6.6 mg/dl にコントロールしたときが，最も発作率が低いという成績がある．尿酸沈着による併発症である腎障害(痛風腎)や尿路結石を発症，進展させないことは，さらに重要である．

高尿酸血症，高脂血症，高血圧，耐糖能異常，肥満などの生活習慣病が高率に合併することが知られ，こうした合併症が虚血性心疾患や脳血管障害の発症率を高くしていることが推察されている．したがって，血清尿酸値のコントロールだけでなく，合併症に対する十分な配慮も重要となる．これらの点を踏まえて，血

清尿酸値を 6 mg/dl 以下にコントロールすることが望ましい．
　臨床では，まず痛風関節炎に対する治療を行い，十分に鎮静した後，病型や合併症を観察して，尿酸降下薬を選択する．尿酸降下薬は少量から開始し，血清尿酸値や尿中尿酸排泄量を測定しながら，徐々に増量して，3～6 か月かけて維持量を決定する．なお，その間に痛風関節炎が発症しても関節炎が治るまで尿酸降下薬の用量は変更しない．

痛風関節炎の治療

痛風関節炎は一般に疼痛が激しく，短期間であるが，患者の QOL を著しく低下させる．したがって患者の苦痛を除去し，QOL を改善することが治療の目的となる．
　治療の手段としてはコルヒチン，非ステロイド性抗炎症薬(NSAID)，ステロイド剤の 3 種が選択しうる．いずれも臨床効果は確認されているが，痛風発作の前兆期にコルヒチン 1 錠を経口投与し，極期に NSAID を短期間だけ比較的大量に投与して炎症を鎮静化させる方法が一般的である．

①コルヒチン

わが国では欧米と異なり，コルヒチンは発作の早期に少量用いる方法が一般的である．痛風発作の前兆期にコルヒチン 1 錠(0.5 mg)だけ用い発作を頓挫させる．患者には，そのためにコルヒチンを処方し携行することを勧める．

②非ステロイド性抗炎症薬(NSAID)

NSAID は急性炎症である痛風関節炎治療の中心的薬物である．痛風発作の極期には短期間だけ比較的大量に投与することを原則とする．
　NSAID のパルス投与法は，ナプロキセン(ナイキサン)であれば 300 mg を 3 時間ごとに 3 回，1 日だけ投与する．多くの場合，この処置で発作は軽快するが，軽快すれば中止する．激痛が軽減した後も関節痛が持続し，日常生活に支障をきたす場合は，NSAID を常用量投与する．軽快すれば中止する．また，相互作用のためワルファリン投与中の患者には，NSAID を使わずにステロイドを用いる．

③ステロイド

NSAID が使えない場合，投与が無効であった場合，多発性に関節炎を生じている場合には，経口でステロイドを投与する．プレドニゾロン(プレドニン)15～30 mg を投与して関節炎を鎮静化させ，1 週ごとに 1/3 量を減量し，3 週間で中止する方法などがある．重症例では，少量(1 日 5 mg 程度)を数か月間投与せざるをえない場合もある[10]．

この章で用いる薬物一覧表

分類	一般名	商品名	用量（標準的な成人の）(1日量)	使用上の注意
β遮断薬	プロプラノロール	インデラル	30〜60 mgから始め，効果不十分な場合は120 mgまで漸増(3回分服)	[副作用] • うっ血性心不全，徐脈，末梢性虚血，房室ブロック，失神を伴う起立性低血圧 • 無顆粒球症，血小板減少症，紫斑病 • 気管支痙攣，呼吸困難
ベンゾジアゼピン系精神神経用薬	ブロマゼパム	レキソタン	• 神経症・うつ病：6〜15 mg (2〜3回分服) • 心身症：3〜6 mg (2〜3回分服)	[副作用] • 依存性 • 大量投与，連用中の投与量の急激な減少・中止により，稀に痙攣発作，ときにせん妄，振戦，不安，幻覚などが現れることがある
抗痛風薬	コルヒチン	コルヒチン	• 3〜4 mg (6〜8回分服) • 発病予防：0.5〜1 mg • 発作予感時：1回 0.5 mg	[副作用] • 再生不良性貧血，顆粒球減少，白血球減少，血小板減少 • ミオパチー，末梢神経炎
プロピオン酸系消炎鎮痛薬	ナプロキセン	ナイキサン モノクロトン	• 300〜600 mg (2〜3回分服) • 痛風発作に初回 400〜600 mg	[副作用] • ショック • PIE症候群 • 胃腸出血，胃潰瘍
副腎皮質ホルモン	プレドニゾロン	プレドニン	5〜60 mg (1〜4回分服)	[副作用] • 誘発感染症，感染症の増悪 • 続発性副腎皮質機能不全，糖尿病 • 消化管潰瘍

引用・参考文献

1) Fukao, A., Takamatsu, J., Tamai, H. et al.：Graves' disease patients with decreased neurotic reaction to emotional stress have more aggravated disease. Thyroid (suppl. 1)：S〜34 (abst), 1997.
2) Benvenga, S.：Benzodiazepin and remission of Graves' disease. Thyroid, 6：659〜660, 1996.

3) 玉井 一：バセドウ病患者の治療においてマイナートランキライザーの投与が TSH レセプター抗体の減少率及び寛解率と再発率に影響を及ぼすか？ 第 44 回日本甲状腺学会(沖縄)：ランチョンセミナー，2001．

4) The DCCT Research Group：The effect of intensive treatment of diabetes on the development and progression of long term complication in insulin-dependent diabetes mellitus. N. Engl. J. Med., 329：977〜986, 1993.

5) Ohkubo, Y., Kishikawa, H., Araki, E. et al.：Intensive insulin therapy prevents the progression of diabetic microvascular complications：a randomized prospective 6-years study. Diabetes Res. Clin. Pract., 28：103〜117, 1995.

6) 山田信博：高脂血症の分類．臨牀と研究，78：18〜22, 2001．

7) 中谷矩章：今日の治療指針(高脂血症)．p.573，医学書院，2001．

8) Mann, J. N., Thakore, J. H.：Melancholic depression and abdominal for distribution：a mani-review. Stress, 3：1〜15, 1999.

9) 豊原敬三，栗栖敦子，福本 耕，和田高士：高脂血症治療の進歩，教育によるライフスタイルの改善の重要性．日本臨牀 59(増刊 3 号)，518〜523, 2001．

10) 日本痛風・代謝学会治療ガイド作成委員会：高尿酸血症，痛風の治療ガイドライン．メディカル朝日(ダイジェスト版)，p.3, 2002．

11) 浅香昭雄：血中尿酸値と性格，知能．高尿酸血症と痛風，1：57〜64, 1993．

26 呼吸器系のストレス病

吾郷 晋浩

呼吸器疾患の中には，その発症と経過にさまざまな心理社会的ストレッサーが強く関与しており，その心理社会的ストレッサーに対して適切に対処できるように援助することがきわめて重要な疾患が少なくない[1]．

ここでは，そのような疾患として，過換気症候群，神経性咳嗽，cough variant asthma，気管支喘息を取り上げて略述してみたい．

I. 過換気症候群

概念・定義

過換気症候群は，発作的に起こる一過性の過剰換気により，心身両面にわたる多彩な症状を呈する機能的疾患である．

病態生理 本症候群は，多くは不安，恐怖などの情動が引き金となって過換気発作が起こり，拡散しやすい CO_2 が呼気中に過剰に排出されて動脈血中の CO_2 分圧が低下し，pH が上昇して呼吸性アルカローシスが生じる．また交感神経 β-受容体機能の亢進[2]もみられ，全身性に多彩な症状を呈する(図 26-1)[3)4]．

病像

発作時の症状は，空気が足りない，吸い込めない感じ，胸が絞めつけられる感じ，動悸が激しく心臓が止まりそうな感じなどの自覚症状に始まり，四肢のしびれ感，硬直〔助産婦手位(accoucheuse's hand)〕が加わり，ひどくなると後弓反張(opisthotonus)，意識喪失をきたすこともある．なお，発作の間欠期にも自律神経失調症状を訴えたり，発作に対する予期不安を強く訴えたりするものも少なくない．

本症候群の患者には，性格的に特に問題のないものも少なくないが，依存的であったり，強迫的であったりするものもみられる．

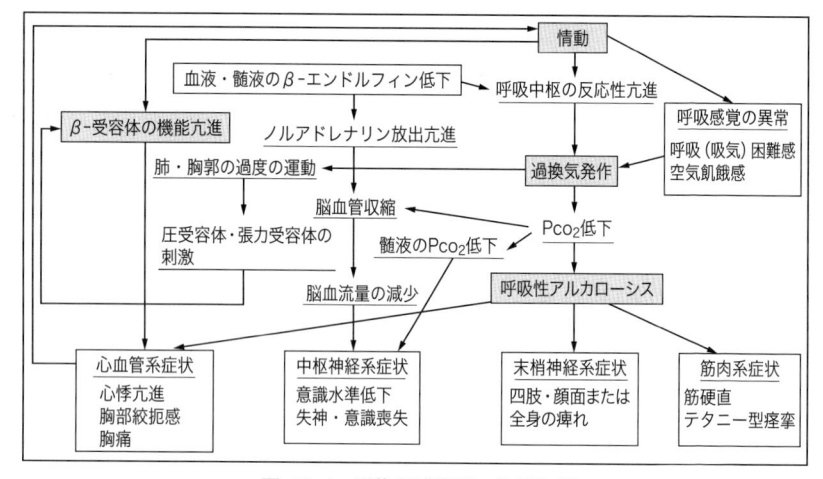

図 26-1 過換気症候群の病態生理
(田村昌士, 千葉太郎:過換気症候群のプライマリケア. 日胸疾会誌, 25:274, 1987 より 村上らによる一部変更[4])

診 断[4〜8]

本症候群の診断は, 臨床症状の特徴から本症候群が疑われたときに, (1)過換気テスト(1分間30回以上, 速く, 深く, 3〜5分間)を行って同様の症状が出現する, (2)その症状が紙袋(15×20 cm 程度)で口と鼻をおおって呼吸(paper bag rebreathing)させると消失する. その際, (3)動脈血を採取し, CO_2分圧の低下とpHの上昇を認め, 呼吸性アルカローシスの状態になっていることが確認できる. (4)さらに, 心身医学的な治療で軽快・治癒する.

なお, 精神科的な診断では, 男性は不安神経症(パニック障害)とされるものが, 女性では転換ヒステリーまたは不安神経症(パニック障害)とされるものが多いといわれている[6]. うつ病も認められる[9].

鑑別診断 本症候群を伴い, 見逃されやすい器質的疾患として, 褐色細胞腫, ポルフィリア, 脳腫瘍, 副甲状腺機能低下症などがあげられている[10]. てんかん, サリチル酸中毒, 低血糖症, 狭心症などとの鑑別も必要である.

治 療

発作時には, 本症候群の発作の成り立ちをわかりやすく説明しながら, できるだけゆっくり呼吸をさせてみる. それで治まりそうにないときは紙袋内呼吸をさせてみる. それでもなお治まらないときは, 抗不安薬の静注または筋注を用いる.

発作間欠期には, 本症候群の発症メカニズムを説明し, できれば過換気テスト

で発作を誘発し，それを紙袋内呼吸法で消失させ，セルフコントロールできることを体験させて自信をつけさせる．

日常生活でもできるだけゆっくりと腹式呼吸をするように心がけさせ，また常に紙袋を携帯するように指示する．

一般に複雑な心理社会的因子がからんでいる患者では発作が頻発しており，発作に対する予期不安も強い．そのような患者には，交感神経β-受容体遮断薬[2]と抗不安薬をしばらく投与しながら，適切な心理療法を併用する．うつ状態がみられるときには，抗うつ薬を用いる．

II. 神経性咳嗽

概念・定義

神経性咳嗽はなんらかの心理・生理的メカニズムによって発作的または連続的に起こってくる乾性咳嗽である．

病態生理 本症は咽喉頭炎や気管支炎など器質的疾患に罹患したのをきっかけに発症してくる場合が多いが，本症の精神病理に基づく分類の試みがある[11]．

1. 呼吸器の感染によって起こり始めた咳嗽に，注意の集中・とらわれが起こり，初めの感染は治っているのに咳嗽が続くようになったもの．
2. いつも感情，特に陰性感情を抑えている人に，偶然起こった咳嗽がその内的緊張のはけ口になる，あるいは条件づけができることによって咳嗽が続くようになったもの．
3. 自分の願望を既に満たしている憧れの対象がよく咳嗽発作を起こしているとき，その対象に同一化(hysterical identification)しょうとして，あるいはその対象をなんらかの理由で非難・攻撃したい気持ちを象徴的に表現するものとして咳嗽が出るようになっているもの．
4. 人前で話をするとき，緊張をほぐして声を出しやすくするための癖のような形で，チック様に咳嗽が出るようになっているもの．
5. 咽喉を常にすっきりと保とうとして習慣的に咳嗽が出ているもの，あるいはそのような人に二次的に軽い感染が加わって咳嗽が続いているもの．
6. 以上の5つのタイプのいくつかが組み合わさったもの．

なお，本症の中には脳波異常(6&14 Hz positive spike)を認めるものがあるとの報告がある[12]．

病像

本症には，かなりの期間連続的に咳嗽が出るものと，発作的に咳嗽が出てしばら

く間欠期のあるものがある．前者は些細な心理的刺激で起こるようになり，何かに熱中しているときや睡眠中には起こりにくい．後者もその傾向はあるが，ある決まった状況で起こりやすく，激しいものでは窒息感を伴い，ときには失神(cough syncope)することもある．

本症患者には感情，特に陰性感情を抑え，過剰な適応努力を払っているものが多いが，強迫性または演技性性格傾向のものも少なくないようである．

診　断[13]

一般には，呼吸器感染症の部分症状と見なされている症例が多いが，注意深く診断を進めれば，決して少なくない．

本症の診断は，次のような診断基準によって行われる．まず，(1)器質的疾患によらない乾性咳嗽が慢性に(3か月以上)続いていること，(2)その咳嗽は季節性なく起こり，睡眠中にはあまり起こっていないこと，(3)その咳嗽の出現前後になんらかの心理社会的因子が明らかになること，(4)臨床検査で咳嗽を誘発するような異常所見がみられないこと，(5)治療経過で鎮咳薬，抗炎症薬，抗生物質などが奏効せず，抗不安薬や抗うつ薬，心理療法が奏効する．

鑑別診断　慢性気管支炎，気管支・肺の腫瘍などの器質的疾患をはじめ，cough variant asthma(咳型喘息)などとの鑑別が必要である(表 26-1)[1]．

治　療

発症前後の心理社会的因子を明らかにして，その処理に最も適した心理療法を行う．これまでに本症の治療に用いられた心理療法としては，催眠療法[14]，自律訓

表 26-1　神経性咳嗽と cough variant asthma

	神経性咳嗽	cough variant asthma	気管支喘息	慢性気管支炎
臨床症状				
咳嗽	(+)〜(++)	(+)〜(++)	(+)	(+)〜(++)
喀痰	(−)	(−)〜(±)	(+)	(++)
喘鳴	(−)	(−)	(+)	(−)〜(±)
乾性ラ音	(−)	(−)	(+)	(−)〜(±)
気管支過敏性	(−)	(+)	(+)〜(++)	(±)
アレルギー因子の関与	(−)	(−)〜(+)	(−)〜(++)	(−)
感染性因子の関与	(−)〜(+)	(−)〜(+)	(−)〜(+)	(+)〜(++)
心理社会的因子の関与	(+)〜(++)	(−)〜(+)	(−)〜(+)	(−)〜(+)
気管支拡張薬の効果	(−)	(+)〜(++)	(+)〜(++)	(+)

(永田頌央，吾郷晋浩：心療内科からみた呼吸器疾患．日胸疾会誌，45：447，1986 より一部変更)

練法,行動療法[12],精神分析的精神療法[15]などがある.
　一般には抗不安薬または抗うつ薬を服用させながら,心理療法が進められる.

III. Cough Variant Asthma

概念・定義

cough variant asthma(咳型喘息)は,気管支の過敏性を認め,諸種の刺激に対して発作的に喘鳴,呼吸困難を伴わない咳嗽を呈する疾患である[16)17)].
病態生理　先天的にまたは後天的な諸因子によって気管支の過敏性が亢進し,そのような状態にある気管支にさらに諸種の刺激が加わって咳嗽発作が出現するものと考えられる.しかし,気管支の過敏性は気管支喘息ほどではなく,喘鳴,呼吸困難を伴わない.
　ただし,長期に観察していると,気管支喘息にまで発展するものがある.

病像

喘鳴と呼吸困難を伴わない咳嗽が発作的に出現する.夕方や明け方など喘息発作が起こりやすい時間に出現しやすい.喀痰は出ないことが多い.
　ただし,長期に持続しているうちに,喘鳴,呼吸困難を伴うようになり,気管支喘息に移行するものがある[16〜19)].
　本症患者の性格は,感情,特に陰性感情を抑え,過剰適応的に振る舞おうとするもの,几帳面で,完全癖の強いものなどが多いようである.

診断

臨床検査で器質的疾患の存在を思わせる異常所見がないのに咳嗽発作が続く.咳嗽発作は夕方や明け方などに起こりやすいが,次の基準により診断する.(1)喘鳴や呼吸困難を伴わず,(2)肺機能検査で異常を認めない.しかし,(3)気管支の過敏性を認め,(4)気管支拡張薬が奏効する.アレルギー性因子を認めることもある.また,発症と経過に心理社会的因子が関与しているものが多く,それに対して適切な心理療法を行うとよく奏効する.本症は神経性咳嗽,慢性気管支炎,気管支喘息などとの鑑別が必要である[1)20)].

治療

本症の治療は,気管支喘息のそれに準じる.気管支喘息の発症を予防するための

IV. 気管支喘息

概念・定義

気管支喘息は，近年，気道の好酸球，肥満細胞，T(Th2)細胞などの浸潤による炎症が注目されているが[21]，気管支の反応性が亢進しているために，諸種の刺激に対して広範な気道の狭窄を生じ，発作的に喘鳴を伴った呼吸困難をきたすが，その気道の狭窄(可逆性気流制限)が自然にか，または治療によって改善する疾患とされている．そして，慢性気管支炎や肺気腫などの呼吸器の器質的疾患や心疾患などを除くとなっている．

病態生理 先天的に，または後天的な諸因子によってその反応性が亢進している気管支に諸種の刺激が加わったとき，(1)気管支平滑筋の収縮，(2)気道分泌の亢進と粘液栓の形成，(3)気道粘膜の浮腫などが生じ，臨床的には喘鳴を伴った呼吸困難をきたし，臨床検査では閉塞性換気障害，残気量の増加，動脈血ガスの異常，肺循環障害などを認めるようになると考えられている．

病像

発作的に胸部の圧迫感や咳，またはくしゃみ，鼻汁などに続いて，喘鳴を伴った呼吸困難の状態に陥る．呼吸困難が激しくなると起座位をとり，発汗し，チアノーゼを呈する．胸部の聴診で肺野に乾性ラ音が聞かれ，呼気の延長が認められる．発作は夜間，特に明け方に起こることが多く，また梅雨や秋に起こりやすくなることが多い．

本症の発作機序をアトピー型，感染型の病型にこだわらず，心身医学的に理解すると図26-2のようになる[22]．

診断

臨床的には，(1)喘鳴を伴った発作性の呼吸困難，発作時，肺野に乾性ラ音を聴取し，呼気の延長を認める．(2)発作は夜間，特に明け方に起こりやすく，また梅雨，秋に起こりやすい，(3)発作が重症化すると起座位をとり，チアノーゼを認めるようになるが，気管支拡張薬で改善すること，臨床検査では，(4)アセチルコリン吸入誘発試験で気道の過敏性が認められ，発作時の肺機能で気道抵抗の増加，1秒量の減少など閉塞性換気障害と動脈血O_2分圧の低下などが認められ，それらが気管支拡張薬の投与で改善されることなどで確診できる．

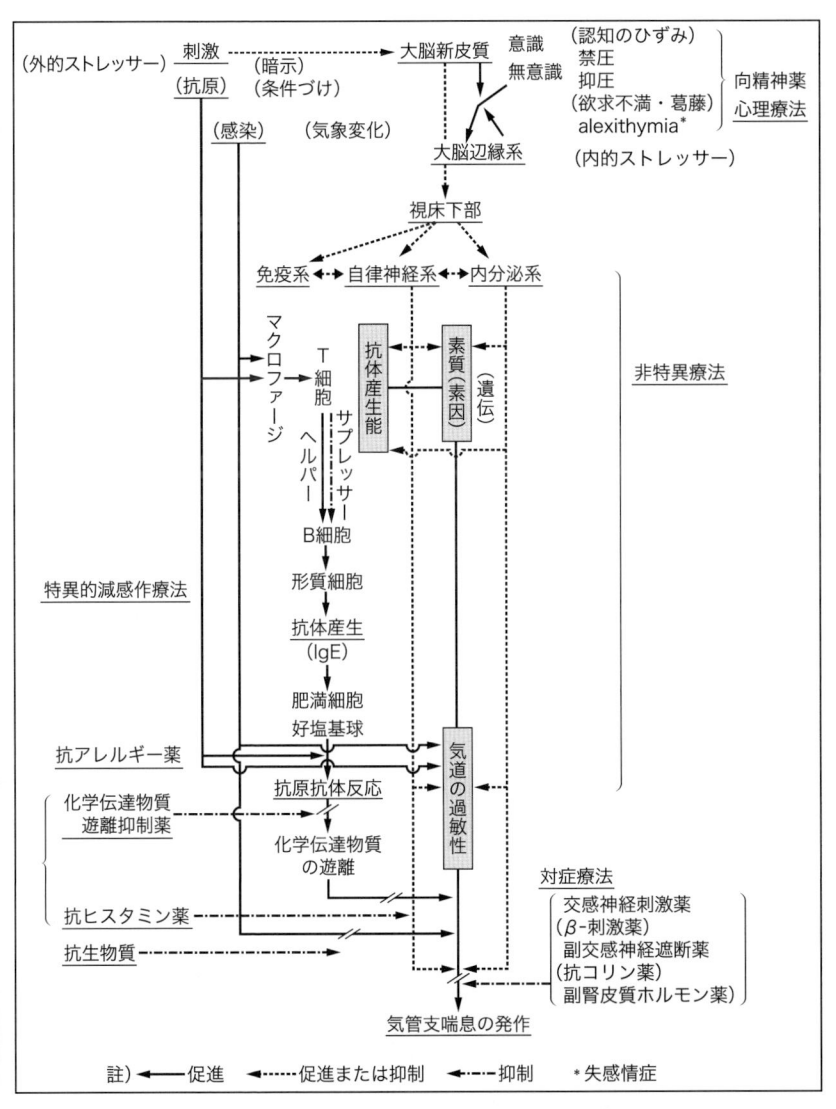

図 26-2 気管支喘息発症のメカニズムと治療法

(吾郷晋浩：気管支喘息の成り立ちに対する考え方—心身医学的(全人的)考え方．気管支喘息の心身医療(桂戴作，吾郷晋浩編)，p. 25，医薬ジャーナル社，1997 より一部変更)

なお，(5)アトピー型では血清 IgE 値(RIST)の増加，特定のアレルゲンに対する IgE 抗体(RAST)，皮内反応，吸入誘発試験に陽性など，非アトピー型(感染型)では赤沈値の亢進，白血球増加，CRP 陽性など．心身症型ではアトピー型，感染型の病型によらず，発症と経過に関与している心理社会的因子など(欲求や感情特に陰性感情を抑えて過剰な適応努力を払った生き方，対人葛藤，役割葛藤，条件づけなど)がみられる．

治療を進めるに当たっては，アレルギー性因子，感染性因子，心理社会的因子[23〜26]などの関与の有無を明らかにするための検査が必要である．

鑑別診断 本症と鑑別すべき疾患として，慢性気管支炎，肺気腫，びまん性細気管支炎，喉頭・気管支の異物，腫瘍，心疾患などがあげられる．

治 療

本症の治療は，発作時の対症的な治療と発作間欠期の予防的な治療とに分けられる．発作の治療は，原則として発作の程度によるが，近年喘息予防・管理ガイドライン[21]の指針に従って，段階的薬物投与が行われることが多い．そして，さらに心身医学的な治療へと進む[27]．対症的な治療といっても機械的にならないように留意し，腹式呼吸の仕方や，水分摂取と体位による排痰の仕方などを指導することも大切である．

発作間欠期の予防的な治療は，表 26-2 のようにまとめられる[28)29]．薬物による予防的管理は前述の喘息予防・管理ガイドライン[21]の指針に従って行われるが，薬物によらない予防的管理，特に心身医学的疾病理解に基づく予防も有効で

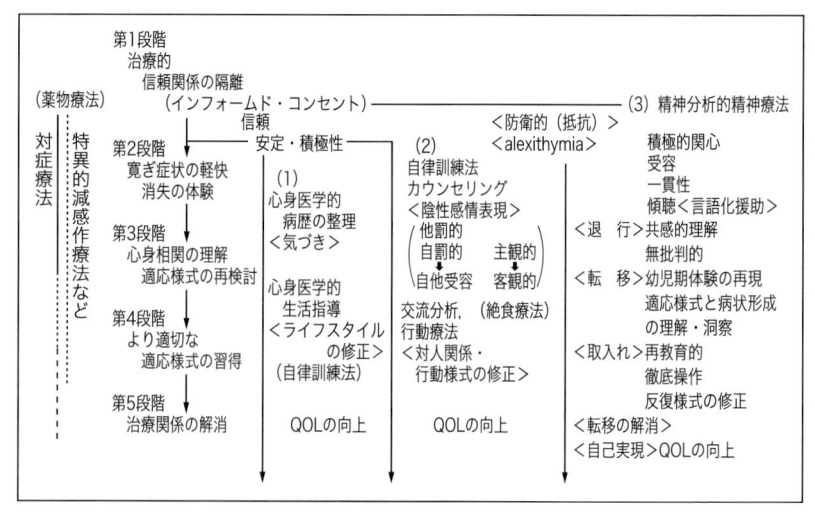

図 26-3 心身医学的治療の流れ

(吾郷晋浩：アレルギー疾患の心身医学的治療．アレルギー，50(1)：8，2001 より転載)

表 26-2 気管支喘息の予防的管理

薬物による予防的管理
1. 長期管理薬(コントローラー)
   1) ステロイド薬(プロピオン酸ベクロメサゾン・フルチカゾン吸入など)
   2) 徐放性テオフィリン薬
   3) 長時間作用性β_2-刺激薬
   4) 抗アレルギー薬
      (1) 化学伝達物質抑制薬(クロモグリク酸ナトリウム,トラニラスト,アンレキサノクス,レピリナスト,イブジラスト,ペミロラストカリウムなど)
      (2) ヒスタミン拮抗薬(塩酸アゼラスチン,メキタジン,テルフェナジン,エバスチン,塩酸エピナスチンなど)
      (3) トロンボキサン阻害薬(セラトロダスト,ラマトロバンなど)
      (4) ロイコトリエン拮抗薬(プランルカスト水和物)
      (5) Th2サイトカイン阻害薬(トシル酸スプラタスト)
2. 漢方療法(補中益気湯,柴朴湯,八味地黄丸など)
3. 特異的減感作療法
4. 非特異的療法

薬物によらない予防的管理
1. 誘発因子に対する予防対策
   1) 病因抗原の除去または回避
   2) 呼吸器感染予防対策
   3) 気道刺激性化学物質の除去または回避
   4) 喘息誘発薬物使用に対する注意
   5) 陰性感情を引き起こす心理的刺激語使用への配慮など
2. 準備因子に対する対策
   1) 生体の防御機能を低下させる物理化学的因子への配慮
      (寒冷,不快臭,過重労働など)
   2) 生体の防御機能を低下させる心理社会因子への配慮
      (欲求不満や葛藤に基づく陰性感情を抑圧する心理機制など)
   3) 生体の防御機能を低下させる生活習慣の見直しと修正
      (ゆとりのない生活,不規則な生活,運動不足の生活など)

(永田頌史,吾郷晋浩:気管支喘息,綜合臨牀,37:2845,1988より一部変更)

ある.

　喘息発作の"予防──自然寛解"を目指した心身医学的な治療は,図26-3のように進められる[30].すなわち,(1)幼児期の親子関係にあまり問題がなく,治療的な信頼関係ができやすく,自我が強く,心身相関への気づきもよく,行動修正が可能な柔軟性がみられる患者には,心身医学的な生活指導を,また(2)幼児期の親子関係に多少の問題はあるが,治療的な信頼関係もでき,自我も比較的強く,心身相関への気づきも可能で,行動修正にも意欲のみられる患者には,交流分析療法や行動療法などを行う.

しかし，(3)幼児期の親子関係の問題が大きく，治療的な信頼関係もできにくく（表面的には治療者に服従的な態度をとっていることが多いが），自我もあまり強くなく，自分の欲求や感情の言語化が困難(alexithymia)で，心身相関の事実を受け入れようとせず，社会的には適応努力はしているが自発性に乏しい患者には，少し時間をかけ，治療的退行を利用した精神分析的精神療法などを行わなければ改善はみられないことが多い．

この章で用いる薬物一覧表

分類	一般名	商品名	用量（標準的な成人の1日量）	使用上の注意
抗アレルギー薬	トラニラスト	リザベン	1回100 mg，1日3回食後	[副作用] 頻尿，排尿痛，食思不振，頭痛など
	クロモグリク酸ナトリウム	インタール	エアゾール：1回2噴霧(2mg)，1日4回	[副作用] 咽喉頭痛，せきの誘発，発疹など
	アゼラスチン	アゼプチン	1回2 mg，1日2回朝および就寝前	[副作用] 眠気，倦怠感，口渇，食欲不振など
	メキタジン	ゼスラン	1回3 mg，1日2回（増減）	[副作用] 肝障害，ショック，頭痛，下痢など
	プランルカスト水和物	オノン	1回225 mg，1日2回朝夕食後	[副作用] 白血球・血小板減少，肝障害など
	トシル酸スプラタスト	IPD	1回100 mg，1日3回	[副作用] 悪心，嘔吐，肝障害，尿蛋白など

引用・参考文献

1) 永田頌史, 吾郷晋浩：心療内科からみた呼吸器疾患. 日胸疾会誌, 45：445〜454, 1986.
2) 印東利勝, 安藤一也：過換気症候群の症候発現へのβ-受容体の役割. 心身医, 19：309〜315, 1979.
3) 田村昌士, 千葉太郎：過換気症候群のプライマリケア. 日胸疾会誌, 25：271〜276, 1987.
4) 佐藤弥都子, 村上正人：気管支喘息, 過換気症候群. medicina 39(13)：2101〜2104, 2002.
5) 池見酉次郎：Hyperventilation syndrome(神経性呼吸困難)について. 日医報, 1540：4222〜4225, 1953.
6) 安藤一也, 広瀬和彦, 祖父江逸郎：過呼吸症候群. 日医報, 2219：13〜25, 1966.
7) 梅田博道：過呼吸症候群. 日本臨牀, 35(春季増刊)：832〜833, 1977.
8) 板倉康太郎, 鈴木康之ほか：過換気症候群のCO_2換気応答. 心身医, 23：329〜336, 1983.
9) 筒井末春, 難波経彦ほか：過呼吸発作を伴った仮面デプレッションの1例. 精身医, 15：315〜318, 1975.
10) Kiely, J. M.：Organic disease presenting as hyperventilation syndrome. Psychosomatics, 11：326〜329, 1970.
11) Fenichel, O.：The psychopathology of coughing. Psychosom. Med., 5：181〜184, 1943.
12) 山内祐一, 鈴木仁一ほか：チック様咳嗽に対する行動療法. 精身医, 14：152〜159, 1974.
13) 中村延江, 山口道也, 桂戴作：神経性咳嗽についての調査. 心身医, 20：436〜443, 1980.
14) 吾郷晋浩：神経性咳嗽の暗示療法. 催眠研究, 9：45〜46, 1964.
15) 黄炎櫺, 金久卓也：神経性咳嗽を伴った転換ヒステリーの1例. 精分研, 15：7〜9, 1969.
16) Corrao, W. M., Braman, S. S. and Irwin, R. S.：Chronic cough as the sole presenting manifestation of bronchial asthma. N. Engl. J. Med., 300：633〜637, 1979.
17) Hannaway, P. J. and Hopper, G. D. K.：Cough variant asthma in children. JAMA, 247：206〜208, 1982.
18) 栃木崇男, 佐伯裕子ほか：Cough variant asthma(Adult) 10例の臨床的検討. 日胸疾会誌, 23(増刊)：176, 1985.
19) 十川 博, 手嶋秀毅ほか：Cough variant asthma の1例. 呼吸, 6：1401〜1409, 1987.
20) 吾郷晋浩：神経性咳嗽と cough variant asthma の鑑別. 日医報, 3240：129, 1986.
21) 牧野荘平, 古庄巻史, 宮本昭正監：厚生省免疫・アレルギー研究班；喘息予防・管理ガイドライン. 協和企画, 1998.
22) 吾郷晋浩：気管支喘息の成り立ちに対する考え方—心身医学的(全人的)考え方. 気管支喘息の心身医療(桂戴作, 吾郷晋浩編). p20〜30, 医薬ジャーナル, 1997.
23) 吾郷晋浩, 永田頌史：気管支喘息. 臨牀と研究, 65：1440〜1446, 1988.
24) 黄炎櫺：気管支喘息の精神身体医学的条件反射学的観察. 鹿児島医誌, 26：1025〜1072, 1974.
25) 吾郷晋浩：いわゆる難治性喘息に対する心身医学的研究. 福岡医誌, 70：340〜359,

1979.
26) 呼吸器心身症研究会編：気管支喘息への実際的アプローチ．あゆむ出版，1984.
27) 西間三馨監：厚生省精神・神経疾患委託研究班；心身症の診断・治療ガイドライン作成とその実証的研究会；心身症診断・治療ガイドライン．協和企画，2002.
28) 吾郷晋浩，永田頌史：喘息の新しい診断法と病態管理法—非発作時の管理．アレルギーの臨床，7：773～776, 1987.
29) 永田頌史，吾郷晋浩：気管支喘息．綜合臨牀，37：2841～2847, 1988.
30) 吾郷晋浩：アレルギー疾患の心身医学的治療．アレルギー，50(1)：5～10, 2001.

27 免疫系のストレス病

久保 千春

> この章のキーポイント：心身症の代表的なものの1つとして慢性関節リウマチ(RA)がある．RAを中心に免疫疾患とストレスとの関連について述べる．

免疫系のストレス病として主に慢性関節リウマチ(rheumatoid arthritis：RA)を取り上げストレスとの関連について述べる．

I. 慢性関節リウマチ(RA)

代表的な心身症として，Alexander, F. が記載した7つの疾患(seven holy diseases)の中に慢性関節リウマチが含まれている．

概念・定義

臨床症状は，全身の激しい関節痛が持続するのが特徴である．典型的な場合は，朝のこわばりを伴う多発性かつ対称性の関節炎が認められる．関節炎はときに移動性である．関節炎は手，特に手指の近位指節間(PIP)関節，中手指節間(MCP)関節，手の関節などにみられることが多い．

外傷や出産を契機に発症することがあり，患者の約7割が中年女性である．病変は骨や関節に留まらず，関節外症状として，皮下結節，心肺病変，神経病変などが認められる．

診 断

診断は表27-1に示した米国リウマチ学会(ARA)の基準によってなされるのが一般的である．

RAの病態の本体は慢性の炎症であるから，寛解と再燃を繰り返すことが特徴である．病勢の程度は活動性(activity)と呼ばれる．RAの活動性の評価は，朝の

表 27-1 改訂 ARA の慢性関節リウマチ診断基準(1987 年)

①朝のこわばりが少なくとも 1 時間(≧6 週)
②3 つ以上の関節の腫脹(≧6 週)
③手関節また MCP または PIP 関節の腫脹(≧6 週)
④対称性腫脹
⑤手の X 線変化
⑥皮下結節
⑦リウマトイド因子

以上の 7 項目のうち 4 項目以上あてはまれば RA と判断してよい.
除外項目はない.

こわばり,握力,関節の腫脹や疼痛(関節点数),赤沈の 4 項目を指標とする"ランズバリーの活動性指数"で表される.

治 療

治療の第一選択薬は非ステロイド系消炎鎮痛薬(nonsteroidal antiinflammatory drug:NSAID)である.炎症が進行性の場合には,早朝から抗リウマチ薬(disease-modifying antirheumatic drug:DMARD)を用いる.DMARD としては,金剤,ペニシラミン,ブシラミン,サラゾスルファピリジン(サラゾピリン)などがある.免疫抑制薬であるメトトレキサートの少量経口投与も有効である.ただし,DMARD の効果発現には最低でも 4〜8 週間を要する.

副腎皮質ホルモン薬は,症例を限って少量投与が行われる(プレドニゾロン換算で 10 mg/日以下).ただし,悪性関節リウマチ(MRA)の場合にはステロイド薬が積極的に使用される.

関節炎が軽減したら,理学療法,作業療法などを積極的に行う.

また RA は経済的,心理社会的に多くの問題を抱えており,抗リウマチ薬,理学療法,作業療法などとともに,快適な環境づくり,病気に関する家族や社会の支援が重要である.うつや不安によって増強,修飾されている苦痛に対しては,抗不安薬や抗うつ薬を使用する.

リウマチ患者に対して自律訓練法を応用し,その結果,患者の QOL,心気傾向,日常生活の活動性の改善がみられ,リウマチ患者の診療に積極的に自律訓練法を取り入れてよいことが報告されている[1].

RA とストレスに関する研究

RA については,"psychorheumatology"という言葉に代表されるように,古くよりその発症と増悪に心理的ストレスの関与が示唆されている疾患である[2].重要な人物との死別や別離,経済的問題,健康的問題,対人葛藤などさまざまな精神的外傷体験や情動ストレスがあげられている.また RA の発症や経過には,情動ス

表 27-2 ストレスと慢性関節リウマチに関する臨床研究

サンプル数(人)	観察期間	介入法	結　果	文　献
131	15か月	個人カウンセリング	negative(ストレス処理介入では,臨床症状に変化はみられなかった)	Multon, K. D. ら[4]
237	12か月		positive(ソーシャルサポートが,臨床症状を有意に軽減させた)	Waltz, M. ら[5]
44	15か月	個人カウンセリング	positive(自己効力向上と,臨床症状改善に有意な相関がみられた)	Smarr, K. L. ら[6]
238	12か月		positive(好ましい life events により,臨床症状の改善がみられた)	Smedstad, L. M. ら[7]
141	15か月	個人カウンセリング	positive(認知行動療法により,臨床症状の有意な改善をみた)	Parker, J. C. ら[8]
67	90日		positive(生活ストレスと関節痛レベルに相関がみられた)	Urrows, S. ら[9]
RA 13 SLE10	6か月		negative(天災による臨床症状増悪はみられなかった)	Wallace, D. J.[10]
74	15年		positive(精神葛藤群に,生活ストレスと臨床経過の相関がみられた)	Rimón, R. ら[11]
105	70日	グループカウンセリング	positive(ストレス処理介入により,臨床症状の有意な改善をみた)	Shearn, M. A. ら[12]

RA:慢性関節リウマチ,SLE:全身性エリテマトーデス

トレスが深く関与していると考えられている.

　RA 患者の性格については数多くの報告があり,いわゆる"リウマチ性格"として知られている.攻撃心など陰性感情の抑圧傾向,自虐傾向,受身依存性,猜疑心,攻撃に対する過敏性,過剰な責任感,抑うつ傾向などが,リウマチ性格であるといわれている.

　RA についての研究は数多く,1960 年代に,その先駆者である Moos, R. H. と Solomon, G. F. ら[3]は,リウマチ患者では健常者と比較しストレス処理能力が劣っており,不安や激しい敵意からくる不適応状態により病状が急速に悪化する場合があることを指摘している.

　ところで,抑うつ,不安などの何らかの精神症状を呈する頻度は 20％ であると

いわれている.これは,他の慢性疾患に付随する二次的な精神症状の頻度とほぼ同一であり,質的にも大きな違いはないと報告されている.したがって,現在ではRAに特徴的な精神症状というよりも,慢性疾患に伴う二次的なものとする考え方が一般的である.本症疾患は経済的,心理社会的に多くの問題を抱えており,心理社会的に配慮した心身両面からの治療で臨床的改善が得られることが少なくない.

RAとストレスとの関連について1985年以降に報告されたものを表27-2にまとめた.そこでは9例中7例で臨床症状とストレスとの間に何らかの関連があると結論しており,さらに4例中3例(75%)で心理的介入による症状改善を認めている.具体的な介入法としては集団カウンセリングや認知行動療法を用いており,心理的なストレス対処法の習得を目的とするものであった.

ストレスがRAの再燃,増悪をもたらす機序としては,ストレス曝露時の副腎皮質刺激ホルモン放出ホルモン(corticotropin releasing hormone)の低下[13],関節局所でのサブスタンスPの放出[14]などが動物実験の結果より推定されているが,その詳細は未だ明らかにされていない.一方,RAにおいては,その重症度やストレスの有無,程度にかかわらず,ストレス自体が症状の増悪因子にはならないという報告もある[15].甚大な被害をもたらしたロサンゼルス大震災では,被災後にRA患者の自覚症状の悪化した症例は認められていないとの報告もある[10].

また,RAのモデルとして用いられるマウスのMRL/lprについて,食事制限により寿命が2倍に延長された.さらに,発病前後から食事制限しても効果が認められている[16].

II. その他の免疫疾患とストレスに関する研究

全身性エリテマトーデス(systemic lupus erythematosus:SLE),多発性硬化症(multiple sclerosis:MS),バセドウ病(Basedow diseasae:BD)で臨床症状とストレスとの関連についての研究がある(表27-3).Costa, D. D. ら[18]は不利なlife eventsとSLEによる機能障害増悪が相関していたと報告している.また,Mohr, D. C. ら[17]は,MS患者を対象にした前向き調査おいて,生活上のストレスはMSの臨床症状悪化と直接の関連は認められないものの,MRI検査による画像データの増悪と有意な相関があったとしている.

免疫疾患は慢性疾患であり,症状や経過に対しては精神面の関与が大きい.精神的因子は,直接的には不安,抑うつ,悲しみなどの情動を介して神経・内分泌・免疫系に影響を及ぼす.間接的には,食事,睡眠,運動などの日常生活習慣を介して影響を及ぼす.これらの機序について精神神経免疫学などの研究の進展に伴って明らかになってきている.これらのことから免疫疾患の診療において精神面にも配慮した治療が重要である.

表 27-3 その他の自己免疫疾患に関する臨床研究

対象疾患	サンプル数(人)	観察期間	結果	文献
MS	36	25か月	positive（MRI画像所見と生活ストレスに有意な相関がみられた）	Mohr, D. C. ら[17]
SLE	42	8か月	positive（不利な life events と SLE による機能障害増悪が相関していた）	Costa, D. D. ら[18]
MS	MS 101 健常者96	6年	positive（MS 進行と不利な life events の間に，悪循環が認められた）	Schwartz, C. E. ら[19]
BD	BD 95 健常者95	12か月	positive（BD 患者では，発症前に生活ストレスや不利な life events が多く起きている）	Kung, A. W. C. ら[20]
MS	32	2か月	negative（ミサイル恐怖のストレスによる MS 増悪は認めなかった）	Nisipeanu, P. ら[21]

MS：多発性硬化症，SLE：全身性エリテマトーデス，BD：バセドウ病

引用・参考文献

1) 竹川 隆ほか：慢性リウマチ患者に対する自律訓練法の効果．心身医療，7：76～81，1995．
2) Paulley, J. W.：Pathological mourning：a key factor in the psychopathogenesis of autoimmune disorders. A special contribution. Psychother. Psychosom., 40：181, 1983.
3) Moos, R. H. & Solomon, G. F.：Personality correlates of the rapidity of progression of rheumatoid arthritis. Ann. Rheum. Dis., 23：145, 1964.
4) Multon, K. D., Parker, J. C., Smarr, K. L. et al.：Effects of stress management on pain behavior in rheumatoid arthritis. Arthrit. Care Res., 45：122, 2001.
5) Waltz, M., Kiegel, W. & Bosch, P.：The social environment and health in rheumatoid arthritis：marital quality predicts individual variability in pain severity. Arthrit. Care Res., 11：365, 1998.
6) Smarr, K. L., Parker, J. C., Wright, G. E. et al.：The importance of enhancing self-efficacy in rheumatoid arthritis. Arthrit. Care Res., 10：18, 1997.
7) Smedstad, L. M., Kvien, T. K., Moum, T. et al.：Life events, psychosocial factors, and demographic variables in early rheumatoid arthritis：relations to one-year changes in functional disability. J. Rheumatol., 22：2218, 1995.
8) Parker, C. P., Smarr, K. L., Buckelew, S. P. et al.：Effects of stress management on clinical outcomes in rheumatoid arthritis. Arthritis Rheum., 38：1807, 1995.
9) Urrows, S., Affleck, G., Tennen, H. et al.：Unique clinical and psychological correlates of fibromyalgia tender points and joint tenderness in rheumatoid arthritis. Arthritis Rheum., 37：1513, 1994

10) Wallace, D. J. & Metzger, A.：Can an earthquake cause flares of rheumatoid arthritis or lupus nephritis? Arthritis Rheum., 37：1826, 1994.
11) Rimn, R. & Laakso, R. L.：Life stress and rheumatoid arthritis. Psychother. Psychosom., 43：38, 1985.
12) Shearn, M. A. & Fireman, M. A.：Stress magement and mutual support groups in rheumatoid arthritis. Am. J. Med., 78：771, 1985.
13) Cash, J. M. et al.：Neurobiology and inflammatory arthritis. Bull. Rheum. Dis., 41：1, 1992.
14) Garrett, N. E. et al.：Role of substance P in inflammatory arthritis. Ann. Rheum. Dis., 51：1014, 1992.
15) Haller, C. et al.：The impact of life events on patients with rheumatoid arthritis：a psychological myth ? Clin. Exp. Rheumatology, 15：175, 1997.
16) Kubo, C. et al.：Influence of early or late dietary restriction on life span and immunological parameters in MRL/Mp-lpr mice. Proc. Natl. Acad. Sci. USA, 81：5831, 1984
17) Mohr, D. C., Goodkin, D. E., Bacchetti, P. et al.：Psychological stress and the subsequent appearance of new brain MRI lesions in MS. Neurology, 55：55, 2000.
18) Costa, D. D., Dobkin, P. L., Pinard, D. et al.：The role of stress in functional disability among women with systemic lupus erythematosus：a prospective study. Arthrit. Care Res., 12：112, 1999.
19) Schwartz, C. E., Frederick, W. F., Stephen M. R. et al.：Stress and course of disease in multiple sclerosis. Behav. Med., 25：110, 1999.
20) Kung, A. W. C.：Life events, daily stresses and coping in patients with Graves'disease. Clin. Endcrinol., 42：303, 1995.
21) Nisipeanu, P. & Korczyn, A. D.：Psychological stress as risk factor for exacerbations in multiple sclerosis. Neurology, 43：1311, 1993.

28 慢性病とストレス

木村 和正

> **この章のキーポイント**：慢性病患者のストレスを少なくするのは，医師と患者のよりよい関係にかかっている．

かつては急性の疾患，例えば感染症で亡くなっていた多くの人々の命が救われるようになった現在，医療の中心は慢性病に移っている．急性の疾患は，治療や自然経過で治癒するか，あるいは死亡するかという転帰をとる．一方で，慢性の疾患は，自然経過が長期にわたり，治療の目標は大抵の場合治癒ではなく，せいぜい病気の進行を遅らせること，症状を緩和させること，合併症の発症を抑えることなどにとどまる．

ところで，医学的診断の進歩に伴い，症状が発現してわかる病気，臓器の検査でわかる病気，組織のレベルでわかる病気，蛋白のレベルでわかる病気，遺伝子のレベルでわかる病気などが分類されるようになってきた．いままでなら何も意識せずに健康と思っていた人が，医学の発達により健康でないと宣告され，健康でないと考えるようになる割合は，ますます高まっている．このようにして医学は，人の病を扱うことで人の人生を支配するようになっている．

病気にかかっていると自覚することは，それだけでストレスである．その病気が少なくとも完治するものでなく，場合によっては死ぬまで悪化するものであり，どのような経過をたどるかも明らかでないとしたら，そのストレスはより強いものとなる．慢性病であること，あるいは慢性病と診断されることが患者の人生にとって直接意味をもつ以上に，医療者が慢性病をどのようにとらえ，どのように治療するかが，患者にとっての病気と今後の人生に大きな意味をもつ．

慢性病の患者は健康でないのか

健康とは，病気でないことが前提となる概念であろうか．ある定義によれば，健康とは単に病気や精神的問題がないというものではなく，肉体的，精神的，社会的に完全に満足のいく状態である(WHO, 1946)という．しかしよりいっそう進んだ定義として(Seedhouse, D.)，健康は状態ではなく，そこに至る過程である，とするものが現れた．すなわち，障害を取り除き，個人の目標を達成するための基

本的手段を提供することが健康を増進することであると．

慢性病の患者は，病気をもつということからいえば健康の状態にはないといえるが，後者の健康の定義によれば，患者の独力にしろ，援助を得るにしろ，健康のために努力することは可能であることになる．もちろん，例えば重度の障害をもつものは，その現実の中で目標を選択すべきであることはとうぜんであるが，慢性病の患者にとっては，目標をどこにおくことができるかが重要な問題となる．

慢性病と老化

老化による身体機能の衰えは，一方向的であり長期間にわたり，死ぬまで続くという意味で，慢性病と共通する部分がある．老化が徐々に訪れるということ，誰にも共通に生じると考えられることから，ときに身体能力の低下によるうつ状態があること以外は，老化は強いストレスとはなりえないと思われる．

老化であれば受け入れられ，病気と名がつくとストレスとなるのはなぜか？そこには病気は治療でき，最終的に治癒するという幻想がある．そのため，慢性病がいつまでも治らないどころか，徐々にしろ悪化していくことが患者にとって不安であり強いストレスとなる．患者と医者の間ではこのような点についてあからさまに話し合われることが少ない．結果として患者は期待を裏切られ続ける，あるいは経過をどう考えてよいかわからないままにおかれる．慢性病に限らず，患者と医者の間では一般に死が否認されているために，十分なコミュニケーションがとれず，患者が有意義な人生を送れる可能性が失われている．

患者にとっての慢性病の意味

慢性病にかかっている，あるいは慢性病と診断された患者にとって，慢性病の意味は，その患者の生育歴，性格，環境などにより異なる．ある患者にとっては，これまで発揮できていた能力が失われたことであり，ある患者にとっては他者に依存できる正当な理由となる．また，慢性病にかかったことで，いままでの自分を振り返り，生き方や人生の目標を考え直し，周囲の人との関係を見なおす機会とするものもある．

多かれ少なかれ，これまでの生き方が変化をこうむり，その変化を積極的に推し進めていく（慢性病を積極的に受け入れていく）ものにとっては，その後の人生は意味あるものになるであろうし，いつまでも変化を受け入れられず，かつての自分にしがみついているものにとっては，無意味で苦痛な人生となるであろう．

患者と医者

患者と医者の間のコミュニケーションには3つの異なった目的があるという．すなわち，両者の間で情報が交換されること，治療に関しての決定を行うこと，そしてそれらの前提として，両者の間によい関係をもたらすことの3つである．こ

れらに共通していることは，いまや患者と医者は対等な関係で病気に立ち向かうべきであるということである．

慢性病の患者，特に生命が脅かされている患者は，医学的な情報を強く求めているが，一方で治療の決定には医者が責任をもって欲しいと考えているものが多いという．以前ならば，治療の決定は医者が一方的に行うことであった．しかしいまは，治療の決定は医者が行うにしても，患者はその決定に至る根拠を知る権利とともに，拒否する権利ももつといえる．

患者と医者の関係がよいということは，両者が対等に病気について話し合える前提である．この疾患がどのようなものであり，現在どういう状態にあり，今後どのような経過をたどるのか，そしてこれからどのような生活が可能か，いかなる目標をもって生きていけるのかを患者は知りたい．一方，自分がいかに苦しいか，悩んでいるかを理解してほしい．しかし現実には，患者は医者に自由にたずねることも，感情を表現することもできない．結果として，患者は常に不確定で不安な未来に支配され，明確な目標をもって生活することができない．

最も重要なことは，慢性病を扱っている専門医の多くは，自分が患者の心理的問題にかかわる必要もないし，そのような時間もないと考えていることである．それはとりもなおさず，慢性病を診ながら，慢性病の患者の治療を放棄していることと同等である．

慢性病患者のストレス

慢性病患者のストレスには，その発症に関係するもの，その経過に影響を与えるもの，そして病気であることや，その症状が原因となって生じるものなどが考えられる．その中で，これまでに述べてきたことから，患者に最も大きな影響を及ぼすストレッサーの1つとして，患者と医者との関係があげられる．

慢性病患者が，病気をもちながらも健康的な生き方を目指せるかどうかは，医者がその疾患をどのように患者に伝えるか，患者の知りたいことや感情をいかに知り，いかに応えられるか，そして患者が疾患をもちながらも，どのような生き方が可能かを示せるかなどにかかっている．患者が病気に依存して生きるのではなく，病気がありながらも，目標をもって生きられるならば，患者のストレスは軽減し，うつ状態や神経症などの精神症状，痛みや疲労感などの身体症状の改善がみられるであろう．精神療法との組み合わせなどで，疾患自体の進行が抑えられる可能性もある．

慢性病の例

これまでは，慢性病一般について述べてきたが，ここでは特徴的ないくつかの慢性病とストレスのかかわりを述べる．

がん

エイズと並んで，患者にとって精神的な影響が最も大きい疾患の1つであるがんは，慢性病の代表的なものである．さまざまな治療法が開発され，早期のものは完治するといってよいほどに患者の予後も大きく改善されてきたがんであるが，いまだに生命にとって脅威であることに変わりはない．その発症にかかわると考えられる因子は，遺伝子，環境，そして患者の性格にわたっている．

ストレスとの関連では患者の性格が問題となるが，注目されてきたのは，タイプCといわれる性格である．すなわち，がん患者は，怒りや不安，絶望感，無力感といった否定的な感情を抑える傾向をもつ性格であり，この性格が免疫を介してがんの発症と関係していると考えられている．精神療法により，この性格に介入することでがん発症を抑えられる可能性があるというが，まだ論争のあるところである．

いずれにしろ，がん患者は，うつ状態であったり，痛みに苦しんだり，社会的な支持が必要であったりと，一般的に精神療法が必要であることは，明らかである．また，がん患者にかかわる人々にはバーンアウトの危険性があり，これらの人々に対しても，精神的なサポートが必要となる．

冠動脈疾患

狭心症と心筋梗塞からなる冠動脈疾患を起こしやすい行動パターンとして，タイプA行動パターンがよく知られている．その中でも"敵意"が冠動脈疾患の危険性に最も関係しているといわれてきた．しかしこれまでのところ，行動的な介入によって，冠動脈疾患の危険性が明らかに減少したとの結果は得られていないという．

最近では，職場という環境における冠動脈疾患の起きやすさの要因として，要求されること(仕事の負荷，仕事の多様性など)と，その人の資源(個人の経験や社会的サポートなど)のバランスが重要である(Karasek, R.)とか，努力とそれに対する報酬のバランスが重要である—すなわち，非常に努力したのに報酬が低いとき，冠動脈疾患の危険性が高まる(Siegrist, J.)—などの研究がなされている．

一方，この疾患にかかったことを知った人は，強い不安を感じ，ショックを受け，否認することもある．社会生活や性生活も障害を受け，家族への強い依存性もみられる．精神的障害が続く患者は，再度の罹患をこうむりやすいこともあり，精神療法が必要となる．

糖尿病

糖尿病の患者において問題となるのは，食事制限や服薬などによる血糖値のコントロールである．家族の協力的態度はコントロールによい影響を与えるという．また医療者の態度も，患者の受診に，すなわち血糖のコントロールに強い影響を与えるという．医療者の批判的態度や，相談にのろうとしない態度は，患者の治療に対する意欲をくじきやすい．

単に病気の治療をし，情報を与えるだけではなく，患者の知りたいことを十分

に聞き，感情的な交流ももつべきである．そのためには，医療関係者は精神的治療の技術をもつように訓練される必要があろう．結果として，良好な医者-患者関係を基本とする持続する治療が重要である．

慢性関節リウマチ(RA)

全身的な免疫疾患である RA(rheumatoid arthritis)は，病因が明らかにされていないこと，また免疫反応が精神的な出来事と関係をもつという知見から，病因として，精神的なストレスが注目されている．また，関節における結合組織やコラーゲンの合成はいくつかのホルモンにより修飾されるが，一方でそれらのホルモンは感情に対して感受性をもっているという事実から，精神的な出来事が関節の病理に関係している可能性が考えられる．

RA と特定の心理的傾向(タイプA行動パターンでないこと，アレキシサイミアなど)が結びつくのではと考えられていたが，現在では必ずしも明らかではないとされている．RA の発症とストレスの関係が研究されており，発症前に心理的外傷体験をもつものが多いこと，またそれらの人々では心理的外傷により RA の症状が増悪することなどが知られている．

この疾患による身体的能力の低下，社会生活のレベルの低下などを考えると，患者のサポートには，専門医以外に精神面を扱う医師，心理療法士，ソーシャルワーカーなどがチームを組む必要がある．チームは，病気の予後に関していたずらに期待させることなく，何が目標となりうるのか(例えば，長期間自立した生活を営むこと)といった，患者に可能なことを明らかにし，治療からサポートへと視点を変えていく必要がある．

変性性神経疾患(アルツハイマー病，パーキンソン病など)

アルツハイマー(Alzheimer)病は，いまや65歳以上の10%がかかるという痴呆であり，患者の認知，人格，行動は非可逆的に重度に侵されるが，運動や知覚の機能は末期に至るまで保たれる．現在のところ有効な治療法がない．大脳皮質性の痴呆であるため，うつ状態となるものは少なく，病識は低く，知的・言語的機能が強く損なわれる．結果として，家族など介護者にとっては，愛した人の人格が失われていくことが最もつらく，これらの人たちを支えることが特に重要となる．

一方，パーキンソン(Parkinson)病は皮質下(大脳基底核)の疾患であり，痴呆，認知障害，うつなどを生じる．初期には薬物でコントロールが可能であるが，進行とともに，振戦，ひきずり歩行，仮面様顔貌などが生じる．

これら変性性神経疾患は，進行性で治療不可能なものが多いため，姑息的な治療しかない．そこで最終的な目標は，患者および家族が，心地よく，尊厳をもって，できるだけ質の高い生活ができるように援助することである．患者の自立性を損なうことは症状を悪化させる．そのため，自ら決定させ，赤ん坊扱いをせず，彼らの意見を軽視しないようにすべきである．

HIV 感染とエイズ

性病の中で独特な位置を占めており，個々人にとっても，人類全体にとっても非常に大きな影響を与えているのが，この疾患である．十分に有効な治療法がないこと，ウイルスが急速に変異し，薬物に耐性をもってしまうこと，またたく間に地球的規模で感染が広まったこと，そしていったんエイズが発症すればそのほとんどが死に至ることなどから，人類に強い打撃を与えている．またこの疾患の特徴として，単に医学的な対象であるだけでなく，倫理，宗教，法律，性生活，家族関係など文化のさまざまな面とのつながりが強いということがある．

HIV 感染やエイズの患者が社会でどのように扱われるべきか，さまざまに議論されてきたが，当初エイズが，同性愛者や注射による薬物常用者の疾患であるかのようにいわれたこともあり，マスコミの影響も強く，この疾患が忌まわしいもの，恥ずべきものとの認識がいまだに広がっている．

そのため，患者は死すべき病にかかったという苦しみだけでなく，罪深いものとして，社会から引きこもるか，仮面をかぶって社会生活をするかしかないといった苦しみをも味わわなくてはならなくなっている．これらのことから，HIV 感染，エイズに関しては専門的なカウンセリングが必要とされる．

引用・参考文献

1) World Health Organization. World health organization constitution (Geneva：WHO). 1946.
2) Seedhouse, D.：The way around health economics. Health Care Anal., 3：205〜220, 1995.
3) Ong, L. M. et al.：Doctor-patient communication；a review of the literature. Soc. Sci. Med., 40：903〜918, 1995.
4) Karasek, R. et al.：Healthy work；stress, productivity and the reconstruction of working life. Basic Books, New York, 1990.
5) Siegrist, J. et al.：Low status control. High effort at work and ischaemic heart disease；prospective evidence from blue collar men. Soc. Sci. Med., 31：1127〜34, 1990.

29 更年期のストレスとストレス病

河野 友信

> **この章のキーポイント**：女性の更年期障害はよく知られているが，男性にも更年期障害があると考えられている．

更年期には年代特有のストレスがあり，ストレス病が起きやすい．更年期ストレスの最大の要因は老化ストレスであるが，これには次のものがある．
1．老化を受容できないストレス
2．老化に適応するうえでのストレス
3．年代特有のストレス負荷によるストレス

これらはストレス病の原因にもなる．

更年期の最大のストレス病は更年期障害である．女性の更年期障害は注目され研究も進んだが，男性更年期障害はほとんど注目されていない．しかし男性にも更年期障害があるのは間違いない．

更年期の不定愁訴をきたす病態には，性ホルモン欠乏による症状，更年期うつ病，更年期自律神経失調症がある．このほかに，特有の神経症や適応障害がある．これらを総称して更年期症候群として一括して扱い，専門的な対応をしたほうがよい．

いずれも，検査機器だけでは診断はつかない．機器では除外診断しかできない．更年期障害は性ホルモンの欠乏によるので，性ホルモンを測定することで性ホルモンの様相がつかめる．

卵巣機能の廃絶は誰でも通過する老化のプロセスなのに，フラッシュのような血管症状などで悩まされるということは，その人の身体的な状況に加え，ストレスが関与していると思われる．

30 がんとストレス

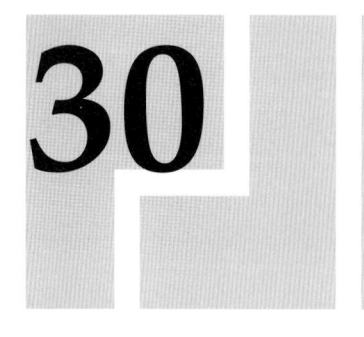

河野 友信

> **この章のキーポイント**：がん医療では，ストレスケアやストレス対策が重要である．

がんとストレスとの関連については，次の二大テーマがある．
1. がんの発症と経過へのストレスの関連
2. がんの発見からがん医療にかかわるストレスの影響

がんとストレスの関連は経験的にいわれてきたが，検査や発がんのこまかなメカニズムが解明され，ストレスとの関連の実証的データも集積されてきている．

がんの発症と経過へのストレスの関連

がんの発症と経過へのストレスの関連では，以下のようなことが研究され言及されている．
- がんの発症と性格行動特性・がん性格(タイプC)とストレス
- ストレス刺激への曝露とがん発症
- がん原因物質への曝露行動とストレス
- 母体のストレス曝露でがんの発症
- がん関連遺伝子のスイッチのオン/オフにかかわるストレス
- がんの発症を促進する要因としてのストレス
- その他

また，以下のような事項ががんの発症や経過にかかわるという仮説がある．
- がん遺伝子やがん抑制遺伝子，修復遺伝子などの作用とストレスの関連
- 免疫能とストレスの関連
- 内分泌系や自律神経系などの生体維持システムの乱れにストレスが影響

がんの発見からがん医療にかかわるストレスの影響

がんの発見からがん医療に至る全プロセスに，ストレスが関連している．以下のような事項にストレスが関連する．

- がん発見に至るプロセス
- 告知のプロセス
- がん治療を受けるプロセス
- 治療に伴う反応や結果
- 不治致死に至るプロセス
- 死の臨床のプロセス
- 死別後の悲嘆

がんの臨床では,
- 病人当人のストレス
- 家族や近親者のストレス
- 医療職のストレス

　がんであることは，受療行動，精神的な症状，心身相関の症状などに影響する．治療効果もストレスの影響を受ける．がん患者の受療態度や行動によって，予後に差があるというデータがある．

　がん患者のストレス度は，治療効果に影響する．がん患者のこころの構えやこころの状態は QOL に影響し，生きがいをもつことやユーモアや笑いのある状態は，治療結果に好影響をもたらすことがわかっている．

　がん医療では，ストレスケアやストレス対策が重要である．

31 救急医療とストレス

河野 友信

> **この章のキーポイント**：救急医療は患者にも家族にも医療職にも大きなストレスであり，適切なストレス管理が必要である．

救急医療は，患者にとっては，
- 救急患者になるプロセス
- 救急室に入ってから
- 救急室に入ってからの経過
- 救命された後の経過などが，

家族にとっては，
- 連絡を受けてから救命室に入るまで
- 救命室での経過
- 救命されてからの経過・退院してからの経過などが，

医療職にとっては，
- 救命処置のプロセス
- 告知のプロセス
- 救命室での医療のプロセス
- 救命後のリハビリのプロセス

などがストレスになる．

　ストレスが救命救急医療を必要とする病態をつくりだしてしまう場合があり，また救急救命医療に従事すること自体が大変なストレスになる．救命救急室に運び込まれたときの重症度にもよるが，意識もなく救命できるかどうかわからない状態で，インフォームド・コンセントもなく，医師は自己判断でひたすら救命に全力をあげる．ひどい障害を残して救命して，死んでいたほうがよかったと言われることもある．職業柄とはいえ，ストレスフルな職業である．

　救命救急室の勤務は，不規則で長時間に及ぶことが少なくない．手術の場合，長時間の仕事で，細心の注意が必要である．救命救急は，空白地帯におかれた領域であるが，医師の努力に依存する現在の体制から，救急システムを整備していくことが大切である．

32 終末期とストレス

河野 友信

> この章のキーポイント：ストレスの多い"死の臨床"についての理解と適切な対応が必要である．

人生の終末期はストレスフルである．誰にでも例外なく訪れる終末期は，死を前にした人にとっても，家族などの身近な人にとってもストレスである．

また，終末期医療もストレスが多い．人生の終末はさまざまな形でやってくる．死に至る原因，年齢，社会的立場，経済的状況，終末の場，性格特性，家族や周囲との関係などで，終末の様相やストレス度には違いがある．

終末期のストレス

終末期のストレスは，以下のことが問題になる．
- 死に直面している人
- 死にゆく人の家族や身近な関係者
- 医療やケアのために接する専門職

死に直面している人のストレス

死に直面している人のストレスは，死が未知であり死の不安からくるもの，死にゆくことは苦しいのではないかという潜在意識，死を受容できず生きたいという気持ちが大きいことなどが背景にある．死生観や死に接した経験，現在の苦痛度，周囲との関係，医療やケアとの関係性などがストレスの様相に影響する．

死にゆく人の家族や身近な関係者のストレス

死にゆく人の家族や身近な関係者のストレスは，死別しなければならないことからくる．死への看取り・ケアそのものもストレスである．関係が深く身近であるほど，ストレス度は大きい．若くて，まだ死を迎えるには早すぎると思われている人の場合ほど，死別の予期悲嘆も大きいし，死別後もグリーフが大きい．

医療やケアのために接する専門職のストレス

医療やケアのために接する専門職のストレスは，その立場やかかわりのあり方によるところが大きい．真実告知，キュアかケアかの選択，先端医療の適用の限度，安楽死の選択，家族と本人の意思や意向が異なるとき，本人の意思の確認がとれないとき，医療チーム内の意思の不一致，予想外の望まない変化，心のケア，スピリチュアルケア，ケアや医療のミス，不本意な対応，臨死のときの対応，死別後のグリーフケアなどがストレスになる．

終末期医療・ケアとストレス

終末期医療・ケアに際してのストレスは，以下のように分けられる．
- 終末期医療
- ケアを行ううえでのストレス
- 終末期医療・ケアにおける人間関係によるストレス
- 終末期医療・ケアが本来もっているストレス

終末期であることの判断から，対応の戦略検討，医療ケアの実践，臨死時の対応，死別後の家族のケアに至るまでストレス要因となる．終末期医療・ケアを受ける側と行う側がいて，どちらもストレスフルである．受ける側の特性や精神病理の度合いにもよるが，ストレス度やストレス対処の多くは専門職の力量による．

終末期のストレス対策

終末期の医療・ケアでは，かかわるすべての人にストレスを伴う．ストレス対策は重要であり，①死にゆく人，②家族・身近な人，③かかわる専門職，④第三者，に分けての対策が必要である．

"死にゆく人"と"家族・身近な人"に関しては，死にゆくことへの準備教育，死の受容の支援，ストレス対処などである．特に心理面とスピリチュアルな側面からのサポートが重要である．事例ごとに，時間と接するエネルギーを要する．

"かかわる専門職"については，「死の臨床」についての教育・研修，自己分析と自己理解，自己ストレス管理，ストレスサポートのシステム的対応などが重要である．

"第三者"については，関係行政職や病院管理職，マスメディアが中心であるが，「死の臨床」についての教育と，立場上心得るべき事項についての教育，日常的なストレス対処などである．

33 その他のストレス病

河野 友信

> **この章のキーポイント**：ストレス病のその他のものとして，慢性疼痛，摂食障害，性障害など，いろいろなものがある．

I. 慢性疼痛

疼痛は最も多い愁訴の1つである．疼痛は複合感覚ともいわれるように，かならずしも身体的原因だけによらない．疼痛を臨床的に把握する場合，以下のように分けてとらえると，疼痛の性状が理解しやすく，対応しやすい．
1．局所の問題
2．中枢の問題
3．局所と中枢をつなぐ過程の問題
4．疼痛の認知の問題
5．疼痛の表現の問題

ここで取り上げる慢性疼痛の問題は，身体病変に付随する疼痛ではなく，むしろ心理精神的な側面から問題になる慢性疼痛である．鎮痛薬を主とした疼痛緩和法で痛みが緩和せず，また病変の治癒が遷延して痛みを慢性に訴えるケースを対象に述べる．

慢性疼痛の種類

慢性疼痛には次のような種類がある．
- 慢性有痛性身体疾患
- 心理精神的に意味のある慢性疼痛
- 精神障害の症状としての慢性疼痛
- その他

身体病に伴う疼痛にしても，純粋に身体的な原因によるものと，心理的な因子が疼痛を修飾・加重している場合がある．痛みが慢性化し持続固定化するメカニ

表 33-1 痛みの心理社会的なメカニズム

感受性の亢進		痛みの要因
⇨不安 ⇨緊張 ⇨意識の集中 ⇨恐怖 ⇨怒り ⇨うつ ⇨絶望	痛み増強⇦	身体因子 心理的因子 環境的因子 対応的因子
	⇨	痛み
	全人的	身体的 心理的 社会的 スピリチュアル

ズムには，暗示や条件づけ，疾病利得，マゾヒスティックな欲求など，心理精神的なメカニズムが大きく関与している．表 33-1 は，痛みの心理社会的なメカニズムを分析して示したものである．慢性疼痛の診断に際して考慮しなければならない点である．

診 断

慢性疼痛の診断は，全人間的な情報に基づいて行われる必要がある．
1. 痛みの性状と持続時間，強度
2. 痛みの発症とその経過
3. 疼痛治療への反応
4. 疼痛の表現の仕方
5. 疼痛によるダメージの受け方
6. 身体疾患の有無と痛みとの関連の評価
7. 患者の性格
8. 痛みと心理的要因との関係の有無
9. 精神障害の有無
10. その他，過去の痛みの体験など

以上の項目をチェックして慢性疼痛を診断し，その対応のあり方を検討する．
慢性疼痛を訴える患者の診断は以下のように分類できる．
1. 身体病
2. 身体病プラス心理的過重：疾病逃避や疾病利得がみられたり，痛みで依存欲求が満たされるような場合，神経質な性格の場合など．
3. 神経症性障害：転換ヒステリーのメカニズムのある補償神経症など．
4. 心身症
5. うつ病：うつ病の症状として，疼痛は最も多い症状の1つであるが，仮面うつ病や軽症うつ病では，患者は痛みを訴えて受診することが多い．
6. セネストパチー(体感異常)

7．その他，精神病など

治療

慢性疼痛の治療は，診断に応じて行われるべきである．痛みの程度にもよるが，痛みは最も耐えがたい苦痛の1つであり，臨床の現場では即何らかの対応を要する症状である．したがって，診断の手順はさておき，まず何よりも疼痛緩和の方法を講じなければならない．患部を安静にしたり冷やしたりなどの物理的な療法をするとともに，その前にまず各種の鎮痛薬の注射や内服あるいは座薬の与薬による鎮痛を試みる．

頻繁に繰り返される疼痛顕示行動で，それが心理的な意味をもつ症状の場合，インアクティブ・プラシーボでも効果がみられる場合がある．

疼痛緩和をはかりつつ慢性疼痛の診断をする．そして，診断に応じて適切な治療をしていくことになる．慢性疼痛の診療に際しては，薬物への依存性の問題を常に配慮しなければならない．がん性疼痛に関しては，WHOでモルヒネを中心とした疼痛コントロールの指針が出され，効果をあげている．うつ病による疼痛の場合は，抗うつ薬を適量，2週間以上服薬させることが重要である．疾病逃避や疾病利得のような病態心理のみられる症例では精神療法が欠かせない．

II．ストレス性摂食障害

摂食障害には多くの原因があるが，ストレス関連の摂食障害としては，拒食，少食，節食，偏食，大食，過食，異食など，さまざまな食行動の異常な形として現れる．摂食異常が問題になる場合と，摂食の異常さが健康障害を引き起こすことで問題になる場合がある．

ストレス性の摂食障害は，疾病とのかかわりという点では，以下の5つの場合に大きく分類できる．
1．神経性食思不振症
2．神経性大食症（過食症）
3．単純性肥満
4．その他，過剰あるいは過少あるいは栄養の偏りなどによって引き起こされる疾患，例えば，アルコール性肝障害，アルコール性膵炎など．
5．神経症やうつ病などを含めた精神障害

ストレス性の摂食異常による健康障害は，ストレス反応の現れ方でその表現は以下のように異なってくる．
1．身体反応としてくる場合：神経性食思不振症など
2．心理精神反応としてくる場合：神経症性障害など
3．ストレス対処行動としてくるもの：ストレス回避のためにアルコールを過

剰に摂取し，その結果発症したアルコール性肝障害など．また週末過食症や気晴らし食い，腹を立てて過食をするような情動反応としての摂食異常などもある．

ストレス性の摂食障害の対応はとうぜんその病態に応じてなされなければならないので，摂食障害の診断は重要である．

診　断

摂食障害の診断に際しては，まず身体的な原因によって起こったものかの診断が重要である．何らかの身体的な原因が見出された場合，それに心理的な要因の関与がないかどうかをチェックすること．身体的な発症原因が見出せない場合，心身医学的・精神医学的な側面からの診断が必要になる．

ストレス性の摂食障害であるかどうかの診断では，発症や経過にストレス要因の関与があるかどうか，その相関の程度を評価することが必要になる．そのためには，以下のような事項の分析と評価が必要になる．

1. 摂食障害の様相，頻度，重症度のチェック
2. 身体への影響の評価
3. 精神症状や心理状態の評価
4. 性格や適応水準の評価
5. ストレス要因の分析とストレス刺激の強さの評価
6. 病感・病識と治療意欲の評価
7. 過去の治療への反応の評価
8. 生育歴の分析
9. 家族関係の分析と評価
10. その他

これらに基づいて適切な治療的な対応をしていくことになる．

治　療

ストレス性摂食障害の治療は，診断名や病態に応じた治療が根本になるが，共通した治療の原則としては，以下の4点である．

1. 摂食障害による身体への影響が重篤な場合，例えば，るい痩が著しい場合は，何よりもまず可能な手段を講じて栄養補給をするとともに，その他の身体症状の改善をはかること．鼻腔栄養や中心静脈栄養などが必要な場合も少なくない．
2. 治療関係をつくること：患者や家族に信頼されることが何よりも重要である．そのためにはまず，患者のすべてを受け入れ，患者の立場から理解するような態度をとることである．
3. 患者をめぐる人間関係を明確に把握すること：家族関係やこれまでの治療関係の精神力動を分析し，特に患者にとってストレス要因になっている人

物との関係をすみやかに把握すること．
4．ストレス要因を明確にすること：性急すぎてはいけないが，なるべくすみやかに摂食障害を引き起こしたストレス要因を把握し，治療へ向けての対応を確かなものにしていくべきである．

　次に，ストレス性摂食障害の典型的な疾患である神経性食欲不振症について述べる．

神経性食欲不振症の診療
病　像
　近年，神経性食欲不振症(anorexia nervosa)の病像や病態形成のメカニズムが従来のそれとはいささか異なってきたといわれる．肥満嫌悪，やせ願望は共通であるが，成熟拒否(女性性拒否)という精神病理の中核構造がみられなく，単に美容上の目的からやせることを試み，ダイエットの失敗で発症する例が増えてきたのである．強迫的で理知主義，未熟，頑固という性格構造は共通しているが，従来の患者と違い，化粧もするし，恋愛もし，ときには結婚までしている例がある．

　また摂食行動も，一貫した節食と拒食ではなく，何らかのきっかけで食べたことが過食につながり，信じがたいほどの過食をし，そのあとで，肥満恐怖とやせ願望が根底にあるために，嘔吐するか，大量の下剤で下痢として排泄し，やせ状態を維持しようとする．

　終日食べ物のことに関心をもち，低カロリーのものを選んで食べ，始終カロリー計算をし，体重を測る．母親や周囲の人に食べることを強要したり，料理をすることに関心をもったりする．

診　断
　神経性食欲不振症の診断は必ずしも明確でないが，参照までに厚生省の本症研究班の診断基準とDSM-IV-TRの診断基準を示す(表33-2，表33-3)．

表 33-2　神経性食欲不振症の診断基準

① 標準体重の－20%以上のやせ
② ある時期にはじまり，3か月以上持続
3　発症年齢；30歳以下
4　女性
5　無月経
6　食行動の異常(不食・多食・かくれ食い)
7　体重に対する歪んだ考え(やせ願望)
8　活動性の亢進
9　病識が乏しい
⑩ 除外規定(以下の疾患を除く) 　a．やせをきたす器質性疾患 　b．統合失調症(精神分裂病)，うつ病，単なる心因反応

(○印を満たすものを，広義の本症とする)
(厚生省特定疾患・神経性食欲不振症調査研究班)

表 33-3 神経性無食欲症の診断基準

A. 年齢と身長に対する正常体重の最低限，またはそれ以上を維持することの拒否(例：期待される体重の 85%以下の体重が続くような体重減少：または成長期間中に期待される体重増加がなく，期待される体重の 85%以下になる)
B. 体重が不足している場合でも，体重が増えること，または肥満することに対する強い恐怖
C. 自分の体重または体型の感じ方の障害，自己評価に対する体重や体型の過剰な影響，または現在の低体重の重大さの否認
D. 初潮後の女性の場合は，無月経，すなわち月経周期が連続して少なくとも 3 回欠如する(エストロゲンなどのホルモン投与後にのみ月経が起きている場合，その女性は無月経と見なされる)

▶病型を特定せよ

制限型　現在の神経性無食欲症のエピソード期間中，その人は規則的にむちゃ食いや排出行動(つまり，自己誘発性嘔吐，または下剤，利尿薬，または浣腸の誤った使用)を行ったことがない

むちゃ食い/排出型　現在の神経性無食欲症のエピソード期間中，その人は規則的にむちゃ食いや排出行動(すなわち，自己誘発性嘔吐，または下剤，利尿薬，または浣腸の誤った使用)を行ったことがある

(高橋三郎ほか訳：DSM-IV-TR 精神疾患の診断・統計マニュアル，医学書院，2002 より転載)

表 33-4 神経性大食症の診断基準

A. むちゃ食いのエピソードの繰り返し．むちゃ食いのエピソードは以下の 2 つによって特徴づけられる
　(1) 他とはっきり区別される時間帯に(例：1 日の何時でも 2 時間以内)，ほとんどの人が同じような時間に同じような環境で食べる量よりも明らかに多い食物を食べること
　(2) そのエピソードの期間では，食べることを制御できないという感覚(例：食べるのをやめることができない，または，何を，またはどれほど多く，食べているかを制御できないという感じ)
B. 体重の増加を防ぐために不適切な代償行動を繰り返す，例えば，自己誘発性嘔吐；下剤，利尿薬，浣腸，またはその他の薬物の誤った使用；絶食；または過剰な運動
C. むちゃ食いおよび不適切な代償行動はともに，平均して，少なくとも 3 か月にわたって週 2 回起こっている
D. 自己評価は，体型および体重の影響を過剰に受けている
E. 障害は，神経性無食欲症のエピソード期間中にのみ起こるものではない

▶病型を特定せよ

排出型　現在の神経性大食症のエピソードの期間中，その人は定期的に自己誘発性嘔吐をする，または下剤，利尿薬，または浣腸の誤った使用をする

非排出型　現在の神経性大食症のエピソードの期間中，その人は，絶食または過剰な運動などの他の不適切な代償行為を行ったことがあるが，定期的に自己誘発性嘔吐，または下剤，利尿薬，または浣腸の誤った使用はしたことがない

(高橋三郎ほか訳：DSM-IV-TR 精神疾患の診断・統計マニュアル，医学書院，2002 より転載)

なお，神経性大食症(bulmia nervosa)はDSM-IV-TRによると別の臨床単位に分類されており，その診断基準も参考にあげておく(表33-4)．わが国では，純粋な形の神経性大食症は少ないようである．

本症の診断は，病名の診断だけではなく，治療につながる診断を必要とする．そのためには，患者の人間全体の診断，つまり性格や人格の成熟度，適応水準，家族関係，特に母子関係などの診断が不可欠であり，また治療を進めていくうえでの診断，例えば家族や周囲の協力，本人の治療意欲などについてのチェックも必要である．

治 療

本症の治療は，病状の程度，病態の形成のメカニズム，病態水準，治療側の体制，家族の協力体制などによって，治療の方法や治療の進め方は異なってくる．厳密にいうと，症例ごとに治療のメニューが違うといえる．

治療として主なものを列挙すると以下のとおりである．多くのケースは専門的な治療が必要である．

①身体的療法：低栄養を改善する療法，消化機能を改善したり，食欲を刺激する薬物を使用する薬物療法などを行う．

②精神療法：心理行動面からはたらきかける療法には，分析的療法，行動療法，認知行動療法，家族療法，再養育療法などがある．

③精神薬物療法：本症の患者は，精神的に不安定な場合が少なくなく，トランキライザーや眠剤を必要としたり，抗うつ薬を必要とする場合が少なくない．

④その他：本症では，頑固な便秘，無月経などがあり，状況により適宜治療的な対応が必要である．男性例では，脳腫瘍が潜在したり，身体疾患のこともあるので，除外診断には十分な注意が必要である．本症の治療では，患者に対する治療も重要であるが，病態を形成するのに大きな影響をもったキーパーソンに対する治療も必要である．

Ⅲ．ストレス性性障害

性障害はさまざまな原因によって生じるが，ストレス性の性障害に限定すると，以下の4つに分類することができる．

1. 心因性性障害
2. 心因性二次性性障害：例えば，心的ストレスで心身症や神経症性障害，うつ病などになり，そのために性障害をきたしたり，ストレス回避のためのアルコール過剰摂取で二次的に性障害をきたしたり，トランキライザーの使用で二次的に薬物性の性障害をきたしているような場合である．
3. 身体因性性障害の心理的修飾：例えば，乳がんや子宮がんの手術などによってボディ・イメージの障害が起こり，それが二次的に性障害を起こしたり，手術や薬物療法などの副作用の影響，また痛みなどが心理的に修飾

されて性障害をきたす場合などである．
4．その他：人格障害に基づいたり，一次性の同性愛などの性同一性障害などによる．

心因性性障害は，次の4つに分けられる．
- 欲望の障害
- 遂行の障害
- 満足の障害
- 性対象の異常

また，ストレス反応としての性障害という見方からすれば，心身症圏，神経症圏，うつ病圏，その他の精神病圏の4つの障害に分けることができる．
- 欲望の障害：性的欲望が障害されるもので，欲望が低下あるいは消失する場合，欲望が過剰になる場合，性嫌悪になる場合
- 遂行の障害：勃起不全(インポテンス)，射精障害，膣痙攣，性交疼痛症など
- 満足の障害：性感不全(性交不快症，不感症)，冷感症など
- 性対象の異常：幼児性愛，フェティシズム，獣愛，自己性愛など

性障害をきたすストレス要因はさまざまであるが，次の4つに分けられる．
1．個人に原因がより多くある場合
2．パートナーにより問題がある場合
3．相互関係に問題がある場合
4．その他，環境的要因や外的なストレス要因に問題がある場合

診　断

さまざまな種類の性障害の中から，ストレス性であるかどうかを診断しなければならない．そのためには，以下のような事項をチェックし，問題を分析，把握し，診断を進める．
1．性障害の種類，重症度のチェック
2．身体因性かどうかのチェック：特に性機能に影響を与える薬物の使用の有無，手術などの医療原性に性障害をきたしているかどうか，性行動に影響を及ぼすような身体機能の状態であるかどうかなどのチェックを入念に行う．
3．セックス・ヒストリーおよびセックス・ライフの詳細な実態の聴取
4．心理社会的ストレス要因の有無の分析と心身相関の病態がみられるかどうかの検討
5．治療意欲のチェック
6．パートナーの協力の有無のチェック
7．その他

治療

　まず,本人が性障害のためにどの程度困っているか,どの程度の治療意欲があるかを評価することが大切である.

　身体病の治療上,性障害は犠牲にしなければならない場合もある.医療原性の性障害は少なくないが,患者にとって性生活はQOL(quality of life)を高める要因の1つでもあり,可能な範囲で性の欲望は充足するように援助すべきである.

　ストレス性性障害の治療は,原因に応じ,また障害の性質や程度に応じて選択されるが,心理療法が基本である.現在のストレス性障害の治療は,Masters-Johnsonの性治療とKaplanのニュー・セックス・セラピーに準拠してなされるのが一般的である.いずれも行動療法と分析療法,人間関係調整法を統合した療法である.

　病状の重いケースは専門医に依頼すべきであるが,性障害をきたすような要因を除去することができれば,それだけで性障害が改善するケースも少なくない.うつ病の部分症状としての性障害では,抗うつ薬による治療で改善する.

34 障害者のストレス・ストレス病

河野 友信

> **この章のキーポイント**：障害者のストレス反応の病態は今日まで無視されてきたが，深刻な問題である．

障害者には，身体障害と精神障害，心身障害があり，一方で，先天的な障害と後天的な障害がある．障害者と家族のストレスは，障害に至った原因と経緯，年齢，社会経済的状況，地理・気象的条件，環境，社会的サポート体制の状況などによるところが大きい．

ストレス病は障害者にも家族にもみられるが，障害者は障害があるために，ストレスに脆弱であり，ストレスの異常反応を起こしやすい．障害のあるためにいっそう，ストレスにより心身症や精神障害，行動障害をきたす．家族の場合も同様に，ストレス性の不健康反応を起こす．

障害者のストレス反応は，障害の程度や部位によって異なり，対応には手間と時間がかかる．障害者のストレス反応による病態については，これまで無視されてきているが深刻な問題である．

コミュニケーションに障害がある場合がほとんどであり，多くは適切にストレス反応が読み取られていない．ストレスの影響は薬効にも及ぶのである．

35 精神障害とストレス

保坂　隆

> この章のキーポイント：神経症，うつ病，適応障害などに対しては，適切な問診によって診断し，薬物療法や精神療法によって治療する．しかし最も大切なことは"良好な患者−医師関係の樹立"である．

神経症性障害（不安障害）

定　義
以前は神経症といわれていたが，その後，神経症性障害と言い換えられ，最近では不安障害という疾患名が一般的になってきた．

　不安障害とは，特別な理由や原因がないのに，なんとなく落ち着かず，いても立ってもいられない症状が現れる疾患である．また，漠然としてとらえどころのない恐れや不安を感じ，同時に，動悸，過呼吸，口渇，発汗，頻尿，下痢，めまい，熱っぽさ，吐き気など，いわゆる自律神経症状といわれるさまざまな身体症状も出現する．

　しかし，自律神経の高ぶりに伴う症状は，甲状腺機能亢進症（甲状腺からのホルモンの過剰分泌）や，ある種の中毒にもみられるので，それらの病気との鑑別が重要になる．したがって「精神症状のもとになっている体の病気はないだろうか」，「他に見過ごしている身体症状はないだろうか」ということを常に念頭におきながら慎重に症状の聴き取りをしていく必要がある．

分　類
以前，不安神経症といわれていたものが，以下の2つに分類されるようになった．
①全般性不安障害
不安症状が慢性的・持続的に存在する障害
②パニック障害（パニック・ディスオーダー）
不安の症状が発作的に起こる障害．これをパニック発作というが，動悸，胸痛，呼吸困難，めまい，発汗などの症状が突然に生じ，「そのまま死んでしまいそうな」不快感を訴える．とりわけ心臓の症状が強く，救急外来を受診しても心電図

は正常であるため,"心臓神経症"といわれることもある.

また,不安発作の際に,過呼吸を呈して結果的に手足のしびれなどに至るため,"過呼吸症候群"といわれることもある.この場合には,起こりそうもない不運な事態を先取りして思い悩む,"予期不安"も生じる.

それ以外にも,従来の神経症には以下のような分類がなされている.

強迫神経症 自分でも非合理的で馬鹿らしいと判断できるような観念に支配されてしまったり(強迫観念),行為に駆り立てられる(強迫行為)症状を呈した神経症.これは,几帳面で頑固であり柔軟性を欠く,いわゆる強迫性格の基盤の上に成り立つことが多いといわれる.

恐怖症 通常は恐怖の対象にならないような事物・場面に対して,非合理的な恐怖心を抱き,それを避ける行為がみられる.その意味では,強迫神経症の範疇に含められることもある.具体的には,不潔恐怖,外出恐怖,疾病恐怖などがある.

ヒステリー 器質的原因からは説明困難である多彩な身体症状を呈するものは転換ヒステリーと呼ばれ,意識の解離を主としたものは解離型ヒステリーと呼ばれる.病前性格としては,自己中心的,演技的,幼児的,被暗示的なヒステリー性格が知られている.しかし,これらは新しい疾患分類では,前者は身体表現性障害,後者は解離障害に分類されるようになった.

心気症 自らの健康について過度の関心をもち,身体的検査により正常だといわれても納得せず,何か重篤な病気にかかっているはずだと思い込む神経症であるが,いまは身体表現性障害に分類されている.

治 療

神経症性障害の治療では,まず良好な患者-医師関係の樹立が前提になる.特に心気症では病院を転々とする,いわばドクター・ショッピング的な傾向が強いので特に注意を要する.

また,「神経症」とはっきり言ったほうがよい場合と,「神経症的」という言い回しのほうがよい場合があるので,使い分けると治療初期には効果的である.前者は不安神経症のように精神症状が前面に出ている場合であり,「大丈夫です.これは軽い神経症ですから」という言い方は患者を安心させる.この場合,「ノイローゼ」という言葉を使うと,より重篤なニュアンスを与えることもあるので注意したい.

また,後者は身体症状が前面に出ている場合や心気症・転換ヒステリーなどの場合であり,最初から「神経症です」と断定すると治療がうまくいかないこともある.このような場合には,患者とともにその身体症状を説明できる器質性疾患をみつけ出そうとする姿勢で一応の検査をすることは,初期の治療テクニックとして必要なこともある.

このようにして良好な患者-医師関係を樹立してから,薬物療法を始める.その際に問題になるのが抗不安薬の選択である.コンプライアンス(服薬を守る傾向)を高めるには,副作用が出ないように弱めの薬物から始めるべきであろうし,前もって"薬の安全性"を説明する必要もある.薬物療法に対する不安,すなわち

身体への副作用や連用による薬物依存への不安が，必要以上に強い患者がいるからである．そのようなときには，「よくなったら，薬に支配されないで，薬を利用するようにしてください」と言うことが，患者の不安を軽減するのに役立つこともある．

神経症の薬物療法では，ロラゼパムやアルプラゾラムなどの抗不安薬以外にも，不安発作に対してβブロッカー，抑うつ状態には抗うつ薬，焦燥感が強いときにはクロルプロマジンなどの抗精神病薬などの使用・併用も考慮する必要がある．

気分障害（うつ病）

定義
気分障害・感情障害とは，うつ病や躁うつ病などの障害のことをいう．これには，うつ状態だけが現れる"単極性うつ病"と，うつ状態と躁状態の両方が現れる"双極性感情障害"があるが，本項ではうつ病についてだけ述べる．

症状と分類
うつ病の主要3症状とは，次のものである．
(1) 抑うつ気分（気分が憂うつ，淋しい，悲しいなど）
(2) 精神運動性の抑制（何も考えられない，何もする気がないなど）
(3) 身体症状（便秘，頭重感，動悸，食欲不振など）

一般的な分類としては，①内因性うつ病（必ずしも明らかな契機がなくても発症し，躁・うつ両相を有する躁うつ病や，うつ病相だけを繰り返す単極性うつ病がある），②反応性うつ病（客観的にも明らかな契機があり発症する），③神経症性うつ病（不安感のような神経症的症状が前景となる），④症候性うつ病〔パーキンソン(Parkinson)病に伴ううつ病など〕，⑤退行期うつ病（初老期に発症し，抑うつ症状よりも焦燥感が目立ち，心気的傾向や希死念慮が強いもの）などに分けられる．

また，抑うつ気分がないか，ごく軽度で身体症状が前景となるものは，うつ病が身体症状という仮面を被った状態という意味で，特に"仮面うつ病"といわれる．その本態は内因性・反応性・神経症性うつ病のいずれであっても構わないことになる．

症状はうつ病の下位分類によりいくらか異なる．典型的な内因性うつ病では上述した主要3症状以外に，日内変動（午前中に調子が悪く，午後から夕方にかけては比較的よくなる），不眠（多くは早期覚醒），希死念慮，自殺企図などがあり，ときには妄想状態を呈する．

うつ病の妄想には微小妄想（自分が取るに足らない人間であると思い込んでしまう妄想），貧困妄想（自分にはお金もないので医療費も払えないという妄想），罪業妄想（自分はとんでもない犯罪を犯してしまい，警察がきっと逮捕しに来ると思い込む妄想），心気妄想（自分が重大な身体的な病気にかかっているに違いないという妄想）などが知られている．

また，運動性の抑制が日常生活に及ぶと，起床・洗面・食事なども億劫になり，

抑うつ性昏迷状態を呈することもある．これらの症状は3〜6か月の後には自然寛解することが多く，実際に病院を訪れるまでに数回の病相を繰り返していた症例も珍しくない．

ストレス病としての特徴

うつ病の大部分にはなんらかの契機があり発症することになる．この契機には，まず身体的・心理的な意味での喪失体験があげられる．例えば，事故や重篤な疾患による身体的喪失や，医療費や仕事上の制限による経済的喪失や，または肉親や親友を亡くすときの心理的喪失などがあげられる．さらには子宮摘出術の際の女性性の喪失や，脳血管障害後の性的不能症の際にみられる男性性の喪失といった，抽象的な意味での喪失体験も含められる．これらはその発症機転を踏まえて"喪失うつ病"と呼ばれる．

また，うつ病の病前性格として律儀で柔軟性を欠く傾向があるが，このような性格傾向の場合には転居なども契機になりうる．その際には，特に"引っ越しうつ病"と呼ばれている．この転居も，それまでに住み慣れていた家や近所の人との別れを意味し，その意味では喪失体験になるわけである．

このような喪失体験がうつ病の契機になることは理解しやすいが，栄転・昇進などの人生の中では喜ばしい体験さえも，うつ病の契機になりうることも忘れてはいけない．例えば，課長から部長に昇進する辞令をもらってから，急に責任や仕事量が増すことを意識し，それだけで自信がなくなりうつ病が発症する場合などである．さらに，昇進したばかりのときには一生懸命頑張りぬき，一定期間の緊張状態の後でホッとしたときに発症するうつ病を"荷おろしうつ病"と呼ぶこともある．

いずれにしても，人生における出来事はすべてそれが表面的にはどのような意味合いがあろうと，うつ病の契機になりうるわけである．そこに，対象との自己愛的なかかわりしかもてない性格傾向や，失う対象に対する抽象的な意味での価値観などが関与している．そのため，患者の対象関係や価値観について話し合い修正していくことが，うつ病の予防には不可欠になるわけである．

診　断

補助的には，心理テストやうつ病チェックリストが役に立つこともあるが，うつ病の可能性を常に念頭におくならば，臨床症状や問診だけでも診断は比較的容易である．その際にはかならず希死念慮の有無を聞く必要がある．希死念慮の質問をすることが，患者を刺激して自殺企図を誘発するのではないかという不安は，不必要であるばかりか誤まりでもある．患者の多くは希死念慮をもつことにさえ罪悪感を感じているわけであり，希死念慮を話すことができたという安心感と，その必然性について支持を受けることは，治療にも直結するからである．

ただ，希死念慮についての質問の仕方にはコツがあるようである．「ときどきは憂うつになりますか」という問いに続いて，「そんなに憂うつだと，ときどきはどこかに行ってしまおうと思いますか」，「ときどきは死んでしまったほうが楽だ

と思うことがありますか」,「死んでしまいたいと思うことがありますか」,「いまも死にたいと思いますか」,「具体的にどんな方法で死のうかと思ったことがありますか」,「その方法を実際に試したことがありますか」という具合に,核心に迫っていくわけである.

病前性格

また,病前性格についての情報もうつ病の診断に有益なことがある.うつ病の病前性格としては,Kretschmer, E. の循環気質がまずあげられる.これは,人づき合いがよく調和的で親しみやすい傾向を意味し,肥満型の体型とも関連するといわれている.

Tellenbach, H. のメランコリー親和型性格とは,几帳面・仕事熱心で,周囲との円満な対人関係を維持する配慮が顕著な性格傾向をいう.また,下田の執着気質とは徹底性・熱中性・強い責任感や義務感などを意味している.

治　療

うつ病の治療では薬物療法が最も一般的である.薬物療法の中ではモノアミン酸化酵素阻害薬は現在では使われることは少なく,三環系や四環系抗うつ薬が主流となってきた.抑うつ性昏迷状態や希死念慮が強く速効性を期待するときには,クロミプラミンの点滴静注が有効である.不安・焦燥感が強いときにはアミトリプチリンのような鎮静作用の強い薬物が望ましく,抑うつ気分が強いときにはイミプラミンのような気分高揚作用が強い薬物が望ましい.さらに精神運動性の抑制が著しいときには,最も賦活作用が強いデシプラミンが望ましい.

しかし,これらの三環系抗うつ薬にはその抗コリン作用により,便秘や口渇などの副作用が強かったり,前立腺肥大や緑内障を有する患者には禁忌となるなどの制限がある.その際には,抗コリン作用が弱いマプロチリンのような四環系抗うつ薬やスルピリドを使う.しかし,このスルピリドには抗ドパミン作用があるため,アカシジア(静座不能症)やパーキンソン症候群を引き起こしたり,高プロラクチン血症を介して乳汁分泌や月経異常をもたらすので注意を要する.

いずれにしても,不安が強いときには抗不安薬,不眠が顕著な場合にはフルニトラゼパムなどの睡眠導入薬などを対症療法的に追加することはあっても,これらの抗うつ薬の投与が薬物療法の基本である.最近では SSRI(選択的セロトニン再取り込み阻害薬)や SNRI(セロトニン・ノルアドレナリン再取り込み阻害薬)なども開発されている.

そして症状改善後も,少なくとも1か月間は治療期と同じ用量の投薬をし,その後徐々に減量し,例えば内因性うつ病の場合では3～6か月間は投薬が必要である.さらに,その後は少量の抗うつ薬を維持療法として続けることが望ましい場合が多い.

治療の初期には,それに加えて支持的精神療法が不可欠である.「必ず治る病気であること」,「病気なのだから治療中は大きな決断(辞職・離婚など)はしないこと」,「自殺は絶対にしないこと」,「薬が治してくれるから自分で頑張ろうとは

しないこと」などの言葉で何回も支持する必要がある．
　家族に対しても病気の正しい説明をして，治療中は励まさないように注意をしておくことはいうまでもない．うつ病を本人の"怠け病"だと思っている家族は依然として多いからである．さらに，うつ病患者は治りかかったときに自殺することが多いことは，既によく知られている．

適応障害

適応障害とは，明らかな心理的・社会的ストレス（肉親との死別・別離体験，転居，重病になるなど）に対する不適応な状況にとどまっている状態をいう．以前は，"心因反応"という病名が好んで使われていた．しかし，心因反応といった場合には，周囲に生じた大きな出来事だけが重視された病名であり，個人がそれに受動的に潰されてしまったかのような印象を与えかねない．
　言い換えれば，人間を主体として考えた場合には，その人の周囲に大きな出来事が生じ，それに適応しなければならないのに，まだ適応できないでいる状態という考え方のほうが望ましいことになる．その場合に生まれたのが，"適応障害"という病名である．
　症状としては，抑うつ感が中心の場合や，不安感が中心の場合や，行為や行動が中心になる場合などに分かれる．

心的外傷後ストレス障害（PTSD）

この障害は，並はずれて強い心的外傷に対して，時間的に遅れて，あるいは長引いて現れるストレスへの反応をいう．日本では，阪神淡路大震災のときやサリン事件のあとに注目された概念で，10年近く経とうとしているが，依然として不安感がフラッシュバックするようなPTSD（posttraumatic stress disorder）患者が多いと聞く．

人格障害

さまざまな人格障害があるが，安定した対人関係が結べず，情緒状態も人との関係でくずれやすく，自殺企図を繰り返すような"境界型人格障害"がよく知られている．ある意味で，ストレスに脆弱な人格構造であるということができる．
　このような患者は，自殺企図だけで医療の場に登場してくるわけではない．摂食障害にも合併するし，薬物依存にも合併するし，一般科の入院患者の中にも"トラブルメーカー"とか"問題患者"として潜伏していることも多い．

この章で用いる薬物一覧表

分類	一般名	商品名	用量（標準的な成人の）（1日量）	使用上の注意
抗不安薬	アルプラゾラム	ソラナックス	1.2〜2.4 mg（3回分服）	［副作用］ ・依存性，禁断症状 ・刺激興奮，錯乱 ・呼吸抑制
精神安定薬	クロルプロマジン	ウィンタミン コントミン	30〜100 mg	［副作用］ ・syndrome malin（悪性症候群） ・突然死 ・再生不良性貧血，溶血性貧血
三環系抗うつ薬	クロミプラミン	アナフラニール	50〜100 mg（1〜3回分服）	1 A 25 mg のアンプルあり 1〜2 A/500 ml 点滴静注は速効性あり ［副作用］ ・ショック ・悪性症候群 ・てんかん発作
三環系抗うつ薬	アミトリプチリン	トリプタノール	30〜75 mg（3回分服）	［副作用］ ・心筋梗塞 ・幻覚，せん妄
三環系抗うつ薬	イミプラミン	トフラニール イミドール	25〜75 mg を初期用量とし，200 mg まで漸増，分服（3回分服）	［副作用］ ・てんかん発作 ・無顆粒球症
四環系抗うつ薬	マプロチリン	ルジオミール	30〜75 mg（2〜3回分服）	［副作用］ ・てんかん発作 ・横紋筋融解症
睡眠導入薬	フルニトラゼパム	ロヒプノール サイレース	0.5〜2 mg（就寝前）	高齢者には 1 mg まで ［副作用］ ・依存性 ・刺激興奮，錯乱 ・呼吸抑制
抗不安薬	ロラゼパム	ワイパックス	1〜3 mg（2〜3回分服）	［副作用］ ・依存性 ・刺激興奮 ・呼吸抑制

36 臨床各科のストレス・ストレス病

河野 友信

> **この章のキーポイント**：臨床各科のストレスとストレス病について述べる．各科の臨床にあってストレス対応は無視できない．

内科領域や精神科領域以外の一般臨床科にもストレスの健康障害は数多くみられる．つまり，ストレス反応は内科領域だけでなく，各科の領域の組織や器官に表現されるし，年齢も小児から高齢者まで性別を問わず表現される．疾病として表現される部位は異なるが，障害を引き起こすストレスの問題や反応する個体側の問題は共通しており，診療の実際面での基本は同じである．

ストレス反応の表現される部位と年齢の相違のために，局所的な対応，問題のとらえ方には各科での特殊性を考慮しなければならない．

I. 婦人科領域のストレス病

婦人科領域のストレス病では，女性特有のストレスに起因するストレス要因について配慮しなければならない．

女性のストレスには，次のものがある．
1. 女性としての生物学的特性，つまり第一次性徴から第二次性徴をきたし，閉経に至るまでの年代に伴う身体的な特徴に伴うストレス．例えば，初潮，月経に伴う身体変化，妊娠，出産，閉経などに伴うストレスである．
2. 女性や性役割などの心理社会的な意味でのストレス．男性優位の社会ではたらくことのストレスや，育児や子育てのストレスなど．
3. 加齢に伴うストレス．加齢により身体像は変わり，担うべき役割も変わっていく．その変化に適応できない女性特有のストレスがある．

以上の3つが主なものであり，女性のストレス病には共通してこれらのストレスが何らかの形で影響している．

また，産婦人科領域のストレス病は，以下の4つに分けることができる．
1. 心身症(機能性障害と器質性障害)

2. 身体病の心理的修飾
3. 神経症圏のもの
4. うつ病圏のもの
5. その他

　実地産婦人科の臨床で困らされる患者は，さまざまな身体愁訴を訴えながら，検査をしても異常のみられないケースで，婦人自律神経失調症とか，年齢によっては更年期障害と診断してすまされている場合が多い．

　これらの患者の病態を子細に検討すると，次のように分けることができる．
1. 心身症
2. 神経症圏のもの
3. うつ病圏のもの
4. 精神病圏のもの
5. 正常範囲のもの——心配状態

　とうぜん治療的な対応がそれぞれで異なるので，的確な診断は欠かせない．
　ストレス性の健康障害としてみられることの多い病名は，更年期障害，月経困難症，心因性無月経，婦人科術後障害，マタニティブルー，自律神経失調症などである．人工妊娠中絶が多いが，それに伴う心因性の障害も少なくなく，中絶による罪悪感はのちのちまで大きな影響を及ぼす．

診療の実際

　病状の発症や経過に心理社会的ストレスの関与があるかどうかをチェックすることがまず第一である．婦人科の特殊性を配慮しながらアプローチすることが重要である．羞恥心を伴ったりプライバシーに属することがストレス要因になることが多いだけに，心因の解明や対応は慎重にすべきである．

　治療は局所的な対症療法以外，他のストレス病の治療と同じである．産後の経過が悪くて，あるいは子育てに疲れてという理由で自殺する子連れ心中の例がときどき報道されるが，これらは出産および産後のうつ病であり，見逃すことなく抗うつ薬による適切な治療と援助的な心理療法が重要である．

II. 泌尿器科領域のストレス病

　泌尿器科にも病的なストレス反応は少なくないが臨床的には以下のものがある．
1. 神経性頻尿（過敏性膀胱）
2. 夜尿症
3. 器質性泌尿器疾患に対する神経症的な反応．例えば，前立腺肥大症による症状に過剰にとらわれて過度な反応を示し，頻回の排尿行動をしたりする．
4. うつ病の部分症状としての泌尿器症状

5．ストレス病の薬物療法に伴う副作用としての症状

神経性頻尿

神経性頻尿の診療に際しては，まず何よりも器質性疾患の除外が大切である．そのうえで，以下の事項をチェックし，問題を分析したうえで病態形成のメカニズムを把握し，それに応じて治療を進める．

1．頻尿の状態
2．ストレス要因の有無
3．症状の心身相関
4．過去の治療への反応
5．心理状態や心理反応
6．性格や適応水準
7．その他

治療としては以下のものがある．

①身体的療法：身体的療法には下腹部を暖めたり，鎮痙薬を使用する．

②精神的療法：心理状態や病態に応じた精神療法を行うが，緊張緩和と不安の解消，心的ストレスについての洞察が目標になる．頻回排尿行動の改善には，行動療法的な治療を行う．

③薬物療法：トランキライザーや抗うつ薬を使うことで効果のあがる場合が少なくない．

夜尿症

夜尿症は小児科領域の疾患であり，最近の研究では必ずしも心因性だけによらないとされている．

心因性夜尿症の診療に際しては，次のことに留意する．

1．身体因性の夜尿症を除外すること
2．夜尿の起こり方や頻度などをチェックすること
3．水分摂取の仕方をチェックすること
4．心理的ストレス要因の有無と症状に心身相関がみられるかどうかをチェックすること．特に母親の対応，例えば厳しすぎたり，神経質すぎたりしないかなどについてもチェックすることが大切である．

治療の実際としては，寝る前の水分摂取を控えること，眠前に排尿すること，不安や緊張を緩和すること，母親に排尿に関して細かく言わないようにさせること，睡眠を深くしすぎないように抗うつ薬である塩酸アミトリプチリン（トリプタノール）を眠前に 20〜30 mg 投与することなどで，一般には効果を得ることができる．

精神病理が深いものでは，専門医の精神療法が母子ともに必要になる．

Ⅲ. 耳鼻咽喉科領域のストレス病

耳鼻咽喉科領域にも軽症から重症なものまで，ストレス性の健康障害が多くみられる．眼科とともに感覚を障害される領域だけに，ストレス性反応が表現されやすい．臨床的にストレスの病的反応として現れやすい疾患は，次のものである．
  1. 心身症として：メニエール症候群，アレルギー性鼻炎，慢性副鼻腔炎，味覚障害，突発性難聴，耳鳴，乗り物酔いなど．
  2. 神経症圏のものとして：喉頭異物感症，心因性(ヒステリー性)の嗄声，失声，吃音など．
  3. うつ病の身体症状としての耳鼻咽喉科領域の症状
  4. 器質性耳鼻科疾患への心理的修飾
  5. 医療原性障害：手術や薬物療法に伴う障害
  6. 精神病的反応：例えば，被害妄想的な反応や幻覚反応など．

耳鼻咽喉科領域のストレス病の診療に当たっては，耳鼻咽喉科領域諸器官の特殊性を考慮に入れなければならない．それは，感覚器官であること，コミュニケーションに関係があること，外貌にかかわることなどである．

診療に当たっては，以下の項目をチェックし，病状と病態を分析したうえ，治療を進める．
  1. まず器質的障害の有無の診断
  2. 心理的ストレスの有無と病状の心身相関の有無のチェック
  3. 患者のパーソナリティや適応水準の評価
  4. 治療意欲や過去の治療への反応のチェック
  5. 病気理解や治療についての理解度の評価
  6. 精神症状や心理状態の把握
  7. その他

実際の治療は，次の方法がある．
①局所的な対症療法
②心理療法：精神病理に応じた，また実践可能な心理療法を選択して行う．
③精神薬物療法：トランキライザーや抗うつ薬を使うことで有効な例が少なくない．

メニエール症候群

めまいと聴力障害という症状は不愉快であり，また苦痛と不安を伴う．すみやかに検査を進め，心因性の機能障害であると診断をつけることが大切である．

実際の診療に当たっては，まず安静と緊張緩和，不安の解消に努める．回復を保証すること，病態をよく説明すること，トランキライザーを使用することなど

でその目的は達せられる．

症状を引き起こすほどのストレス要因についての対応は，簡単な環境調整や簡易精神療法で症状の改善するものを除き，専門医の治療協力を仰いだほうがよい．

アレルギー性鼻炎

アレルギー性鼻炎は，鼻詰まりをきたし，呼吸困難を伴うこともあり，不快で苦痛な疾患である．ストレスはアレルギー反応を引き起こし，アレルギー性鼻炎の苦痛で不快な症状を情動性に増悪するという病態形成のうえで悪循環を引き起こす．

診療の実際に当たっては，以下の4つの療法を統合的に行うことが大切である．
①アレルギー性鼻炎の局所療法
②抗アレルギー療法
③精神療法
④精神薬物療法

Ⅳ．眼科領域のストレス病

眼科領域の疾患も，視覚という感覚に関係するだけに，ストレス性の健康障害として現れやすい．

眼科領域のストレス病として多いものは，以下のような疾患である．
1．心身症として：原発性緑内障，中心性網膜炎，眼瞼痙攣，眼瞼下垂，眼精疲労，眼底出血など
2．神経症圏のものとして：心因性(ヒステリー性)視力障害，ヒステリー性視野狭窄，眼疾患に対する神経症的反応
3．うつ病の身体症状として
4．精神病的反応：妄想反応や幻覚反応が出ることがある．

器質的な疾患として手術を必要とする白内障のような場合，術前・術後にさまざまなストレス反応がみられる．

診療の実際では，眼科領域の臓器は感覚に関連するだけに，心因性の障害が出やすいし，また視力に関係する疾患だけに，心因反応も強く出がちである．したがって，診療に際しては，以下の事項に関して詳細にチェックし，適切に実態を把握することが不可欠である．
1．患者の性格や反応特性，適応水準の評価
2．精神症状や心理状態の把握
3．病気や治療についての知識と理解度のチェック
4．過去の治療に対する反応

5．家族の理解と協力のチェック
6．ストレスの有無とその程度
7．その他

　眼科領域の**治療**に際しては，患者によっては被害者的になり，医療訴訟を起こす場合が少なくないので，細心の注意が必要である．

中心性網膜炎

中心性網膜炎の症状は，日常生活に支障をきたし，苦痛なものである．診療に際しては，以下のことが大切である．
1．病態の説明と治療についての説明をよくし，不安を取り除くこと
2．光凝固，レーザー治療などの身体的療法を行うこと
3．本症を引き起こしたストレス要因に適切に対処すること

眼精疲労

眼精疲労は眼科領域で最も多い愁訴の1つである．最近はVDT障害*やOA症候群**の主要症状の1つとして現れやすい．
　眼精疲労の診療に当たっては，以下のような医療的なはたらきかけが重要である．
1．眼精疲労の症状を引き起こした原因を解明すること．原因としては，うつ病の身体症状の場合やストレスの身体反応の場合，神経症的なとらわれの場合，作業のあり方に問題がある場合などがある．
2．対症療法をすること．点眼したり，眼を冷やしたり暖めたりすること．
3．眼を安静に保つこと
4．ストレスの原因を解決すること．このためには，環境調整や心理療法的なかかわりが重要になる．
5．ライフスタイルを改めること
6．日常生活に心身の緩和法を取り入れること

V. 皮膚科領域のストレス病

皮膚は心の鏡といわれ，ストレス反応が出やすい．皮膚科領域の臨床でみられやすいストレス病としては，次のものがある．

---

* VDT障害：パソコンの端末の画面を長時間注視して作業することで生じる眼をはじめとする心身の障害を指す．
** OA症候群：オフィスがオートメーション化されることで起きてくる心身にわたる障害をいう．

1. 心身症として：神経性皮膚炎，アトピー性皮膚炎，円形脱毛症，慢性じんま疹，多汗症，皮膚掻痒症，尋常性疣贅など
2. 器質性皮膚疾患に対する神経症的反応
3. うつ病の身体症状

神経性皮膚炎

神経性皮膚炎は典型的な心身症の1つとされ，心身相関のストレスの病理が明確に現れる疾患である．
　診療に当たっては，以下の3点がポイントになる．
1. 局所の対症療法
2. ストレス因子の解明と病因に応じた治療：ストレス要因の解決と，ストレスを受けて反応した患者個人への治療が主になる．とうぜん精神療法的なアプローチが最も重要である．
3. 病状のコントロールの予防的な対応として，ストレス緩和法を習得させるとよい．

VI. 口腔科領域のストレス病

口腔科領域にも数多くのストレス病がみられる．臨床で多くみられるのは以下の疾患である．
1. 心身症としては，顎関節症，再発性口内炎，特発性舌痛症，慢性歯痛，味覚異常など
2. 神経症圏のものとしては，歯ぎしりなどの習癖，義歯神経症，口腔手術後の神経症など
3. うつ病の身体症状：うつ病の部分症状として舌痛はよくみられる症状である．
4. 器質的口腔疾患に対する神経症的反応

以上のような疾患の診療に当たっては，局所の対症療法や原因療法に加え，ストレス性障害としての病態の解明と，それに基づく治療が必要になる．
　うつ病は抗うつ薬で奏効するので，うつ病を見落としてはならない．

VII. 手術に伴うストレス性障害

手術は，それ自体が大きなストレスであり，また手術後の結果しだいではさまざまなストレス反応を伴う．各種の術後障害，頻回手術症などがそうであり，手術

の動機に精神的な要因が大きく絡む美容形成や人工妊娠中絶では，心理的な異常反応やさまざまな心理的なトラブルが生じやすい．

また，手術の結果が期待に反していたり，予後不良な疾患の際には，心理的なストレス反応が生じやすい．このような患者の診療に当たっては，以下のことを踏まえて，病態に応じた治療をする．多くの場合，専門医の治療協力を仰いだほうがよい．

1. 患者や家族などの手術結果についての受け取り方，病気や手術法についての知識や理解の程度をチェックする．
2. 精神症状や心理状態について把握する．
3. 愁訴や障害の心理的意味について評価する．

Ⅷ. 小児科領域のストレス病

小児科領域には小児特有のストレス病がある．それは，成長発達途上にある親の保護下にある年代のストレスに根差すものであり，またストレス性健康障害の表現も成人と違ったものになる．例えば表 36-1 は，小児のうつ病の表現の様相を示したものであるが，成人とはかなり違っている．

小児のストレスは，以下に集約される．

1. 成長発達上の身体的ストレス
2. 発達課題の達成などの心理的ストレス
3. 人間関係のストレス：親子関係，兄弟関係，友人関係，学校における人間関係がストレスになりやすい．
4. しつけや教育をめぐるストレス

表 36-1 小児のうつ病の特徴

気づかず見逃しやすい
元気なときに比べての変化
不機嫌で落ち込んでいる
外で遊ばなくなった
喜んだり笑ったりしない
勉強しなくなった
成績が下がった
友達と接しなくなった
食欲がない
眠りが障害されている
頭痛や腹痛を訴える
劣等意識が強い
自殺のことを話す

5．その他

ストレス反応は身体化するにしろ，行動化するにしろ，精神心理反応としてとらえるにしろ，大人と違ったものになるので要注意である．

治療的対応としては，以下がポイントである．
1．症状の把握とストレス因子の解明
2．病態に応じた治療的アプローチ：患者個人に対する療法もさることながら，環境調整や親に対する治療的はたらきかけ，病態によっては行動療法や家族療法が奏効する．
3．精神薬物療法：薬物の用量や使い方は慎重にする．

IX．青思春期のストレス病

思春期外来や青年期外来が開設されるようになったことでもわかるように，青春期という年代は，年代特有の心身の問題があり，それに基づくストレス性の健康障害は少なくない．

青春期の特徴は，小児と成人の過渡期であり，身体はまだ発達途上にあるが，生殖能力をもち，心理的には自己同一性の確立と自立が発達課題となる．第2反抗期ともいわれる年代であり，心身ともに過敏で動揺しやすい．近年のストレス病の患者をみると，ストレス耐性が低く，自我の発達が未熟で，社会生活の技法を習得していないケースが多い．

つまり，幼少期に問題の根のあるケースや，親離れ子離れできない共生的な親子関係の病理のみられるケースが多い．

青春期ストレス病の診療に当たっては，以下がポイントである．
1．症状の把握とストレス因子の解明
2．よい治療関係の形成：青春期は取り扱いの非常に難しい年代であり，プライドを尊重しつつ，年代特有の心性を踏まえながらよい関係をつくっていく．
3．患者の悩みを全面的に受け入れ，理解する．
4．病態に応じた的確な治療をする：病状の表現が必ずしも成人と同じでないこと，また羞恥心が強く，心理的な防衛反応も強いので，慎重に対応すること．

X．老年科領域のストレス病

老年者は心身症の機能が低下し，心理社会的にも特有の状態におかれるので，ストレス性の健康障害が起きやすい．ストレス耐性は低下するし，喪失といわれる

心理的状況におかれ，特有の心理状態や心理反応を示しやすい．つまり，心身の加齢現象が背後にあるが，老化は生きざまの全表現であり，きわめて個人的な現象である．

老年者のストレス性疾患は，機能性障害としても現れやすいが，器質的障害を修飾する形で現れるものが多い．特に脳の器質性変化が背景にある場合が少なくない．

老年科領域のストレス病として臨床的に多いものは，以下のような病態である．
1．うつ病圏のもの
2．心身症圏のもの
3．神経症圏のもの
4．精神病圏のもの

老年者では，些細なストレス刺激で，被害妄想や幻聴などのような異常精神反応を示しやすい．

老年科領域のストレス病の診療に際しては，以下の点をチェックし，評価したうえで治療を行う．
1．器質性変化の評価
2．機能性障害の評価
3．残存機能の評価
4．ストレス因子の有無とストレス刺激の強さの評価
5．精神症状と心理状態の把握と評価
6．家族の理解と協力の有無
7．生活歴のチェックと評価
8．性格と適応水準の評価

治療に際しては，以下の点がポイントになる．
1．身体的療法を優先する．
2．サポーティブに心理的にも環境的にも対応する．
3．家族の協力を得るようにする．
4．運動，栄養，睡眠，生体リズムに沿った生活など，生活を適正に指導する．
5．心理社会的なストレス要因については，環境を調整するなど，関係者が原因除去に努める．
6．精神薬物療法．薬物の用量や用法を注意しながら治療を進める．

XI. 職場のストレス病

コンピュータ化や情報化で表現される先端科学技術のもたらした影響が職場に及び，さまざまなストレス性の健康障害を引き起こしている．

現代の産業ストレスは，以下のような要因によってもたらされる．
1．新しいストレス要因．これはテクノストレスのようなものである．

2．職場のシステムが変わったことによるストレス
3．作業様態からくるストレス
4．新しい機器に適応するうえでのストレス
5．人間関係のストレス
6．処遇上のストレス
7．人事管理上のストレス
8．配置転換上のストレス．これには海外赴任や単身赴任，職場移動に伴うストレスがある．
9．その他

医療従事者は，ともすると急速な社会変化を把握・理解していない傾向があり，職場で生起しているさまざまな職場のストレス状況に理解が足りず，対応できないことが多い．職場のストレス病の医療や職場の健康管理に際しては，新しい職場のストレスを踏まえて問題に対応しなければならない．

職場のストレス性障害をきたす人の中には，自ら中毒的にストレスを産生するタイプと，家庭に問題があったりストレス障害の準備状態にあり，職場のストレスが単なるきっかけにすぎないケース，生活技術の未熟さ，性格的な偏り，人格的な未熟さなどでストレス耐性が低いために，ストレス性の障害をきたすケースが少なくない．

職場のストレス病の臨床の現場には，①うつ病圏のもの，②心身症圏のもの，③神経症圏のもの，の病態が最も多く，これらの患者は身体的愁訴を訴えて診療機関を訪れることが多いので，診断と治療には十分配慮することが大切である．

企業が診療所やカウンセリング・ルームを設置しても，そこを訪れず，メンタルヘルスのうえで問題がありながら他の医療機関を訪れる人が多いという問題もある．

職場のストレス病の診療に際しては，以下の点をチェックしたうえで治療的なアプローチをする．その際，患者のおかれている状況を十分把握したうえで，患者がデメリットを被らないようにストレス要因の解決をはかることが大切である．

1．症状の把握
2．ストレスの有無と心身相関の有無のチェック
3．患者の症状や病気の理解度と治療意欲
4．精神症状や心理状態についての診断
5．患者の性格や適応水準の評価
6．その他

治療としては，以下がポイントとなる．
1．職場に問題が大きければ病気休職などとして，職場から隔離させる．
2．心身に対する対症療法をする．
3．病態に応じた治療をする．
4．環境調整や配置転換で病状が改善する場合も多い．
5．ケースによっては，職場関係者の理解と協力，家族の理解と協力が不可欠

である．
6．ライフスタイルの是正と職務のあり方を正すことで，ストレスが軽減する場合も少なくない．

37 出産・育児のストレスとストレス病

生野 照子

> **この章のキーポイント**：出産に伴うストレスは，親となることへの戸惑いや，養育への不安によって増強する．出産後の精神障害にも留意が必要である．育児に伴うストレスには現代の社会的背景が大きく関与しており，総体的なサポートが求められる．

女性の精神障害は18〜45歳に多発するが，その理由は，妊娠や出産，育児に伴って心身が不安定になるためであると考えられている[1]．子どもを産み育てることは，人生の充実感や喜びがある反面，身体・心理・社会的な変化に適応し，さまざまな不安を克服しなければならない出来事である．特に現代では，高水準の子育てが求められ，育児ストレスの原因も多様化している．また，小家族化によって家族の自浄機能が低下し，親の問題がすぐに子どもに影響するようになったため，親子が悪循環しながら育児ストレスが増強するという状況がみられている．

近年では，父親の育児参加や社会的育児支援の重要性が認識されるようになったが，就労との両立に悩む母親や，孤立した環境で子育てをする母親はまだ数多い．出産・育児のストレスへの対応は，現代の社会的背景を踏まえたうえで行うことが肝要である．

出産に伴うストレス（表37-1）

分娩のストレス

分娩が近づくと，分娩時の苦痛や危険性に対する怖れや，胎児が正常かどうかの不安が強くなる．特に母体や子どもに障害が起こる可能性があるハイリスク妊娠の場合には，妊婦や家族の不安が増強する．

出産に伴うストレスと精神障害

親になることへの戸惑いや，養育への不安が強い場合には，出産に伴うストレスが増大する．パートナーや家族を含めて出産指導やカウンセリングを行い，安心感を抱いて出産を迎えるようにはかる．

表 37-1 出産に伴うストレス

出産の不安を強める要因
• ハイリスク妊娠：過去の妊娠の異常(流産・死産・異常児出産などの既往)，現在の妊娠の異常(切迫早産，過期妊娠，多胎妊娠など)，母体の異常や危険性(高年出産，若年出産，内科的疾患など)，異常分娩の可能性(遷延分娩，胎位異常，児頭骨盤不均衡など)
• 難産，産褥期障害，子どもの周産期障害などの経験
• 人工中絶の既往
• 妊婦や家族に慢性疾患や遺伝的疾患がある場合
• 望まない妊娠
• 夫婦・家族不和や，サポートの欠如
• 養育への不安や，自信のなさ
• 出産知識の不足
• 出産・養育費などの経済的負担
• 上の子の病気やトラブル
• 医療機関や主治医への不信感
• 転地後など，慣れない環境での出産
• ストレスフルな出来事，精神疾患
• 未婚
• 母乳への不安
• 体型変化への怖れ
• 体外受精など生殖医療に付随した不安
など．
出産のストレスへの対応
• 妊産婦や家族の不安をよく聞き，状況を査定し，問題点を把握する
• 医学的説明や出産カウンセリングを行って，安心感と信頼感を強める
• 呼吸法などの出産指導，トレーニングを実施
• 養育への不安に対して，養育指導，家族調整，サポートづくりなどを行う
• 出産後の休息をとるために，生活指導や環境調整を行う
• 必要な場合，個人精神療法，家族療法，夫婦療法，ソーシャルワークなどを実施
• マタニティブルーズ，産後うつ病，産後精神病などに留意する
• 治療の連携

　出産後は，マタニティブルーズ，産後うつ病，産後精神病，パニック障害，強迫衝動性障害などの発症に留意する．特に妊娠中の抑うつは，産後うつ病に結びつきやすいとされている．産後精神障害の発症には生物学的・社会的・心理的要因が重複関与するが，分娩後のエストロゲンの急激な減少によるドパミンレセプターの感受性亢進も一因と考えられている[1](表 37-2)．

表 37-2 出産後の気分障害

障害	出現率(%)	経過	病態	リスクファクター	治療
マタニティーブルーズ	70〜85	産後1週以内に発症,10〜14日で消失	気分不安定,涙もろさ,不安,不眠	・妊娠中の抑うつ症状 ・うつ病,月経前不快気分障害の既往	・教育 ・サポート ・保証
産後うつ病	10	産後1か月以内で発症,大うつ病と同様の経過	抑うつ,不安,強迫,子どもへの過剰な心配	・妊娠中のうつ病 ・うつ病,産後うつ病の既往 ・破綻的な夫婦関係 ・不十分な社会的サポート	・家族(配偶者,他の家族)によるサポートを強化 ・心理社会的ストレスの解消 ・個人あるいは集団精神療法 ・抗うつ薬 ・入院治療
産後精神病	0.1〜0.2	産後1か月以内で発症,期間は数週〜数か月	失見当識,錯乱,妄想,幻覚,気分易変性	・双極性障害,産後精神病の既往 ・初産	・入院治療 ・身体疾患の除外 ・薬物療法 ・ECT

(Burt, V. K. and Hendrick, V. C.: Women's mental health. American Psychiatric Publishing, Inc., Washington, 2001 を参考に作成)

育児のストレス(表 37-3)

育児の責任と負担

子どもを生育させ,社会的規範を教え,自立させるためには,親としての責任の自覚と,遂行する体力や気力が必要である.子どもは成長に応じた家庭教育を必要とするが,育児の知識伝達者であり協力者でもある祖父母などとの同居が減り,近隣とのつながりも減ったため,親の迷いや負担が大きくなっている.

育児労働は休みなく続くうえに,予期せぬ出来事も多々起こりうる.緊張や心配事が続いたり,親の余裕や楽しみが著しく制限されると,心身の疲労が増大する.特に育児協力者がない場合には,不安症状や抑うつ感が強まりやすい.また,子どもによって家族の絆が強まる反面,育児方針の不一致などがあると家族葛藤が生じ,育児の負担感が増強する.

表 37-3 育児に伴うストレス

育児ストレスを強める要因	
子どもの問題	ハイリスク新生児, 身体・精神・行動上の障害・病気・能力不足, 育てにくい気質や虚弱な体質, 学業や進学の困難, 社会的トラブルの多さ, など
養育者や家庭環境の問題	養育者の身体的問題(身体疾患, 体力不足), 精神的問題(精神疾患, 育児嫌い, 強迫性などの性格行動特性, 生育歴におけるトラウマ, 育児知識や能力の不足), 社会的問題(社会不適応, 社会的立場や学歴の劣等感, 就労状態の悪さ), 望まない妊娠, 就労との両立困難, 社会的活動の中断, 孤立した育児環境, 家族内葛藤や夫婦不和, 家族の非協力, 育児方針の迷いや家族内不一致, 離婚や再婚, 片親, 経済的困難, 狭小な居住空間, 大家族, 他の子どもの病気や問題, 子どもとの一時的離別, 子どもへの過剰な期待や高すぎる理想, 家庭内暴力など
社会環境の問題	社会的サポートや仲間の少なさ, 医療機関・保育所などの社会的機関の少なさ, 劣悪あるいは慣れない地域環境, 公害や環境汚染, 少子化, 過剰な育児情報, 母性神話など

育児ストレスの症状
睡眠障害, 過労, 自律神経失調, 不適切な養育態度(放任, 過干渉, 支配, 密着), 虐待, 養育放棄, 神経症症状, アルコールや薬物乱用, 抑うつ, 摂食異常, 衝動的行動, 反社会的行動, 心中や自殺など

育児ストレスへの対応
目標:育児に意義と楽しみを感じ, 自己実現や就労との両立を可能とするため, サポーティブな環境づくりや個人的問題の解決を進める

医療・心理的治療:
①心理的サポートを行い, 個人的問題の解決をはかる
②家族内葛藤があれば調整し, 家族の協力を強化する
③育児知識や育児方法などについて教育的アプローチを行う(特にリスク家庭に対して)
④専門的援助や公共施設の利用, 地域の仲間づくりなどを推奨し指導する. 必要ならソーシャルワーク
⑤治療の連携:心理士, ソーシャルワーカー, 看護師, 保健師, 栄養士, 子どもの教師など
⑥必要に応じて専門的治療を導入:リラクセーション, 認知行動療法, 個人精神療法, 夫婦療法, 家族療法, ストレスマネージメントの指導, ハイリスク児の医療的フォローアップ, 訪問治療, 養育者同士のピアグループワーク, 身体的療法など

社会的な子育て支援サービス:
①医療や保健機関などでの父母学級, 育児指導
②経済的支援
③地域や学校などでの仲間づくり
④養育環境の改善(居住環境, 衛生環境, 食品, 公害, 医療状況など)
⑤地域的な環境の整備(公園や自然環境など)
⑥託児施設の充実
⑦在宅就労を可能にするワークシェアリングの推奨, 再就職対策など

就労との両立
現代では，家庭と就労との両立や，キャリアの中断に悩む有職主婦が増えている．両立している場合にも，母親や主婦としての生き方と，仕事で社会的成果をあげる生き方との間で，葛藤が生じやすい．また，子育てに従事する父親に関しても，社会的な理解やサポートが十分でないため，仕事との両立に苦慮することが多い．

閉塞的な育児環境
育児は日常への埋没を強いられることであり，特に幼少児をもつ親は社会的活動を制限せざるをえない．そのため，社会的に取り残されたような不安感や孤立感，自己評価の低下，自己不全感がつのりやすい．

閉塞的な育児環境では，子どもを通してしか将来が描けなくなり，過保護・過干渉・密着状態となったり，「子どものせいだ」と考えて虐待的になることもある．

経済的負担の増大
養育費の増大は，親にとって大きな問題である．収入を得るために父親不在が続く家庭や，家計補助のためにパートに出る主婦が多くなっているが，過剰労働が育児ストレスをさらに増強させることもある．消費社会の競合や，高学歴志向も経済的負担に輪をかけている．

育児環境の不備
狭小な住宅事情や環境汚染，近所に仲間や子どもの遊び場がない，保育所に入れないなど，特に都心部での育児環境が悪化している．また，孤立した育児環境や，近隣に医療機関・保育所などの社会的機関が少ない場合にも子育ての不安が強くなる．

家族形態の多様化
離婚・子連れ再婚・シングルマザーなどが増え，家族のあり方が流動的になったが，子育てという面では不安定な感覚を呼んでいる．また，国際化が進む現代，国際結婚や，外国での出産や子育てのストレスにも配慮が必要である．人工受精や代理母など，近代の生殖医療に伴う親子関係も今後の課題である．

子どもの将来への不安
不安定な社会情勢や，公害などの環境問題が，子どもの将来への不安を強めている．現代の若者風潮に疑問を抱き，将来を案じる親も多い．個別的な問題としては，子ども自身の能力や体力の不足，進学や進路の見通しのなさ，などが将来への不安につながりやすい．

育児感覚の希薄
育児には，状況に応じた融通性・寛容性・根気が求められるが，利那的な快楽に走りがちな現代において，育児に必要な感覚が培われがたくなっている．特に十

代の親の場合,親になりきれない未熟性や,子との愛着関係の希薄を招きやすいとされる.また,若者と子どもとのふれあい体験の少なさも,育児への拒否感や子育て技能の未熟性につながる.一方,母性神話や子育て神話の束縛が,育児感覚を歪める場合もある.

引用・参考文献

1) Burt, V. K., and Hendrick, V. C.：Women's mental health. American Psychiatric Publishing, Inc., Washington, 2001.
2) 前川喜平,山口規容子編：育児支援とフォローアップマニュアル.金原出版,1999.
3) 「周産期医学」編集委員会編：周産期医学必修知識.第5版,東京医学社,2002.

38 先端医療のストレス・ストレス病

河野 友信

> **この章のキーポイント**：先端医療のストレスに関しては未整備であり，早急に対策を講じる必要がある．

先端医療とストレス

先端医療には，①技術の確立までのストレス，②確立後のストレスの2つがある．先端医療には大きなパワーがあり，可能性を秘めている．

先端医療のストレスには，次のものがある．

- 経済・財政的なストレス
- 研究開発途上の競争ストレス
- 実地に応用するうえでのストレス
- 治療結果のもたらすストレス（濃厚な医療によって支えられる命をつくり出す）

先端医療には，①遺伝子操作技術の応用による生殖医療，②難病の治療，③再生医療，④移植医療，⑤テーラーメイド・メディシン，⑥先端機材・機器を駆使した医療，⑦生理活性物質の臨床応用，⑧宇宙医学の応用，などがあり，これらの実践に当たっては，医療倫理・バイオエシックスの面で慎重でなければならない．

ストレス・ストレス病対策

科学の進展に応じて，新技術が次々に登場してくる．先端医療のストレス・ストレス病は，病人本人，家族，専門職，関係第三者でそれぞれ問題であるが，対象によって，受ける影響とその対策は異なる．例えば，本人が強く先端医療を希望するとき，家族や関係者には，そのことが大変なストレス要因になることがある．それは財政的困難や，生体臓器移植のドナーを期待されるなどである．

また，先端医療はマスメディアの格好の対象になり，関係者がマスコミの攻勢にさらされることからくるストレスも無視できない．

先端医療のストレスに関する領域は未整備であるが，先端医療のストレス・ストレス病の対策は早急に講じられるべきである．

39 透析とストレス

木村 和正

> **この章のキーポイント**：透析にまつわるストレスを減少させるためには，医療従事者の手助けが必要である．

腎機能を喪失し慢性腎不全となった患者は，かつては救命の手段がなかったが，現在では主として血液透析により救命できるだけでなく，長期にわたる生存が可能となっている．人工腎臓による透析により，生命を保ち日常生活を送っている患者の数は，2002年1月現在，日本全体で21万人を超え，なお年間約13,000例以上が増え続けているという．

透析患者は機械により生かされているという特殊性があり，他の慢性疾患にはないストレスを感じて生活している．透析が行われるようになった当初は，生命予後もわずかであり，死を前提とした治療であったが，技術の発達により，現在では30年を超える長期透析患者もいる．最近の透析の目的は，いかに合併症の少ない，質の高い治療ができるかが目標となっている．それに伴い，ストレスに関しても，死をみつめるストレスから，生きることのストレスへと中心が移ってきている．

慢性腎不全の原因と治療

主要な慢性腎不全の原因としては，慢性糸球体腎炎，糖尿病性腎症，腎硬化症，多発性嚢胞腎などがあり，そのほか，慢性腎盂腎炎，全身性エリテマトーデス（systemic lupus erythematosus：SLE），急速進行性腎炎，悪性高血圧，痛風腎などがある．また特殊であるが，頸椎損傷も慢性腎不全の原因となり，若年者で透析を受けているものにみられる．この中でも近年目立っているものは，糖尿病からの慢性腎不全であり，最近では透析導入（透析を開始する）患者の30％以上が糖尿病患者である．それに伴って，導入患者の高齢化が進み，60歳代がピークとなり，80歳以上での導入も珍しくはない．

慢性腎不全は透析療法が行われる以前には，高カリウム血症や肺水腫，尿毒症などでいずれは死すべき病態であった．1940年代から透析機器の開発が始まり，その後，高分子膜の発達に伴い，透析膜が進歩し，より効果的な血液濾過が行わ

れるようになり，現在では，慢性腎不全の患者が30年以上生存することが珍しくなくなった．

慢性腎不全の治療としては，体外循環による血液透析以外に，患者の腹膜を沪過膜として利用する腹膜透析（CAPD）が行われている．これは自宅で患者や家族によって操作できることから，社会復帰に適した治療法として期待されたが，腹膜炎の発症などもあり，かならずしも十分普及していない．

また，慢性腎不全の根治療法としては，腎移植が行われている．海外では死体腎の移植が盛んに行われ，透析療法にとって代わるべきものとされているところもあるが，日本では，臓器の提供に対する理解が遅れ，ようやく始まったところといえる．身内などからの生体腎移植がわずかな割合で行われているが，かならずしも良好な経過をたどらない場合もある．いずれにしろ当分の間，わが国では透析療法が圧倒的な割合で行われるものと考えられる．

透析導入にまつわるストレス

患者の多くは，腎障害の初期から医療機関でフォローされているにもかかわらず，透析に対するイメージが十分でないか全くない場合が多い．高齢者で，活動性も低下している場合は，透析による生活の変化が少なく，精神的打撃は一般に少ない．しかし，働き盛りの年代や，結婚前の患者では，透析導入により人生が大きく変わる可能性があり，それにまつわるストレスも大きい．

透析導入とともに，会社をくびになるといったこともある．たとえ仕事を続けられても，通院のため早退をしなくてはならない，まわりに透析の事実を隠さなくてはならないなど，精神的負担が生じてくる．仕事を失う例，自ら退職してしまう例では，家庭での立場にも変化が生じ，ときには孤立する場合もある．結婚を予定していた患者では，相手の両親や親戚が結婚に反対して，破談になる場合も多い．既に結婚している場合でも，周囲が離婚に持ち込むことがある．

これらの変化に対処しきれず，うつ状態となる患者もある．また，もともとうつ傾向のある患者では，導入後長期にわたって精神的に透析を受け入れられず，精神的あるいは身体的な症状が生じ，透析や日常生活に支障をきたすものもある．

通院透析と透析にまつわるストレス

患者は基本的には週3回，約4時間の透析を受けるため，透析施設に通う．体調が悪かったり，天候の悪化にもかかわらず，原則として決められた曜日の同じ時間に来院しなければならない．精神的に不安定な患者は，ときに無断で透析を拒否する場合も出てくる．

透析施設では普通，数人から数十人の患者が1つの部屋で，ベッドあるいはリクライニング式の椅子で同時に透析を行う．毎回上肢，場合によっては下肢において，2本の針（16ゲージ程度）を内シャント（動静脈を吻合して血管を拡張し，繰り返し穿刺できるようにしたもの）や埋め込まれた人工血管に刺し，体外循環を

行う.この痛みや,穿刺の失敗などに対する恐怖から透析に通うことを嫌がるものもある.透析中は中断しない限り移動は不可能であるが,この拘束にストレスを感じるものもある.

透析療法はあくまでも生体の機能の一部を代替しているにすぎない.そのため,腎不全の症状である貧血や高血圧などに対しては,他の対症療法が必要となる.また間欠的な治療であるため,水分およびさまざまな有害物質が一時的に体内に蓄積する.そこで,患者は食事や水分摂取に制限を加えられる.水分摂取は精神状態との関連が深く,制限されたり,繰り返し注意されることで,かえって摂取量が増える傾向があり,結果として肺水腫や心不全の原因となる.

野菜や果物は,腎不全の症状で最も危険な高カリウム血症すなわち心停止をもたらすため,強く制限される.その他,カルシウム,リン,金属類など制限が多く,これらのことから宴会その他の人付き合いも制限を受けることになり,ストレスの発散にも支障をきたしかねない.

長期にわたる透析療法の結果,動脈硬化などによる脳卒中や狭心症,心筋梗塞,アミロイドやカルシウムの蓄積による関節や全身の痛み,末梢のしびれ,骨および筋肉の衰えによる骨折や活動レベルの低下など,老化の急速な進行ともみられる変化が生じる.これは,同年代の健常者との比較で,強いストレスと感じられるであろう.特に糖尿病患者では,動脈硬化はより重篤であり,そのうえ,失明,下肢の壊死による切断など悲劇的な状態も生じる.

スタッフや透析患者とのストレス

一般の疾患における外来治療とは異なり,透析は長期にわたるとともに,週3回それも数時間にわたる同一スタッフとの接触が特徴的である.透析の場では,スタッフとの関係は家族に近いものがある.甘えやわがままが露骨に表現されることも多い.穿刺や処置のミスに対しても,患者によってはあからさまに罵倒したり,そのスタッフを拒絶したりする.患者にとっても,スタッフにとってもストレスとなる関係が生じやすい.一方でそのような表現のできない患者も,じっとがまんしながらストレスに耐えている場合がある.いずれにしろ,日頃からスタッフと患者の間によいコミュニケーションがとれていない証拠であり,ときにはスタッフがその患者を避けている結果である場合もある.

また透析患者たちは,長期間同一の部屋で,同じ時間に透析を受けるため,互いに好意や嫌悪を感じるようになる.あからさまな衝突が生じれば,席替えや,場合によっては一方が他の施設へ移るということもありうる.

以上のストレスは一時的には強いものであるし,ときにはうつ的な反応も生じるが,患者の訴えを聞くスタッフがいる限り,多くは時間が解決するものである.

ストレスによる症状および行動

ストレスによる身体的・精神的症状は,他の疾患の患者と大きな違いはないが,

透析患者に特徴的なものをあげてみる．上にも述べたが，水分摂取が抑えられているため（透析間の1，2日の間に体重の5％以内），ストレスがかかると，この制限を大きく上回る飲水を行うものがある．うつ傾向があったり，反抗的だったり，医療不信をもった患者では，常習的に飲水過多となるものもある．

また，透析に対する受け入れが困難なものや，スタッフへの甘えが強いものでは，症状の出現が主として透析時間中にみられるものがある．スタッフへの不満や爆発的な怒り，繰り返し訴えられる痛み，心因性の咳嗽などの形をとる．頭痛やしびれ，腹痛など種々の訴えが，針を抜くと同時に消失する例は数多い．

透析患者としていかに生きるか

以前の透析はとりあえず生命を救うことが目的であり，患者も死を覚悟しながら日々を戦っていたが，現在は，透析療法が安定し，大部分の患者にとっては，身体的負担はあるにしろ，仕事や家庭での生活は十分可能になっている．しかし，腎臓の機能を失い，身体障害者であるという意識と，週3回数時間の通院治療は，患者に常に疾患の存在を確認させる．

それにもかかわらず体調を良好に保ち，仕事に遊びに充実した生き方ができる患者と，疾患のゆえに自信を失い，あるいは疾患に依存して社会から引きこもり，目的のない生活を送る患者がいる．透析患者に対する社会的環境は厳しいものがあるが，透析を受けながらも目標をもち，それに向かって努力することは，いまや十分可能なこととなっている．

医療者は患者をいかに支えるか

透析患者は日々の治療に際しても，社会的環境においても，常にストレスにさらされている．そしてもちろん，健常者と比較してその平均寿命は短く，健常者以上に死を意識するのはとうぜんかもしれない．しかし，他の重症な慢性疾患と比べ，決して悲観的な病気でないどころか，生き方によっては，健常者に少しも劣らない人生が送れることは確かである．

医療者としては，導入当初からその事実を十分伝え，導入によって決して人生を放棄することなく，かえって，これまでの人生を振り返る機会とすることで，今後の人生をより意味のあるものにするよう促すべきであろう．また糖尿病におけるような重篤な合併症をもつ患者では，明確な目標をもって生活することが難しい場合もあるが，それに対しては，家族内での居心地のよさを追求する手助けを行うことが現実的である．ただし，その場合は，介護を行う家族へのサポートが重要となる．

患者が，透析は人生の目標に向かうための補助手段の1つであると考えられるなら，透析にまつわるもろもろのストレスの重要度は減少すると思われる．医療者はその理解のための手助けを行うことが望ましい．

引用・参考文献

1) 木村和正ほか:透析患者の心理的適応.心身医,33:585〜591,1993.
2) 河野友信,吾郷晋浩編:医療の人間学2 入院患者の心理.講談社,1993.
3) 河野友信編:ターミナルケアの周辺.現代のエスプリ378号,至文堂,1999.

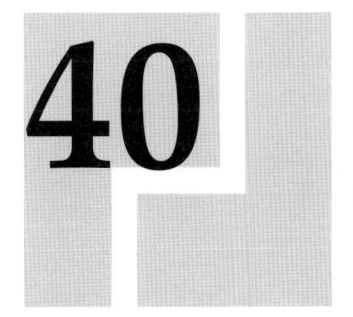

40 産業ストレスとストレス対策

川上 憲人

> **この章のキーポイント**：労働省(現厚生労働省)「事業場における労働者の心の健康づくりのための指針」では産業ストレスの対策として個人向けアプローチと職場環境からのアプローチがあげられており，それぞれを推進するためのツールが開発されている．

産業ストレスおよびメンタルヘルスの現状

長引く不況と国際競争の進展に伴う企業のリストラの進展，労働の高密度化，急速な情報化などを背景として，労働者のストレスや心の健康問題が増加している．1997年の労働者健康調査では，仕事や職業生活に関する強い不安，悩み，ストレスがある労働者の割合は約63%であり，全国6,500万人の労働者の半数以上が既に産業ストレスに曝露していると考えられる[1]．企業では長期疾病休業の理由のうち，精神障害が多くを占めるようになり，メンタルヘルスが企業の生産性や安全にも大きな影響を与えていることが認識されるようになってきた．1998年から前年度に比べて労働者の自殺率は30～40%増加している(警察庁自殺統計)．さらに，自殺を含む精神障害等の業務上外判断指針(1999年)や脳・心臓疾患の労災認定基準の改訂(2001年)，さらにいわゆる「過労死」訴訟として知られる企業の安全配慮義務違反に対する賠償請求が増加しつつあり，社会的にも注目が集まっている．

労働省(現厚生労働省)から2000年8月に公表された「事業場における労働者の心の健康づくりのための指針」では，事業者は事業場におけるメンタルヘルスケアの具体的な方法等についての基本的な事項を定めた「心の健康づくり計画」を策定することとされている(図40-1)．この「心の健康づくり計画」では，4つのケア，すなわち労働者自身による「セルフケア」，管理監督者による「ラインによるケア」，事業場内の健康管理担当者による「事業場内産業保健スタッフ等によるケア」，事業場外の専門家による「事業場外資源によるケア」を実施することとされている．現在の産業ストレス・メンタルヘルス対策は，この指針の考え方に基づいて推進されている．

```
┌─心の健康計画の策定──┬─事業者による方針表明
│                      │ 心の健康づくり計画の策定
│   ┌─────────┐      │
│   │ セルフケア  │      │ 労働者によるストレスへの気づき，対処
│   └─────────┘      │ 自発的相談
│   ┌─────────┐      │
│   │ラインによるケア│      │ 管理監督者による職場環境等の改善，
│   └─────────┘      │ 部下の相談への対応
│   ┌─────────┐      │ 産業医，衛生管理者等による職場環境
│   │事業場内産業保健│      │ 等の評価と改善
│   │スタッフ等によるケア│    │ 相談への対応や指導
│   └─────────┘      │ 教育研修・情報提供
│                      │ 事業場外資源とのネットワーク形成
│   ┌─────────┐      │
│   │ 事業場外資源 │      │ 事業場外資源による情報の提供や助言
│   │  によるケア  │      │ 専門家による相談や治療
│   └─────────┘      │
└──────────────────┴──────────────────────
```

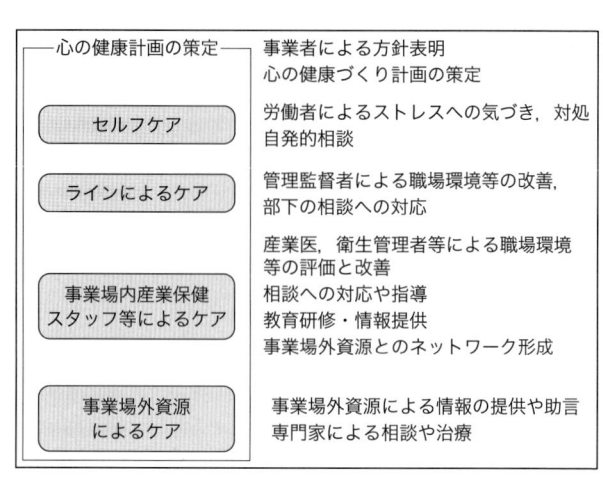

図 40-1 労働省(現厚生労働省)の「事業場における労働者の心の健康づくりのための指針」と4つのケア

指針では，心の健康問題の未然防止として産業ストレスへの対策が重視されている．労働者のストレス対策には，個人のストレスへの気づきや対処を促すセルフケアと相談対応による「個人向けアプローチ」と，職場環境等の改善を通じた「環境からのアプローチ」があるが，指針にはこの双方が含まれている．ここでは，それぞれのアプローチによる職場のストレス対策について述べる．

産業ストレスへの個人向けアプローチ

個人のストレス評価

健康診断時の問診や健康相談などの機会におけるストレス評価には，大きく分けると面接による方法と調査票による方法がある．

①面接によるストレス評価

面接による問診では，時間のある範囲で，仕事の負担や困難(仕事上のストレス要因)，精神的および身体的な不調感(ストレス反応)，これへの本人の対処，個人や家庭生活での困難などについて十分に聞くことが望ましい．できるだけ本人の言葉で話してもらえるようなオープンエンドの質問をし，「はい」，「いいえ」の答えを求める質問は不明点の確認程度にとどめる．

ストレス評価では，その労働者が，事業場の方針や組織の変化によってどのような影響を受けているか，本人の現在の労働状況や，将来の見通しについて注意して聞いたり，質問をしたりする．また精神障害等の業務上外判断指針および脳・心臓疾患の労働災害認定基準で例示されているストレスフルな出来事や過重業務についても，これらを労働者が経験したかどうかを確認しておく．面接の最後に

表 40-1 職業性ストレス簡易調査票

A あなたの仕事についてうかがいます．最もあてはまるものに○を付けてください．	そうだ	まあそうだ	ややちがう	ちがう
1. 非常にたくさんの仕事をしなければならない	1	2	3	4
2. 時間内に仕事が処理しきれない	1	2	3	4
3. 一生懸命働かなければならない	1	2	3	4
4. かなり注意を集中する必要がある	1	2	3	4
5. 高度の知識や技術が必要なむずかしい仕事だ	1	2	3	4
6. 勤務時間中はいつも仕事のことを考えていなければならない	1	2	3	4
7. からだを大変よく使う仕事だ	1	2	3	4
8. 自分のペースで仕事ができる	1	2	3	4
9. 自分で仕事の順番・やり方を決めることができる	1	2	3	4
10. 職場の仕事の方針に自分の意見を反映できる	1	2	3	4
11. 自分の技能や知識を仕事で使うことが少ない	1	2	3	4
12. 私の部署内で意見のくい違いがある	1	2	3	4
13. 私の部署と他の部署とはうまが合わない	1	2	3	4
14. 私の職場の雰囲気は友好的である	1	2	3	4
15. 私の職場の作業環境(騒音，照明，温度，換気など)はよくない	1	2	3	4
16. 仕事の内容は自分に合っている	1	2	3	4
17. 働きがいのある仕事だ	1	2	3	4

B 最近1か月間のあなたの状態についてうかがいます．最もあてはまるものに○を付けてください．	ほとんどなかった	ときどきあった	しばしばあった	ほとんどいつもあった
1. 活気がわいてくる	1	2	3	4
2. 元気がいっぱいだ	1	2	3	4
3. 生き生きする	1	2	3	4
4. 怒りを感じる	1	2	3	4
5. 内心腹立たしい	1	2	3	4
6. イライラしている	1	2	3	4
7. ひどく疲れた	1	2	3	4
8. へとへとだ	1	2	3	4
9. だるい	1	2	3	4
10. 気がはりつめている	1	2	3	4

表 40-1 つづき

11. 不安だ	1	2	3	4
12. 落ち着かない	1	2	3	4
13. ゆううつだ	1	2	3	4
14. 何をするのも面倒だ	1	2	3	4
15. 物事に集中できない	1	2	3	4
16. 気分が晴れない	1	2	3	4
17. 仕事が手につかない	1	2	3	4
18. 悲しいと感じる	1	2	3	4
19. めまいがする	1	2	3	4
20. 体のふしぶしが痛む	1	2	3	4
21. 頭が重かったり頭痛がする	1	2	3	4
22. 首筋や肩がこる	1	2	3	4
23. 腰が痛い	1	2	3	4
24. 目が疲れる	1	2	3	4
25. 動悸や息切れがする	1	2	3	4
26. 胃腸の具合が悪い	1	2	3	4
27. 食欲がない	1	2	3	4
28. 便秘や下痢をする	1	2	3	4
29. よく眠れない	1	2	3	4

C あなたの周りの方々についてうかがいます．最もあてはまるものに○を付けてください．

	非常に	かなり	多少	全くない
次の人たちとはどのくらい気軽に話ができますか				
1. 上司	1	2	3	4
2. 職場の同僚	1	2	3	4
3. 配偶者，家族，友人等	1	2	3	4
あなたが困ったとき，次の人たちはどのくらい頼りになりますか？				
4. 上司	1	2	3	4
5. 職場の同僚	1	2	3	4
6. 配偶者，家族，友人等	1	2	3	4
あなたの個人的な問題を相談したら，次の人たちはどのくらい聞いてくれますか？				
7. 上司	1	2	3	4
8. 職場の同僚	1	2	3	4
9. 配偶者，家族，友人等	1	2	3	4

D 満足度について

	満足	まあ満足	やや不満足	不満足
1. 仕事に満足だ	1	2	3	4
2. 家庭生活に満足だ	1	2	3	4

は,「何か他に気になることなどがありますか」などと,面接で話題に出なかった事柄について労働者が相談できるように配慮する.

専門家の意見では,ストレスや心理的困難を抱えた労働者に対して,産業保健スタッフや管理監督者が共感的・支持的に事情や状況を聞くことが労働者のストレスの軽減に効果的といわれている[2].

②調査票によるストレス評価

定期健康診断時のストレス評価については,ストレスの原因(ストレッサー),ストレス反応,ストレスの緩衝要因やストレスへの対処について評価するのがよい.ストレス評価の調査票にはさまざまなものがあるが,ここでは最近使用されることの多い職業性ストレス簡易調査票を紹介する(表40-1)[3,4].

職業性ストレス簡易調査票は,これまでの調査票と比べて,以下のような特徴をもっている.

①従来のストレス反応のみを測定する多くの調査票と異なり,職場におけるストレス要因をも同時に評価できる.
②心理的なストレス反応の中でネガティブな反応だけでなくポジティブな反応も評価できる.
③身体的なストレス反応や修飾要因も評価する多軸的評価法である.
④労働現場で簡便に使用可能とするために質問項目は57項目と少なく,約10分で回答できる.
⑤あらゆる業種の職場で使用できる.

定期健康診断や健康相談などの場ですぐに判定したい場合には,簡易採点法を用いることができる.採点部分を指示した透明シートを準備し,記入された調査票に合わせ,グレーのゾーンに該当した回答の数を,質問のグループごとに調べる.仕事のストレス要因または心理的・身体的ストレス反応のいずれかが「問題」と考えられた事例については,状態に応じて,医師や看護職の健康相談,専門家への受診を勧める,あるいはセルフケアの指導を行うなどの対応をする.

職業性ストレス簡易調査票の回答をパソコンに入力し,個人ごとの「ストレスプロフィール」を作成して,後日アドバイスなどとともに本人に返却し,セルフケアを促すことも可能である.このためのパソコンプログラムが開発されている.フィードバックのためのプログラム(Windows 95以上)は実費で東京医科大学衛生・公衆衛生学教室から提供されている.

個人レベルでのストレス対策

①ストレスへの気づきの支援

仕事に没入している人ほど自分の疲労感に気づかずにいる.ストレスの反応は,よく眠れない,何もやる気がしない,なんとなく不安に感じるなどの精神的な症状だけでなく,心臓がドキドキするなどの身体的な症状として出現することもある.精神的・身体的な症状に気づき,これを自分の状態のサインであると気づくことはストレスへの対処の第1歩である.

いくつかの事業場では,問診票によって評価された労働者のストレスの特徴を

書面で本人に通知し，労働者のストレスへの気づきを支援することが行われている．書面のアドバイスの効果評価のための無作為化比較対照試験がいくつか実施されており，ストレスの軽減に効果的であったとする結果，効果がなかったとする結果の双方がある[5]．効果がありとする研究でも，書面送付に加えて電話面談を行った場合により高い効果が得られている．書面の通知に加えて，結果に関する個別あるいは集団での説明や指導などが行われることが必要と思われる．

②日常生活に関する保健指導

労働時間および休息に関する保健指導：長時間労働を避けること，また休息や休日をとることは基本的な指導である．コンピュータへののめり込みなどの「テクノ依存」傾向を示す者もある．休日をきちんととるようなスケジュールの立て方について指導する．

睡眠の保健指導：良好な睡眠をとるための，食事，運動，飲酒などの生活習慣指導のポイントと，光，騒音，温度，マットなどの寝室環境の工夫を睡眠健康教育と呼ぶ．

生活習慣に関する保健指導：定期的な運動は，心理的ストレスを軽減し，また労働時間や仕事上のストレス要因によるストレス反応を弱める効果がある[5]．運動・スポーツを指導することで，心理的ストレスを軽減することができる．一日3食とっている者，緑黄色野菜を多くとっている者，栄養のバランスに気をつけている者では，心理的ストレス反応が少ないことが知られている[5]．飲酒は大きな効果がなく，また抑うつ状態での毎日飲酒は抑うつを長引かせる可能性が指摘されている．

③ストレス対処技術の指導

ストレス対処技術のうちリラクセーション法および認知行動療法が労働者のストレス軽減に有効である[6]．このほか，自己主張訓練などを利用した人間関係づくりの技術講習を実施している例もある．

リラクセーション法：過剰な，あるいは持続するストレス反応を抑える手段として，リラクセーション法がある．リラクセーション法には筋弛緩法，自律訓練法など何種類かの方法がある[7]．緊張する会議の後リラックスしたり，寝つきが悪い場合などにも活用できる．

認知・行動療法的アプローチ：本人のストレス場面に対する脅威性の評価が高い，つまり自分にとってその状況が脅威的と判断しているときストレス反応は増大する[8]．また，ストレス場面への対処可能性が低いと考えている場合，つまりこの場面で「手も足も出ない」と考えているときにストレス反応は増大する．特定のストレス場面に対する脅威性の判断を，より現実的なものになるように指導する．あるいはストレス場面への対処の技術を工夫することで，ストレスを軽減することができるようになる．

自己主張訓練：職場や家庭でのよい人間関係づくりは，ストレスから身を守るために大切である．職場や家庭でよい人間関係をつくるための知識と技術を従業員に習得させるために，正しい自己主張の訓練をしたり，「交流分析」を使ってコミュニケーション技術の講習を実施することも行われている．教育方法としては，

ロールプレイが有効である．

ストレス事例の早期発見と支援の体制づくり
①ストレス事例の早期発見
自分の精神的問題を自ら専門家に相談しようとする労働者は少なく，むしろ上司，先輩・同僚などへの相談が多い．日常，労働者と接する管理監督者から，産業保健スタッフあるいは専門家へと相談する経路を確立しておくことが，事例の早期把握と対応においては重要である．このためには管理監督者向けの教育・研修と，産業保健スタッフが秘密を守って相談に応じることが条件となる．

一方，産業保健スタッフは紹介されたあるいは自発的に来談した事例について対応するが，精神的問題の診断には経験や技術が必要であり，また時間をとられるため，社内あるいは社外に専門家を確保する必要が指摘されている．

②心の健康問題をもつ労働者の支援
企業における精神障害者の職場復帰後の適応状態は，統合失調症（精神分裂病）で6割，うつ病で7～8割，神経症で9割がほぼもとの適応水準にまで回復しているとされている．精神障害によって休業中の労働者の職場復帰に当たっては，出社前に復職判定を行い，再発予防のためにどのような配慮が職場でなされるべきかを十分に検討しておくことが有効である．

本人の回復状態によっては，半日勤務などの軽減勤務や「試し出勤」と呼ばれる職場復帰訓練のための出勤などを実施して効果をあげている企業もある．また，職場での産業保健スタッフの再発予防および職場適応向上のためのフォローアップ支援によって再発率は低下する．心の健康問題をもつ労働者の職場復帰に当たっては，復職判定と復職後支援が重要と考えられる．

産業ストレスへの職場環境からのアプローチ

職場環境等のストレス評価
労働者のストレス対策においては，個人へのアプローチと同時に組織的な職場環境等の改善が推進されることが重要である[9]．職場環境や職場組織には気づかないうちにストレスの要因が生じていることがある．「仕事のストレス判定図」（図40-2）は，ストレス調査票を活用して，目に見えないストレスを数値化する簡便な方法である[4,10]．

仕事のストレスの主要な要因（仕事の量的負担，仕事の自由度，職場の支援）についての調査票（最小で合計12問）に対する労働者の回答から職場の平均点を計算して，この判定図上にプロットすることで，その職場が全国平均に比べてストレスが多いか否か，また仕事のストレスによる健康リスクがどの程度であるかを知ることができる．

職場環境等のストレスの対策
職場環境等のストレスの対策は，職場環境等の評価結果をもとに，ストレスの要

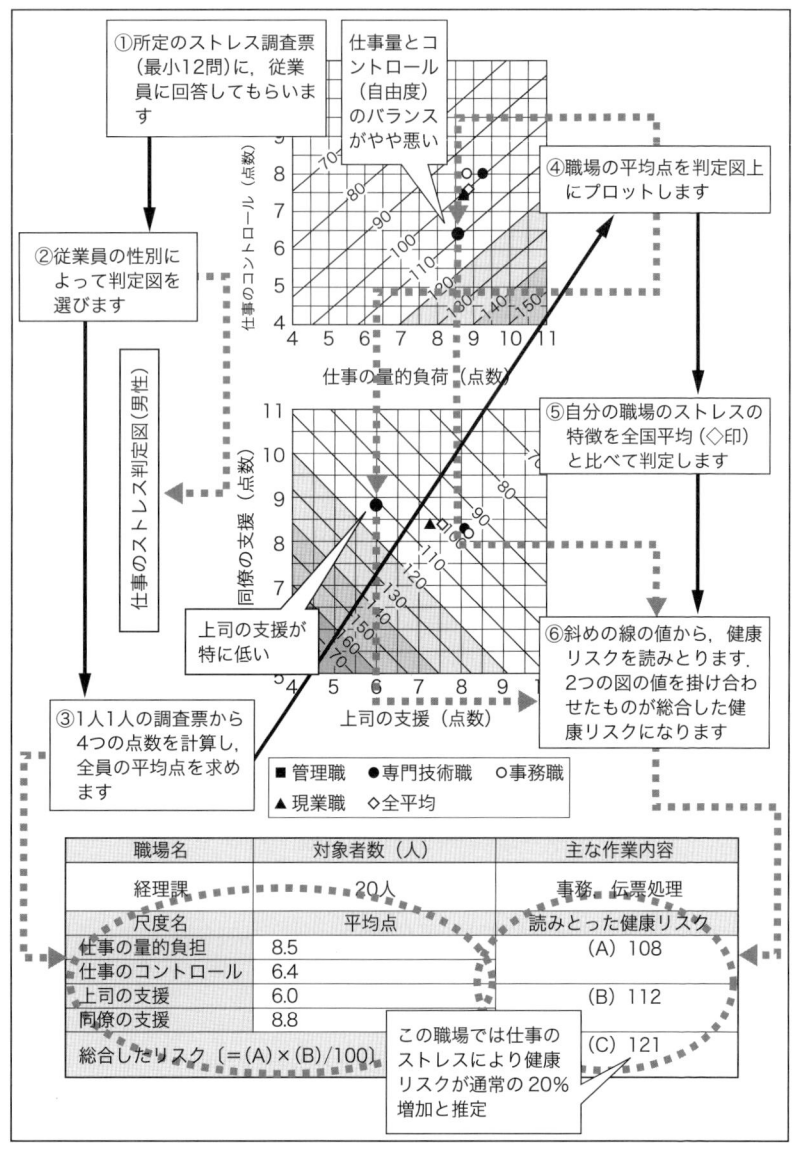

図 40-2 「仕事のストレス判定図」—簡単な調査票を職場の労働者に記入してもらい,その結果から職場のストレスの平均点を計算し,図の上にプロットすることで職場環境等のストレスを評価する方法

因となっている具体的な問題を職場上司,産業医,衛生管理者を含む産業保健スタッフ,人事・労務担当者などが相談のうえでリストアップすることから始まる.

リストアップされた問題1つ1つに対して,可能な改善計画を立てる.

心理的な環境は目に見えないので,なかなか手がつけにくいが,職場のレイアウトや作業手順などが変わるだけで,職場の人間関係が変化するケースもある.目に見える職場環境を中心にしながら,その先にある人間関係や心理的なストレスを改善していくようにするのがよい.

変革期の産業ストレス・メンタルヘルスの課題

これまで労働者の健康と組織の業績は相反すると一般的には考えられていたが,労働者の健康や満足感と職場の生産性や業績を両立させることは可能であり,むしろ両者には相互作用があり互いに強化することができる.管理方式,組織風土,経営方針といった組織特性を含めて組織の健康を考えた対策を実施することで,労働者のメンタルヘルスの増進とともに職場の生産性や業績を高め,労働者と企業の双方にとって利益とすることができると思われる.こうした考え方を「健康職場」と呼ぶ[11].こうした健康職場の考え方が,今後の労働者のストレス・メンタルヘルス対策の中で重要になってくると思われる.

しかし,現在の産業メンタルヘルスの枠組みでは十分に対応しきれない問題もある.リストラ・ダウンサイジング下にある労働者や,増加する派遣労働者等に共通して観察される傾向は,企業に対するコミットメントの低下と,これがもたらすストレスの増加,個人のキャリアプラン形成の困難さである.終身雇用制度についても見直しが進む中,労働者はしだいに「企業に生涯属するメンバー」から「現在企業に雇用されている一個人」に変化している.

こうした雇用文化の変化は,少なくとも従来型の日本的労働価値をもっている人々に生きがいの再設計を迫ることになる.変革期における労働者のメンタルヘルスを確保するためには,キャリアデザインや人生設計の支援をも提供することが必要になってくる.しかし誰が,どのような費用負担で,どのようなサービスを提供するべきなのかなど,なお検討すべき課題が多い.この点が,産業ストレス対策における次の課題であるといえよう.

引用・参考文献

1) 労働大臣官房政策調査部統計調査第二課編:平成9年労働者健康状況調査報告.労働大臣官房政策調査部統計調査第二課,1998.
2) 河野慶三:メンタルヘルスケア.産業医活動マニュアル,第3版,p.408〜427,医学書院,1999.
3) 下光輝一,原谷隆史ほか:主に個人評価を目的とした職業性ストレス簡易調査票の完成.労働省平成11年度「作業関連疾患の予防に関する研究」報告書(班長・加藤正明),p.126〜164,2000.
4) 中央労働災害防止協会編:働く人の心の健康づくり―指針と解説.中央労働災害防止協会,2001.
5) Kawakami, N., Haratani, T.:Epidemiology of job stress and health in Japan;review

of current evidence and future direction. Ind. Health, 37：174〜186, 1999.
6) van der Klink, J. J., Blonk, R. W., Schene, A. H., van Dijk, F. J.：The benefits of interventions for work-related stress. Am. J. Public Health, 91：270〜276, 2001.
7) 山田冨美雄：リラクセーション訓練. 医療行動科学のためのミニマムサイコロジー I（山田冨美雄編）, p.96, 北大路書房, 1997.
8) 坂野雄二：認知行動療法. 日本評論社, 1995.
9) 川上憲人, 原谷隆史：職場環境の改善. 産業医学ジャーナル, 23(1)：45〜49, 2000.
10) 川上憲人, 橋本修二ほか：「仕事のストレス判定図」の完成と現場における有用性の検討. 労働省平成11年度「作業関連疾患の予防に関する研究」報告書（班長・加藤正明）, p.12〜39, 2000.
11) Cooper, C. L., Wiliams, S., eds.：Creating healthy work organizations. Chichester, John Wiley & Sons Ltd, 1994.

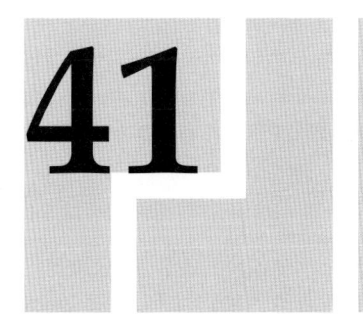

41 学校ストレスとストレス対策

河野 友信

> **この章のキーポイント**：ストレス対策として，発達心理を踏まえた対応が必要である．また親の協力も重要な要素である．

学校ストレスは以前から問題化していたが，最近は問題が変質し深刻化してきている．この新しい事態にどう対応するべきなのか，わが国の社会は解決の道を探りかねている．

学校ストレスは，
- 生徒・学生
- 教師
- 親・家族
- 管理側
- 行政側

それぞれにあり，問題である．

これらの問題には，教育の場であることの特性がからんでいる．それぞれの特性がストレスを惹起しており，自己解決できないでいる．①人格的・社会的に未成熟であること，②専門職に力量が足りないこと，③依存的で自己解決できないこと，などが問題である．

生徒・学生のストレス

生徒・学生のストレスには，次のものがある．
- 個人的な要因
- 学業や成績をめぐって
- クラブ活動
- 対教師の要因
- 対親の要因

これらは集団力動なども作用して，いじめや閉じこもり，不登校などにつながる．

個人的な要因

しつけや家庭教育の失調が背景にある．わがままで，自己中心的な考えと行動，これらが対人関係の支障になる．パソコンやゲームにはまっていて，それが日常生活に支障をきたしていたり，携帯電話がストレスの要因になったりする．病気があったり病弱である場合も不利である．

学業や成績をめぐって

二極化し，放任している親と，過度にかまう教育ママがいて，後者では，偏差値教育の弊害で，幼児期からお稽古や塾での学習の強要で，勉強がストレスになっている．他人を意識しすぎ，同級生は競争相手でしかない．生活も不規則で無理をしている．

過度のストレス負荷は，いずれストレス反応を引き起こし，心身症や精神障害，行動障害に至ることになる．

クラブ活動

クラブ活動も，自分に合わないものであればストレスになる．上下関係やしごき，チームプレイのサークルでは協調性が重要であるが，協調できない生徒もいる．訓練が嫌で負担になる生徒もいる．

対教師の要因

教師の指導に合わない場合，教師に問題がある場合，教師と親の間の不調のとばっちり，教師にとにかく反発する場合など，さまざまな要因がある．

対親の要因

親との関係の不調は多い．よくいわれる養育態度であるが，過保護，過干渉，放任，不統一などの親の態度を反映して問題化する．

ストレス対策

ストレス対策は，生徒・学生の年齢，生徒の成熟度・欲望コントロール度，家庭状況，学校側の要因，などで違ってくる．いずれにしても，発達心理を踏まえた対応が必要である．

親の協力が得られるかどうかもポイントである．同年代の友人に悩みを打ち明けるのなら，ピアカウンセリングを活用する．"育てる視点"が重要なのである．基本的信頼ができていなく，愛情飢餓，依存欲求の不充足のケース，基本的なしつけのできていないケースが少なくない．学生レベルになると人格障害が増える．このことを踏まえたストレス対策をとる必要がある． ［9章Ⅱも参照］

第IV部

ストレス医療とストレス対策

42 医療従事者のストレス対策

河野 友信

> **この章のキーポイント**：よい医療が行われるためには，医療従事者のストレスをうまくコントロールし，ストレスの有害作用が出ないように心がけることである．

医療は医師を中心に，ナースや検査技師，放射線技師，薬剤師，ケースワーカー，サイコロジスト，栄養士，看護助手，作業療法士など，多彩な職種の人たちが関与しつつ実践される．広くとらえれば，医事課職員など，病院の管理事務関係の人もすべて医療従事者のうちに入れることができる．

医療という職務は本来的に大きなストレスを伴っているので，医療に携わることはストレスフルである．

医療従事者のストレス要因は，次のように分けることができる．
1. 個人的な属性による要因
2. 職務に属する要因
3. 医療システムや管理に属する要因
4. 疾病に属する要因
5. その他

医療には本質的にストレス要因が多いだけに，医療従事者のストレスをうまくコントロールし，ストレスの有害作用が出ないようにすることは，よい医療が行われるための不可欠な条件である．

医療従事者も限度以上のストレスの有害作用を受けると，健康障害や正常を逸脱した言動をきたすことになるし，医療従事者としての力量を発揮できなくなり，職務を十分に果たせなくなる．職務を十分に果たせないだけでなく，患者の病気を悪化させたり，医療チームを混乱させたり，医療全体に悪影響を及ぼすことにもなりかねない．

医療従事者がストレスの有害作用を受けないようにするためには，次のようなストレス・マネジメントが必要である．

①ストレス・ケア
職務に伴う本来的なストレスを蓄積しないように，悪い影響が大きく出ないうちにケアし，ストレスからの回復をはかることである．

②ストレス要因への対処
ストレスを引き起こすような要因を分析し，ストレス要因に応じた適切な対処をすることで，有害ストレスを回避するように努めることである．
③有害ストレスの予防
ストレス耐性を強めたり，ストレス対処能力を高めたり，また職務を遂行するに当たって，よりストレスの発生しないような医療システムや人事や職務管理のあり方をつくり出すことである．
④その他
上述したように，医療は多くの職種の人が協力し合ってなされるが，各職種別にそのストレスとストレス対策を述べることは紙数の関係で不可能なので，主として医師の場合を中心に述べ，その他の職種をコメディカル・ワーカーとして一括して扱うことにする．コメディカル・ワーカーについては，特殊なストレス要因とその対応についてのみ述べることにする．

一般的なストレスとストレスの有害作用，ストレスの分析の仕方，ストレス緩和の技法などについては，本書の別項でストレス病患者に関して説明してあるので，それを参照してほしい．この項ではそれらについては具体的な説明はせずに，項目だけを列挙するにとどめたい．

医療が本来的にストレスを伴うものであれば，ストレスとうまくつき合いながら職務を全うするしかないが，まずそのためには，医療に従事することで受けるストレスの特性について知らなければならない．

医療に伴うストレス

医療の中心的な目標は治癒であり，その治癒をもたらすための治療行為が職務の中心となる．治療という言葉の語源は，ギリシャ語で"捧げる"という意味である．医療の本質は病める人に自らを捧げ，奉仕することにほかならない．

よい医療は，正しい最新の十分な医学およびその関連の知識と医療技術を有し，正しい医療観と医療倫理を備え，豊かな人間愛をもつことによって達成できる．特に精神面の健全性が要求される．医療従事者は自らが健全で，病む人に分かち与えるものが多く，奉仕できる力が大きいほどよい．

医療が従事者にとってストレスフルであるのは次のようなことによる．
1．仕事の対象が心身を病める人間であり，常にマイナスの状態にある人間を対象としなければならないこと
2．ミスの許されない仕事であること
3．学問の進歩が著しく，専門知識や専門技術をトップレベルに維持するには，なみなみならぬ努力を要すること
4．各専門職の人が力を寄せ合ってする仕事であること．スムーズな人間関係を保つのに配慮しなければならないこと
5．医療の結果が必ずしも治癒という最善の目標を達成できず，不本意にも病状が悪化し，場合によっては死に至る場合も多いこと

6．その他
医療には以上のような本来的なストレスがある．

医療に従事することのストレス

医療に従事することはストレスフルであり，ストレス刺激が多いが，医療従事者のストレスに関する問題は，ストレス要因の問題と，ストレスを受けて反応する医療従事者の問題とに分けることができる．

医療従事者の問題

問題要因の項目だけを列挙すると，次のようになる．
① ストレス耐性が低いこと：これは性格や適応能力，年齢などとも関係がある．
② ストレス対処能力が低いこと：本来的にストレス対処能力が弱い場合とストレス対処の方法を知らなかったり，適切なストレス対処を怠っている場合がある．
③ 専門知識や専門技術が不足している場合
④ 人間関係のもち方が下手な場合
⑤ 生活管理が悪い場合：睡眠不足やライフスタイルの乱れなどがみられる場合
⑥ 医療に対する姿勢がマイナスの場合：医療に対する情熱が乏しく，医療に対する信念に欠け，医療観や生死観が確立していない場合である．
⑦ 医療従事者の健康障害
⑧ その他

以上のような医療従事者側の問題をチェックすることは，ストレス対策にとって欠かせない．

ストレス要因の問題

ストレス要因の問題は，ストレスを生み出す要因の問題と，ストレスを適切にマネジメントしないことの問題に分けることができる．

【ストレスを生み出す要因の問題】

医療には本来的にストレスを伴うことを指摘したが，ストレスを生み出す外的な要因には次のようなものがある．
① 疾病に伴う要因：例えば，病気が重篤であったり治療が難しかったり，手間暇を要したりするような場合
② 医療チームの人間関係に属する要因：医療チーム間でコミュニケーションが悪かったり，問題をもつ医療従事者がいる場合など
③ 医療従事者側と患者側との人間関係の不調
④ 人事管理や職務管理に伴う問題：仕事がスムーズにできないような管理のあり方や，働きを十分に評価されない管理のあり方など．ストレスを受けた医療従事者のケアが不十分なことなど
⑤ 医療システムの問題：医療従事者にストレスを生みにくいような医療システ

ムでない場合
　⑥その他
　医療従事者のストレス対策を講じるためには，ストレスを生じさせる外的な要因も明確にする必要がある．

医療従事者のストレス対策

ストレス対策は，医療従事者個人が講じなければならない対策と，管理者や周辺の関係者が講じなければならない対策とに分けられる．

医療従事者個人が講じなければならないストレス対策

一般にストレスの有害作用を受けていながら，それに気づかないことが多い．ストレスの危険信号は，心身両面に表現される．できるだけ早期に有害ストレスをチェックし，対策を講じるかが，ストレスでダメージを受けないためのポイントである．そのためには，次のことが必要である．

①ストレス・チェック
これにはストレス・チェック表を用いるのもよいし，ストレスの心身の反応の有無に常に目を向けておくことである．

②ストレス・ケア
ストレス・ケアは，心身のくつろぎのための休養とストレス緩和法，適切な栄養と適度な運動によってなされる．また，ストレス刺激からの隔離も必要である．

③ストレス要因の分析と対応
上述したようなストレス要因の有無を分析し，ストレス要因を解消するか，ストレス要因を回避するかする．

管理者や周辺の人が講じなければならないストレス対策

管理者は，部下がストレスの有害作用を受けていればすみやかにそれを見出し，有害作用を排除し，一刻も早くストレスを癒すようにサポートしなければならない．そのためには，次のようなことに注意をする．

　①ストレスからの回復をサポートする．
　②ストレス要因を分析し，ストレスを引き起こす要因について適切に対処する．
　③医療のシステムや医療従事者の管理システムを医療従事者がストレスを受けにくいように構築することと，ストレスを受けた医療従事者がストレスを回復しやすいようなシステムと環境づくりをする．
　④管理のあり方の検討と対応：管理者は，自らの管理のあり方がストレス要因になっている場合も，それに気づきにくいことが少なくない．自らの問題に気づき，あやまりを正す勇気と力量を備えることが重要である．また，管理者は自らがストレスを受けやすいので，自らのストレス・コントロールの能力を高め，日頃よりストレスをうまくコントロールすることが大切である．なんらかのストレス緩和法を身につけ，日々実践することが望ましい．

最後に,ナースをはじめ医療従事者に多くみられて問題になっている,燃え尽き症候群(バーン・アウト症候群)について述べる.

 バーン・アウト症候群は,職について3年めくらいの人に多いとされているが,どのレベルの人にもみられる.

 意欲があり,力量もある人が,頑張って仕事をしたのに,思うような成果があがらず,充足感や満足感もなく,周囲からのサポートや評価もない場合.また,役割が過重すぎたり,仕事の量が多すぎたり難しすぎる場合も,真面目で几帳面,責任感の強い人ではバーン・アウトしやすい.バーン・アウト症候群は,うつ病や心身症の形をとりやすい.

43 医療とストレス

河野 友信

> この章のキーポイント：医療職のストレス管理がうまくいかないことには，よい医療が提供されることはないといっても過言ではない．

　医療は，本来，ストレスフルである．医療が常に勝利するとは限らず，結局は敗北に終わることが多いのである．頑張っても治せなかったり，障害を残したり，救命しえなかったりする．死で終わる医療もある．加齢に伴う病にも無力である．
　治癒や回復を目指す医療は「死の臨床」とは異質のものであるが，そのことは医療の消費者には受け入れがたいし，医療職の側も，死の医療に否定的である場合がほとんどである．望まぬのに，不治・致死である病態に対峙せざるをえないというストレスから逃れられない医療職は多い．
　診断や治療のプロセスそのものも気を抜けない．ミスをしないように細心の注意が必要である．現代の医療は多くの医療職が関与して進められるが，かならずしも連携はスムーズではない．不全感をもちながら見通しのない医療を進めることは，患者や家族は治癒を切望しているだけに，大変なストレスである．
　現代医療を遂行するには，膨大な新しい知識を絶えず吸収し，技術を習得しなければならない．さらに医療で用いる機器・機材についての知識と操作技術に習熟することも大変なストレスである．機器は便利であるが，しょせん，機械なので，故障や操作ミスが起こりうる．有用な最新の知識と技術はすみやかに応用していかなければならないし，それらを導入するには財政的に縛られるという，純粋に医療とは異なる面の障壁をクリアするストレスもある．
　終局的には，人生は死で終わるが，ほとんどの人は死にいくことを受容できない．よい死を迎えるよう支援する医療と，治癒・延命を目指す医療とは対局にある．
　医療の勤務形態やシステムも，不備でストレスフルである．医療職のストレス管理がうまくいかないことには，よい医療が提供されることはないといってよい．しかし，グローバルにみても医療職は，概して，過激な勤務を強いられており，医療職の適切なストレス管理のシステムの構築は緊急の課題である．
　外科系の医師は手術前夜には，無理をせずに飲酒も避け，早く床に就くようにする習わしがあるが，医師たる者は外科系に限らず，職務に就くときは真摯に生

活を管理し万全の心身の調子で臨むべきである．

　医療の場をヒーリング・スペースとすることや，医療職のストレスを緩和するような配慮が必要である．手術室でのバックグラウンド・ミュージックとか，診察室の壁の色のカラーセラピー的な配慮や，芳香療法(アロマセラピー)の匂いを流すなどである．

44 看護・介護とストレス

河野 友信

> この章のキーポイント：看護・介護職のストレス管理を，組織として行う必要が不可欠である．

　看護・介護もストレスフルな職務である．患者に接する時間が多いし，病気や障害をもつ人の毎日の日常的な生活援助が仕事である．交代勤務による24時間作業の職場である．ときには，個人的なプライバシーに触れるような身体接触を伴うような世話をすることもあり，心理的距離のとり方には専門職としての心がけが必要とされる．

看護・介護のストレス

　看護・介護のストレスとしては，
- シフト勤務
- 機器操作など医療補助業務が複雑で，習熟に困難であること
- 新しい専門知識の習得と他領域の進歩についていく努力
- 複数の医療職との接触
- 責任の重さ
- 患者や家族の恣意的な要求や，不当な態度に接しなければならないこと
- 作業からくる身体負担
- 業務自体は単調な繰り返しであること
- 不条理な事態への感情移入をしがちなこと
- 専門職としての役割の達成と，加齢による変化による機能低下の矛盾

などがあり，いかにストレス要因の多い仕事であるかがうかがえる．

ストレス対策

　看護・介護職のストレス管理を，組織としてきちんとする必要がある．特に業務面の配慮と人間関係の融和策は重要である．また，看護・介護職者自身が自ら心身の健康管理と生活管理をきちんとするように心がけることも，大切である．

女性が圧倒的に多い職種であり，同じ職種間の，あるいは他の専門職間との，そして，対患者や家族との間で，女性特有の葛藤状況が起きうる．また，陰湿なお局いじめ，嫉妬からくる陰口や噂の流布などもみられよう．職場の管理職がきちんと目配りする必要がある．

　看護職は，バーンアウトしやすい職種であり，このことへの配慮も欠かせない．また，看護職と介護職との間の職務や，処遇をめぐる葛藤にも根強いものがある．同様の仕事をしても処遇が違うことについては，業務指定の職種の違いからきているのであり，しかたがない．ただ年齢差による職種間の差の調整は，運用面で管理職がうまく配慮するのが現実的である．

45 心理臨床とストレス

長谷川　浩

> **この章のキーポイント**：心理臨床サービスは社会生活のさまざまな領域において求められているが，心理職としての位置づけはかならずしも確定しているわけではない．クライエントのニーズに応えるためには，スーパービジョンシステムを整備して心理臨床家自身が技術を磨き，他職種との協力関係をつくり上げていかなければならない．

心理臨床とは

　私たちは日常生活のさまざまな状況の中で予想外の問題にぶつかって，その解決をあれこれ思いめぐらすが，よい知恵も浮かばず悶々として悩むことが多い．例えば，重病に襲われて死の不安とか恐怖におびえる，近親者と死別し悲嘆に打ちのめされる，あるいは自分ではいかんともしがたい習癖とか行動傾向のために社会の非難を浴びる羽目に陥る……など，いわゆるメンタルヘルスの危機を経験する．

　このような，個人の能力や努力だけではどうにもならない状況を打開するためには，どうしても他者からの助けが必要になる．通常は，家族とか友人など身近な人々が助けになるが，あまりにも深刻で自力での回復が難しいときには，専門家の手を借りることになる．

　このように，不適応行動・問題行動を頻発する人，苦悩や悲嘆に苦しむ人，人生に絶望している人など深刻な悩みに苦しんでいる人に対して，心理学の理論や技法を応用して問題解決への援助サービスを行うのが，ここにいう心理臨床の実践である．

　したがって，その適用分野は広く，しかも援助サービスの内容もガイダンスとかカウンセリングから心理療法（精神療法）までさまざまなものが含まれている[1,2]．臨床心理士の活動の場は各種各様であるが，『臨床心理士職域ガイド』（こころの科学，増刊号）を参考にしてまとめてみると[4]，表45-1のとおりである．ただし，これがすべてとは言い切れない．

　また，心理臨床に従事する人の教育条件とか資格条件もいろいろであるが，大

学の学部または大学院修士課程で臨床心理学を学び，関連学会や資格認定機構からの認定を受けることが必要とされている．いまのところ，国家資格にはなっていない．現時点においては，日本臨床心理士資格認定協会による認定臨床心理士(CCP)が，養成課程・認定基準・社会的認知などの点で代表的な資格といえる．

心理臨床とストレス

心理臨床の援助サービスは，さまざまなストレスに苦しむ人々のストレス緩和を目指しているのであるが，このサービスに従事しているワーカー(カウンセラーとかセラピスト)自身にも常に解決すべきストレスが付随している．表45-1のように活動の場が多様であるだけに，ストレス状況もさまざまであろうが，ここでは主な問題点を概観する．ただしこれまでのところ，心理臨床家のストレスについての議論は少なく，個人の問題として矮小化されやすい．

専門職としての地位の不安定さからのストレス

社会のあらゆる場面でメンタルヘルスの重要性が叫ばれていながら，心理臨床の専門家を正式の心理専門職として配置している職場は少ない．所定の地位と職権が保証されているのは，矯正施設とか児童相談所，そして保健所・精神保健福祉

表 45-1 臨床心理士の活動分野

領域	業務または職場の種類	備考
教育	発達相談，幼児相談，教育相談，教師の心理相談，帰国子女の心理相談	公的相談機関では常勤，小中高校では非常勤が多い
福祉	精神保健福祉センター，児童相談所，家庭児童相談，言語相談，療育センター，母子保健センター，老人医療介護施設	心理職としての定員配置は1機関当たり1名ないし若干名程度
保健医療	総合病院精神科，単科精神科病院，クリニック，心療内科，ターミナルケア，保健所，リハビリ施設，デイケア	病院関係は心理職としての配置は少ない，保健所は精神保健福祉相談員(専門職)
司法矯正	家庭裁判所，少年鑑別所，刑務所・拘置所，少年院，保護観察所	家裁は調査官，矯正局関係は心理専門職，保護観察官
産業	職業相談機関，健康管理室，社員相談室，安全保健センター	心理職の定員配置は少ない，大部分は非常勤
研究所相談室	心理・教育研究所，心理相談室，カウンセリングルーム	個人または法人による開業規模・療法などは各様
大学	各学部の心理学研究室，保健管理センター	教育・人文・家政・医学・看護・福祉学部での教育，学生相談室は1～2名の常勤と非常勤

〔『臨床心理士職域がイド』(こころの科学，増刊号，日本評論社)を参考にして筆者が作成した〕

センターなどの公的機関,さらに大学の保健センターぐらいであり,医療施設(特に精神科病棟)とか小中高校あるいは一般企業などでは,たとえ常勤職員として雇用されていても心理職として定員化されている例はそう多くはない.多くは非常勤職員である[4].

日本臨床心理士会がその会員を対象に調べたところでは[3],スクールカウンセラーが最も多く,2か所以上に勤務している非常勤職員が55.7%と過半数を占めていて,なかには8校以上をかけもつ人もいる.

また,この調査での回答者の過半数が40歳代以上であるにもかかわらず,年収は専門職の平均には及ばないようである.心理職を目指して修士コースを卒業しても,経済的には苦しい現状にある人が多いといえる.心理臨床の理論や技法の開発が進み,またクライエントの特質が年々急激に変化していることを考えると,継続学習が欠かせないのであるが,経済的にその余裕がない人が多い.

矯正施設や児童相談所などでは心理職としての活動が保証されているが,保健医療分野にあっては国家資格ではないために,医師や看護師など他の医療職種と平等に提携することが難しい場合がある.心理専門家として尊重はされても,あくまでも参考意見と見なされて対等に論議できないという悩みを訴える人もいる.

特に精神科領域では,心理査定(テスト)だけを依頼されることが多く,心理職としての物足りなさを感じている人が多い.企業とか学校などで精神保健相談に従事している人の場合には,中途半端なかかわりに終わらざるをえないことが悩みの種になっている.

価値観の違いに悩む

心理臨床では,各種の理論的立場の相違があるにしても,患者あるいはクライエントの立場を尊重して傾聴し,受容し共感することが基本的方法論である.ところが,教育や産業あるいは司法矯正などの場では,それぞれ所定の価値観(教化や職場適応の改善など)が優先されてしまい,心理臨床家のアプローチはなかなか理解されない.「心理の先生は甘すぎる」とみられやすいのである.しかも,これらの場では早急の心理的効果が期待されすぎるために,目に見える成果が上がらないと信用を失う羽目に至ることもある.

しかし,深刻な問題(あるいは事例)ほど,気長にかかわるとか待つ姿勢を維持することが大事なのである.そのことを関係者にうまく納得してもらうために,多くの心理臨床家はいつも苦労している.特に他の職種では手に負えない問題事例が心理職に任される場合があるが,このことは心理臨床家にとってはチャレンジの好機であるとしても,即効性を期待されすぎてしまうと,存在の危機に立たされることになってしまう.

自分の力量に自信がもてない

先の調査では[3],自分の力量に不安を感じている人が53.9%もおり,しかもサポート体制や将来の見通しに不安を覚えている人が半数を超えているという.これは

ネガティブなストレスというよりも、むしろ継続学習への動機づけとして評価したいところであるが、多くの心理臨床家は単独ではたらいており、困難な事例にかかわるほど、不安にとらわれて自信を失いがちになりやすいのも実情である。

心理臨床は適切なスーパービジョン体制のもとで展開すべきであり、現実にその体制が十分に機能しないと、過剰な同一化に陥ったりあるいは防衛的に対応する、あるいは臨床家の不安が相手をさらに混乱させるなど、心理臨床本来の目的から大きくはずれてしまう。

また、相談室に安住して決まった形の面接やテストばかりに固執している心理臨床家は、実際の援助場面の中で孤立しがちである。柔軟でオープンな態度をもって、日頃から他の職種の人たちとの交流と連携を深め、一見心理的援助とはいえそうにない活動にも積極的に参加することが大事である。自分の力量に自信がもてないということは、ある意味では孤立化している証拠でもあり、援助チームの中で力を貸し合うことによって、他者の評価に裏打ちされた本当の自信が生まれるのである。それに気がつけば、このストレスはポジティブな動機づけに転換するであろう。

おわりに

職場の中で明確な地位を有している医療職とは違って、心理臨床家の多くは、非常勤職員として各種の現場にかかわっているために、他職種との緊密な連携と協力関係を築くのが難しい。しかしそれでは、患者やクライエントに十分なサービスを提供することができないであろう。

したがって、心理職としての位置づけを明確化するような社会体制の変革、そして心理臨床技術を磨くためのスーパービジョンシステムの整備などが早急に必要である。心理臨床家自身の未解決なストレスは、さまざまな形で患者やクライエントに逆転移という悪影響をもたらす原因になるので、このことはきわめて重要である。

引用・参考文献

1) 国分康孝編：カウンセリング辞典．精神書房，1990．
2) 国分康孝：カウンセリングの理論．精神書房，1989．
3) 日本臨床心理士会：日本臨床心理士会報，11(1)，2002．
4) 大塚義孝，小川捷之編：臨床心理士職域ガイド．こころの科学　増刊号，日本評論社，1995．

第Ⅴ部

ストレスと健康

46 ストレス時代の健康生活・現代養生訓

山本 晴義

> **この章のキーポイント**："よく働き""眠り""食べ""休み""運動する"——「人間にかえれ」が現代の養生訓といえるかもしれない．

健康的なライフスタイル

ギリシャの医聖と呼ばれたヒポクラテスは，健康の秘訣として次の5つの要素をあげている．「運動」「労働」「睡眠」「休養」「食事」．これらを過不足なく一日の活動に取り込むことが何よりの健康法と説いたのである．一見あたりまえのようだが，実をいうと現代人はかなりかけ離れた日常を送っている．

それというのも，私たちの生活は1日単位ではなく，もはや1週間が単位となっているからである．月曜日から金曜日までは朝から深夜まで働き，ゆっくり睡眠をとることもままならない．体を休めることができるのは土日だけ．人間の身体機能は1日をサイクルとしているので，こうした生活が続くとさまざまな心身の疾患が起きやすくなるのである．生活の基本リズムをおざなりにすることで，ストレスへの抵抗力が弱まってしまう．

健康的な生活とは，「意識的に毎日，仕事から離れていい汗をかくこと，働きがいをもって仕事をすること，連続勤務を避けてきちんと休憩・休息時間をもつこと，質・量ともに十分な睡眠をとり，食卓を囲む楽しい食事時間をもつこと」である．毎日の生活をチェックし，「今日一日，人間らしく生きた」と感謝できる生活は不可能だろうか．毎日の生活の積み重ねが人生である．

「運動」については，別項（5章「ストレスと運動」）で解説する．

「労働」も"はたらかされている"と考えている人にとっては，苦役となってしまう．自分がこの仕事において何を成し遂げたいのかを，考えることも必要である．それを具体的な目標にし，計画化できれば，自分に対する誇りや自信にもつながる．こうしてアイデンティティを深めることで，ストレスに負けない心をつくっていける．

「睡眠」もライフスタイルの基本である．午後10時から午前2時の間をゴールデンタイムといい，最も眠りが深くなる時間帯である．寝る時間が不規則だった

り，直前まで仕事に熱中していたりすると，脳は十分な休息がとれなくなってしまう．睡眠は，脳と身体を休ませる大切な機能であり，この機能がうまくはたらくことで，昼間の活力も得られるようになる．

次に「休養」である．朝から晩までパソコンにしがみついて，必死で作業している人はいないだろうか．同じ仕事をずっと続けていると，能率が落ちるばかりでなく，ストレスもたまってしまう．忙しい合間にもぜひ，意識して休憩時間をとるようにしてほしい．2時間仕事をしたら10分休むようにすれば，心身がリフレッシュされ，集中力も回復する．

最後の「食事」であるが，近頃は家族そろってテーブルを囲む風景が減ったといわれている．現代の家族病理に"ホテル家族"という表現がある．家族一人ひとりが個室をもち，食べたいときだけ，部屋から現れ，勝手に食事をする．「いただきます」もなければ「ごちそうさま」もない．「孤食」とも呼ばれるこの社会現象が，拒食症や過食症など，食をめぐる心の病を生んでいることは間違いない．最近では，他人と食事をすることがどうしてもできないという"会食不能症"の人々も増えてきた．

食事は家族や友人との大切なコミュニケーションの場．会話を楽しみ，存分に味わって食べるのでなくては豊かな食生活とはいえない．

サポーターを大切に

サポーターには，経済的サポーターと精神的サポーターの二面がある．不況の世の中，経済苦でストレス病にかかる人もいるが，臨床的には精神的サポーターの欠如によるストレス病発症のほうがずっと多い．子どもの不登校の問題でも，友達がいるかいないかが大きなポイントとなる．単身赴任者は，心身症になりやすいという報告もある．

近年，日本の家庭の中で，父親が経済的サポーター役に専念し，精神的サポーターの役割が少なくなってしまったといわれている．その結果として，父親の存在が，"粗大ゴミ""濡れ落ち葉"になってしまった笑えない現実がある．そうならないために，家族との時間を大切にすることを「会社人間・企業戦士」に説いている．

ストレス解消法

メンタルヘルスには，ストレス解消法が役立つ．そこで，私の勧める「ストレス解消法」を紹介する．ストレスは，英語でSTRESSと綴るので，この六文字を頭文字にしたストレス解消法である．

> Sは，スポーツのS．勝負の世界ではなく，楽しんでいい汗をかく運動習慣をもつことである．
> Tは，トラベルのT．都会のコンクリート生活では，ストレスがたまってしまう．自然に親しむ旅行を勧めている．
> Rは，レクリエーションのR．遊びはこころの潤滑油．コンピュータゲームの遊びではなく，人と人との交わりを大切にしたい．
> Eは，イーティングのE．家族や友人との楽しい食卓は，こころにも栄養を与えてくれるもの．
> Sは，スィンギングやスピーキングのS．歌うことは，呼吸法の習得にも役立ち，感情の発散にもいい．おしゃべりも気軽なストレス解消法である．
> 最後のSは，スリープとスマイルのS．眠たいときに眠れるのは，最高の幸せ．車の運転中は，眠たくても眠れない．だから，ドライブはストレッサーになること多し．笑顔や微笑みは，人間関係を円滑にするものだ．

　よく働き，眠り，食べ，休み，運動する——あたりまえの人間らしい暮らしを営み，家族や仲間との絆を大切にすることでストレスは克服できる．「人間にかえれ」が，現代の養生訓といえるのかもしれない．

47 ストレスと健康管理

河野 友信

> **この章のキーポイント**：急速に精神障害やメンタルヘルスがらみの健康問題がみられるようになり，従来の健康管理のあり方に加えて，ストレス対策が不可欠になってきている．

ストレスと人生は不可分であり，人間にとってストレスは不可避である．ストレスはストレス反応を生じさせ，そのストレス反応はプラスとしてもマイナスとしても作用する．

　ストレスの有害作用は，次のような形で現れる．
- ストレス性の疲労
- ストレス性の健康障害
- 生産性の低下
- 人間関係の不調
- その他

　ストレス性の健康障害は心身両面に及び，また社会的にも不調をきたすということである．ストレスを適正にコントロールすることは，健康を保持するうえで非常に重要である．ストレス時代といわれる世相を反映して，ストレス性の健康障害が増大しているが，現実の医療や医療行政ではストレス性の健康障害への対応が非常に遅れている．

　旧来の健康管理のあり方は，抗結核薬が開発されて結核が減少するまでは，結核の早期発見と早期治療，予防を中心とするものであった．その後，いわゆる成人病が増加し，死亡原因の大半を占めるに至り，成人病を中心に身体管理偏重の健康管理が行われるようになっていた．ところが近年，急速に精神障害やメンタルヘルスがらみの健康問題が起きてきて，あわてて精神健康面での健康管理を模索しつつ現在に至っている．

　学校でも職場でも，ストレス性の健康障害としての心身症や神経症性障害，うつ病などが激増している現状では，従来の健康管理のあり方に加えて，ストレス対策が不可欠になってきている．

ストレスの健康への影響

ストレスの健康への影響は非常に個別的であり,以下のような要因によって受ける影響の度合いは異なってくる.
- ストレス刺激の大きさ・性質
- ストレスの受け方
- ストレスの持続時間
- ストレス耐性
- ストレス感受性
- ストレス反応性
- ストレス対処
- その他

また,ストレスの健康障害とのかかわりは,
- 健康障害の準備要因をつくるものとして
- 健康障害の発症誘因として
- 健康障害の増悪要因として
- 健康障害の治癒阻害要因として

さまざまなデメリットの側面がある反面,適度のストレスを付加することで,治療やリハビリテーションを促進するというメリットな側面もある.

さらに,ストレスの健康へのプラスの影響を評価すれば,快ストレスや至適ストレスは健康を促進するし,また適度のストレス付加を加えることによって心身を鍛練し,健康を増進させるという作用がある.それは,ストレス性の健康障害の予防にもつながるものである.

ストレスと健康管理

健康管理の目標は,次の4つが主なものである.
- 健康の維持増進
- 健康障害の早期発見・早期治療
- 健康障害者の健康状態の管理
- 健康障害の予防

ストレスは以上の4つそれぞれにかかわりがある.

健康管理のあり方は,学校,職場,家庭,地域社会,それぞれで具体的な方法は異なるが,以下の事項は共通して欠かせない重要なものである.
- ストレス度の測定
- 健康障害の有無とそれへのストレスの関与の有無のチェック
- 必要に応じた専門機関へのリファー
- ストレス性健康障害者の健康度の測定
- ストレス性健康障害者の定期的な健康管理

ストレス度の測定は非常に重要である．心身の症状，行動など，ストレスの影響を全人間的にチェックする．
　質問票による疲労度測定や健康調査票による心身の症状のチェック，DSM-III-Rのストレス度のチェック表なども参考になる．また，症状の強さや障害の重篤度からもストレスの影響の強さを推定できる．
　ストレス性の健康障害の管理にあっては，ストレス負荷によって病状が悪化したり回復が遅れることで，ストレスの有無をチェックできる．13章を参考にしてほしい．

ストレスの予防

ストレスの予防というより，ストレスの有害作用の予防というほうが正しい．ストレスの悪い影響を受けないようにするには，次のことに気をつける必要がある．
　①ストレスの危険信号に早く気づくこと：自律訓練法などによってもたらされる心身のくつろぎと瞑想状態にあるときには，気づきが高まる．
　②ストレスへのすみやかな対処：ストレスの悪い影響が出ないうちにストレスに対処する．
　③抗ストレス的な生活をすること：適切な運動，栄養，睡眠，バイオリズムに則した生活，嗜好品や薬物の摂取の抑制などを日常生活で守ることが，ストレスの悪影響を予防することにつながる．

48 ストレスと健康生成(salutogenesis)

吾郷 晋浩

> **この章のキーポイント**：健康生成(salutogenesis)は，病因論(pathogenesis)に相対する概念．健康を障害する諸種のリスクファクターにさらされた生活環境の中で生活していながら，健康が維持されているメカニズムを明らかにしようとするもの．その成果はストレス関連疾患の予防に役立つものである．

健康生成論とは

健康生成(salutogenesis)[1)2)]という用語は，わが国ではまだあまり知られていないが，イスラエルのベングリオン大学医療社会学の教授であった Aaron Antonovsky (1923～1994)によって提唱された概念を表すものである．salutogenesis の前半の salus はラテン語で，健康，幸福，安寧などを，後半の genesis はギリシャ語で，創造，発生，生成などを意味する単語である．ここでは，健康生成(論)[3)4)]と訳しておくことにする．

健康生成(論)は，病因論(pathogenesis)に相対する概念であり，現代医学が自明のこととして研究の対象としてこなかった健康の成り立ちに目を向け，われわれが病原性ウイルスや細菌，有害物質，心理社会的ストレッサーなど諸種のリスクファクターにさらされ，平素健康を損ねるような行動をとっているにもかかわらず，そこそこに健康を保っているのはどういうメカニズムによるのかを明らかにしようとするものである．

そもそも Aaron Antonovsky が，健康生成の概念を提唱するきっかけとなったのは，イスラエルに住む更年期女性の適応に関する調査の結果[2)]であった．すなわち，調査対象のユダヤ人女性を第二次大戦中にナチの強制収容所生活を体験した群と体験していない群に分け，両群の精神的・身体的健康度を比較したところ，健康度の高い女性がそれぞれ 29％と 51％で，予想通りいつガス室に連れて行かれるかわからない強制収容所生活を体験した群のほうが有意に低いという結果であった．彼はその予想通りの結果に納得したというより，むしろ強制収容所の地獄を体験した女性の約 3 割がなお心身ともに健康でいられたという事実に驚き，その理由を明らかにしようとしたのである．

健康生成モデルとストレス

Aaron Antonovsky は，極端な環境の変化や対人関係における抜き差しならぬ感情的なトラブルなど，人間が自動的に対応できないような要請をストレッサーと呼び，そのようなストレッサーは人生において避けがたいものであり，何らかの対処をしなければならないものとしてとらえている．そして，そのようなストレッサーとそれによって生じた生体の緊張状態に適切に対処できず，心身の諸機能の低下をきたし，さらに特定の病因が加わると特定の疾病を引き起こすような状態をストレスといい，このような状態にならないために，どのような対処の仕方があるかを究明していくことが健康生成論の課題であるとしている．

彼は，健康と疾病の状態は明確に分けられるものではないとして，健康と疾病の連続体モデルを提唱している（図 48-1）[1)5)]．そして彼は，深刻な外傷的体験をしながらも外傷後ストレス症候群にもならず良好な健康状態を維持している人々を対象に面接調査を行い，健康生成の鍵となるものは，コヒアランス感(sence of coherence)であることを指摘した．

健康生成論では，諸種の病因的なストレッサーが遍在する現実の生活の中で健康でいられる人は，それらのストレッサーに対して適切に対処しうる一般化された抵抗リソース(generalized resistance resourse)をもち，それを活用しているから

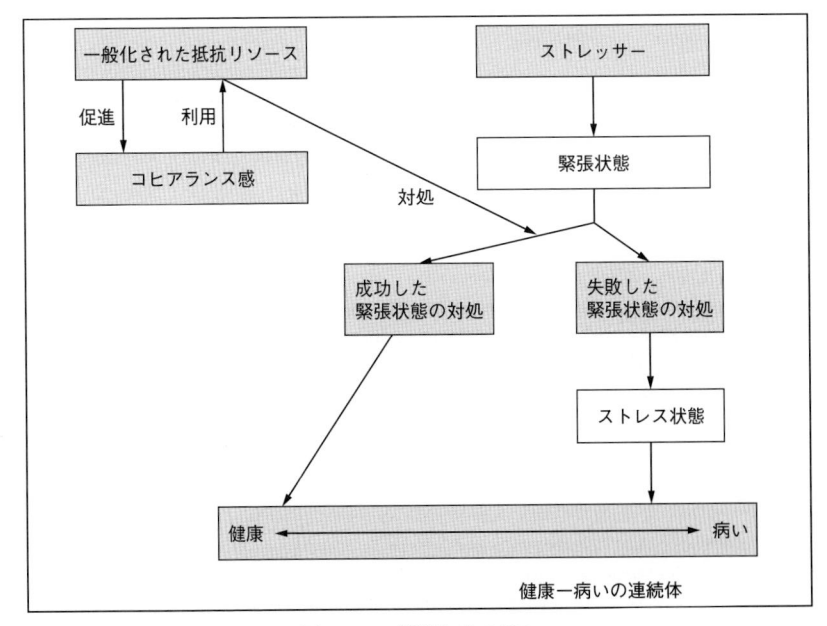

図 48-1 健康生成モデル
(小田博志[5)]が，Antonovsky, A.：Health, stress and coping. Jossey-Bass, 1979 の図より簡略化したもの)

であるということになる．

ストレッサーとコヒアランス感（首尾一貫感）

健康生成の鍵となるコヒアランス感とは，Aaron Antonovskyによれば，「その人の人格に染み込んでいて，その人の行動に確信を与える程度を示す，包括的な方向性を指すもの」とし，内容的には，「人生において内外から生じる刺激には秩序があり，予測可能で，説明可能であるという確信，それらの刺激が引き起こす要請に効果的な対応をするためのリソースは必ず得られるという確信，そしてそれらの要請には積極的にかかわるだけの価値があるという確信」を指すものである[2]．

このコヒアランス感については，調査票が作成されている[2,6]．それは，

1. 人が人生において出会うであろう内部および外部環境からの要請には秩序があり，予測し説明することができるという理解可能性の感覚(sence of comprehensibility)については，「将来あなたの人生は，何が起こるかわからないものか，見通しのつくもの」[3,7]などの質問
2. その要請に対して適切な手段・資源を用いて有効に対処することができるという対処可能性の感覚(sense of manageability)については，「あなたの人生観を最もよく表しているのは，人生における出来事にはいつも解決策がみつけられるか，解決策はない」などの質問
3. その要請は積極的にかかわって対処するだけの意義があるという有意義さの感覚(sense of meaningfullness)については，「将来あなたがすることの多くは，魅力あふれるもの，決まりきった単調なもの」などの質問

など29項目より構成され，7段階評価の総合スコアで判定されるものである．

コヒアランス感は，特定の対処スタイル(coping style)そのものではなく，特定のストレッサーに有効に対処するのに役立つ資源，対処法を選び出させるもので，このスコアが高いほど，その人の病気-健康軸の位置は健康方向に移動すると考えられているものである．

引用・参考文献

1) Antonovsky, A.：Health, stress and coping. Jossey-Bass, San Francisco, 1979.
2) Antonovsky, A.：Unraveling the mystery of health. Jossey-Bass, San Francisco, 1987.
3) Klaus Jonasch, 小田博志, 吾郷晋浩：健康とサリュートジェネシス．心身症の治療と展開（河野友信編），現代のエスプリ，361：69〜78，1997．
4) 小田博志：サリュートジェネシスと心身医学．心身医．39：507〜513，1999．
5) 小田博志：健康生成（サリュートジェネシス）とストレス．ストレスの臨床（河野友信，山岡昌之編），現代のエスプリ別冊，p.39〜49，1999．
6) Antonovsky, A.：The structure and properties of the sence of coherence scale. Social Science and Medicine, 36(6)：725〜733, 1993.
7) 高山智子，浅野祐子，山崎喜比古ほか：ストレスフルな生活出来事が首尾一貫感覚(Sence of Coherence：SOC)と精神健康に及ぼす影響．日本公衛誌，46：965〜976，1999．

終章 ストレスと生活と人生
―健やかで幸せないのちのために―

河野 友信

> **この章のキーポイント**：健やかで幸せな人生のためには、ストレスのセルフケアとセルフコントロールが大切である．

人生そのものがストレスである．ストレスフルな日常生活を積み重ねながら，人生がある．ストレスと適応の集積の結果が，その人の現状である．人体は，遺伝子で書かれた設計図の仕様どおりにつくられ，体験学習で機能の様式が決められていく．遺伝子のスイッチのオン・オフにはストレスが関与するらしい．また，胎内でのストレス曝露が，出生後の疾病に影響するともいわれている．

ストレスのマイナス作用を排除して，プラス作用を活用するようにしていくことが大切である．ストレスのセルフケアとセルフコントロールがことさらに重要である．

誰でも，幸せで健やかな長寿を望み，平安な死を願う．ところが人生には不条理なことが多いし，生まれ，生き，そして必ず死にゆくというのが人間の定めである．ストレスフルな人生を上手に生きても，そのゴールは死である．このような人間の実存を踏まえれば，生き方も変わらざるをえなくなるだろう．

いつ，死は訪れるかもしれない．われわれは日常では死を忘れ，死から隔離されて生活している．「メメント・モリ（死を忘れるな）」は人生の指針である．死をいたずらに恐れず，死を見すえながら，精一杯生きることが人生の目標である．死を恐れ，かつ謙虚に生きる．自分らしく生きればストレスも少ない．人間的な欲望の達成に奔走し，競争を繰り返せば，消耗するし，ストレス負荷も大きくなる．

納得した人生を送るためには，ストレスとの上手なつき合い方は不可欠である．日々，ストレスをセルフケアし，抗ストレス的生活を営み，ストレス管理を万全にしていけば，ストレスで倒れることはない．適度のストレス状態を保ちながら，生きがいのある人生を歩み，時いたれば，平安に死にゆくことである．周囲と調和しながら生きていく姿勢を忘れることなく，自分らしく生きていければ，無上の喜びというものであろう．

健やかで幸せな命のために，ストレスを自己管理する習慣を身につけよう．

付録A. ストレス病関連医療機関

〔北海道〕
北海道大学医学部附属病院 総合診療部
　〒060-8648 北海道札幌市北区北14条西5丁目
　TEL 011-706-7005
北海道医療大学医科歯科クリニック
　〒002-8072 北海道札幌市北区あいの里2条5丁目
　TEL 011-778-7575
朋佑会札幌産科婦人科病院
　〒001-0856 北海道札幌市北区屯田6条2丁目11-1
　TEL 011-774-0303
明和会札幌明和病院 心療内科
　〒062-0021 北海道札幌市豊平区月寒西1条10丁目
　TEL 011-853-2111

〔東北〕
黒田内科胃腸科医院
　〒031-0081 青森県八戸市柏崎3-7-18
　TEL 0178-45-7777
村中内科・心療内科医院
　〒035-0051 青森県むつ市新町10-46
　TEL 0175-23-0120
国立療養所盛岡病院 小児科
　〒020-0133 岩手県盛岡市青山1-25-1
　TEL 019-647-2195
盛岡友愛病院 心療内科
　〒020-0834 岩手県盛岡市永井12-10
　TEL 019-638-2222
東北大学医学部附属病院 総合診療部・心療内科
　〒980-0872 宮城県仙台市青葉区星陵町1-1
　TEL 022-274-1111
東北労災病院 心療内科
　〒981-8563 宮城県仙台市青葉区台原4-3-21
　TEL 022-275-1111
宮城中央病院 心療内科
　〒980-0011 宮城県仙台市青葉区上杉1-9-17
　TEL 022-224-1307
鈴木心療内科
　〒984-0804 宮城県仙台市若林区南石切町14
　TEL 022-225-2620
秋田大学医学部附属病院心療センター
　〒010-8543 秋田県秋田市本道1-1-1
　TEL 0188-34-1111
秋田社会保険病院 内科
　〒016-0851 秋田県能代市緑町5-22
　TEL 0185-52-3271
福島県立医科大学附属病院 神経精神科
　〒960-1295 福島県福島市光ヶ丘1
　TEL 024-548-2111
福島労災病院 心療内科
　〒973-8403 福島県いわき市内郷綴町沼尻3
　TEL 0246-26-1111
ストレスクリニック
　〒970-8026 福島県いわき市平字田町1-7
　TEL 0246-24-1851
白河厚生総合病院 精神科・心療内科
　〒961-0907 福島県白河市横町114
　TEL 0248-22-2211

〔関東〕
ヒヨドリ医院 心療内科
　〒312-0045 茨城県ひたちなか市勝田中央7-20
　TEL 029-276-2262
自治医科大学附属大宮医療センター 心療内科
　〒330-8503 埼玉県さいたま市大宮区天沼町1-847
　TEL 048-647-2111
埼玉社会保険病院 内科
　〒330-0074 埼玉県さいたま市浦和区北浦和4-9-3
　TEL 048-832-4951
小川クリニック
　〒330-0063 埼玉県さいたま市浦和区高砂1-13-2
　TEL 048-834-5525
国立千葉病院産婦人科 産婦人科
　〒260-8606 千葉県千葉市中央区椿森4-1-2
　TEL 043-251-5311
国立精神・神経センター国府台病院 心療内科
　〒272-8516 千葉県市川市国府台1-7-1
　TEL 047-372-3501
東武塚田クリニック
　〒273-0042 千葉県船橋市前貝塚町565-12
　TEL 0474-30-3322
東葛クリニック病院 心療内科
　〒271-0067 千葉県松戸市樋野口822
　TEL 047-364-5121
横浜労災病院 心療内科
　〒222-0036 神奈川県横浜市港北区小机町3211
　TEL 045-474-8111
のぞみクリニック
　〒222-0033 神奈川県横浜市港北区新横浜3-20-3 リバサイドビル501
　TEL 045-470-7852
かりべクリニック
　〒231-0005 神奈川県横浜市中区本町1-3 総通横浜ビル2F
　TEL 045-224-8008
芝山内科
　〒230-0025 神奈川県横浜市鶴見区市場大和町4-28

TEL 045-501-4379
聖マリアンナ医科大学病院 神経精神科
〒216-0015 神奈川県川崎市宮前区菅生 2-16-1
TEL 044-977-8111
東海大学医学部附属病院 精神科
〒259-1193 神奈川県伊勢原市望星台
TEL 0463-93-1121
北里大学病院 精神科
〒228-8555 神奈川県相模原市北里 1-15-1
TEL 042-748-9111
〔東京〕
東京大学医学部附属病院 心療内科
〒113-8655 東京都文京区本郷 7-3-1
TEL 03-5800-9764
東京医科歯科大学歯学部附属病院 総合診断部
〒113-8549 東京都文京区湯島 1-5-45
TEL 03-5803-5766
慶應義塾大学医学部附属病院 精神・神経科
〒160-8582 東京都新宿区信濃町 35
TEL 03-3353-1211
東京女子医科大学病院 精神神経科
〒162-8666 東京都新宿区河田町 8-1
TEL 03-3353-8111
東京女子医科大学第 2 病院 内科
〒116-8567 東京都荒川区西尾久 2-1-10
TEL 03-3810-1111
日本大学医学部板橋病院 心療内科
〒173-8610 東京都板橋区大谷口上町 30-1
TEL 03-3972-8111
日本大学歯学部附属歯科病院 口腔診断科
〒101-8310 東京都千代田区神田駿河台 1-8-13
TEL 03-3219-8089
日本歯科大学歯学部附属病院 第 1 口腔外科
〒102-0071 東京都千代田区富士見 2-3-16
TEL 03-3261-4755
東邦大学医学部附属大森病院 心療内科
〒143-8541 東京都大田区大森西 6-11-1
TEL 03-3468-1251
東邦大学医学部附属大橋病院 麻酔科
〒153-8515 東京都目黒区大橋 2-17-6
TEL 03-3468-1251
昭和大学附属病院 産婦人科
〒142-8666 東京都品川区旗の台 1-5-8
TEL 03-3784-8000
都立大久保病院 心療内科
〒160-8488 東京都新宿区歌舞伎町 2-44-1
TEL 03-5273-7711
銀座木原クリニック
〒104-0061 東京都中央区銀座 6-14-2 銀座野田ビル 2F
TEL 03-3524-4300
和楽会心療内科・神経科赤坂クリニック
〒107-0052 東京都港区赤坂 3-9-18 赤坂ビル 6F
TEL 03-5575-8198
榊原記念病院 心療内科
〒151-0053 東京都渋谷区代々木 2-5-4
TEL 03-3375-3111
原宿心療内科
〒150-0001 東京都渋谷区神宮前 2-31-9
TEL 03-3405-5195
LCC ストレス医学研究所
〒101-0044 東京都千代田区鍛冶町 2-1-6
TEL 03-3253-3188
九段坂病院 心療内科
〒102-0074 東京都千代田区九段南 2-1-39
TEL 03-3262-9191
青十字会日比谷国際クリニック
〒100-0011 東京都千代田区内幸町 2-2-3 日比谷国際ビル
TEL 03-3503-3430
健生会クリニック
〒113-0034 東京都文京区湯島 3-10-6 マザービル 4F
TEL 03-3837-2637
テーオーシービル診療所 心療内科
〒141-0031 東京都品川区西五反田 7-22-17 TOC ビル 2F
TEL 03-3494-2491
東急病院 心療内科
〒145-0062 東京都大田区北千束 1-45-6
TEL 03-3718-3331
第一荻窪大森クリニック
〒167-0051 東京都杉並区荻窪 5-27-8 第一荻窪ビル 9F
TEL 03-3393-2318
吉祥寺通り花岡クリニック
〒181-0013 東京都三鷹市下連雀 1-9-24
TEL 0422-47-8799
飯森クリニック
〒184-0004 東京都小金井市本町 5-19-34 宝玉ビル 1F
TEL 042-382-3166
〔信越・北陸〕
佐久総合病院 心療内科
〒384-0301 長野県南佐久郡臼田町大字臼田 197
TEL 0267-82-3131
東部町立ひまわり病院 心療内科
〒389-0517 長野県小県郡東部町県 165-1
TEL 0268-62-0050
新潟大学医学部附属病院 第 2 内科
〒951-8122 新潟県新潟市旭町通 1-754
TEL 025-223-6161
富山医科薬科大学附属病院 第 3 内科
〒930-0194 富山県富山市杉谷 2630
TEL 0764-34-2281
済生会高岡病院
〒933-8525 富山県高岡市二塚 387-1
TEL 0766-21-0570
金沢医科大学病院 神経精神科
〒920-0293 石川県河北郡内灘町大学 1-1
TEL 0762-86-2211

A. ストレス病関連医療機関

〔東海〕

藤枝市立総合病院 心療内科
〒426-8677 静岡県藤枝市駿河台 4-1-11
TEL 054-646-1111

市立島田市民病院 心療内科
〒427-0007 静岡県島田市野田 1200-5
TEL 0547-35-2111

名古屋市立大学病院 第3内科
〒467-0001 愛知県名古屋市瑞穂区瑞穂町川澄 1
TEL 052-851-5511

中部労災病院 心療内科
〒455-8530 愛知県名古屋市港区港明 1-10-6
TEL 052-652-5511

健育会久徳クリニック
〒465-0025 愛知県名古屋市名東区上社 5-201
TEL 052-703-5510

林内科クリニック
〒450-0003 愛知県名古屋市中村区名駅南 1-17-28 ミノビル 2F
TEL 052-561-5757

藤田保健衛生大学病院 神経内科
〒470-1192 愛知県豊明市沓掛町田楽ヶ窪 1-98
TEL 0562-93-9295

愛知医科大学病院 心療内科
〒480-1195 愛知県愛知郡長久手町岩作雁又 21
TEL 0561-62-3311

〔近畿〕

京都大学医学部附属病院 総合診療部
〒606-8507 京都府京都市左京区聖護院川原町 54
TEL 075-751-4247

京都南病院 心療内科
〒600-8876 京都府京都市下京区西七条南中野町 8
TEL 075-312-7361

音羽病院 心療内科
〒607-8062 京都府京都市山科区音羽珍事町 2
TEL 075-593-4111

大阪市立大学医学部附属病院 神経精神科
〒545-8585 大阪府大阪市阿倍野区旭町 1-4-3
TEL 06-6645-3821

大阪医科大学附属病院 第1内科
〒569-8686 大阪府高槻市大学町 2-7
TEL 0726-83-1221

関西医科大学附属病院 心療内科
〒570-8507 大阪府守口市文園町 10-15
TEL 06-6992-1001

近畿大学医学部堺病院 心療内科
〒590-0132 大阪府堺市原山台 2-7-1
TEL 0722-99-1120

国立大阪病院 皮膚科
〒540-0006 大阪府大阪市中央区法円坂 2-1-14
TEL 06-6942-1331

こども心身医療研究所
〒550-0001 大阪府大阪市西区土佐堀 1-4-6
TEL 06-6445-8701

朝日会病院
〒590-0801 大阪府堺市大仙中町 2-8
TEL 0722-47-2701

黒川内科
〒560-0023 大阪府豊中市岡上の町 1-6-41
TEL 06-6853-1100

山口内科医院
〒561-0881 大阪府豊中市中桜塚 4-11-8
TEL 06-6854-0248

松原徳洲会病院 内分泌代謝内科
〒580-0032 大阪府松原市天美東 7-13-26
TEL 0723-34-3400

神戸赤十字病院 心療内科
〒650-0011 兵庫県神戸市中央区下山手通 5-6-22
TEL 078-341-4572

鐘紡記念病院 内科
〒652-0855 兵庫県神戸市兵庫区御崎町 1-9-1
TEL 078-681-6111

奈良県立医科大学病院 第3内科
〒634-8522 奈良県橿原市四条町 840
TEL 07442-2-3051

天理よろづ相談所病院 心療内科
〒632-8552 奈良県天理市三島町 200
TEL 0743-63-5611

〔中国・四国〕

広江病院内科
〒683-0841 鳥取県米子市上後藤 3-5-1
TEL 0859-29-5351

川崎医科大学附属病院 総合診療部
〒701-0192 岡山県倉敷市松島 577
TEL 086-462-1111

広島大学医学部附属病院 神経精神科
〒734-0037 広島県広島市南区霞 1-2-3
TEL 082-257-5555

横山内科クリニック
〒730-0806 広島県広島市中区西十日市町 1-5
TEL 082-295-8363

高知医科大学附属病院 総合診療部
〒783-8505 高知県南国市岡豊町小蓮
TEL 088-880-2515

香川医科大学附属病院 総合診療部
〒761-0793 香川県木田郡三木町池戸 1750-1
TEL 087-898-5111

〔九州〕

九州大学医学部附属病院 心療内科
〒812-8582 福岡県福岡市東区馬出 3-1-1
TEL 092-642-5318

産業医科大学病院 神経内科(心療内科)
〒807-0804 福岡県北九州市八幡西区医生ヶ丘 1-1

TEL 093-603-1611
国立療養所南福岡病院 心療内科
〒811-1394 福岡県福岡市南区屋形原 4-39-1
TEL 092-565-5534
済生会福岡総合病院 心療内科
〒810-0001 福岡県福岡市中央区天神 1-3-46
TEL 092-771-8151
銅直内科
〒810-0001 福岡県福岡市中央区天神 1-13-2 興銀ビル 6F
TEL 092-751-7575
木村内科クリニック
〒810-0001 福岡県福岡市中央区天神 2-8-49 富士ビル 2F
TEL 092-751-0010
松本内科循環器科クリニック
〒812-0011 福岡県福岡市博多区博多駅前 1-5-1 朝日生命福岡ビル 6F
TEL 092-471-1110
高山胃腸科内科医院
〒815-0041 福岡県福岡市南区野間 1-9-20
TEL 092-551-5403
たけや内科胃腸科医院
〒815-0033 福岡県福岡市南区大橋 1-21-10
TEL 092-512-2731
新日鐵八幡記念病院 心療内科
〒805-8508 福岡県北九州市八幡東区春の町 1-1-1
TEL 093-672-3176
北九州市立医療センター 心療内科
〒802-0077 福岡県北九州市小倉北区馬借 2-1-1
TEL 093-541-1831
福岡徳洲会病院 心療内科
〒816-0864 福岡県春日市須玖北 4-5
TEL 092-573-6622
麻生飯塚病院 心療内科
〒820-8505 福岡県飯塚市芳雄町 3-83

TEL 0948-22-3800
福間病院 心療内科
〒811-3216 福岡県宗像郡福間町花見が浜 1-5-1
TEL 0940-42-0145
北九州津屋崎病院
〒811-3375 福岡県宗像郡津屋崎町大字渡 1693
TEL 0940-52-0034
野田クリニック
〒811-3217 福岡県宗像郡福間町中央 3-8-5
TEL 0940-34-3322
栄光病院 内科
〒811-2205 福岡県糟屋郡志免町別府 58
TEL 092-935-0147
佐賀医科大学医学部附属病院 総合診療部・心療内科
〒849-8501 佐賀県佐賀市鍋島 5-1-1
TEL 0952-34-3238
高野病院 心療内科
〒862-0924 熊本県熊本市帯山 4-2-88
TEL 096-384-1011
上天草総合病院
〒866-0293 熊本県天草郡龍ヶ岳町高戸 1419
TEL 0969-62-1857
大分医科大学臨床薬理センター
〒879-5503 大分県大分郡挾間町医大ヶ丘 1-1
TEL 097-549-6117
早稲田内科神経科医院
〒880-0933 宮崎県宮崎市大坪町西六月 2197-1
TEL 0985-53-3030
鹿児島大学医学部附属病院 心身医療科
〒890-0075 鹿児島県鹿児島市桜ヶ丘 8-35-1
TEL 099-275-5748
武井内科クリニック
〒890-0063 鹿児島県鹿児島市鴨池 2-24-24
TEL 099-285-0051

付録 B. 産業保健推進センター一覧

北海道産業保健推進センター 〒060-0807 北海道札幌市北区北7条西1丁目2番6号 NSS・ニューステージ札幌 11F
　TEL011-726-7701　FAX011-726-7702　http://www.hokkaidoOHPC.rofuku.go.jp
青森産業保健推進センター 〒030-0862 青森県青森市古川2丁目20番3号　朝日生命青森ビル 8F
　TEL017-731-3661　FAX017-731-3660
岩手産業保健推進センター 〒020-0045 岩手県盛岡市盛岡駅西通2丁目9番1号　マリオス 12F
　TEL019-621-5366　FAX019-621-5367　http://www.iwateOHPC.rofuku.go.jp
宮城産業保健推進センター 〒980-6012 宮城県仙台市青葉区中央4丁目6番1号　住友生命仙台中央ビル 12F
　TEL022-267-4229　FAX022-267-4283　http://www.miyagiOHPC.rofuku.go.jp
秋田産業保健推進センター 〒010-0001 秋田県秋田市中通2丁目3番8号　アトリオンビル 8F
　TEL018-884-7771　FAX018-884-7781　http://www.akitaOHPC.rofuku.go.jp
山形産業保健推進センター 〒990-0031 山形県山形市十日町1丁目3番29号　山形殖銀日生ビル 6F
　TEL023-624-5188　FAX023-624-5250　http://www.yamagataOHPC.rofuku.go.jp
福島産業保健推進センター 〒960-8031 福島県福島市栄町6番6号　ユニックスビル 9F
　TEL024-526-0526　FAX024-526-0528　http://www.fukushimaOHPC.rofuku.go.jp
茨城産業保健推進センター 〒310-0021 茨城県水戸市南町1丁目3番35号　水戸南町第一生命ビルディング 4F
　TEL029-300-1221　FAX029-227-1335　http://www.ibarakiOHPC.rofuku.go.jp
栃木産業保健推進センター 〒320-0033 栃木県宇都宮市本町4番15号　宇都宮NIビル 7F
　TEL028-643-0685　FAX028-643-0695　http://www.tochigiOHPC.rofuku.go.jp
群馬産業保健推進センター 〒371-0022 群馬県前橋市千代田町1丁目7番4号　(財)群馬メディカルセンタービル 2F
　TEL027-233-0026　FAX027-233-0126　http://www.gunmaOHPC.rofuku.go.jp
埼玉産業保健推進センター 〒330-0063 埼玉県さいたま市浦和区高砂2丁目2番3号　浦和第一生命同和火災ビル 2F
　TEL048-829-2661　FAX048-829-2660　http://www.saitamaOHPC.rofuku.go.jp
千葉産業保健推進センター 〒260-0025 千葉県千葉市中央区問屋町1番35号　千葉ポートサイドタワー 13F
　TEL043-245-3551　FAX043-245-3553　http://www.chibaOHPC.rofuku.go.jp
東京産業保健推進センター 〒100-0011 東京都千代田区内幸町2丁目2番3号　日比谷国際ビルヂング 3F
　TEL03-3519-2110　FAX03-3519-2114　http://www.tokyoOHPC.rofuku.go.jp
神奈川産業保健推進センター 〒220-8143 神奈川県横浜市西区みなとみらい2丁目2番1号　横浜ランドマークタワー 43F
　TEL045-224-1620　FAX045-224-1621　http://www.kanagawaOHPC.rofuku.go.jp
新潟産業保健推進センター 〒951-8055 新潟県新潟市礎町通二ノ町2077番地　朝日生命新潟万代橋ビル 6F
　TEL025-227-4411　FAX025-227-4412　http://www.niigataOHPC.rofuku.go.jp
富山産業保健推進センター 〒930-0856 富山県富山市牛島新町5番5号　インテック明治生命ビル 9F
　TEL076-444-6866　FAX076-444-6799　http://www.toyamaOHPC.rofuku.go.jp
石川産業保健推進センター 〒920-0031 石川県金沢市広岡3丁目1番1号　金沢パークビル 9F
　TEL076-265-3888　FAX076-265-3887　http://www.ishikawaOHPC.rofuku.go.jp
福井産業保健推進センター 〒910-0005 福井県福井市大手2丁目7番15号　安田生命福井ビル 5F
　TEL0776-27-6395　FAX0776-27-6397　http://www.fukuiOHPC.rofuku.go.jp
長野産業保健推進センター 〒380-0936 長野県長野市岡田町215-1　日本生命長野ビル 3F
　TEL026-225-8533　FAX026-225-8535　http://www.naganoOHPC.rofuku.go.jp
岐阜産業保健推進センター 〒500-8844 岐阜県岐阜市吉野町6丁目16番地　大同生命・廣

瀬ビル 11F
TEL058-263-2311　FAX058-263-2366　http://www.gifuOHPC.rofuku.go.jp
山梨産業保健推進センター　〒400-0031　山梨県甲府市丸の内 3-32-11　住友生命甲府丸の内ビル 4F
TEL055-220-7020　FAX055-220-7021
静岡産業保健推進センター　〒420-0851　静岡県静岡市黒金町 59 番 6 号　大同生命静岡ビル 6F
TEL054-205-0111　FAX054-205-0123　http://www.shizuokaOHPC.rofuku.go.jp
愛知産業保健推進センター　〒460-0008　愛知県名古屋市中区栄 4 丁目 15 番 32 号　日建・住生ビル 7F
TEL052-242-5771　FAX052-242-5773　http://www.aichiOHPC.rofuku.go.jp
三重産業保健推進センター　〒514-0028　三重県津市東丸之内 33 番 1 号　津フェニックスビル 10F
TEL059-213-0711　FAX059-213-0712　http://www.mieOHPC.rofuku.go.jp
滋賀産業保健推進センター　〒520-0047　滋賀県大津市浜大津 1 丁目 2 番 22 号　大津商中日生ビル 8F
TEL077-510-0770　FAX077-510-0775　http://www.shigaOHPC.rofuku.go.jp
京都産業保健推進センター　〒604-8186　京都府京都市中京区車屋御池下ル梅屋町 361-1　アーバネックス御池ビル東館 7F
TEL075-212-2600　FAX075-212-2700　http://www.kyotoOHPC.rofuku.go.jp
大阪産業保健推進センター　〒541-0053　大阪府大阪市中央区本町 2 丁目 1 番 6 号　堺筋本町センタービル 9F
TEL06-6263-5234　FAX06-6263-5039　http://www.osakaOHPC.rofuku.go.jp
兵庫産業保健推進センター　〒650-0044　兵庫県神戸市中央区東川崎町 1 丁目 1 番 3 号　神戸クリスタルタワー 19F
TEL078-360-4805　FAX078-360-4825　http://www.hyogoOHPC.rofuku.go.jp
奈良産業保健推進センター　〒630-8115　奈良県奈良市大宮町 1 丁目 1 番 15 号　ニッセイ奈良駅前ビル 3F
TEL0742-25-3100　FAX0742-25-3101　http://www.naraOHPC.rofuku.go.jp
和歌山産業保健推進センター　〒640-8157　和歌山県和歌山市八番丁 11　日本生命和歌山八番丁ビル 6F
TEL073-421-8990　FAX073-421-8991　http://www.wakayamaOHPC.rofuku.go.jp
鳥取産業保健推進センター　〒680-0846　鳥取県鳥取市扇町 7 番　鳥取フコク生命駅前ビル 3F
TEL0857-25-3431　FAX0857-25-3432　http://www.tottoriOHPC.rofuku.go.jp
島根産業保健推進センター　〒690-0887　島根県松江市殿町 111　松江センチュリービル 5F
TEL0852-59-5801　FAX0852-59-5881　http://www.shimaneOHPC.rofuku.go.jp
岡山産業保健推進センター　〒700-0907　岡山県岡山市下石井 1 丁目 1 番 3 号　日本生命岡山第二ビル新館 6F
TEL086-212-1222　FAX086-212-1223　http://www.okayamaOHPC.rofuku.go.jp
広島産業保健推進センター　〒730-0013　広島県広島市中区八丁堀 16 番 11 号　日本生命広島第二ビル 4F
TEL082-224-1361　FAX082-224-1371　http://www.hiroshimaOHPC.rofuku.go.jp
山口産業保健推進センター　〒753-0051　山口県山口市旭通り 2 丁目 9 番 19 号　山建ビル 4F
TEL083-933-0105　FAX083-933-0106　http://www.yamaguchiOHPC.rofuku.go.jp
徳島産業保健推進センター　〒770-0905　徳島県徳島市東大工町 3 丁目 16 番地　第 3 三木ビル 9F
TEL088-656-0330　FAX088-656-0550　http://www.tokushimaOHPC.rofuku.go.jp
香川産業保健推進センター　〒760-0025　香川県高松市古新町 2 番 3 号　三井住友海上高松ビル 4F
TEL087-826-3850　FAX087-826-3830　http://www.kagawaOHPC.rofuku.go.jp
愛媛産業保健推進センター　〒790-0011　愛媛県松山市千舟町 4 丁目 5 番 4 号　住友生命松山千舟町ビル 2F
TEL089-915-1911　FAX089-915-1922　http://www.ehimeOHPC.rofuku.go.jp
高知産業保健推進センター　〒780-0870　高知県高知市本町 4 丁目 2 番 40 号　ニッセイ高知ビル 4F
TEL088-826-6155　FAX088-826-6151　http://www.kouchiOHPC.rofuku.go.jp
福岡産業保健推進センター　〒812-0013　福岡県福岡市博多区博多駅東 1 丁目 10 番 27 号

アスティア博多ビル 5F
TEL092-414-5264　FAX092-414-5239　http://www.fukuokaOHPC.rofuku.go.jp
佐賀産業保健推進センター　〒840-0816　佐賀県佐賀市駅南本町 6-4　佐賀中央第一生命ビル 8F
TEL0952-41-1888　FAX0952-41-1887
長崎産業保健推進センター　〒850-0862　長崎県長崎市出島町 1 番 14 号　出島朝日生命青木ビル 8F
TEL095-821-9170　FAX095-821-9174　http://www.nagasakiOHPC.rofuku.go.jp
熊本産業保健推進センター　〒860-0806　熊本県熊本市花畑町 1 番 7 号　安田生命熊本第三ビル 8F
TEL096-353-5480　FAX096-359-6506　http://www.kumamotoOHPC.rofuku.go.jp
大分産業保健推進センター　〒870-0046　大分県大分市荷揚町 3 番 1 号　第百・みらい信金ビル 7F
TEL097-573-8070　FAX097-573-8074　http://www.ooitaOHPC.rofuku.go.jp
宮崎産業保健推進センター　〒880-0806　宮崎県宮崎市広島 1 丁目 18 番 7 号　大同生命宮崎ビル 6F
TEL0985-62-2511　FAX0985-62-2522　http://www.miyazakiOHPC.rofuku.go.jp
鹿児島産業保健推進センター　〒892-0842　鹿児島県鹿児島市東千石町 1 番 38 号　鹿児島商工会議所ビル 6F
TEL099-223-8100　FAX099-223-7100　http://www.kagoshimaOHPC.rofuku.go.jp
沖縄産業保健推進センター　〒901-0152　沖縄県那覇市字小禄 1831-1　沖縄産業支援センター 7F
TEL098-859-6175　FAX098-859-6176　http://www.okinawaOHPC.rofuku.go.jp

［平成 14 年 12 月現在］

和文索引

あ

愛情遮断性症候群　245
愛情遮断性小人症　240, 245
アイデンティティ　36, 37
アカラシア　225
亜急性甲状腺炎　243
悪性関節リウマチ　276
悪玉菌　22
足裏マッサージ　175
アスパラギン酸　22
アセチルコリン吸入誘発試験　268
アダルトチルドレン　35
アテトージス　193
アドヒアランス　250
アトピー性皮膚炎　316
アドレナリン　3, 21, 22
アプライザル　17, 30
アミトリプチリン　236
アルギニンバソプレシン　7
アルコール依存症　251
アルコール病　171
アルツハイマー病　285
アレキシサイミア　32, 42, 140, 167, 251
アレルギー性炎症　268
アレルギー性鼻炎　314
アロマテラピー　175
暗示　33, 294
　── や条件づけ　13
安静時（または自然）狭心症　207
安静練習　101

い

硫黄化合物　24
怒り　183, 188
育児環境　326
育児ストレス　322
　── の症状　325
　── への対応　325
　── を強める要因　325
医師-患者関係　252
医師の「かくれ身」　165
移植医療　328
胃食道逆流症　225
胃神経症　234
イソロイシン　22
1型糖尿病　248
一酸化窒素（NO）　188
一般化された抵抗リソース　369
一般心理療法　206
一般適応症候群　4
遺伝子操作　53
イメージ　105
　── 脚本　113
　── 療法　170
医療以前のミス　180
医療機能評価　118
医療教育　56, 57
医療原性障害　313
医療原性性障害　301
医療裁判　179
医療事故　179
医療システム　350
医療従事者
　── のストレス　348
　── のストレス対策　351
　── の問題　350
医療に伴うストレス　349
医療ミス　179
医療倫理　56, 57, 328
因子分析　89
因子分析法　88
インスリン抵抗性症候群　255
インスリン療法　251
インターフェロン産生能　10
インドール　22
インフォームド・コンセント　54, 116, 119, 290

う

うつ　49
うつ病　148, 305, 324
　──, 産後　149, 323

――,産褥期 149
――,症候性 305
――,小児の 317
――,神経症性 305
――,喪失 306
――,退行期 305
――,内因性 305
――,反応性 305
――,引っ越し 306
うつ病圏 300
うつ病者の病前性格 149
うつ病性障害 235
運動 26, 340
運動療法 186, 191, 251

え

エイズ 286
栄養補助食品 175
エゴグラム 133, 137, 164
エディプスコンプレックス 36
エレトリプタン 190
円形脱毛症 316
エンドルフィン 27

お

黄色腫 254
嘔吐 190
オステオパシー 175
大人の自我状態 161
音の嫌悪 190
オープンエンド 336
親の自我状態 161
温感練習 101, 102

か

絵画欲求不満テスト 131
外傷後ストレス障害 30
外傷的記憶 170
快ストレス 3
階段状の身長・体重増加現象 246
ガイダンス 357
外的刺激 2
海馬 6, 8
潰瘍性格 145, 223, 224
潰瘍性大腸炎 235
解離型ヒステリー 304
カイロミクロン超低比重リポ蛋白 255

カウンセリング 159, 251, 357
化学的ストレッサー 3
過換気症候群 215, 263
過換気テスト 264
顎関節症 316
顎関節の障害 185
学習理論 33
学童期 36, 38
額涼感練習 101
過呼吸症候群 304
過剰適応性格 145
家族性高脂血症 253
家族病理 46
家族療法 46, 170
　　――,システム論的 170
カタルシス 88
学校ストレス 345
家庭の人間関係 91
カテコールアミン 8, 21, 23, 249
過敏性腸症候群 46, 229
過敏性膀胱 311
カベラント 157
紙袋内呼吸 264
空椅子技法 160, 164
カルシウム 22, 23
「過労死」訴訟 335
カロチノイド 24
がん 284
　　―― 遺伝子 288
　　―― 患者のストレス度 289
　　―― 性格 288
　　―― とストレス 288
簡易採点法 339
眼科領域のストレス病 314
眼球運動 77
環境からのアプローチ 336
環境調整 151
看護・介護のストレス 355
患者と医者の間のコミュニケーション 282
患者と医者の関係 283
患者評価グリッド 129
感情障害 185
感情転移 167
感情認知困難度 110, 112
乾性咳嗽 265
眼精疲労 314, 315

冠動脈疾患　31, 284
漢方薬　155, 156, 191
管理監督者向けの教育・研修　341
冠攣縮性狭心症　208

き

期外収縮　212
気管支喘息　268
　　──の漢方療法　271
　　──の抗アレルギー薬　271
　　──の準備因子　271
　　──の誘発因子　271
　　──の予防的管理　271
気管支の過敏性　267
器官神経症　31
器官選択　143
危機介入　54
危急反応　8
企業の損失　48
義歯神経症　316
器質性精神障害　130
希死念慮　306
技術革新のストレス　53
偽痛風　257
機能性胃腸症　218
機能の全体的評価尺度　127
機能レベル　127
気晴らし食い　296
気分障害　305
　　──（うつ病）　155
基本的安定感　35
基本的信頼感　35, 36
基本的生活習慣　38
逆感情転移　167
虐待　325
逆転移　360
脚本分析　164
キャリアデザイン　343
救急医療　290
救急システム　290
急性関節炎　257
吸着除去イオン　256
救命医療　290
休養　363
教育入院　252
鏡影描写試験　213
境界型人格障害　308

境界例　139
驚愕バセドウ　240
共感的な理解　160
競技　26
狭心症　284
矯正施設　358, 359
協調運動　192
胸痛　209
共通理解　121
強迫神経症　148, 304
恐怖症　147, 304
業務起因性　73
虚血性心疾患　258
　　──の危険因子　208
起立性調節障害　214
筋弛緩法　98, 107
筋弛緩薬　186
筋収縮性頭痛　183, 187
禁止令　164
緊張型頭痛　182, 183, 187
筋肉ストレス　185
禁欲規則　167

く

空間感覚練習　99
空腹時血糖　248
クリティカルパス　115
クリニカルパス　115, 116, 117
グルカゴン　249
グルタミン　22
グルタミン酸　22
クロナゼパム　193
クロミプラミン　236
クローン病　235

け

経口血糖降下薬　251
警告反応期　4
軽作業期　168
継続学習への動機づけ　360
ゲシュタルト療法　160
血液透析　330
月経前不快気分障害　324
血行再建術　211
血清 IgE 値　270
血糖値のコントロール　284
血尿　258

ゲートコントロール　111
ゲーム分析　164
健康　281
　── 管理　365, 366
　── 職場　343
　── スポーツ　26
　── 生成　368
　── 調査票　135
　── と疾病の連続体モデル　369
顕在不安テスト　137
現実検討　139
現実心身症　144
現代医療　353
現代の産業ストレス　319
原発性高脂血症　256
原発性緑内障　314
権利意識　179

こ

抗アレルギー薬　272
抗うつ薬　155, 186, 312, 324
高カイロミクロン血症　253
交感神経緊張症　111
後弓反張　263
口腔科領域のストレス病　316
攻撃(対立)的行動　97
高血圧
　──, 心身症的　202
　── のパーソナリティ尺度　203
　──, 白衣　203
　──, 本態性(一次性)　201
高血圧症の職場環境尺度　203
抗甲状腺薬　244
高コレステロール血症　254
交叉的(対立的)交流　161
高脂血症　240, 252
　──, 家族性　253
　──, 続発性　253
恒常性　8
甲状腺異常刺激物質　243
甲状腺刺激性自己抗体　241
抗ストレス的生活　371
抗精神病薬　195
構造化連想法　113
構造分析　161
拘束ストレス　6
硬直型　192

行動医学的アプローチ　210
行動化　318
合同面接　170
行動療法　156, 195
高トリグリセリド血症　254
校内暴力　48
高尿酸血症　240, 256
更年期　39, 287
　── うつ病　149
　── 障害　287, 311
　── 症候群　287
抗パーキンソン病薬　195
高比重リポ蛋白　255
抗不安薬　154, 186
興奮伝導障害　212
抗リウマチ薬　276
高リポ蛋白血症　252
交流パターン分析　161
交流分析　160
高齢化社会　46
高齢者　46
呼吸困難　268
呼吸性アルカローシス　263
呼吸調整練習　101
国際疾病分類　73
国立補完代替医療センター　174
心の健康づくり計画　335
誤診　180
個人的要因　16, 17, 18
個人向けアプローチ　336
個人面接　140
個人要因　64
子育て支援　325
子連れ心中　311
コーディネーター　121
古典的片頭痛　188
古典的(レスポンデント)条件づけ　157
子どもの自我状態　161
コヒアランス感　369, 370
コーピング　64, 87
　──, 社会的支援(探索)型　89
　── 尺度　88
　──, 情動(処理)中心型　87
　── に影響する要因　90
　──, 認知的再評価型　87, 89
　── の評価法　90
　──, 問題(解決)中心型　87

——,問題中心型　89
コ・メディカルスタッフ　117
コメディカル・ワーカー　349
コルチゾール　7, 8
コルヒチン　259
コレステロール　253

さ

再学習　113
罪業妄想　305
最大酸素摂取量　28
サイトカイン　8, 12
再発性口内炎　316
サブスタンス P(SP)　188
サプリメント　175
サポーター　363
三環系抗うつ薬　155, 236, 307
産業医　73
産業医学　171
産後うつ病　149, 323
産後精神病　323
3 主要症状　243
産褥期うつ病　149
残存機能　124, 319
散発性緊張型頭痛　184

し

慈愛願望欲求　112
自我同一性　36, 37, 38
―― 抵抗　167
事業場における労働者の心の健康づくりのための指針　335
刺激生成異常　212
自己管理　56, 58
自己信頼欲求　112
自己チェック　64
自己治癒力　176
自己治療　56, 58
自己同一性　139
仕事のストレス判定図　341
仕事の負荷　32
仕事の要求度　32
仕事要求度-コントロールモデル　49
自己評価式抑うつ尺度　67
自己評定式抑うつ質問表　132
自己分析　292
事故癖性格　145, 179, 180

自己免疫疾患　241
自己誘発性嘔吐　298
自己抑制型行動特性　110
自己理解　160
自己療法　176
自殺　49
自殺者　52
脂質　21
脂質代謝異常　254
事実本位　168
支持的精神療法　307
思春期　37
―― ・青年期　38
―― やせ症　38
視床下部-下垂体-副腎系　4, 250
視床下部-下垂体-副腎軸　6
視床下部室傍核　6, 7, 12
事象関連電位　77
システム論的家族療法　170
ジストニー　193, 194
死生観　291
自然・環境ストレス　51
自然狭心症　207
失感情症　32, 51, 137, 145, 167, 185, 223, 224
失神　266
失体感症　42, 51, 137, 145, 224
疾病逃避　294
疾病モデル　20, 87
疾病利得　294
―― 抵抗　167
質問紙　73
―― 法　131
児童相談所　358, 359
死の臨床　289, 291
シフト勤務　355
死別後の悲嘆　289
シミュレーション　54
社会環境　51
社会的関係　126
社会的再適応評価尺度　3
社会的支援　17, 18, 91
―― システム　14
―― ネットワーク　19
社会的支援(探索)型　90
―― コーピング　89
社会的スキル　19

社会のサポートシステム　52
社会復帰準備期　168
重感練習　101
終結期　168
自由裁量度　32
重作業期　168
習熟　19
修飾要因　60
修正感情体験　167
集団面接　140
集団力動　345
集団療法　251
執着気質　307
執着性性格　151
自由な子ども　161
週末過食症　296
終末期医療　291, 292
羞明　190
自由連想　167
受験戦争　46
酒石酸エルゴタミン　190
主張訓練法　96, 103
主張的行動　97
術後障害　316
出産
　——　指導　322
　——　に伴うストレス　322
　——　のストレスへの対応　323
　——　の不安を強める要因　323
出産後
　——　の気分障害　324
　——　の精神障害　322
受動的注意集中　99, 156
受療行動　289
受療態度　289
循環気質　307
順応した子ども　161
障害者　302
消化管機能異常　219
消化管内臓知覚異常　219
消化器系心身症　234
消化性潰瘍　41, 222
状況因子　148
消去動作　100
条件づけ　33, 294
症候性うつ病　305
症候性精神障害　130

成就感　169
情緒抑圧症候群　245
情動(処理)中心型コーピング　87, 88
情動ストレス　201
情動反応　182
情動または症状中心型　90
小児科領域のストレス病　317
小児糖尿病サマーキャンプ　252
小児の胃・十二指腸潰瘍　46
小児のうつ病　317
小脳性失調運動　193
情報開示　54
除菌療法　224
職業生活に関する強い悩み・ストレス　15
職業性ストレス　32
　——　簡易調査票　74, 339
　——　モデル　48
職業的機能　126
食行動異常　37, 38
食事　363
食事療法　251
食道機能異常症　225
職場
　——　以外の心理的負荷評価表　72
　——　ストレッサー　49, 68
　——　における心理的負荷評価表　71
　——　のストレス性障害　320
　——　のストレス病の診療　320
　——　のストレスマネージメント　49
　——　の人間関係　91
　——　や家庭でのよい人間関係づくり　340
　——　離脱　49
職務管理　350
助産婦手位　263
女性のストレス　310
女性の精神障害　322
徐脈性不整脈　212
書面のアドバイス　340
自律訓練法　96, 156, 186, 195, 206, 251, 276, 367
自律神経　8
　——　機能測定　9
自律神経系　6, 9
　——　の作用　9
　——　反応　77

自律神経失調　325
自律神経失調症　311
　——, 心因性　196
　——, 本態性　196
自律性解放　100
自律性修正法　99
自律性中和法　99
自律療法　156
腎移植　331
心因性嘔吐　234
心因性自律神経失調症　196
心因性視力障害　314
心因性頭痛　183
心因性性障害　299, 300
心因性二次性性障害　299
心因性夜尿症　312
心因反応　308
深化期　167
人格障害　251, 308, 346
心気症　148, 304
心気妄想　305
心筋梗塞　284
　——のリハビリテーション　211
神経循環無力症　213
神経症　49, 123, 139, 146
　——の種類　146
　——分類　204
神経症圏　300
神経症性うつ病　305
神経症性障害　303
神経性胃炎　234
神経性咳嗽　265
神経性習癖　38
神経性食欲不振症　251, 297
　——の診断基準　297
神経性大食症　251, 299
神経性皮膚炎　316
神経性頻尿　311, 312
神経伝達物質　6
神経免疫内分泌ストレス反応　111
人工腎臓　330
人事管理　350
真実告知　292
心室性頻拍　213
心室性頻拍症　213
心傷風景連想法　113
心身医学的疾病モデル　119

心身医学的治療　152
心身医学的な全人的医療　119
心身医学的療法　247
心身医療の質　119
心身症　16, 115, 123, 146
　——, 現実　143
　——, 性格　143
　—— としての狭心症の診断基準　207
　—— としての本態性高血圧症の診断基準　204
　——, 二次的な　142
　—— の鑑別診断　145
　—— の成立機転　144
　—— の定義　142
　—— の病名　143
心身障害　302
心身症圏　300
心身症的高血圧　202
心身相関　141
人生のスパイス　64
人生の目標　371
振戦型　192
腎仙痛　258
心臓神経症　215, 304
心臓調整練習　101
新素材技術　53
身体化　318
身体障害　302
身体的疾患に影響を与える心理的諸因子　197
身体的療法　299
身体病　123
身体表現性障害　185, 197
診断基準　142
心的外傷後ストレス障害　112, 308
心的外傷後ストレス症候群　170
心電図　209
心拍変動　9
信頼感　177
心理検査　67
心理査定（テスト）　359
心理社会的因子　270
心理社会的ストレス　185, 240
心理社会的ストレッサー　15, 16
心理的外傷体験　285
心理的過重　294
心理的修飾　299

心理的諸因子 143
心理的ストレッサー 3
心理的抵抗 119
心理的負荷 70
心理テスト 130, 131
心療内科 60
心理療法 357
心理臨床サービス 357

す

随時血糖値 248
随伴症状 188
水分摂取 332
睡眠健康教育 340
睡眠障害 236, 325
スカトール 22
スクールカウンセラー 359
頭痛
　——, 筋収縮性 183, 187
　——, 緊張型 182, 183, 187
　——, 散発性緊張型 184
　——, 心因性 183
　——, ストレス性 183
　——, 特発性 183
　——, 慢性 182
　——, 慢性緊張型 184
ストレス 15, 275, 276, 278, 369
　——, 育児 322
　—— 医療 56
　——, 医療従事者の 348
　——, 医療に伴う 349
　—— ・インタビュー 141
　—— 解消法 18, 363
　——, 学校 345
　—— 学説 2
　——, 看護・介護の 355
　—— 管理 171
　—— 関連疾患 56, 58, 65, 110, 115, 117, 179
　—— 緩和法 351
　——, 技術革新の 53
　—— 強度 59
　—— ・ケア 348, 351
　—— 構造 122
　—— 構造分析 122
　—— コーピングインベントリー 88
　—— コントロール 64, 111

　—— コントロール法 110
　—— サポート 292
　—— 刺激 122, 151
　——, 自然・環境 51
　——, 出産に伴う 322
　——, 職業性 32
　——, 女性の 310
　—— 性頭痛 183
　——, 生徒・学生の 345
　—— 性性障害 299
　—— 性摂食障害 295
　—— 性摂食障害の治療 296
　—— 相談 60
　—— 測定 59
　—— 対策 54, 292, 346, 355, 365
　—— 対処 121, 122
　—— 対処行動 124
　—— 対処法 92
　—— 耐性 14, 17, 18, 19, 20, 44, 83, 98, 320
　—— 耐性点数 84
　—— ・チェック 351
　—— 点数 74
　—— と行動 18
　—— ドック 74
　—— 度の測定 367
　——, 人間関係の 317
　—— 認知 124
　—— の気づきへの援助 59
　—— の健康への影響 366
　—— の構成要因 60
　—— のデメリットの側面 366
　—— の二面性 20
　—— のメリットな側面 366
　—— の有害作用 365
　—— の予防 367
　—— 反応 14, 16, 17, 29, 30, 60, 122
　—— プロフィール 339
　——, 分娩の 322
　—— への説明 59
　—— ホルモン 77
　—— 面接 204
　—— 面接のポリグラフ 205
　—— モデル 60
　—— 要因 348, 351
　—— 要因の問題 350

ストレス病　29, 30, 33, 35, 38, 103, 123, 170
　──, 眼科領域の　314
　──, 口腔科領域の　316
　──, 小児科領域の　317
　──　の診断　129
　──　の治療　151
　──　の病因　32
　──　の予防　171
　──, 皮膚科領域の　315
　──, 婦人科領域の　310
　──, 老年科領域の　318
ストレッサー　2, 14, 17, 29, 30, 60, 369
　心理社会的──　15, 16
ストローク　164
スーパービジョンシステム　357, 360
スポーツ　26
スマトリプタン注射薬　190
スルピリド　236

せ

性格因子　144
性格傾向　79, 183
性格形成　36
性格心身症　143
性格テスト　130
生活指導　186, 191
生活習慣　66
　──　の乱れ　41
生活習慣病　41, 57, 247
生活上の出来事　18
生活上の変化　63
生活歴　319
性感不全　300
成熟拒否　297
青春期の特徴　318
生殖医療　328
精神運動性の抑制　305
精神科医　60
成人期　37, 39
精神健康度　18, 19
精神交互作用　168
精神尺度　202
精神障害　123, 302
　──　の分類と診断の手引　125
精神障害等の業務上外判断指針　335

精神生理学的検査　205
精神的健康　127
精神的ストレス　240
精神発達　35
精神病　139
精神病圏　300
精神病的反応　313
精神分析　33, 165
　──　的精神療法　165, 166
　──　療法　165, 166
精神保健相談　359
精神保健福祉センター　358
精神薬物療法　299
精神力動　144
精神療法　295, 299, 357
性生活　211
生体エネルギー療法　158
生態系　58
生体防御反応　4
ぜいたく病　256
成長障害　247
成長ホルモン　246
成長モデル　20
生徒・学生のストレス　345
青年期　37
生物的ストレッサー　3
咳型喘息　267
積極的傾聴法　62
セックス・ヒストリー　300
摂食障害　251, 296
絶食療法　169
絶対臥褥期　168
セルフケア　81, 371
セルフコントロール　176, 371
　──　技法　92
セレン　24
セロトニン　22, 188
　──・ノルアドレナリン再取り込み阻害薬　307
前学齢期　36
全身性エリテマトーデス　278
漸進的筋弛緩法　96, 107
全人的チーム医療　119
選択的セロトニン再取り込み阻害薬　307
善玉菌　22
先端医療　328

そ

臓器の脆弱性　33
操作ミス　353
喪失　318
　——　うつ病　306
　——　体験　37, 306
相談できる人　61
相補的(適応的)交流　161
続発性高脂血症　253
ソーシャルサポート　17, 30, 96, 144
ソマトメジン　246
ゾルミトリプタン　190

た

第一基本規則　166
大うつ病　324
大学の保健センター　359
退行(幼児返り)　167
退行期　39
　——　うつ病　305
体質因子　144
対処可能性の感覚　370
対処行動　12, 17, 18, 19, 30
胎生期からの心的外傷感覚　110
代替医療　174
耐糖能　249
胎内感覚　113
第二基本規則　167
大脳辺縁系　6, 8, 182
タイプA　49, 67
　——　行動パターン　33, 208, 258, 284
　——　行動様式　32
　——　の表現要素　209
タイプC　284, 288
多汗症　316
多軸評定　128
他者療法　176
多職種スタッフ　117
脱感作法　96, 105
タバコ病　171
多発性硬化症　278
男性更年期障害　287
胆道ジスキネジー　234
蛋白質　21

ち

全般性不安障害　303
喘鳴　268

父親的な親　161
父親不在　46
知的洞察　168
知能テスト　130
痴呆　285
チーム・アプローチ　121
チーム医療　57
注意の集中　265
中間比重リポ蛋白　255
中心性網膜炎　314, 315
中立的態度　165
超過勤務時間　73
超自我抵抗　167
治療意欲　301
治療関係　318
治療契約　165
治療構造　165
治療的退行　169
治療的な信頼関係　119
治療的な人間関係　119
治療の決定　283
チロシン　22
鎮静薬　142, 293

つ

痛風　256
　——　発作　257
痛風結節　257, 259
痛風腎　258

て

低血圧症　214
抵抗期　4
低比重リポ蛋白　255
適応機能　126, 128
適応現象　12
適応障害　59, 308
適応水準　125, 128
適応能力　125
適応モデル　87
テクノ依存症　31
テクノ不安症　31
徹底操作　168
デヒドロエピアンドロステロンスルフェート(DHEA-S)　10

デプレッション　235
テーラーメイド・メディシン　328
転移性抵抗　167
転換ヒステリー　304

と

同一性拡散　37
同一性危機　37
投影法　77, 131
道具的（オペラント）条件づけ　157
統合医療　178
登校拒否　46, 48
洞察期　168
糖質　21
洞性頻脈　212
同席面接　140
闘争か逃避　8, 33
闘争・逃走反応　3
闘争・逃避反応　106
東大式エゴグラム　67
疼痛顕示行動　295
疼痛コントロールの指針　295
導入期　166
糖尿病　240, 284
動脈硬化症　252
投薬ミス　180
特異的発達障害　128
ドクター・ショッピング　304
特発性頭痛　183
特発性舌痛症　316
トークン・エコノミー法　157
閉じこもり　48
ドパミン　21, 22
トリアディックデザイン装置　12
トリグリセリド　253
トリプタノール　312
トリプタン製剤　190
トリプトファン　22

な

ナイアシン　22, 23
内因性うつ病　305
内部環境説　4
内分泌系　6
内分泌・代謝系のストレス病　240
ナチュラルキラー（NK）細胞活性　10
75 gOGTT　248

7段階のスケール　160
ナノテクノロジー　53
悩み　15

に

2型糖尿病　248
二次的な心身症　142
日常生活指導　256
日常のいらだち事尺度　74
日内変動　305
日本医療機能評価機構　118
日本臨床心理士会　359
日本臨床心理士資格認定協会　358
乳児期　35, 38
ニュー・セックス・セラピー　301
尿酸産生過剰型　259
尿酸排泄低下型　259
尿路結石　257
人間関係　350
　　── のストレス　317
妊娠糖尿病　248
認知　30
　　── の歪み　68
認知行動療法　158, 340
認知的再評価型　90
　　── コーピング　87, 89
認定指針　73
認定臨床心理士　358

ね

捻転運動　194

の

脳血管障害　259
脳・心臓疾患の労災認定基準　335
脳腸相関　219
ノルアドレナリン　21
ノルエピネフリン　22
ノンアドヒアランス　250

は

バイオエシックス　328
バイオフィードバック　251
　　── 法　186, 206
　　── 療法　158
配偶者の死　10, 11

背景公式　101
破壊性甲状腺炎　243
パーキンソニズム　193
パーキンソン病　285
白衣高血圧　203
曝露行動　288
派遣労働者　343
長谷川式簡易老人痴呆スケール　137, 141
バセドウ病　240, 278
　──の外科的療法　244
発達課題　35, 37, 317
発達心理　346
パニック障害　264, 303
パニック・ディスオーダー　303
母親的な親　161
母親不在　44, 46
バリアンス　116
バーンアウト　356
　──症候群　352
判定会議　81
汎適応症候群の概念　16
パントテン酸　23
反応性うつ病　305
反復強迫抵抗　167

ひ

ピアカウンセリング　346
引きこもり　35, 37, 39
微小妄想　305
非心臓性胸痛　226
ヒスタミン H_2 受容体拮抗薬　222
ヒステリー　304
　──, 解離型　304
　──, 転換　304
ヒステリー性視力障害　314
ヒステリー性の転換症状　195
非ステロイド性抗炎症薬　260
ビタミン B 群　23
ビタミン B_1　22, 23
ビタミン B_6　22, 23
ビタミン B_{12}　23
ビタミン C　23
ビタミン D　24
ビタミン E　23
引っ越しうつ病　306
ビフィズス菌　22

皮膚科領域のストレス病　315
皮膚描画症　196
疲弊期　4
ヒポクラテス　362
ヒポコンドリー性基調　168
肥満嫌悪　297
びまん性食道痙攣　225
非薬物療法　206
病因論　368
評価　30
標準練習　101, 156
病前性格　32, 33, 241
病態形成　144
病的反応　313
ヒーリング・スペース　354
頻回手術症　316
頻回排尿行動　312
貧困妄想　305
頻脈性不整脈　212

ふ

不安階層表　98
不安管理トレーニング　210
不安障害　185, 197, 303
不安定狭心症　207
フィットネス　26
フィードバック機構　6
フェニールアラニン　22
フォローアップ支援　341
不快ストレス　3
負荷心電図　213
複合感覚　293
副交感神経反射　111
服従的行動　97
復職判定　341
副腎　21
副腎髄質　21
副腎皮質刺激ホルモン　7
　──放出ホルモン　7, 8
副腎皮質ホルモン　21, 23, 244
複数人格感情説　112
腹痛　230
腹部温感(内臓調整)練習　101
腹膜透析　331
婦人科領域のストレス病　310
物理的ストレッサー　3
不定愁訴症候群　197

不登校　14, 35
不動性の不安　147
ブドウ糖　22
プライバシー　311
プラシーボ　176
プロトンポンプ阻害薬　221, 222
分娩のストレス　322

へ

閉経期　39
米国合同委員会　201
米国労働安全保健研究所　48
閉塞性換気障害　268
片頭痛　187
　　――, 古典的　188
　　―― 性格　145
ベンゾジアゼピン受容体　8
ベンゾジアゼピン誘導体　154
便通異常　46, 230
扁桃体の情動的反応　112

ほ

防衛機制　139
「包括払い」方式　115
芳香療法　175
放射性ヨード療法　244
補完(相補)医療　174
補完代替医療　174
保健受療行動　124
保健所　358
補償神経症　294
母性　46
　　―― 神話　327
勃起不全　300
ホメオスターシス　3, 8, 29, 30, 31, 33
ホメオパシー　175
ポリグラフ　141
ポリフェノール　24
ホルター心電図　213
本態性(一次性)高血圧　201
本態性自律神経失調症　196
本態性振戦　192

ま

マイナー・トランキライザー　243
マグネシウム　22, 24

マタニティブルーズ　323
マッサージ　175
麻痺型　192
マラソン　28
慢性関節リウマチ　257, 275, 285
慢性緊張型頭痛　184
慢性腎不全　330
慢性じんま疹　316
慢性膵炎　234
慢性頭痛　182
慢性疼痛　293
慢性疼痛の診断　294
慢性病　281
　　―― の意味　282
慢性病患者のストレス　283

み

未解決な感情　113

む

無機ヨード薬　244
無条件の肯定的な関心　159
無痛性甲状腺炎　243
無批判的　167

め

メチオニン　22
メニエール症候群　313
メメント・モリ　371
メランコリー親和型性格　307
メランコリー親和性格　151
免疫機能　10, 11
免疫系　6
免疫能　10, 288
面接　138
　　―― の方法　140
メンタルヘルス　365
　　―― の危機　357

も

燃え尽き症候群　49, 352
黙想練習　99
森田療法　168
問題(解決)中心型コーピング　87, 88, 89

や

薬物療法　244
やせ願望　297
矢田部・ギルフォード(Y・G)テスト　137
夜尿症　311

ゆ

有意義さの感覚　370
有害作用　348
有害ストレス　349
有酸素運動　27
遊離脂肪酸　253

よ

養育指導　323
幼児期　38
　── 初期　36
幼児虐待　35, 38
ヨーガ　158, 251
予期悲嘆　291
予期不安　304
抑圧　66
　── 抵抗　167
抑うつ　325
　── 気分　305
　── 性昏迷状態　306
4つのケア　335
四環系抗うつ薬　155

ら

来談者から学ぶ　62
ライフイベント得点　74
ライフサイクル　35, 37, 38
ライフスタイル　19, 66, 247
ラケット　164
ラポール　61, 119

ランニングハイ　27

り

リウマチ性格　277
理解可能性の感覚　370
リスクファクター　258
リスク要因　171
リストラ・ダウンサイジング　343
リスナー技法　62
リハビリ　170
リフレクソロジー　175
裏面的(仮面的)交流　163
リラクセーション　19, 64, 88
　── 技法　96
　── 法　340
リラックスセミナー　81
リラックス反応　96, 106
リン脂質　253
臨床経済　57
リンパ球サブセット　12

る

類腕症候群　193

れ

レセプター異常症　241
練習姿勢　99
連絡ミス　180

ろ

老化　282
労災認定　59
労作性狭心症　207
老年科領域のストレス病　318
老年期　37, 39
ロメジディン　191
ロールシャッハ・テスト　131

欧文索引

A

A型行動性格　145
ACバイパス術　211
adorenocorticotropic hormone (ACTH)　7, 8
Alexander, F.　33
alexithymia　140, 167, 272
alternative medicine　174
Alzheimer病　285
anorexia nervosa　297
arginine vasopressin (AVP)　7, 10
assertiveness training　96
athletics　26
autogenic discharge　100
autogenic training　98
avoiding learning　252

B

Bartrop, R. W.　10
Basedow disease　278
Benson, H.　106, 206
Bernard, C.　4
bio-psycho-socio-echo-ethical　125
Brain-Gut Axis　219
Breslow　78
bulmia nervosa　299
β-エンドルフィン　8, 10
βカロチン　23
β遮断薬　191, 244

C

Ca拮抗薬　191
calcitonin gene-related peptide (CGRP)　188
Cannon, W. B.　3, 201
CAPD　331
catch-up growth　246
CCP　358
Cesf, H.　215
CMI　137
CO_2分圧　263
Cohen, S.　11
complementary and alternative medicine (CAM)　174
complementary medicine　174
control　32
coping style　370
corticotropin releasing hormone (CRH)　7, 8, 10
cough syncope　266
cough variant asthma　267

D

demand　32
deprivation syndrome　245
diagnosis related group　115
diffuse esophageal spasm (DES)　225
DSM-Ⅲ　126, 128, 146
DSM-Ⅲ-R　124, 125, 127
DSM-Ⅳ-TR　297
Dunber, F.　208

E

EMDR　170
Erikson, E. H.　35

F

Ferenczi的態度　166
fight or flight response　106
Fos蛋白　6
Fos蛋白発現　12
Freud的態度　166
Friedman, M.　209
functional dyspepsia (FD)　218

G

GAF　127
gastro-esophageal reflux diseases (GERD)　225
GHQ　67
giving up-given up complex　37
goal frustration　32

H

Harvey, W. 201
HDL 255
HDL コレステロール 253
Helicobacter pylori 219, 222
Hellerstein, H. K. 211
HGH 分泌刺激試験 246
HIV 感染 286
Holmes, T. H. 3, 39, 74, 138
homeostasis 3
hopeless theory 18
HPA 10
human growth hormone (HGH) 246
hypothalamic-pituitary-adrenal (HPA) axis 6, 255

I

IBS non-patient 232
IBS patient 232
ICD-9 148
ICD-10 73
IDL 255
IgE 抗体 270
immediate early gene (IEG) 6
irritable bowel syndrome 229

J

Jacobson, E. 107
JMI 健康調査票 202
Jun 蛋白 6

K

Karasek, R. 49, 73
Kung, G. 212

L

Lazarus, R. S. 87
LDL 255
Leigh, H. 129
Levi, L. 52
Life Change Unit 137, 138

M

MAS 137
MDT 負荷による不整脈 214
modeling 252

N

multiple sclerosis (MS) 278

National Center for Complementary and Alternative Medicine (NCCAM) 174
natural killer (NK) 細胞 10
NCCAM 175
NIOSH 48
NK 活性 11
NK 細胞 10
NK 細胞活性 10, 12
NMDA 受容体 8
N-metyl-D, aspartate (NMDA) 8
NO 188
non-cardiac chest pain (NCCP) 226
non-ulcer dyspepsia 218
NSAID 260
nutcracker esophagus 226
N-メチル-D-アスパラギン酸受容体 8

O

Oddi 括約筋機能異常 219

P

Parkinson 病 285
passive concentration 99
pathogenesis 368
patient evaluation grid (PEG) 129
P-F Study 131
posttraumatic stress disorder (PTSD) 112, 308
progressive relaxation 107
prospective payment system 115
psychogenic 142
psychoneurotic masked hyperthyroidism 242
punched out lesion 258

Q

quality of life (QOL) 229, 247, 301

R

Rahe, R. H. 39, 138
relaxation response 106
rheumatoid arthritis (RA) 275, 285
Rome II 基準 230
Rome II 分類 219, 220

Rosenman, R. H. 32

S

salutogenesis 368
SAT イメージ療法 113
Schultz, J. H. 98
Self Rating Depression Scale (SDS) 67, 131
Selye, H. 2, 16, 48, 92
sense of comprehensibility 370
sense of manageability 370
sense of meaningfullness 370
Sifneos, P. E. 137
SNRI 156, 307
social skill 19
social support 96
SP 188
SSRI 155, 307
strain 32
stress coping inventry (SCI) 88
Structured Association Technique (SAT) 113
structured interview (SI) 210
systematic desensitization 97

systemic lupus erythematosus (SLE) 278

T

T_3抑制試験 243
TBG 異常症 243
TB II 243
Tellenbeck, H. 151
TRAb 242
TRH 試験 243
triadic design 12
TSAb 243
TSH レセプター抗体 242

V

Vaughan-Williams 分類 213
VDT 症候群 49
video display terminal (VDT) 49
VLDL 255

W

Wolpe, J. 97
Wolpe の系統的脱感作法 97

ストレス診療ハンドブック 第2版	定価(本体 4,800 円＋税) 〈検印省略〉

1990年1月5日発行　第1版第1刷
2003年5月26日発行　第2版第1刷©

編　者　河野友信（かわのとものぶ）　吾郷晋浩（あごうゆきひろ）
　　　　石川俊男（いしかわとしお）　永田頌史（ながたしょうじ）

発行者　株式会社　メディカル・サイエンス・インターナショナル
　　　　代表取締役　若松　博
　　　　東京都文京区本郷 1-28-36
　　　　郵便番号 113-0033　電話(03)5804-6050

印刷：三報社印刷/表紙装丁：トライアンス

ISBN 4-89592-342-8　C3047

JCLS〈㈱日本著作出版権管理システム委託出版物〉
本書の無断複写は著作権法上での例外を除き禁じられています.
複写される場合は，そのつど事前に㈱日本著作出版権管理システム
(電話 03-3817-5670, FAX 03-3815-8199)の許諾を得てください.